Joe Schaller

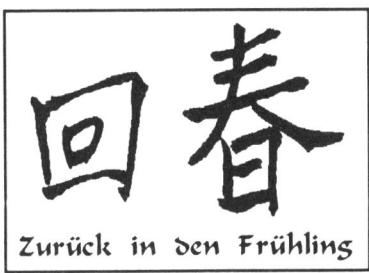
Zurück in den Frühling

CHINAS HEILMITTEL

Tierische Heilprodukte
HeilendeMineralien
Heilpflanzen
Heilpräparate

A. Maier Verlag D-94222 Zwiesel

J. Schaller **CHINAS HEILMITTEL** 'Zurück in den Frühling'
ISBN 3-930692-16-3
Zusammenfassung, Übersetzung, Schrift und Layout:
Josef Schaller. Alle Rechte mit dem Verfasser.
A. Maier Verlag, Postfach 1320, D-94222 Zwiesel

Ein Wort des Dankes !

Den Mitarbeitern der Chinesischen Nationalbibliothek in Bejing;
meinem kritischen Freund, dem TCM erfahrenen
Heilpraktiker Walter Schäfer;
den Damen der Stadtbücherei Zwiesel, die für mich Dutzende von
Referenzbücher für die lateinischen Namen besorgten;
Fritz Pfaffl für seine Mithilfe bei den Mineralien;
Frau Chen aus Shanghai, für das Idiogramm
'Zurück in den Frühling'.

CHINAS HEILMITTEL

Inhaltsverzeichnis

Vorwort	Seite	6
Traditionelle Chinesische Medizin	Seite	9
Pharmakologische Grundlagen	Seite	12
Die Orbes	Seite	13
Arzneimerkmale	Seite	17
Pharmakologische Praxis	Seite	19
Tierische Medizinprodukte	Seite	21
Fische und Wassertiere	Seite	23
Geflügel	Seite	61
Insekten	Seite	102
Amphibien	Seite	133
Säugetiere	Seite	159
Medizinische Mineralien	Seite	203
Chinas Heilkräuter	Seite	241
Fertigpräparate	Seite	427
Krankheiten - Referenzindex	Seite	456
Bezugsquellen	Seite	482

Vorwort

Am Weltgesundheitstag 1997 meldet die Weltgesundheitsorganisation (WHO): "Jeder 3. Todesfall weltweit ist Folge einer Infektionskrankheit. Seit 1960 wurden allein 30 neue Viruserkrankungen registriert."
Diese kranke Welt braucht Heilmittel! Und heilende Energie ist überall vorhanden, ob in Mensch, Tier und Pflanze, sogar im Gestein der Erde selbst! Sie muß nur schonend und nach bewährten Methoden erschlossen werden.
Synthetische und in Chemielabors produzierte Medizin kann nicht mehr Schritt halten mit den bekannten Krankheiten dieser Welt, zu denen immer mehr neue, noch schrecklichere Leiden hinzukommen.
Obwohl schimmeliges Brot und Spinnweben schon seit ewigen Zeiten zum Ausheilen eitriger Wunden verwendet wurden, war bis Mitte dieses Jahrhunderts noch kein Wissenschaftler auf die Idee gekommen, die Hintergründe zu untersuchen. Erst Alexander Fleming entdeckte durch Beobachten und Vergleichen, daß auf schimmeligen Laborkulturen Bakterien vernichtet worden waren. (Und wer sich ekelte und sich abwenden wollte: es war und ist genial, in bayerischem Schimmel oder in den Excrementa chinesischer Fledermäuse (siehe Nr. S-56) ein Heilmittel zu entdecken).
Louis Pasteur heilte zum ersten Mal einen neunjährigen tollwutkranken Jungen, der vierzehnmal von einem tollwütigen Hund gebissen wurde, indem er ihm das aufgelöste Rückenmark eines an Tollwut verendeten Kaninchens injizierte.
Nur wenige wissen, daß Haie völlig immun gegen Krebs sind.
Wundstarrkrampf (Tetanus) wird ebenfalls mit tierischen Wirkstoffen behandelt. Diese Liste könnte man lange fortsetzen.
Das legendäre Werk über chinesische Heilmedizin, das Shan Hai Jing (Klassiker der Berge und Flüsse), das vor über 2200 Jahren verfaßt worden ist, enthält Beschreibungen von 120 verschiedenen Medikamenten, eingeteilt in Heilkräuter, tierische Produkte und Mineralien. Im Laufe der Jahrhunderte wurde vieles verbessert und hinzugefügt und ist heute fester Bestandteil klassischer Chinesischer Medizin.

Diese Kosmographie "mit ihren phantastischen Beschreibungen der Länder an den Rändern der Welt und ihren merkwürdigen Bewohnern" (W. Bauer, China und die Hoffnung auf Glück S.136) besteht in ihrer heutigen Textgestalt aus 18 Kapiteln in 5 Bänden. Die gängigen Ausgaben enthalten den ältesten Kommentar dazu, verfaßt von Guo Po (276 - 324 n. Chr.), der in rund 300 kurzen Gedichten in Anlehnung an den Text des Originalwerkes, die einzelnen Pflanzen, Tiere und Fabelwesen vorführt (vgl. KLL 19, 485-486).
"Der Stil des Werks ist simpel, die Interpretation im einzelnen jedoch außerordentlich schwierig und großenteils auch heute noch ungelöst." (ebda)
Das Shan Hai Jing, ebenso das Nei-ching su-wen und andere Han-zeitlichen Quellen des chinesischen Heilsystems betonen die "Erkenntnis der vollständigen Verbundenheit des Menschen und seines Organismus mit seiner Umwelt statt einer Konzeption der unabhängig von äußeren Einflüssen entstehenden Krankheiten. So war es nur logisch, daß dem Prinzip gesunder Lebensführung zur Vorbeugung gegen mögliche Erkrankungen größtes Gewicht beigemessen wurde.
Ein entscheidender Faktor ist bei solcher Denk- und Handlungsweise die tägliche Nahrung. Der Einfluß ausgewogener Nahrung auf das Wohlbefinden des Einzelnen scheint in China bereits sehr früh beachtet worden zu sein." (P. Unschuld, 2000 Jahre tradit. Pharmaz. Lit. Chinas S.177) Das Shan Hai Jing enthält Hinweise auf die Heilwirkung von Speisen (ebda S.178).
Nach 25 Jahrhunderten und zusätzlichen Werken haben sich moderne chinesische Pharmakologen mit diesen langbewährten Medikamenten näher befaßt; die meisten davon sind hier in diesem Buch aufgeführt: nahezu 300 Heilkräuter, 300 tierische Medizinprodukte, 70 medizinische Mineralien und als Zugabe 50 Heilpräparate, die hier in Deutschland nach §73/3 des Arzneimittelgesetzes frei zur Verfügung stehen.
Es ist eine Schatztruhe chinesischer Heilkunst für jung und alt, gegen akute und chronische Erkrankungen für den Weg zur Gesundheit: **'hui chun' - 'Zurück in den Frühling'**.

Traditionelle Chinesische Medizin

Einführung

Die Wurzeln der Chinesischen Heilkunde finden sich bereits im zweiten Jahrtausend vor Christi Geburt. Archäologische Funde von Kräuterverarbeitungsgeräten und medizinischen Instrumenten kann man schon auf das erste Jahrtausend v. Chr. festlegen. Die zunehmenden Forschungen und Erkenntnisse über natürliche Arzneimittel sowie die voranschreitende Verbreitung der Rezepte durch den Buchdruck, führte während der Mongolenherrschaft im 13. Jahrhundert zu einem Höhepunkt der Chinesischen Medizin. Im 18. Jahrhundert wurden 2.608 Pharmaka für über 10.000 Rezepte angewendet (Zhao Xue min 1765).

Grundbegriffe der Chinesischen Philosophie.

Philosophische Grundbegriffe der chinesischen Heilkunde entstammen zum großen Teil dem Yi-jing (Buch der Wandlungen). Dort findet man die Art und Weise des Wirkens beschrieben, den Weg in Zeit und Raum, den alles Geschehen nimmt. Es besteht aus einem Kräftegleichgewicht, dem yin-yang. Dieses yin-yang bedeutet aber auch Energiepolarität; denn alles Geschehen ist Ausdruck der Polarität der Kräfte, ist ein momentaner Energiezustand. Dabei wird die aktive Kraft, das materielle 'Yang', von dem struktiven Element 'Yin' unterschieden. Alles Erfaßbare, so auch der menschliche Körper, ist demnach das Resultat aus dem stattgefundenem Zusammenwirken dieser beiden Kräfte 'Yin' und 'Yang'. Immer ist aus dem Einwirken einer Kraft auf einen Körper eine bestimmte 'Qualität' des Zustandes entstanden.
So verweisen die Begriffe Yin und Yang im Chinesischen auf einen Teilaspekt des Ganzen. Ganz allgemein gilt: 'Yang' ist die energische, aktive Komponente, ist anfangend, aktivierend, beginnend, bewegend, verändernd, zerstreuend; es ist immer in einem nicht zu definierenden Wandel und ist gleichzeitig Auslöser desselben. Entsteht etwas definiertes, etwas vollendetes, etwas ruhendes, unbewegliches, statisches und faßbares, so ist dies das 'Yin', ebenso wie das

Gestorbene, das Zerstörte und Vernichtete.
'Yang' ist die definierende Kraft, 'Yin' ist das Definierte.
Aktive (Yang) Bestandteile sind: der Himmel, die Sonne, der Frühling und der Sommer, das Männliche, das Warme, das Äußere, Helle und Starke, das Obere, das Feuer, das Bewegte, der Tag und die Linke. Daraus ableiten lassen sich dann eine Vielzahl von Yang-Erscheinungen, die für die Betrachtung des menschlichen Körpers und die Medizin von Bedeutung sind: aktiv ist alles an der Oberfläche liegende, der Rumpf oberhalb des Zwerchfells, aber auch die
- **shen**: konstellierende Kraft
- **qi**: die aktive individuelle Energie
- **wei**: die Kräfte der körperlichen Abwehr
- **jin**: die aktiven Säfte
- **shi**: die Energiefülle im Körper

Dem stehen die Yin-Kräfte entgegen: das im Inneren des Körpers Wirkende, das Abgesunkene, der Bauch sowie
- **jing**: angeborene und erworbene Essenz
- **xue**: Blut
- **ying**: die Bauenergie, Nahrungs-qi
- **ye**: die struktiven Säfte, sowie
- **xu**: die Energieschöpfung im Körper.

Hinzu kommt das Bewußtsein der Chinesen, daß in jedem Yang ein Yin enthalten ist und jedes Yin einen Yang als Teilaspekt besitzt.

Beispiele für Yin/Yang - Relationen:

Yin	Yang
Nacht	Tag
dunkel	hell
Winter	Sommer
Erde	Himmel
Kälte	Wärme
Wasser	Feuer
weiblich	Männlich
Körperinneres	Körperoberfläche
Passivität	Aktivität
Parasympathikus	Sympathikus

Verdeutlicht man dies an einem Beispiel des menschlichen Alltags, z.b. dem Getreide, so läßt sich dies nach der chinesischen Denkweise in eine aktive Yang-Phase, dem Aussäen der Saat, und in eine struktive Yin-Phase, dem gewachsenen Korn, unterteilen. Ist das Korn reif, kann der nächste Aktivitätszyklus beginnen. Das Korn kann eingebracht werden, eine Yang-Phase, die in dem Beginn der Yin-Phase, der Verarbeitung zum Brot ihr Ende findet. Jede dieser Einzelphasen besitzt in sich jedoch wiederum die Gesamtheit von Yin und Yang. So lassen sich z.b. die Vorbereitung des Pferdewagens zur Aussaat als Yin im Yang und das Einbringen der Saat in den Boden als deutlicher Yang im Yang untergliedern.

Um die Energiezustände der einzelnen Phasen noch besser klassifizieren zu können, wird der Kreislauf der Energieordnung der gesamten Umwelt in die fünf Wandlungsphasen unterteilt: So gilt die Phase des mit Saat beladenen Pferdewagens als Phase der potentiellen Aktivität, von den Chinesen als Wandlungsphase Holz bezeichnet. Wird diese Saat nun in den Boden gebracht, in der Phase der aktuellen Aktivität, so befindet man sich in der Wandlungsphase Feuer. Es schließt sich eine Phase an, in der die Saat zwar ausgebracht, aber das Getreide noch nicht ausgereift ist. Diese Wachstumsphase, im Energiezyklus als potentielle Struktivität bezeichnet, wird chinesisch als Wandlungsphase Metall definiert. In der aktuellen Struktivität ist das Getreide gereift, das Ziel der Bemühungen erreicht, dies ist die Wandlungsphase Wasser. Soll nun ein Brot gebacken werden oder der Boden zur nächsten Aussaat vorbereitet werden, schließt sich eine Übergangsphase von einem Zyklus an den anderen an; chinesisch als Wandlungsphase Erde bezeichnet. Graphisch läßt sich ein solcher Entstehungszyklus folgendermaßen darstellen:

Systeme der Wandlungsphasen:

Holz	Feuer	Erde	Metall	Wasser
Frühling	Sommer	Spätsommer	Herbst	Winter
windig	heiß	feucht	trocken	kalt
Geburt	Wachstum	Reifen	Rückbildung	Tod
grün	rot	gelb	weiß	schwarz
sauer	bitter	süß	scharf	salzig
Zorn	Freude	Besorgnis	Traurigkeit	Angst

Aus dieser Kenntnis der Entstehung einer Phase aus der nächsten läßt sich auch die Vorstellung der Bändigung der einzelnen Phasen, sowie der Unterdrückung der einzelnen Phasen durch die jeweiligen Nachbarphasen ableiten. Kranksein ist für den Chinesischen Arzt eine Störung im Zyklus dieser Energieverteilung. Sammeln sich Kräfte in einer Phase des Zyklus und können diese nicht abgeleitet werden, so kommt es zu Energiestauungen und Energiearmut im menschlichen Körper. Erkennt der Arzt nun diese Zeichen, kann er auch in Kenntnis der Medikamente, die auf die Phasen einwirken, den Zyklus wieder aktivieren und zu einer Harmonisierung der Körperenergie beitragen.

Pharmakologische Grundlagen

Untrennbar mit der philosophischen Basis der Chinesen verbunden ist deren gesamte Medizin. Nicht nur die Vorstellung über die Funktion des Körpers, die Krankheitsentstehung, deren Diagnose, sowie nicht zuletzt die Therapie und die Wirkungsweise der Pharmaka liegen darin begründet.

Elementare Bedeutung hat dabei die Unterteilung der menschlichen Gesamtenergie in zwölf und mehr Funktionskreise (Orbes). Weiterhin unterscheidet man acht therapeutische Verfahren (ba-fa), mit denen man auf diese Orbes einwirken will. Dabei sind besondere Eigenschaften der Pharmaka für jeden Therapeuten von besonderer Wichtigkeit. So unterscheidet man Temperatur- und Geschmacksverhalten, Bezug zur Wandlungsphase, Energieschwerpunkt der Wirkung, Orbisbezug sowie das Verhalten beim Zusammenwirken mehrerer Medikamente.

Die Lehre der Energiefunktionskreise

Die Orbisikonographie unterteilt die menschliche Gesamtenergie in Funktionskreise. Es werden sechs Yin-Funktionskreise, sogenannte Speicherorbes, von sechs Yang- bzw. Durchgangsorbes unterschieden. Die Speicherorbes sollen Strukturpotential sammeln, ohne etwas abfließen zu lassen. Hingegen sollen die Durchgangsorbes die aktiven und struktiven Säfte bewegen.

Die europäische Übersetzung dieser Orbes tragen zwar Namen in Anlehnung an die westliche Anatomie, sind aber nach chinesischer Vorstellung nicht an diese anatomisch-topographischen oder physiologischen Grundmodelle der westlichen Medizin gebunden. Man kann jeden dieser Funktionskreise verschiedene Qualitäten zuordnen. So qualifiziert jeden Orbis eine Phase im Wandlungszyklus, ein korrespondierender Geschmack, sowie eine charakteristische Farbe und ein Geruch. Weiterhin werden ihm sichtbare Körperteile, Sinnesorgane und Körperöffnungen zugeordnet und nicht zuletzt eine sie qualifizierende psychische Reaktion. Jeder Yin-Orbis weist einen komplementären Yang-Orbis auf, mit dem er sich ergänzt.

Die sechs Yin-Orbes

Der Leber-Orbis, 'der Heerführer'

Dieser Orbis prägt die Gesamtpersönlichkeit und ist für sämtliche Überlegungen und Pläne verantwortlich. Er speichert das Xue (die individuell-spezifische struktive Energie), insbesondere im Blut. Die Leber gilt als Meer des Xue und dient als Ausgleichsreservoir und Speicher der individuell-spezifischen struktiven Energie. Die Wandlungsphase 'Holz', als Speicher für den Antrieb ist diesem Orbis zugeordnet. Er ist so z.B. für die Antriebselemente des Bewegungsapparates verantwortlich. Zugeordnet sind ihm weiterhin: das Auge, die Tränen, sowie der Zorn. Störungen kennzeichnet die Farbe grün bis blaugrün, sowie saurer Schweiß und Urin. Saure Speisen regen ihn an, ein starkes Verlangen nach Saurem kann auf Störungen in diesem Funktionskreis hinweisen. Weitere typische Symptome bei solchen Orbisstörungen sind: Kopfschmerzen, Fieber und Schüttelfrost, Schwellungen, Speichelfluß, blutiger Auswurf, Regelstörungen und Schmerzen im Unterleib.

Der Herz-Orbis, 'der Fürst'

Er dokumentiert die Einsicht und den Einfluß der Persönlichkeit, ist Sitz der konstellierenden Kraft Shen. Zusätzlich beherrscht er die

das Xue leitenden Bahnen. Seine Wandlungsphase 'Feuer' ist Urbegriff des aktiven, vitalen Geschehens. Sie ist mitverantwortlich für selbstbewußtes Auftreten, Konzentration, Koordination, Bewußtsein und Schlüssigkeit der Argumente.
So sind erste Symptome bei Störungen auch: Konzentrationsschwäche, Vergeßlichkeit, wirres Reden und Schlaflosigkeit. Bitteres hat dämpfende, niederschlagende Wirkung auf den Orbis; Süßes wirkt harmonisierend. Psychisches Charakteristikum ist das Lachen und die Lust. Eine Überfülle des Orbis wirkt sich in rastloser, hektischer Aktivität, in Lachkrämpfen und Launenhaftigkeit aus. Kennzeichnend ist der verbrannte, penetrante und beißende Geruch, scharlachrotes Gesicht, Zunge und Ohren sowie der Schweiß.

Der Milz-Orbis, 'der Zensor'
Der Milz-Orbis hat eine exponierte Stellung unter allen Orbes und sorgt für deren Harmonie. Er bestimmt Kritik und Überlegung, Imagination und Einsicht.
Er kontrolliert zusammen mit seinem Außenorbis Magen die 'fünf Getreidearten' und ist somit für die gesamte Ernährung, insbesondere dem Vorratsspeicher, verantwortlich. Qualifiziert als Wandlungsphase 'Erde', als Instanz für den Ausgleich und die Verteilung der Energien, ist er verantwortlich für alles, was 'verdaut' werden muß. Weiterhin steuert er den Flüssigkeitsumsatz im Körper. Erste Symptome sind: Verdauungsstörungen, Schleimauswurf aus der Lunge, Miktionsstörungen und Regelstörungen.
Süße Speisen wirken unterstützend, über Bitteres kann er überschüssige Energie ableiten. Ihn kennzeichnet das Singen, die Farbe Gelb sowie aromatische Ausdünstungen, die Lippen und Augenlider sowie der Mund.

Der Lungen-Orbis, 'der Minister'
Er bewirkt die rhythmische Ordnung der Energie sowie die harmonische Atmung. Unregelmäßiger Lebenswandel sowie ein gestörter Gang stören die Energie des Orbis und führen häufig zu Erkältungskrankheiten. Erste Symptome sind Atembeschwerden, Kurzatmigkeit, Husten und Auswurf. Kennzeichnend sind weiterhin die psychischen

Reaktionen: Kummer und Weinen; der Geschmack: scharf; der Geruch: rohes Fleisch oder Fisch und die Körperöffnung Nase. Weiterhin beherrscht er die Funktionen der Haut somit die Wehrenergie, das 'wei-qi'. Erste Symptome können Rötung, Blässe, Feuchtigkeit oder Trockenheit der Haut sein. Der Orbis speichert die aktive, konstellierende Kraft 'shen'. Er wird der Wandlungsphase 'Metall' zugeordnet.

Der Nieren-Orbis 'die Instanz der Potenzierung von Kraft'
Er gilt als Speicher der angeborenen Kräfte und Anlagen und bewahrt das im Leben Erlernte, sowie Erinnerungen. Die Wandlungsphase 'Wasser' als Quelle der körperlichen, geistigen und nervlichen Widerstandsfähigkeit und Ausdauer ist ihm zugeordnet. Wichtigster Beweis für die intakte Funktion ist den Chinesen die Potenz. Über ming-men 'porta fortunae' (Glückstor) ist der Orbis renalis erreichbar. Dort liegt der Speicher des Strukturpotentiales - 'Jing'. Besondere Symptome bei Störungen liegen im Bereich sexueller Dysfunktion, Schmerzen im Unterleib, Ausfluß sowie gynäkologische Blutungen. Er greift regulierend auf den Knochenbau sowie die Ausscheidung ein. Symptome sind somit: Knochenerkrankungen, Durchfälle oder Verstopfung. Zunehmende Schwäche führt allerdings zu einem Persönlichkeitsverfall, Irrsinn und Geisteskrankheiten. Eine Schwäche in diesem Orbis wirkt sich demnach besonders auf die psychischen Charakteristiken Furcht, Angst und mangelnde Lebenstauglichkeit (im Chinesischen gleichbedeutend mit Impotenz) aus.

Der Orbis des Herzumfangenden-Netzes (Pericardialis), 'der abhängige Beamte'
Er dient als Ausgleich-Reservoir für die angeborene und das Wesen bestimmende, verfügbare Energie. Lust und Freude gehen von ihm aus. Er ist auch Ausgleichsreservoir des angeborenen Lebensqi.

Zu den Yang- oder Durchgangsorbes zählen:
Der Drei-Erwärmer Orbis oder Orbis tricalori
...ist die verbindende 'Wasserstraße' im Gesamtorganismus, oder auch die Grundlage des Säfteumlaufs und der Säfteregelung innerhalb und

außerhalb der Leitbahnen. Ist die Energie des Drei-Erwärmer-Orbis durchgängig, so stehen alle Energien miteinander in Verbindung und es kommt zur vollen Entfaltung der aktiven und struktiven Energien. Erste Störungen können sich durch Erbrechen, Verdauungsstillstand oder Diarrhöe, Miktionsstörung bis hin zu Harnverhalt oder sogar heftige Störungen mit Brechdurchfall, plötzliche Ohnmacht und Blutungen aus Geschwüren bemerkbar machen.

Der Funktionskreis Galle (Orbis felleus)
Der sogenannte Ordnungsbeamte steuert die Impulse der Durchgangsorbes. Da er in Zusammenwirkung mit dem Orbis hepaticus zum Teil struktive Energien speichert, hält er eine Sonderstellung unter den Durchgangsorbes inne. Galliges Erbrechen, Schüttelfrost, sowie Kopfschmerzen sind erste Symptome. Ein weiteres Symptom stellen geschwollene Halslymphknoten dar.

Der Funktionskreis 'Magen' (Orbis stomachi)
Seiner Funktion nach ist er Umschlagplatz für Nahrung, sowie erster Zwischenspeicher. Er verteilt Nährstoffe der fünf Geschmacksrichtungen. Schmerzen der Nase, sowie Nasenbluten, Zahnschmerzen im Oberkieferbereich, sowie unklare Fieberschübe mit starker Schweißbildung, zählen zu den anfänglichen Symptomen.

Der Funktionskreis 'Dünndarm' - (Orbis tenuis)
Nahrungsaufnahme und Umwandlung ist die primäre Aufgabe dieses Funktionskreise. Er trennt Grobes vom Feinem, Klares von Trüben, sowie Festes von Flüssigem, wäßrige oder blutige Diarrhöen, Harnverhalte oder blutiger Urin, sowie unklare Bauchschmerzen, eventuell begleitet von Schüttelfrost oder auch Halsschmerzen deuten erste Störungen an.

Der Funktionskreis 'Dickdarm' (Orbis intestini crassi)
Dieser Orbis dient der Umwandlung der Nahrungsenergie und deren Weiterleitung. Auch hier beginnen die Symptome mit Obstipation oder Diarrhöe, eventuell mit Blutauflagerungen, sowie Hämorrhoidenblutungen.

Der Funktionskreis 'Blase' (Orbis vesicalis)
Er reguliert das Zusammenströmen aktiver und struktiver Säfte. Allopatisch vergleichbar mit der Blasen- und Darmfunktion aktiviert er die gesamte Ausscheidung. Demzufolge sind Urinverfärbungen sowie Miktionsstörungen erste Symptome. Aber auch Schmerzen ausgehend von der Lendenwirbelsäule kennzeichnen Störungen dieses Orbis.

Arzneimerkmale

Wie schon oben angedeutet ist zur Beurteilung einer zu erwartenden Medikamentenwirkung die genaue Kenntnis seiner einzelnen Qualitätsmerkmale von außerordentlicher Wichtigkeit. So sind von elementarer Bedeutung:
das Temperatur- und Geschmacksverhalten
die Wirktendenz
Funktionskreiswirkung
Wechselwirkung mit anderen Arzneien und Kontraindikationen.

Das Temperatur- und Geschmacksverhalten
Im Temperaturverhalten (natura) der einzelnen Stoffe unterteilt man heiße, warme, kühle, kalte und neutrale Tendenzen. Heiße und warme Medikamente verdrängen Kälte; kalte und kühle Heilmittel führen zur Verdrängung von 'Hitze-Erscheinungen'.
Das Geschmacksverhalten (sapor) einer Substanz ergibt sich zum einen aus dem Empfinden des Geschmackssinnes, zum anderen aus deren therapeutische Wirkungen. So wirkt:
  Süßes: ausgleichend und harmonisierend
  Scharfes: das Qi aktivierend und stützend
  Salziges: entspannend
  Saures: aufrauhend und zusammenziehend
  Bitteres: beruhigend und entspannend
Weiterhin gilt natürlich der oben beschriebene Zusammenhang zwischen den Sapores und den fünf Wandlungsphasen.

Die Wirktendenz

Die Wirktendenz ergibt sich aus dem Zusammenwirken von Temperatur- und Geschmacksverhalten in den feinen Abstufungen. Kombinationen aus wenig Scharfen und Neutralem, Lauwarmen und wenig Bitterem sowie Süßem mit Neutralem verhindern das Eindringen der Erkrankung von der Oberfläche in die Tiefe des Körpers. Heißes Scharfes, heißes Süßes und warmes Süßes, wirken hauptsächlich auf oberflächliche Erkrankung.

Kaltes Süßes, kühles Süßes, neutrales Süßes, sauer Warmes und sauer Neutrales bewirken Energieansammlung und ermöglichen so ihre Schonung.

Kaltes Bitteres und kaltes Salziges wirken hauptsächlich auf Störungen im Körperinneren.

Die Funktionskreiswirkung

Die Funktionskreiswirkung beruht auf nachvollziehbaren Wirkungen der einzelnen Substanzen auf die oben beschriebenen Orbes. Dabei kann die Arznei auf einen bestimmten Orbis einwirken oder ähnliche Wirkung auf eine Reihe von Orbes erzielen.

Wechselwirkung und Kontraindikationen

Üblicherweise werden in China aus den Einzelstoffen Kombinationsrezepte (Heilpräparate) hergestellt. Dabei wird darauf geachtet, daß die Arzneien sich gegenseitig fördern oder zumindest nicht behindern, keinesfalls aber die Wirkung gegenseitig aufheben oder gar umkehren. Völlige Unverträglichkeit gibt es nur sehr wenige. Soweit wie möglich wird auf alle uns bekannten Kontraindikationen der Heilmittel in diesem Buch hingewiesen. Eines der Wichtigsten besteht zwischen Radix Glycyrricae und Radix Euphorbie.

Bei Schwangerschaft wird von folgenden Arzneien abgeraten:

Euphorbiae	Mylaris	Radix Cyperi
Semen Pharbitidis	Moschus	Radix Kansui
Rhizoma Zedoariae	Semen Tigli	Radix Phytolaccae

Besondere Vorsicht während Schwangerschaft auch bei:
Rhizoma Rhei   Semen Persicae
Radix Aconiti   Rhizoma Zingiberis
Semen Abutili   Fructus Citri Immaturus
Cortex Cinnamomi

Pharmakologische Praxis

Präparation und Verabreichung der Heilmittel

Eine große Anzahl der hierin aufgeführten Grundheilmittel (Original, ohne Zutaten oder bisherige Verarbeitung), werden als Decoction (Zubereitung, meist mit Wasser gekocht oder eingeweicht) verabreicht. Dies ist die übliche Methode der Herstellung der meisten Grundheilmittel bei Heilkräuter. Andere wiederum bedürfen ein Trocknen, Trockenrösten oder sogar 'Zu-Asche-Brennen' der ursprünglichen Heilprodukte. Ot wird auch ein Kalzinieren und/oder Pulverisieren oder Mahlen der Heilmittel empfohlen. Dies kommt besonders bei tierischen Heilprodukten sehr häufig vor. (Siehe die dazu angegebene Beschreibung nach dem hierin aufgeführten Heilmittel.)

Da es in China keinen Patentschutz für die Rezepte und medizinischen Präparate gibt, ist es seit Jahrhunderten üblich, z.T. keine Mengenangaben der Inhaltsstoffe zu machen oder bei ganz geheimen Rezepten, überhaupt keine Angaben über die Zusammensetzung zu geben. Dies ist der einzige Schutz vor Rezeptkopien und muß daher auch von uns toleriert werden.

Im Allgemeinen und soweit ich darüber Angaben ausfindig machen konnte, sind jedoch die Mengenangaben bzw. Dosierung und Präparation bei den verschiedenen Heilsubstanzen angegeben, so daß selbst bei fehlender Angabe, dies von einem artverwandten oder ähnlichem Heilmittel übernommen werden kann.

Auch bei den Gewichtsangaben kann man meist leicht erkennen, daß es sich z. B. bei der Dosierung um die bereits getrocknete Substanz handelt und nicht um das mehrfach schwerere Frischgewicht. Hervorragende Wegweiser sind dabei auch die Aufzeichnungen der verschiedenen Fertigpräparate, die zugleich einen Einblick verschaffen in die Zusammenstellung der sogenannten 'Decoctions' (Misch-Präparate).

Allgemeine Anwendungsregeln

Im Regelfall werden die Medikamente und Fertigpräparate mindestens dreißig Minuten vor oder nach Mahlzeiten mit einem Schluck Wasser oder Tee eingenommen. Ausnahmen sind bei den einzelnen Rezepten vermerkt.

Die Einnahmedauer orientiert sich ausschließlich an der Kontinuität der festgestellten Symptome. Ändern sich diese oder verschwinden sie ganz, muß die Medikation umgestellt oder ausgesetzt werden.

In akuten Erkrankungsphasen oder als Anfangsdosierung ist eine Erhöhung der vom Präparat-Hersteller empfohlenen Dosierung um dreißig bis hundert Prozent, eine in China bewährte Methode. Auch die Häufigkeit der Einnahme kann in solchen Fällen auf bis zu alle zwei Stunden gesteigert werden.

Ebenso ist allerdings eine deutliche Reduktion der Dosis für Kinder unabdingbar. Bezüglich der Einnahmezeiten ergeben sich folgende Grundregeln:

Bei Störungen in der Tiefe: Medikamenteinnahme nach dem Essen bzw. vor der Nachtruhe.

Bei Störungen der Extremitäten sowie der Leitbahnen: Einnahme morgens auf nüchternen Magen.

Bei Störungen oberhalb des Zwerchfells: Einnahme nach den Mahlzeiten.

Bei Störungen unterhalb des Zwerchfells: Einnahme vor den Mahlzeiten.

Allgemeine Beobachtung: Europäer vertragen weniger chinesische Arzneimengen als Chinesen selbst.

Tierische- und Mineralische Medizinen

Außer Heilkräutern und Pflanzen schätzte der Chinese auch eine große Anzahl anderer Heilmittel. Einige davon waren im Altertum und auch im mittelalterlichem Europa bekannt, wovon die meisten - um es milde auszudrücken - unappetitliche Bestandteile enthielten. Doch bevor wir sie als anekelnd und als Unsinn abtun, sollten wir uns daran erinnern, daß während dem Ersten und auch dem Zweiten Weltkrieg im Notfall ähnliche Mittel angewandt worden sind. Zum Beispiel benutzten Soldaten Urin, um damit ihre Wunden zu desinfizieren und zu heilen. Der Urin einer gesunden Person ist völlig frei von Keimen! Die Behandlung langsam heilender Wunden mit löslicher Harnstoffsubstanz des Urins produziert oft ausgezeichnete Ergebnisse und wird auf diesem Gebiet auch von moderner Medizinwissenschaft benutzt (Harnstoffsalbe).

Ein verwandtes Beispiel mag der Gebrauch von Knabenurin zur Behandlung von Lungentuberkulose sein. Ein bewährtes Hausmittel, das sich sogar bis in die heutige Zeit in der Hausmedizin westlicher Länder erhalten hat. Besonders in den letzten Jahren ist die Behandlung mit dem fast vergessenen Heilmittel Urin wieder populär geworden.

Chinas Medizin aus Tierprodukten

Tiere dienten dem Mensch schon seit Urbeginn. Sein Fleisch als Nahrung, seine Knochen als Werkzeug, sein Fell, Haare und Haut als Kleidung, und - Teile seines Körpers oder seine Ausscheidungen - als Medizin.

Darüber braucht sich selbst heute kein Tierschützer aufzuregen, solange es nicht Tierquälerei oder Bedrohung einer aussterbenden Spezies bedeutet.

Viele ältere Leute können sich noch an die Zeit erinnern, als Katzenfelle benutzt wurden, um rheumatische Schmerzen zu lindern, oder Blutegel vom Arzt oder Mediziner aufgesetzt wurden, um ein menschliches Leiden zu lindern oder zu heilen. Sicherlich gab es selbst in Europa noch viele andere Heilmethoden, bei denen Tiere oder Tierprodukte benutzt wurden, aber nun schon längst in Vergessenheit geraten sind. Zudem wurden in ganz Europa Heilmittelkundige jahrhundertelang von der kirchlichen Inquisition als 'Hexen' und 'Hexenmeister' verfolgt, verurteilt und bei lebendigem Leibe - verbrannt. Also durften nur die Mittel angewandt werden, die von den Mönchen in Klöstern zusammengepanscht und - mit kirchlichem Segen und hohen Profit - verkauft wurden.

Der Chinese und seine vieljahrtausend alte Tradition hat diese naturverbundenen Heilmethoden erhalten und an seine Nachkommen weitergegeben. Hier werden sie nun dem europäischen Leser eröffnet und zur Verfügung gestellt.

Teil 1

Fische und andere Wassertiere

F-1. HAI ZHE
(Wurzelmundqualle)
Wissenschaftlicher Name:
Rhopilema esculenta kishinouye
Natürlicher Fundort:
von der Provinz Liaoning
bis Taiwan und Fujian; entlang
der Zhejiang-Küste.
Teile benutzt: den gesamten
getrockneten Körper
Anzeichen und Wirkung:
antipyretisch (fiebersenkend),
reduziert Geschwulste; geeignet zur
Senkung des Blutdrucks, auch gegen Husten, Fieber, Lymphadenitis
Tuberkulose (Halslymphknotentuberkulose), Silicosis (Staublungenerkrankung).

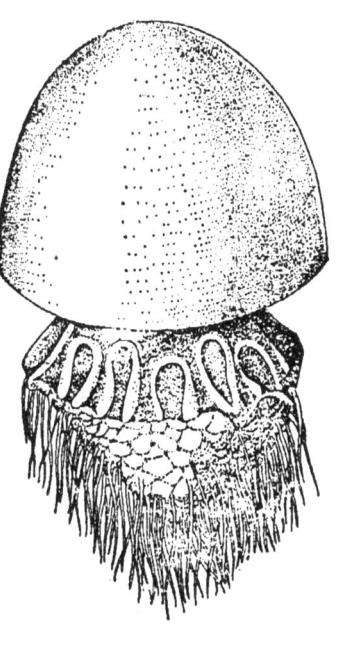

Dosis: zwischen 50 bis 200 Gramm.
(Bei Anwendung eines von der Pharmaindustrie erzeugten Auszugsprodukts durch intravenöse Injektion, reduziert es hohen Blutdruck).
Bemerkung: Diese Qualle wird in China auch als Speise genossen: Man konserviert die Quallen in Kochsalz oder Alaun und legt sie zusammen mit den Blättern einer Eichenart (Kashiwa-Eiche) ein. Vor dem Verzehr werden die Medusen wieder eingeweicht, gewaschen und in kleine Stücke geschnitten, bevor sie gewürzt und serviert werden. (Schmecken ähnlich wie Salzgurken.)

F-2. CUI ZHEN HAI MIAN (Süßwasserschwamm)
Alias: dan shui hai mian
Wissenschaftlicher Name:
Spongilla fragilis (Leidy)
Natürlicher Fundort: Henan,
Provinz Jiangsu etc.
Teile benutzt:
das getrocknete Schwammwesen;
im Herbst und Winter sammeln,
die verkümmerten Anhängsel entfernen und in der Sonne trocknen.
Pulverisieren.
Anzeichen und Wirkung:
Impotenz, Emission, Inkontinenz von Urin, vaginaler Ausfluß (Leukorrhagoe)
Dosis: 3 bis 5 Gramm

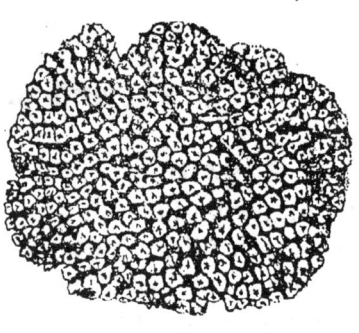

F-3. HUANG HAI KUI (Schwarze Korallen-Art)
Alias: hai ju hua, sha tong, hai ding gen.
Wissenschaftlicher Name:
Anthopleura xanthogrammica (Berkley)
Familie: Anthipathidae
Natürlicher Fundort: Bohai Sea, Huang Hi Sea und East Sea.
Pharmakologische Wirkung:
Der darin enthaltene Wirkstoff Anthopleurin A hat einen offensichtlichen Effekt als Kreislaufmittel.
Vorsicht! Die LD50 (Letaldosis) von Anthopleurin ist 0,3 - 0,4 mg per Kg.
Teile benutzt: der ganze Körper, frisch benutzt.
Anzeichen und Wirkung: um Hämorrhoiden und Vorfall des Afters zu behandeln. (Pharmazeutische Präparate stärken unregelmäßigen Puls und heilen weiße Enterobiusis.
Dosis: Nur für den äußerlichen Gebrauch! Anthopleura stell (Venrill)

ist sehr giftig; Darf niemals innerlich gebraucht werden! (Nur pharmazeutische Präparate für interne Anwendung;)
Bemerkung: Haliplanella luciae (Venrill) ist eine gewöhnliche Gattung entlang Chinas Küste; wird auch gezüchtet für den pharmakologischen Gebrauch.

F-4. CU CAO KUI XING SHAN HU
Alias: hai bai shi; e guan shi
Wissenschaftlicher Name: Galaxea aspera (Quelch)
Natürlicher Fundort: Insel Hainan, Xi sha Archipelage und Weizhou Insel
Teile benutzt: der lange, rohrförmige Körper.
Anzeichen und Wirkung: antipyretisch (fiebersenkend), erleichtert innere Hitze, reduziert Schleim, erleichtert Husten. Wird auch gegen Tracheitis (Luftröhrenentzündung) benutzt, gegen Dysenterie (Ruhr) und Skrofeln (Haut- und Lymphknotenerkrankung).
Dosis: 25 bis 50 Gramm

F-5. XIANG BIAN HAI XING (Seestern)
Alias: hai xing
Wissenschaftlicher Name: Craspidaster hesperus (Müller et Troschel)
Natürlicher Fundort: Küstengegend in Guang dong, Fujiang und Zhejiang.
Teile benutzt: den ganzen Körper
Anzeichen und Wirkung: Gegen Kropf

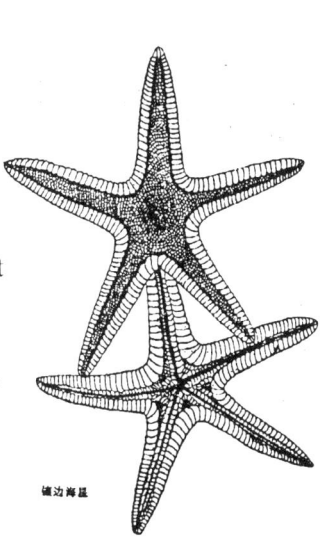

F-6. LIN SHI HAI YAN (Seestern)
Alias: hai yan
Wissenschaftlicher Name: Asterina Limboonkengi (G.A.Smith)
Natürlicher Fundort: die Shalloro See entlang der Küste von Guang dong und Fujian.
Teile benutzt: der gesamte Körper; wird im Sommer und Herbst am Meer eingesammelt während oder gleich nach der Ebbe.
Anzeichen und Wirkung: Gegen Impotenz; Schmerzen um die Taille und in den Beinen sowie Magenschmerzen.
Dosis: 10 bis 15 Gramm

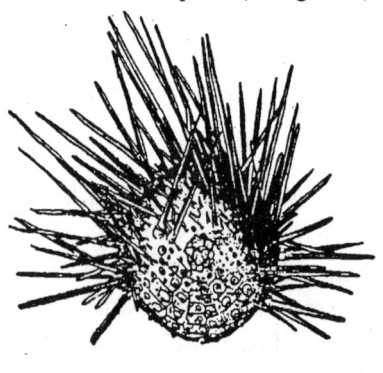

F-7. ZI HAI DAN (Lanzenseeigel-Art)
Alias: hai dan
Wissenschaftlicher Name: Anthocidaris crassispina (A.Agassiz)
Natürlicher Fundort: Küste in Zhejiang, Fujian und Guang dong.
Teile benutzt: die getrocknete Schale. Wird bei Ebbe eingesammelt, in kochendem Wasser getötet und die Schale davon entfernt. (Kalziniert und zerrieben)
Anzeichen und Wirkung: Um Schmerzen zu erleichtern, es ist antypyretisch (fiebersenkend) und reduziert Inflammation (Entzündung); wird auch gegen gastrischen und duodenalen Magengeschwüre sowie Paronychia (schmerzhafte Schwellung des Nagelwalles, oft übelriechende Geschwürbildung am Finger) benutzt.
Dosis: 3 bis 5 Gramm oral; für externen Gebrauch wie angebracht.

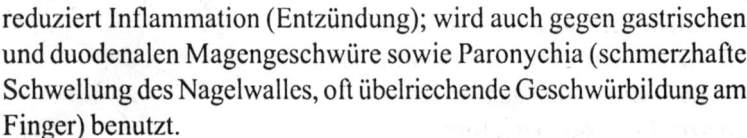

F-8. SHI BI HAI DAN (Griffelseeigel)

Alias: yan zui hai dan, cu bang hai dan.
Wissenschaftlicher Name:
Heterocentrotus mammillatus (Linnaeus)
Natürlicher Fundort: Xishia Archipel
und Insel Hainan.
Teile benutzt: Die getrockneten
Stacheln; werden im Frühjahr
oder Herbst eingesammelt.
Anzeichen und Wirkung:
antipyretisch (fiebersenkend);
reduziert Inflammation (Entzündung);
auch gegen Otitis media.
Dosis: wie benötigt, für äußerliche
Anwendung.

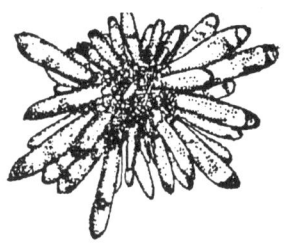
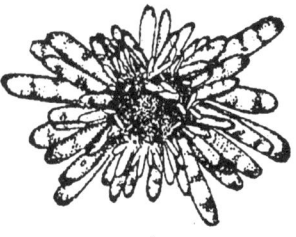

F-9. HONG LUO (Schneckenschalen)

Alias: bo luo, bu luo quan, hai luo
Wissenschaftlicher Name:
Rapana thomasiana Crosse
Natürlicher Fundort:
Entlang der Ostküste
Teile benutzt: die
Schalen; Tiere werden
vom Frühjahr bis
Herbst eingesammelt,
in kochendem Wasser
getötet und die Scha-
len als Heilmittel benutzt.

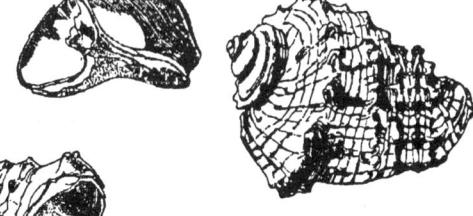

Anzeichen und Wirkung: Um Schleim zu reduzieren, vermindert Verdauungsstörung, heilt rheumatoide Arthritis, beruhigt die Leber; auch um Magenschmerzen zu kurieren; gegen Tuberkulöse Lymphadenitis (Lymphknotenentzündung) und Krampfanfälle.
Dosis: 15 bis 25 Gramm
Bemerkung: Rapana thomasiana enthält über 80% Protein (Eiweiß) und mehrere Sorten Amino Säuren.

F-10. TU TIE (Kopfschildschnecke)
Wissenschaftlicher Name: Bullacta exarata (Philippi)
Natürlicher Fundort: an der Küste Chinas.
Teile benutzt: Das von der Schale entfernte Fleisch von Bullacta exarata. Kann jederzeit eingesammelt werden.
Anzeichen und Wirkung: Befeuchtet und stärkt die Lunge; wird hauptsächlich gegen Husten und Lungentuberkulose angewandt.
Dosis: Keine Angaben außer: In der nötigen Menge.

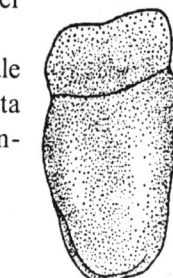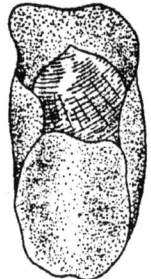

F-11. YE KUO YU (Egelschnecke)
Alias: bi ti chong, yan you
Wissenschaftlicher Name: Agrio limax agrestis L.
Natürlicher Fundort: Beijing, Hebei, Shanxi, Xinjiang, Shandong, Jiangsu, Zhejiang, Hubei, Hunan und Sichuan.
Teile benutzt: Der ganze Körper; kann das ganze Jahr über eingesammelt werden.
Anzeichen und Wirkung: Um Schwellungen zu reduzieren, Schmerzen zu stillen; Asthma zu lindern; gegen Prolaps des Afters; pyretische (fiebrige) Geschwüre, Schwellungen; Bronchitis und Asthma.
Dosis: 5 bis 10 Körper.

F-12. SHUANG XIAN NIAN YE KUO YU (Philomyciden-Art)
Wissenschaftlicher Name: Philomycus bilineatus (Ben.)
Natürlicher Fundort: Sha'anxi, Shanxi, Henan, Jiangsu, Zhejiang, Hubei, Hunan.
Teile benutzt / Anzeichen und Wirkung: Der gesamte Körper, (wie Nr. F-11 Agriolimax agrestis Linnaeus)

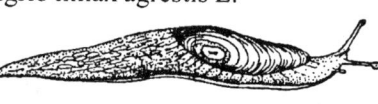

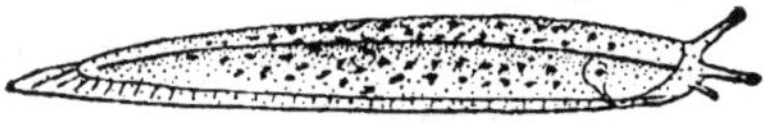

F-13. HUANG KUO YU (Egelschnecke)
Wissenschaftlicher Name: Limax fravus (L.)
Natürlicher Fundort: einst weltweit, jetzt in Jilin, Beijing, Jiangsu und Zhejiang.

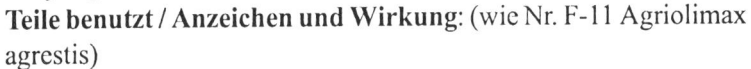

Teile benutzt / Anzeichen und Wirkung: (wie Nr. F-11 Agriolimax agrestis)

F-14. TONG XING BA WO NIU (Buschschnecke)
Wissenschaftlicher Name: Bradybaena similaris (Ferussae)
Natürlicher Fundort: fast überall in China.
Teile benutzt: Der ganze Körper oder auch nur die Schalen. Sommer und Herbst gesammelt.
Anzeichen und Wirkung: reduziert Anschwellungen, ist antipyretisch (fiebersenkend), entfernt innere Hitze und Fieber, wird auch angewandt bei Urinstau, Wundstellen und Tumor; auch für äußerlichen Gebrauch bei Prolaps des Afters und Hämorrhoiden.
Dosis: 5 bis 10 Gramm

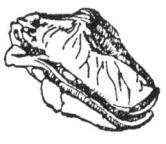
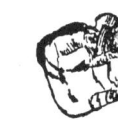

F-15. YI BEI (Echte Miesmuschel)
Alias: hai hong
Wissenschaftlicher Name: Mytilus edulis Linnaeus
Natürlicher Fundort: Entlang der Küste Nordchinas.
Teile benutzt: getrocknete Molluse; die Schalen werden entfernt und die schleimigen Körper werden getrocknet. Wird vom Frühjahr bis Herbst eingesammelt.
Anzeichen und Wirkung: ist sehr nahrhaft, bereichert das Blut und

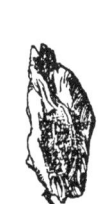
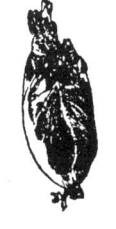

den Sperma; stoppt Ruhrdurchfall, reduziert Gallenfluß, gegen schwache Nieren, Schmerzen in der Taille, Anaemie (Blutarmut), gut gegen langwierigen Durchfall und Erbrechen; wird auch bei Impotenz benutzt.
Dosis: Zwischen 25 bis 50 Gramm

F-16. YU GUAI (ein Karpfen-Parasit)
Alias: li guai, yu shi
Wissenschaftlicher Name:
Ichthyoxenus japonensis Richardson
Natürlicher Fundort:
Im Flußbasin des Yangtse und Gelben Fluß, Beijing Gegend, Yunnan sowie Taiwan. Wird im Frühjahr, Herbst u Winter gesammelt.
Teile benutzt: Yu Guai ist ein tierischer Schmarotzer. Der Parasit sitzt in der Thoraxhöhle des

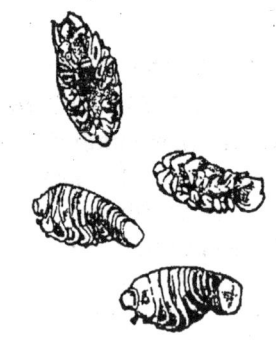

Crucian Carp (Karpfen). In diesem Fall wird der Parasit Yu Guai vom Fisch entnommen und im Ofen bei 60° C getrocknet. Der ganze getrocknete Körper wird dann zu Pulver zermahlen. Alte Schriften besagen Yu Guai wird vom Fisch genommen und in der Sonne getrocknet, dann zerrieben.

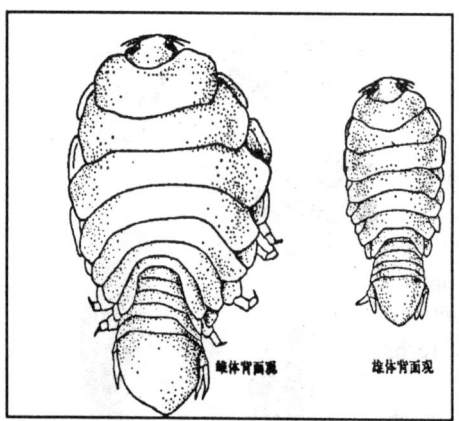

Anzeichen und Wirkung: um Blutstau zu vermindern; erleichtert innere Hitze und Fieber; stoppt Schmerzen; wird auch benutzt, um Bauchschmerzen zu lindern und Schluckauf.
Dosis: 1 Gramm pro Dosis; dreimal pro Tag.

F-17. PING JIA CHONG (Rollasseln)

Alias: chao chong, xi gua chong
Wissenschaftlicher Name: Armadillidium vulgare (Latreille)
Natürlicher Fundort: Weite Verbreitung.
Teile benutzt: Der gesamte getrocknete Körper; gesammelt im Sommer und Herbst.

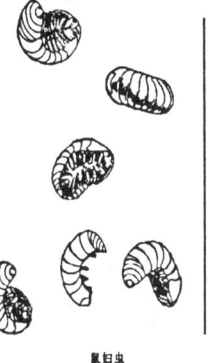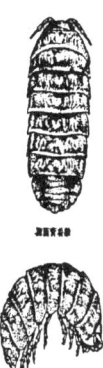

Anzeichen und Wirkung: Um Asthma zu erleichtern und zu heilen, Menstruation anzuregen oder ahdauernd tropfende Menstruation zu heilen; gegen Amenorrhoe (Ausbleiben der monatlichen Regelblutung) und entzünd-liche Schwellungen; erleichtert Urinieren und innere Hitze.
Dosis: 2 bis 5 Gramm

F-18. DUI XIA (Garnelenartiger Langschwanzkrebs)

Alias: da xia, ming xia
Wissenschaftlicher Name: Penaeus orientalis Kishinouye
Natürlicher Fundort: Bo Hai See, Huang Hai See und die Küste nördlich von Jiangsu und Zhejiang.
Teile benutzt: Die Muskeln (das Fleisch); wird im Frühjahr gefischt, aus der Schale entfernt und benutzt frisch (gekocht), oder in der Sonne getrocknet.

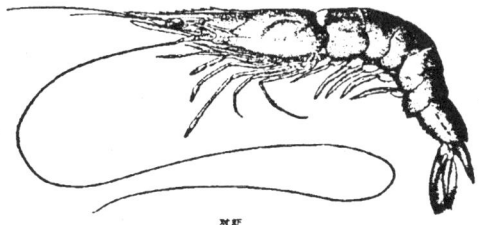

Anzeichen und Wirkung: Gut für den Magen und erwärmt die Nieren; gegen Neurasthenie; Zittern in Händen und Füßen; Impotenz und schwache Nieren; schwache Milz und Magen; langwierige Hautgeschwüre.
Dosis: Zwischen 25 bis 50 Gramm

F-19. DONG BEI LA GU ('Stein des Hummers')

Alias: la gu, dong bei ao xia
Wissenschaftlicher Name: Cambaroides dauricus (Pallas)
Natürlicher Fundort: In den Flußbecken des Songhua -, Yalu-, und Tumen Fluß; im Jing Po See und nahe der Qian Shan Gegend.
Teile benutzt: Der Stein im Magen des Hummers. Die Cambaroides dauricus (Hummer) werden jedes Jahr von Mai bis September gefangen, der Stein für medizinische Zwecke entfernt (und die genießbaren Teile des Hummers gegessen natürlich).

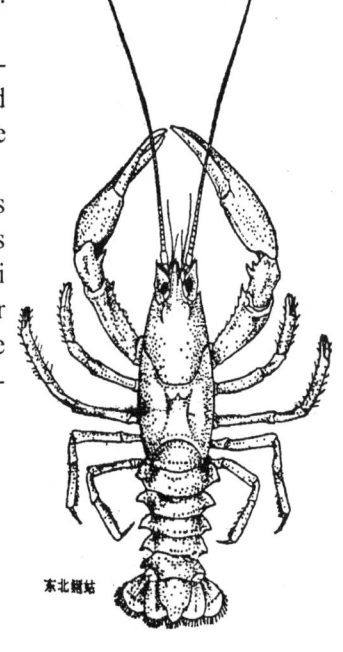

图71 螃蛄石

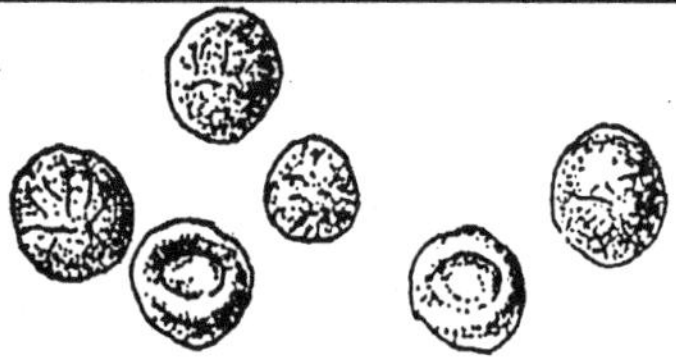

Anzeichen und Wirkung: Stoppt Blutungen und Durchfall, erleichtert Urinieren, stärkt die Muskeln und Knochen. Wird auch für äußerliche Wunden und Blutungen benutzt sowie gegen Osteomalazie (Weichheit der Knochen) bei Kindern.
Dosis: 5 bis 10 Gramm pro Dosis.

F-20. ZHONG HUA RONG AO XIE (Wollhandkrabbe)

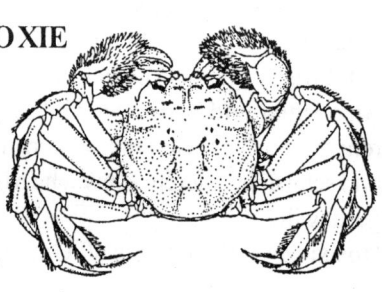

Alias: he xie, mao xie, mao jia zi
Wissenschaftlicher Name: Eriocheir sinensis H. Milne-Edwards
Natürlicher Fundort: Liaoning,

Hebei, Shandong, Jiangsu, Zhejiang, Fujian und Guangdong.
Teile benutzt: Der gesamte getrocknete Körper. Wird im Herbst eingesammelt, gekocht und getrocknet.
Anzeichen und Wirkung: Löst Blutstaus, regelt die Menstruation, erleichtert und entfernt Verdauungstörungen, wird auch gegen Bauchschmerzen bei Amenorrhoe (Ausbleiben der monatlichen Regelblutung) benutzt; desgleichen, um toten Embryo im Uterus abzutreiben. Ebenfalls bei Unfallverletzungen, um Knochenbrüche, Quetschungen und Verstauchungen zu heilen.
Dosis: 5 bis 15 Gramm

F-21. SAN YOU SUO ZI XIE (Schwammkrabben)
Alias: qiang xie
Wissenschaftlicher Name: Portunus (Potunus) trituberculatus (Miers)
Natürlicher Fundort: Liaoning und Shandong Halbinseln, Jiangsu, Zhejiang, Fujian und Guangdong.
Teile benutzt: die getrocknete Schale; wird im Frühjahr und Sommer gesammelt, die Schale genommen und getrocknet.

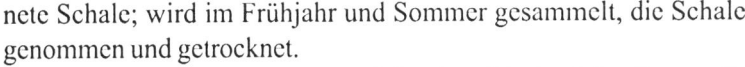

Anzeichen und Wirkung: Belebt den Blutkreislauf, zerteilt extravasales (aus den Blutgefäßen sickerndes) Blut, reduziert Entzündungen sowie innere Hitze und Fieber; wird auch benutzt gegen Unfallverletzungen, Verstauchungen und Knochenbrüche, Mastitis (Brustdrüsenentzündung), Hautgeschwüre, Furunkel und Erfrierungen.
Dosis: 5 bis 25 Gramm

F-22. RI BEN XUN (Krebsart)
Alias: hong jia zi, gui liang
Wissenschaftlicher Name: Charybdis japonica (A. Milne-Edwards)
Natürlicher Fundort: Liaoning, Hebei, Shandong, Jiangsu, Zhejiang,

Fujian und Guangdong.
Teile benutzt: der ganze Körper; gefischt im Sommer; benutzt frisch oder getrocknet.
Anzeichen und Wirkung: Um Blutstaus aufzulösen, den Milchfluß stillender Mütter anzuregen, Verdauungsstörungen zu reduzieren und Amenorrhoe (Ausbleiben der monatlichen Regel) zu behandeln.
Dosis: 5 bis 15 Gramm, getrocknet und pulverisiert.

F-23. TIAO WEN BAN ZHU SHA (Katzenhai-Art)
Alias: gou sha, quan sha
Wissenschaftlicher Name:
Chiloscyllium plagiosus (Bennett)
Natürlicher Fundort: Chinesische Ostsee und Südsee
Teile benutzt: Das frische Fleisch ohne Haut oder inneren Organe; die Leber; das Fett kann zu Heil-Öl (Tran) verarbeitet benutzt werden.

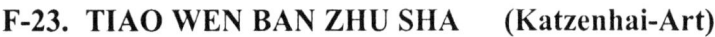

Anzeichen und Wirkung:
Das Fleisch verbessert die Milz und die Atmung; auch gut gegen Müdigkeit und Schwäche.

Die Leber verbessert die Augen; wird auch gegen Nyktalopie (Tagblindheit, Herabsetzung des Sehvermögens bei Tage wegen Überempfindlichkeit der Netzhaut) benutzt. Zwei Gramm (getrocknet) für innere Anwendung.

Das Öl für inneren Gebrauch, erleichtert innere Hitze, ist antipyretisch (fiebersenkend), reduziert Entzündungen und Schmerzen. Wird auch äußerlich angewandt bei Verbrennungen oder Verbrühungen.

F-24. JING SHA (Walhai)
Alias: da sha yu
Wissenschaftlicher Name: Rhincodon typus (Smith)
Natürlicher Fundort: Bohai See, Huanghai See, Chinesische Ost- und Südsee.
Teile benutzt: Gallenblase; Flossen; Rückgrat; (getrocknet und pulverisiert)
Anzeichen und Wirkung:
Die Galle wirkt antipyretisch (fiebersenkend) und erleichtert innere Hitze; kann auch äußerlich gegen Hautgeschwüre angewandt werden, wie benötigt.
Die Flossen verbessern das Blut, die Atmung, Nieren und Lunge. Wird auch gegen chronische Schwäche benutzt. Dosis wie angebracht.
Das Rückgrat reduziert Rheumatismus und endet Schmerzen bei rheumatoider Arthritis und Kopfschmerzen.
Der schwefelige Knorpel (sulphuric cartilage) reduziert Körperfett und kann Arteriosklerosis und Blutgerinnsel verhindern. Wird auch benutzt, um Arteriosklerosis zu heilen. 1,5 Gramm pro Dosis

F-25. MEI HUA SHA (Hai-Art)
Alias: mei hua sha yu
Wissenschaftlicher Name: Halaurus burgeri (Muller et Henle)
Natürlicher Fundort: Chinesische Ost- u. Südsee
Teile benutzt:
Die Haut des Halaurus burgeri, wird abgezogen und getrocknet.
Anzeichen und Wirkung: Sehr nährreich. Gut für Krankheiten des Magens und der Lunge.
Dosis: 100 bis 200 Gramm.

F-26. HUI XING SHA (Glatthai)

Alias: hui pi sha, hui sha, bai bu sha, sha yu, jiao yu.
Wissenschaftlicher Name: Mustelus griseus (Pietschmann)
Natürlicher Fundort: Huanghai See, Chinesische Ostsee, Südsee.

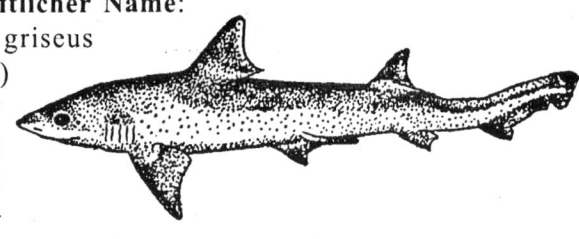

灰星鲨

Teile benutzt: das frische Fleisch; die inneren Organe entfernt;
die Haut, abgezogen und getrocknet;
die Flosse, abgeschnitten und getrocknet;
der Fisch-Fötus, herausgenommen und getrocknet;
die Leber, zu Öl verarbeitet;
die Gallenblase, getrocknet und zu Pulver gemahlen.

Anzeichen und Wirkung:
Das Fleisch ist sehr nahrhaft und hilft Wunden zu heilen. Dosis: 100 - 200 Gramm intern (essen).

Die Haut wirkt als Gegengift gegen das Gift vieler anderer Fische; auch gegen Fischvergiftung und durch Fisch verursachte Verdauungsstörung. Dosis*: in der nötigen Menge.

Die Flossen verbessern schwache Atmung, regen den Appetit an, reduzieren Schleim in Bronchien und allgemeine Schwäche. Gut gegen schwachen Magen und Lunge.

Fisch-Fötus kann Durchfall und Schmerzen stoppen; auch Menstruationsschmerzen. Dosis*: In der nötigen Menge.

Die Leber ist nahrhaft und verbessert das Augenlicht; wird benutzt gegen Nyktalopie (Tagblindheit, Herabsetzung des Sehvermögens bei Tage wegen Überempfindlichkeit der Netzhaut), Osteomalazie (Weichheit und Verbiegungstendenz der Knochen) und Tuberkulose.

Die Gallblase entfernt innere Hitze und Fieber; wird auch benutzt für Laryngitis (Heiserkeit). Dosis*: In der nötigen Menge.

*****Dosis:** Keine Angaben außer: "in der nötigen Menge".

F-27. HEI QI JI CHI SHA (Hai-Art)
Alias: ming sha
Wissenschaftlicher Name: Hypoprion atripinnis Chu

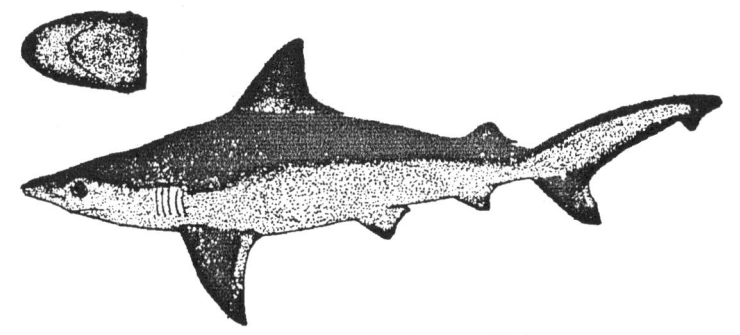

Natürlicher Fundort: Chinesische Ostsee, Südsee.
Teile benutzt: der Fisch-Fötus, getrocknet und zerdrückt oder zu Pulver zermahlen für Anwendung.
Anzeichen und Wirkung: Ist sehr nahrhaft und stärkend. Wird angewandt gegen Husten und langwierige Krankheit oder Schwäche.
Dosis: Keine näheren Angaben außer "je nach Bedarf für den internen Gebrauch."

F-28. HEI YIN ZHEN SHA (Sandhai-Art)
Wissenschaftlicher Name: Carcharhinus menisorrah (Müller et Herle)

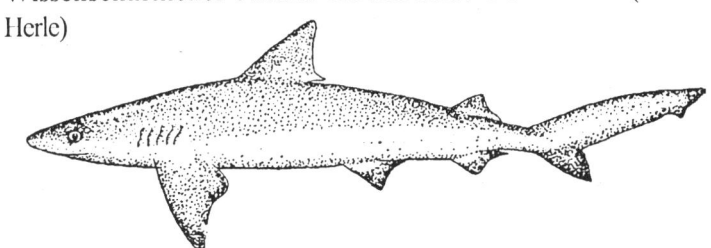

Natürlicher Fundort: Huanghai See, Chin. Ostsee, Südsee.
Teile benutzt: Knochen, waschen, in der Sonne getrocknet oder mit Hitze kalziniert
Fleisch, Haut abgezogen und die inneren Organe entfernt
Haut, abgezogen und in der Sonne getrocknet
Flosse, abgeschnitten und in der Sonne getrocknet

Herz, waschen, trockengeröstet und zur Medizin getan
Anzeichen und Wirkung:
 die Knochen, getrocknet und zerreiben, stoppen Durchfall
 (Dosis: 3 Gramm);
 das Fleisch ist sehr nahrhaft, gegen Schwäche (100 bis 200 Gramm);
 die Haut hilft gegen Verdauungsstörungen. Auch gegen Fischvergiftung. (Dosis: wie angebracht)
 Flossen und Herz fördern die Milz und den Magen; wird gegen gastrische Krankheiten eingesetzt. Dosis: wie angebracht

F-29. BAI JI TUN (Chinesischer Flußdelphin)
Alias: Bai ji, Bai jiang zhu.
Wissenschaftlicher Name: Lipotes vexillifer (Miller)
Natürlicher Fundort: der Mittlere und Untere Yangtse Fluß, der Dong-Ting-See, Poyang-See und der Qian Tang Jiong Ausfluß.
Teile benutzt:
Das Fett zu Öl gemacht und aufbewahrt.
Anzeichen und Wirkung: Stoppt Husten, erleichtert innere Hitze und Fieber, ist antipyretisch (fiebersenkend); wirkt auch (bei äußerlicher Anwendung) gegen Verbrennungen und Verbrühungen.
Dosis: 3 bis 6 Gramm Öl.

F-30. MO XIANG JING (Pottwal)
Wissenschaftlicher Name: Physeter catodon (Linnaeus)
Natürlicher Fundort: weltweit verteilt.

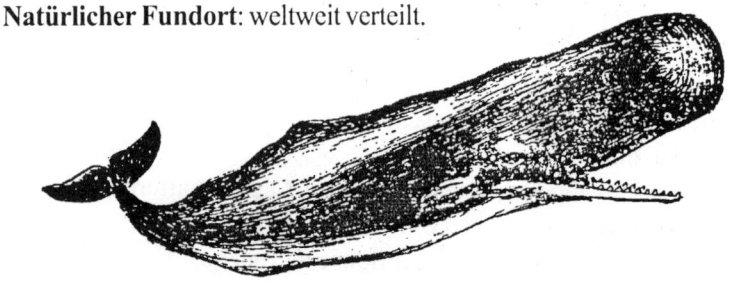

Teile benutzt: Ambergris (Ambra Grisea), die getrocknete, gallertige Ausscheidung (von Physeter Catodon des Physeteridae) im Dickdarm, riecht wie Moschus. Durch moderne Pharmatechnik können die Knochen zu einer Injektion gemacht werden; der Leber können Vitamine entnommen werden. Die Leber kann auch in Tablettenform oder als Injektion präpariert werden.

Anzeichen und Wirkung:
Ambergris löst Schleim, vertreibt krankhafte Ansammlungen, verbessert die Atmung und regeneriert den Blutkreislauf. Wird auch gebraucht gegen Husten, Asthma, Schmerzen in der Herzgegend. Nach neuesten Berichten, (Febr. 1997) wurde es auch zur Behandlung von Koma-Patienten benutzt. Dosis: 0,5 bis 3 Gramm.

Die Knochen wirken gegen Rheumatismus und Rheumatisches Arthritis (Arthritis rheumatoide). 1 bis 2 intramuskulare Injektionen pro Tag.

Die Leber verbessert das Augenlicht; wird auch benutzt gegen Anämie (Blutarmut) und perniziöse Anämie. Dosis: 30 bis 50 Gramm.

F-31. JIANG TUN (Schweinswal-Art)
Alias: hai tun; jiang zhu; hai zhu; hai he shang
Wissenschaftlicher Name: Neomeris phocaenoides G.Cuvier

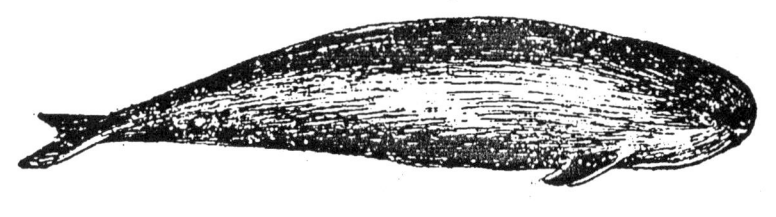

江 豚

Natürlicher Fundort: Entlang der Küste Chinas, im Yangtse-Fluß und im Dong-Ting-See.
Teile benutzt: Fischfett wird zu Öl gemacht und als Tinktur aufbewahrt. Auch die Leber wird zu Tran verarbeitet.
Anzeichen und Wirkung: Der Tran reduziert Entzündungen, fördert das Wachsen der Muskeln und reduziert Schmerzen. Wird auch benutzt, um Leprose (Lepra) und Hautgeschwüre zu heilen sowie

gegen Verbrennungen oder Verbrühung der Haut. Äußerlich nach Bedarf anwenden.

Die Leber verbessert das Augenlicht und zur Behandlung von Glaukoma (Grüner Star), heilt Anämie (Blutarmut), Nyktalopie (Tagblindheit, Herabsetzung des Sehvermögens bei Tage wegen Überempfindlichkeit der Netzhaut).
Dosis: Keine Angaben außer - wie angebracht.

F-32. HUANG (Stör, Sibirischer Hausen)
Wissenschaftlicher Name: Huso dauricus (Georgi)
Natürlicher Fundort: Im Hei Long -,
Song Hua -, Mu
Dan -, Nen -,
und Su Li Fluß
Sowie Qinghai See.
Teile benutzt: Die Luftblase
Eigenschaft: süß und gleichmäßig
Meridianbezug: Nieren
Wirkung: Verbessert die Nieren, um spontane Ausscheidung zu halten; beruhigt den krankhaften Wind und stoppt Blutungen.
Anzeichen: 1) Ausfluß infolge krampfhaften Nieren-Wind-Mangel nach einer Geburt; Blutharnen und Metrorrhagie (länger als 7 Tage andauernde Uterusblutung außerh. der Menstruation).
Dosis: 9 bis 15 Gramm zu einer Decoction (mit anderer Medizin oder alleine in etwas Wasser) getan und bis zum Gelieren gekocht, oder getrocknet und zu Pulver zermahlen. Wird meist als Zutat zu einem Bolus Präparat oder als Pulver angewandt.
2) Gegen blutende Verletzungen und blutende Hämorrhoiden. Die Luftblase wird entweder über Hitze zu Asche geröstet (siehe V-2, Medizin-Brennen) oder getrocknet zu Pulver zermahlen und je nach Bedarf auf die Blutung gestreut.

F-33. SHI YU (Fisch)
Alias: san lai, san li.
Wissenschaftlicher Name: Macrura reevesii (Richardson)
Natürlicher Fundort: Bohai See / chines. Nordsee, Huang Hai.

Teile benutzt: das Fleisch. Wird das ganze Jahr über gefischt, hauptsächlich im Frühling. Soll frisch benutzt werden.
Anzeichen und Wirkung: Reduziert Schwellungen, erwärmt die Milz und nährt die Lunge. Meist gegen Unterernährung, Husten und Ödema.
Dosis: wie benötigt und angebracht.

F-34. DA MA HA YU
Alias: ma ha yu, guo do.
Wissenschaftlicher Name: Oncorhynchus Keta (Walbaum)
Natürlicher Fundort: Hei Long -, Wu Su Li -, Song Hua - und Tu Men-Fluß.
Teile benutzt: Das Fleisch ohne die inneren Organe oder Schuppen. Wird von September bis November gefischt und frisch benutzt.
Anzeichen und Wirkung: Ist sehr nahrhaft und verbessert den Magen. Heilt Verdauungsstörungen.

F-35. JI (Silberkarausche)
Alias: Ji gua zi
Wissenschaftlicher Name: Carassius auratus (L.)
Natürlicher Fundort: alle Provinzen bis auf die westlichen Hochländer.
Teile benutzt: Das Fleisch ohne die inneren Organe oder Schuppen. Wird nur frisch benutzt.
Anzeichen und Wirkung: Erwärmt das Innere und verbessert den

Magen, reduziert Schwellungen, heilt gastrische Probleme, gegen Erbrechen, Schwäche in Milz und Magen, Appetitlosigkeit, Ödema (Wasseransammlung).
Dosis: 1 bis 2 Fische

F-36. LI (Lederkarpfen)
Alias: li guai zi, li zi
Wissenschaftlicher Name:
Cyprinus carpio Linnaeus
Natürlicher Fundort:
alle Provinzen außer Tibet
Teile benutzt: das frische Fleisch ohne die inneren Organe und Schuppen; die frische Galle.
Anzeichen und Wirkung: Das Fleisch dieses Fisches wirkt appetitanregend, es hilft der Milz, reduziert Schwellung, stoppt Asthma und Husten, unterstützt den Fötus und fördert die Milch während der Stillzeit. Wird auch gebraucht, um gastrische Erkrankung und Erbrechen zu behandeln, langwieriges Husten und Asthma, fördert Diurese (Harnausscheidung).
Dosis: Für innere Anwendung wie angebracht.
Die Galle kann Entzündung vermindern und innere Hitze erleichtern. Wird auch gebraucht, um Otitis media (akute Mittelohrentzündung) und Hautgeschwüre zu heilen. Nur für äußerliche Anwendung.
Dosis: Für äußerlichen Gebrauch, wie benötigt und angebracht.

F-37. NI QIU (Schlammpeitzger-Art)
Alias: qiu, rou ni qiu.
Wissenschaftlicher Name:
Misgurnus anguillicaudatus (Cantor)
Natürlicher Fundort: alle Provinzen

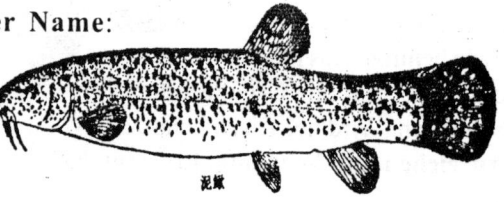

bis auf die westlichen Hochländer.
Teile benutzt: der getrocknete Körper ohne die inneren Organe; entweder benutzt frisch oder getrocknet und zu Pulver zermahlen.
Anzeichen und Wirkung: Nährt das Innere und hilft der Atmung; ist antipyretisch (fiebersenkend); reduziert innere Hitze, Schwellungen und Durst; wird auch gebraucht, um hohes Fieber zu senken sowie Ödem (Wasseransammlung, Wassersucht), Gelbsucht und Diuresis (Harnausscheidung) zu heilen.
Dosis: Keine Angaben außer: 'wie angebracht'.

F-38. HUA QIU (Europäischer Steinbeißer)
Wissenschaftlicher Name: Cobitis taenis Linnaeus
Natürlicher Fundort: Jilin, Liaoning, He Bei, Innere Mongolei, Jiangsu, Fujian.
Teile benutzt: der ganze Körper ohne die inneren Organe; kann das ganze Jahr gefangen werden.
Anzeichen und Wirkung: Dieselben wie Nr. F-37 (NI QIU).

F-39. NIAN (Wels-Art)
Alias: Nian yu
Wissenschaftlicher Name: Parasilurus asotus (Linnaeus)
Natürlicher Fundort:
alle Provinzen bis auf die westlichen Hochländer.
Teile benutzt: der ganze Körper ohne die inneren Organe; kann das ganze Jahr lang gefangen werden. Nur frisch benutzen.
Anzeichen und Wirkung: Fördert Diuresis (Harnausscheidung) und Muttermilch während der Stillzeit; heilt Ödem (Wasseransammlung).
Dosis: Keine Angaben außer - wie angebracht

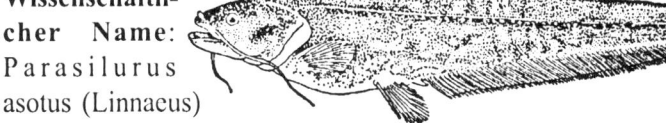

F-40. MAN LI   (Japanischer Aal)
Alias: man yu, bai shan. 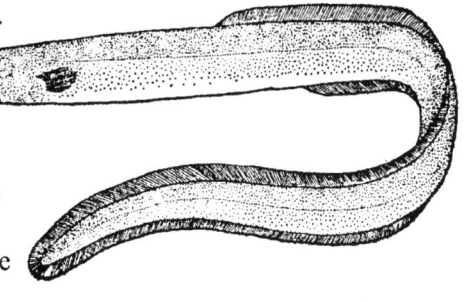
Wissenschaftlicher Name: Anguilla japonica (Tem. et Schlegel).
Teile benutzt: der ganze Körper ohne die inneren Organe. Kann das ganze Jahr gefischt werden.
Anzeichen und Wirkung: Ist nahrhaft und antipyretisch (fiebersenkend). Wird gebraucht, um Lungentuberkulose und Tuberkulöse Lymphadenitis (Halslymphknotentuberkulose) zu heilen sowie perniziöse und bösartige Geschwüre.
Dosis: 50 bis 100 Gramm

F-41. HAI MAN   (Batavia-Putjekanipa; Messerzahnaal)
Alias: lang ya, ji gou, lang ya shan, gou yu, men xian.
Wissenschaftlicher Name: Muraenesox cinerus (Forskal) 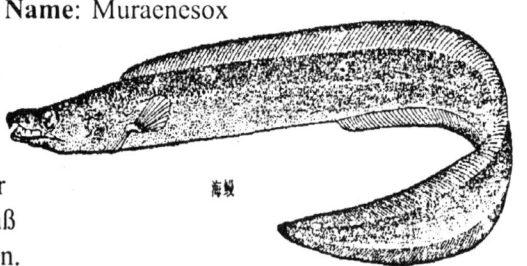
Teile benutzt: Der ganze Körper ohne die inneren Organe. Kann das ganze Jahr gefischt werden. Muß frisch benutzt werden.
Anzeichen und Wirkung: Ist antipyetisch (fiebersenkend und erleichtert innere Hitze; wird äußerlich angewandt, um Hautkrebsgeschwüre, Skabies (Krätze) und Haemorrhoiden zu heilen.

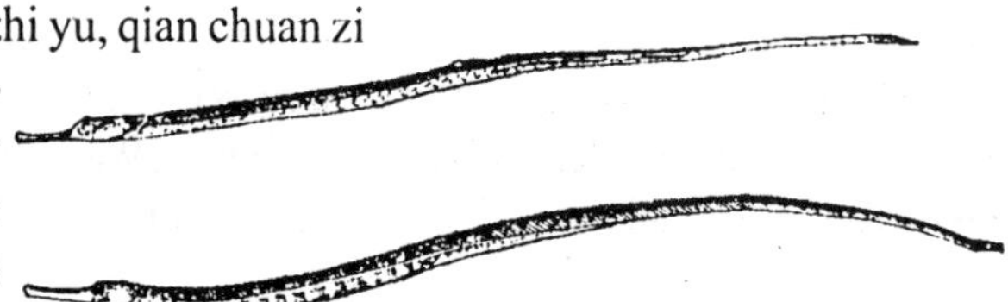

F-42. JIAN HAI LONG   (Seenadel)
Alias: yang zhi yu, qian chuan zi
Wissenschaftlicher Name: Singnathus

acus Linnaeus (Familie: syngnathidae)
Natürlicher Fundort: Bohai See, Huanghai See, Chin. Ostsee, Südsee. Wird im Frühjahr und im Herbst gefischt.
Teile benutzt: der ganze Körper ohne die inneren Organe; für den Gebrauch in der Sonne trocknen.
Meridianbezug: Nieren und Leber
Anzeichen und Wirkung: Tönt (verbessert) die Nieren und stärkt das Yang. Löst Schwellungen und Masse auf; gegen Impotenz und Sterilität bei Männern; Dystokie (bei Frauen: gestörter Geburtsverlauf, Komplikationen); Arthralgie in Knie und Hüfte, (Arthralgie = Gelenkschmerz, wie bei Arthritis) durch pathogene Wind-Kälte Faktoren; wird äußerlich auch angewandt an Furunkeln und giftigen (eitrige oder entzündete) Anschwellungen. (wie Nr. F-64, HAI LONG)
Dosis: 5 bis 15 Gramm

F-43. HUANG SHAN
Alias: shan yu
Wissenschaftlicher Name: Monopterus albus (Zuiew)
Natürlicher Fundort: Alle Provinzen außer im Norden Chinas.
Teile benutzt: Das frische Blut; der ganze Körper ohne die inneren Organe.
Anzeichen und Wirkung: Das Blut erleichtert rheumatische Schmerzen, belebt den inneren (Kardiovaskulären-) Kreislauf, erleichtert innere Hitze und verbessert das Augenlicht. Wird auch benutzt gegen Gesichtsparalyse (Gesichtslähmung); Unfallverletzungen wie Knochenbrüche, Quetschungen und Verstauchungen; bösartige Geschwüre, Entzündung in der Mundhöhle und Gerstenkorn (Hordeolum, Abszeß der Liddrüsen).
Angemessene Dosierung für den äußerlichen Gebrauch.
Das Fleisch stärkt das Blut; wird benutzt, um Erschöpfungshusten in Kindern zu kurieren und Migräne.
Dosis: In angemessener Menge gebrauchen.

F-44. GUI (Chinesischer Aucha-Barsch)
Alias: giu yu, gui hua yu, ao yu. 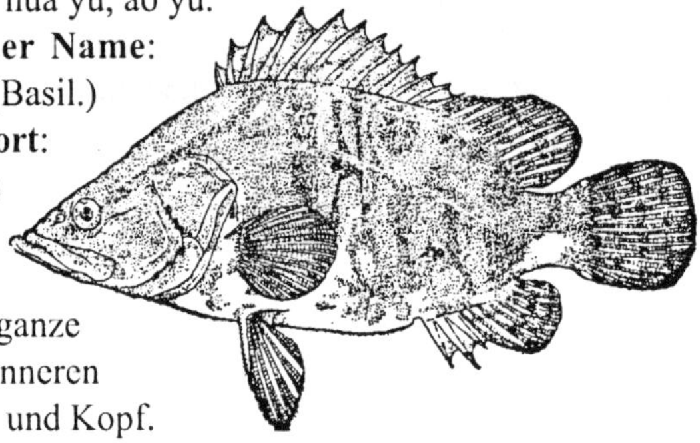
Wissenschaftlicher Name:
Siniperca chuatsi (Basil.)
Natürlicher Fundort:
alle Provinzen bis
auf die westlichen
Hochländer.
Teile benutzt: der ganze
Körper - ohne die inneren
Organe, Schuppen und Kopf.
Wird im Frühjahr und Sommer gefischt; sollte am besten frisch verwendet werden.
Anzeichen und Wirkung: Unterstützt die Atmung und die Milz, Mangelerscheinungen durch Erschöpfung, Wind und Blutung in den Gedärmen.
Dosis: In angemessener Menge gebrauchen.

F-45. ZHEN LU
Alias: lu yu 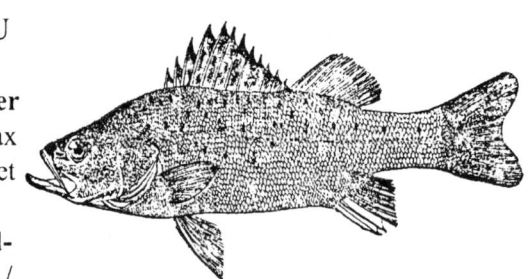
Wissenschaftlicher Name: Lateolabrax Japonicus (Cuvier et Valenciennes)
Natürlicher Fundort: Bohai See / chines. Nordsee, Huang Hai / Westpazifik.
Teile benutzt: das Fleisch ohne die inneren Organe; wird im Summer und Herbst gefischt und frisch benutzt.
Anzeichen und Wirkung: wärmt den Magen und vertreibt Kälte; stoppt Durchfall und fördert die Atmung; wird angewandt, um Durchfall durch Kälte und Schwäche in Milz und Magen zu heilen; stabilisiert den Fötus; fördert Milch während der Stillzeit und hilft gegen langwierige bzw. schlecht heilende Geschwüre.
Dosis: In angemessener Menge gebrauchen.

F-46. MIAN YU (Fisch ???
Alias: min yu, min zi
Wissenschaftlicher Name: Miichthys Miiuy (Basilewsky)
Natürlicher Fundort: Huang Hai See, Bohai See, Chinesische Ostsee und Südsee.
Teile benutzt: Luftblase - ohne die Haut, Blutgefäße und Mucosa (Schleimhaut).
Anzeichen und Wirkung: Nährt das Blut und stoppt Blutungen; unterstützt und stärkt die Nieren und die Spermaproduktion; auch gegen Haematemesis (Bluterbrechen).
Dosis: 15 bis 20 Gramm

F-47. HUANG GU YU
Alias: min yu, min zi.
Wissenschaftlicher Name: Nibea albiflora (Richardson)
Natürlicher Fundort: Bohai See, Huang Hai See, Chin. Ostsee, Südsee.
Teile benutzt: die Luftblase ohne die Blutgefäße und die Mucosa (Schleimhaut); benutzt frisch.
Anzeichen und Wirkung: Fördert Urinieren, reduziert Schwellungen, unterstützt die Nieren, heilt chronisches Nephritis (Nierenentzündung), Ödem (Wasseransammlung, Wassersucht) und gegen Postpartum-Schmerz (Nach der Niederkunft).
Dosis: In angemessener Menge gebrauchen.

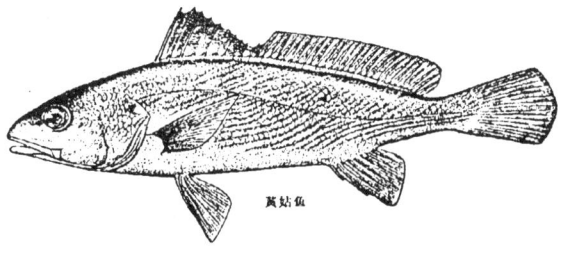

F-48. XIAO HUANG YU (Tamback-Art)

Alias: huang hua yu, hua yu, xiao xian, xiao huang hua.
Wissenschaftlicher Name: Pseudosciaena polyactis (Bleeker)
Natürlicher Fundort: Bohai See, Huang Hai See, Chin. Ostsee.
Teile benutzt:
der Auriculare Knochen im Fischkopf; benutzt frisch oder direkt bzw. indirekt am Feuer geröstet, damit es brüchig wird und der gesamte medizinische Wert zur Wirkung kommen kann.
Auch der ganze Körper - ohne die inneren Organe, getrocknet.

鱼脑石

Anzeichen und Wirkung:
der Auricula (Ohr-) Knochen fördert das Urinlassen, wird auch angewandt, um Calculi (Steinchen) in der Harnröhre und Rhinitis (chron. Katarrh der Nasenschleimhaut) zu kurieren. 5 bis 15 Gramm pro Dosis.
Der Körper (das Fleisch) regt den Appetit und die Verdauung an. Hilft gegen Verdauungsstörungen und Durchfall.
Dosis: 50 bis 100 Gramm.

F-49. DA HUANG YU (Tamback-Art)

Alias: da huang hua yu
Wissenschaftlicher Name: Pseudosciaena crocea (Richardson)
Natürlicher Fundort: Südsee, Chinesische Ostsee und südlich der Huang Hai See; hauptsächlich im Zhou-shan-Archipel der Provinz Zhejiang.
Teile benutzt: Wie Nr. F-48, (Xiao Huang Yu)

Anzeichen und Wirkung: Wie Nr. F-48, (Xiao Huang Yu)
Dosis: Wie Nr. F-48, (Xiao Huang Yu)

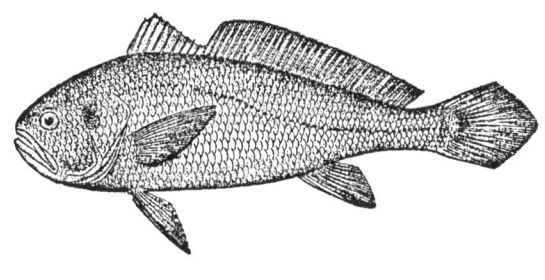

F-50. DAI YU (Degenfisch)
Wissenschaftlicher Name: Trichiurus haumerla (Forskal)

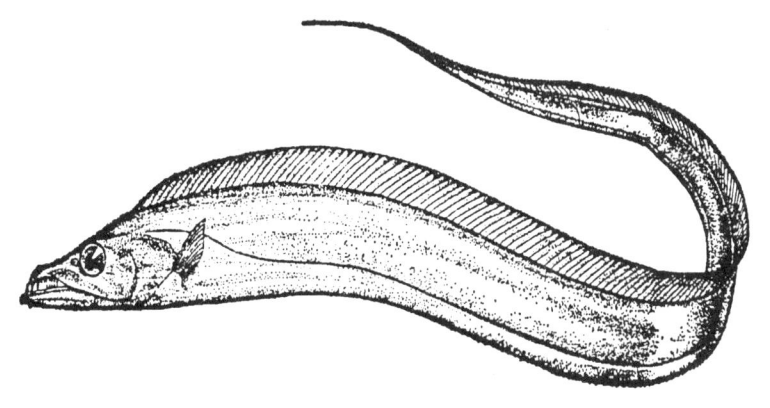

Natürlicher Fundort: Huang Hai See, Bohai See.
Teile benutzt: das frische Fleisch - ohne Schuppen oder inneren Organe; der Kopf getrocknet und pulverisiert.
Anzeichen und Wirkung: Das Fleisch nährt die Leber, wird benutzt bei chronischem Hepatitis (Leberentzündung) und gegen Schwäche nach längerer Krankheit.
Der Kopf kann das Innere beruhigen, den Appetit anregen und vertreibt Ascariden (Würmer in den Eingeweiden) sowie schädlichen Wind.
Dosis: 2 bis 5 Gramm pro Dosis.

F-51. GUI YOU
Alias: hai xie zi, lao hu yu.
Wissenschaftlicher Name: Ininicus japonicus (Cuvier et Valenciennes) 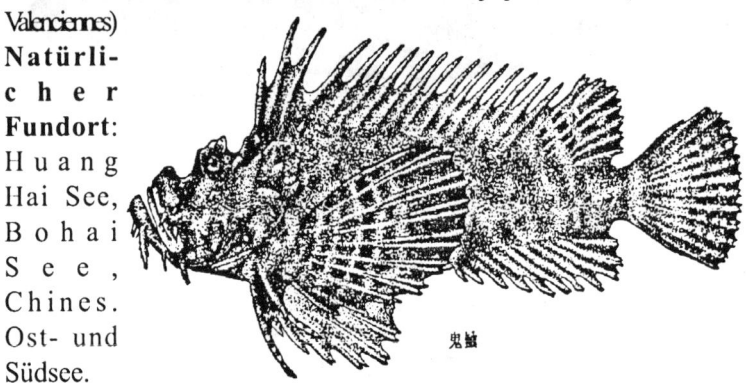
Natürlicher Fundort: Huang Hai See, Bohai See, Chines. Ost- und Südsee.
Teile benutzt: das frische Fleisch.
Anzeichen und Wirkung: nährt und stärkt Leber und Nieren, gegen Schmerzen um die Leibesmitte und gegen chronisches Hepatitis (Leberentzündung).
Dosis: In angemessener Menge gebrauchen.

F-52. CHONG WEN DONG FANG TUN (Kugelfisch)
Alias: mian ting ba, qi gu yu, la tou, he tun, ji bao, mian yu, hua mian.

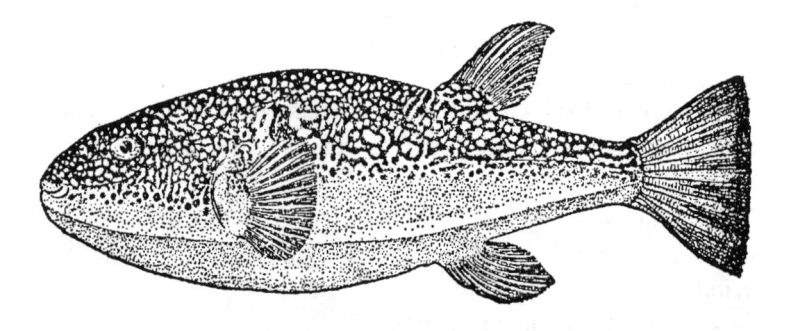

Wissenschaftlicher Name: Fugu vermicularis (Temm. et Schlegel)

Natürlicher Fundort: Huang Hai See, Bohai See, Chin. Ost- u. Südsee.
Teile benutzt: Das Fleisch; ohne die inneren Organe, Blut, Kopf u.Haut.
Anzeichen und Wirkung: Das Fleisch ist sehr nahrhaft und stärkend, heilt Schwäche um die Körpermitte und in den Beinen. Das Fleisch alleine ist nicht giftig. Dosis 50 bis 100 Gramm Tetrodonine (ein toxischer Bestandteil dieses Tieres) kann Krampfanfälle und Schmerzen stoppen; heilt Husten und vertreibt Ascariden (Würmer); Schmerzen durch Krebs im letzten Stadium; Verletzungen durch einen Unfall; Knochenbrüche und Verstauchungen; Asthma; Impotenz; Pertussis (Keuchhusten); Skabies (Krätze) und Enuresis (Bettnässen).
Bemerkung: Die inneren Organe, das Blut und die Haut enthalten Tetrodonine, ein gefährliches Gift. Davon zu essen kann den Tod verursachen!!! Tödliche Dosis ist bereits acht bis zehn Milligramm!!!
Dosis: Tetrodonine wird durch moderne Pharmatechnik den inneren Organen, dem Blut und der Haut entzogen.

F-53. TIAO WEN DONG FANG TUN   (Kugelfisch)
Alias: hua ting ba, hua la tou.
Wissenschaftlicher Name: Fugu xanthopterus (Temminck et Schlegel)
Natürlicher Fundort: Huang Hai See, Bohai See, Chin. Ostsee, Südsee.
Teile benutzt: Nur das Fleisch, wie bei Nr. F-52. (Chong Wen Dong Fang Tun)
Anzeichen und Wirkung: wie Nr. F-52.
Bemerkung / Dosis: wie bei Nr. F-52. (Chong Wen Dong Fang Tun)

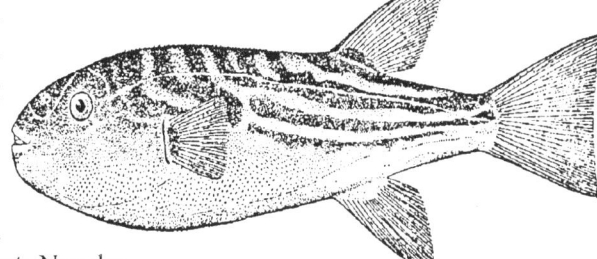

F-54. HONG QI DONG FANG TUN (Kugelfisch)
Alias: hei ting ba, hei la tou.
Wissenschaftlicher Name: Fugu rubripes (Temm. et Schlegel)
Natürlicher Fundort: Huang Hai See, Bohai See, Chin. Ostsee.
Teile benutzt: Nur das Fleisch, wie bei Nr. F-52.
Anzeichen und Wirkung: wie Nr. F-52.
Bemerkung: Die inneren Organe, das Blut und die Haut enthalten ein gefährliches Gift. Davon zu essen könnte den Tod verursachen!!!

F-55. DA NI (Molch)
Alias: da wa wa yu
Wissenschaftlicher Name: Megalobatrachus japonicus davidianus (Blanchard)
Natürlicher Fundort: Shanxi, Sha'anxi, Henan, Sichuan, Zhejiang, Hunan, Fujian, Guangdong, Guang xi und Yunnan.
Teile benutzt: Das frische Fleisch, - ohne die inneren Organe.
Anzeichen und Wirkung: Stärkt die Atmung und Schwäche nach Krankheit; heilt Malaria.
Dosis: 25 bis 50 Gramm pro Dosis.

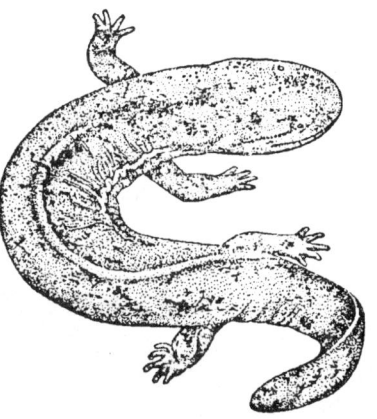

F-56. JIAO XIAO SHAN XI NI (Sohlengebirgsmolch)

Alias: shan xi ni.
Wissenschaftlicher Name: Batrachuperus pinchonii (David)
Natürlicher Fundort: Gansu und Sichuan.
Teile benutzt: der ganze Körper. Wird im Sommer und Herbst gefangen. Getaucht in, oder getränkt mit Alkohol und danach getrocknet für späteren Gebrauch - pulverisiert; - oder man gebrauche ihn frisch.
Anzeichen und Wirkung: Um Knochenbrüche zu heilen und Schmerzen zu lindern; heilt Unfallverletzungen; Schmerzen in Magen und Leber; Blutarmut und Milzschwäche.
Dosis: 1 bis 2 Stück frisch; oder 2 Gramm getrocknet und pulverisiert.

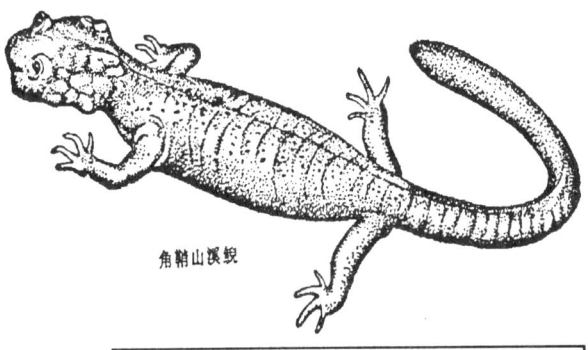

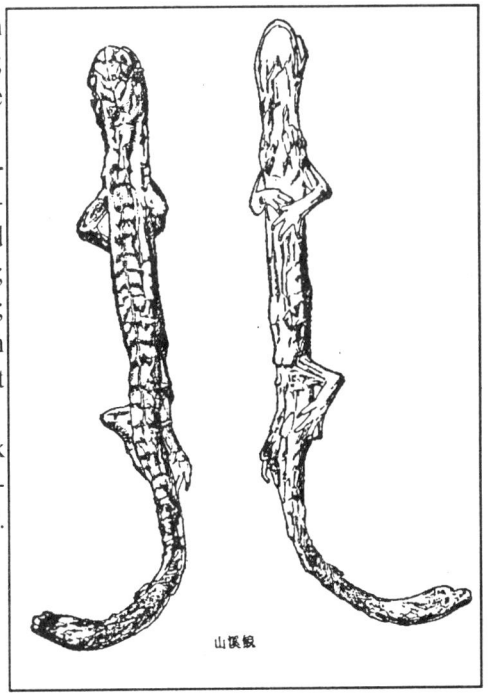

F-57. ZHONG HUA DA CHAN CHU (Erdkröte)

Alias: lai ge bao, lai ha ma, lai bao, jie ha ma.
Wissenschaftlicher Name: Bufo bufo gargarizans (Cantor).
Natürlicher Fundort: China bis auf die westlichen Hochländer.
Teile benutzt:
das getrocknete Gift der Kröte, (englisch: Toadcake = Krötenkuchen) gesammelt von April bis August;

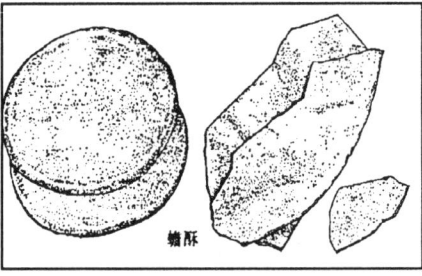

der ganze getrocknete Körper ohne die inneren Organe;
die Gallenblase wenn sie frisch benutzt wird.

Anzeichen und Wirkung: das getrocknete Krötengift (Krötenkuchen), vertreibt innere Hitze, kann Schwellungen reduzieren, Schmerzen stillen und das Herz stärken. Es wird auch eingesetzt, um Krebsgeschwüre zu kurieren sowie schmerzhafte Phyma (Knoten, Gewächs) ohne erkennbare Ursache, entzündete Kehle und Zahnschmerzen wegen Karies, Verdauungsstörungen bei Kindern und Herzversagen.

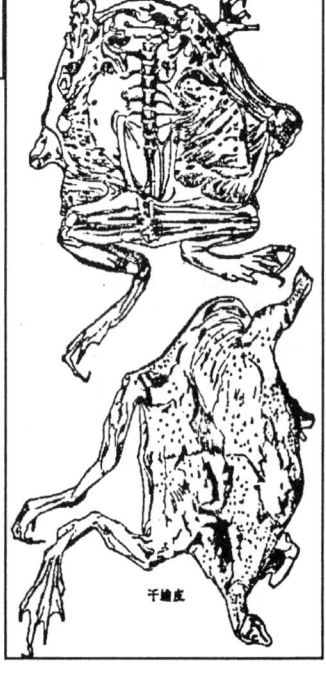

Dosis: 0,01 bis 0,03 Gramm für internen Gebrauch; angemessene Dosis für äußerlichen Anwendung.
In den letzteren Jahren ist es mit einer **Dosis** von 0,12 bis 0,18 Gramm bei Magenkrebs eingesetzt worden.
Die Gallenblase kann Husten und Asthma stoppen; es löst Schleim auf und reduziert Entzündungen. Wird auch gegen Tracheitis (Luftröhrenentzündung) eingesetzt. **Dosis:** 1 bis 3, frisch.

F-58. XI ZANG CHAN CHU (Tibetanische Kröte)
Wissenschaftlicher Name:
Bufo tibetanus (Zarevski)
Natürlicher Fundort:
Tibet und Sichuan
Teile benutzt: Krötenkuchen, getrocknete Kröte und Gallenblase, wie bei Nr. F-57 (Zhong Hua Da Chan Chu).
Anzeichen und Wirkung: wie bei Nr. F-57

F-59. HUA BEI CHAN CHU (Kröte)
Wissenschaftlicher Name: Bufo raddei (Strauch)
Natürlicher Fundort:
Heilongjiang, Jilin, Liaoning, Innere Mongolei, Gansu, Ningxia, Sha'anxi, Shanxi, Hebei, Henan und Shandong.
Teile benutzt: Krötenkuchen, getrocknete Kröte und Gallenblase, siehe Nr.F-57 (Zhong Hua Da Chan Chu).
Anzeichen und Wirkung: wie bei Nr. F-57

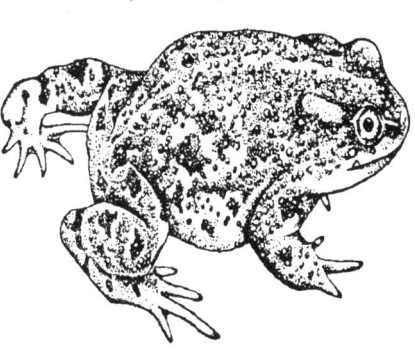

F-60. WU BAN YU WA (Laubfrosch)
Alias: bang bang gou
Wissenschaftlicher Name: Hyla arborea immaculata (Boettger)
Natürlicher Fundort: Liaoning, Hebei, Henan, Anhui und Jiangsu.
Teile benutzt: der frische ganze Körper, im Sommer gefangen.
Anzeichen und Wirkung: vertreibt innere Hitze und Ascariden.
Dosis: Wie benötigt; auch für äußerliche Anwendung gegen Ekzema tinea.

F-61. ZHONG GUO YU WA (Chinesischer Laubfrosch)
Alias: jin ha ma.
Wissenschaftlicher Name: Hyla chinensis (Guenther)
Natürlicher Fundort: Sha'anxi, Hebei, Jiangsu, Zhejiang, Jiangxi, Hubei, Hunan, Sichuan, Guangdong, Guangxi, Taiwan.
Teile benutzt: der ganze Körper, geröstet und zu Pulver zermahlen.
Anzeichen und Wirkung: um den Blutkreislauf anzuregen, Schmerzen zu enden, Muskelwachstum zu fördern, Blutung zu stoppen; wird auch benutzt bei Verletzungen, Knochenbrüche und Blutungen.
Dosis: 5 bis 10 Gramm, oder für äußere Anwendung wie benötigt.

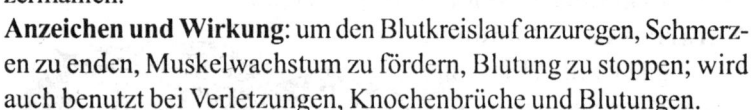

F-62. QING WA (Grasfrosch)
Alias: hei ban wa, tian ji.
Wissenschaftlicher Name: Rana nigromaculata (Hallowell)
Natürlicher Fundort: überall in

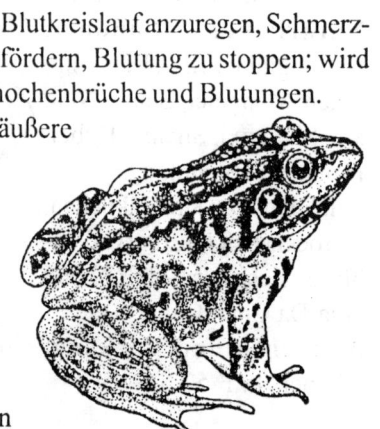

China außer in der Wüste und der nördlichen Steppe.
Teile benutzt: der frische oder getrocknete ganze Körper; die frische Gallenblase; Fangzeit ist Sommer und Herbst.
Anzeichen und Wirkung: Das Fleisch kann Schwellungen reduzieren und innere Hitze sowie Husten stoppen. Wird benutzt gegen Ödem (Wasseransammlung, Wassersucht), Asthma, Masern, Schwellungen und Hämorrhoiden. 1 bis 3 Frösche pro Dosis.
Die Gallenblase ist antipyretisch (fiebersenkend); wirkt auch gegen Halsentzündung, Masern und Lungenentzündung.
Dosis: von 1 bis 3 Fröschen die Gallenblasen pro Dosis; oder wie benötigt für äußere Anwendung.

F-63. HAI PIAO XIAO   (Tintenfisch)
Alias: wu zei gu, dan yu gu.
Pharmazeutischer Name:
Os Sepiae seu Sepiellae
Zoologischer Name: Sepia esculenta (Hoyle) oder Sepiella maindroni de Rochebrune.
Familie: Sepiadae
Natürlicher Aufenthaltsort:
in allen Weltmeeren.
Fangzeit: April bis August
Natürliche Eigenschaft: salzig, stopfend, lauwarm.
Meridianbezug: Nieren, Leber, Magen.
Anzeichen und Wirkung:
Stoppt Blutungen und vaginalen Ausfluß: gegen Gebärmutter-Bluten. Ein gutes Zusatzmittel bei Blutungen in Mangelerscheinungen.
Für verschiedene Blutungen. Wird auch äußerlich in Pulverform auf Verletzungen angewandt.
Hält die Essenz zurück: gegen nächtliches Bettnässen, vorzeitigen Samenerguß oder Scheide-Ausfluß infolge Nieren-Mangel.

海螵蛸

hăi piāo xiāo

Reguliert und harmonisiert den Säuregehalt des Magens und erleich-

tert epigastrischen (obere Bauchgegend) Schmerz; vertreibt saures Aufstoßen. Löst das Problem übermäßiger Feuchtigkeit und fördert Heilung: Wird äußerlich in Pulverform benutzt für chronische, nicht-heilende Hautgeschwüre oder langwierige, feuchte Ausschläge. Stoppt Durchfall: gegen chronischen Durchfall oder Ruhrerkrankung, verbunden mit Mangelerscheinungen, mit Schmerzen um die Nabelgegend.
Dosis: 4,5 bis 12 Gramm. Gute Qualität ist trocken, weiß, groß und intakt (ganz).
Bemerkung: Wenn dieses Mittel zu lange gebraucht wird, kann es zu Verstopfung führen.

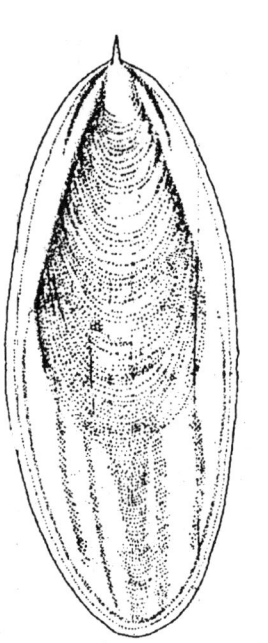

F-64. HAI LONG (Große Seenadel)
Zoologischer Name: Solenognathus hardwickii (Gray), Syngnathoides biaculeatus (Bloch), oder Syngnathus acus L.
Familie: Syngnathidae
Natürlicher Aufenthaltsort: hauptsächlich Guangdong, Fujian.
Fangzeit: das ganze Jahr, aber hauptsächlich im Sommer und Herbst.
Natürliche Eigenschaft: süß, salzig, lauwarm.
Meridianbezug: Nieren
Anzeichen und Wirkung: Tönt die Nieren und stärkt das Yang: gegen Impotenz und Debilität (geistige Schwäche), besonders bei manchen Älteren. Reduziert Schwellungen und löst krankhafte Knötchen auf: gegen Skrofeln (Haut- und Lymphknotenerkrankung).
Dosis: 3 bis 9 Gramm in Decoction (gekochte Heilsud, meist eine Mischung mehrerer Medikamente). 1,5 bis 2,4 Gramm in Form von

Pillen oder Pulver. Gute Qualität ist ganz, lang und voll.
Bemerkung: Nicht verwenden während Schwangerschaft
Kontraindiziert im Fall von Yin-Mangel mit Hitzeerscheinungen.
Dieses Heilmittel ist nicht angebracht für Leute mit Verdauungsschwäche oder während einer Erkältung.

F-65. HAI MA   (Seepferdchen)
Alias: shui ma
Zoologischer Name: Hippocampus kelloggi
Jordan et Snyder, H. Histrix Kaup,
oder H. trimacullatus Leach
Familie: syngnathidae
Natürlicher Aufenthaltsort:
hauptsächlich in Guangdong, Fujian, Taiwan
und Shandong.
Fangzeit: das ganze Jahr, meistens August
bis September.
Natürliche Eigenschaft: süß, salzig, warm.
Meridianbezug: Nieren, Leber.
Anzeichen und Wirkung:
Verbessert die Nieren und stärkt das Yang:
gegen
Impotenz, Harn-Inkontinenz, Mangelerscheinung-Keuchen (und -Husten) sowie Altersschwäche.
Erneuert das Blut: Gegen Blutungen und Schmerzen durch Blutstau;
Schwellungen durch Entzündungen und Geschwüre. Auch gegen
Ansammlung von Masse im Unterleib.
Dosis: 4,5 bis 12 Gramm. Wird meistens in Wein eingeweicht
verabreicht; auch zur Behandlung von Impotenz. Gute Qualität ist
ganz, groß und fest.
Bemerkung: Kontraindiziert während Schwangerschaft
Kontraindiziert bei Yin-Mangel mit Hitzeerscheinungen. Dieses Heilmittel ist nicht angebracht für Leute mit Verdauungsschwäche oder
während einer Erkältung.

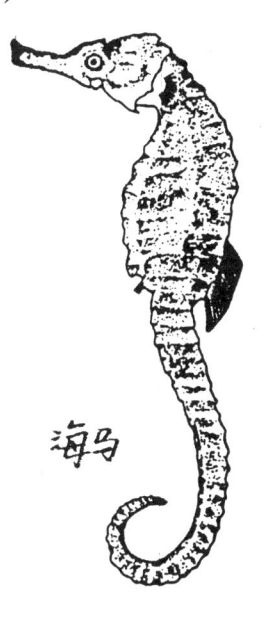

F-66. HAI SHEN

Alias: hai shu
Pharmazeutischer Name: Strichopus Japonicus
Zoologischer Name: Strichopus japonicus (Selenka)
Familie: Strichopae
Natürlicher Aufenthaltsort: die Küste im Norden Chinas
Fangzeit: das ganze Jahr.
Natürliche Eigenschaft: salzig, warm.
Meridianbezug: Herz, Nieren.
Anzeichen und Wirkung: verbessert die Nieren, fördert die Essenz und stärkt das Yang: gegen Impotenz, nächtlichen unfreiwilligen Samenfluß, häufiges Urinieren. Stoppt auch Schwindsucht / Auszehrung durch zuviel Bluten.
Dosis: 30 bis 60 Gramm in Decoction, obwohl es meist als Nahrungsmittel gegessen wird.
Bemerkung: Vorsicht bei Benutzung, wenn Durchfall vorhanden ist.

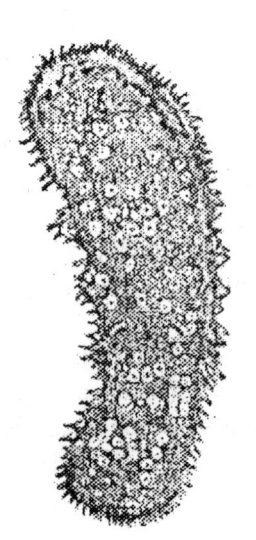

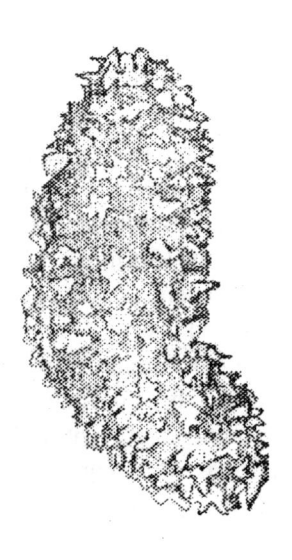

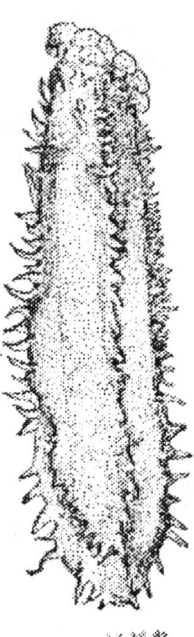

Teil 2

VÖGEL (Geflügel)

V-1. XIAO PI TI (Zwergtaucher)
Wissenschaftlicher Name: Podiceps ruficollis (Pallas)
Alias: shui hu lu, yao hu lu, wang ba ya zi.
Natürlicher Lebensraum:
Fast überall in China.
Teile benutzt: Frisches oder
gebratenes Fleisch.
Anzeichen: Hämorrhoiden,
Vorfall des Afters und
Enuresis (Bettnässen).
Wirkung: Aktiviert und
stärkt die körperliche Energie, wirkt stopfend bei
Durchfall.
Dosis: einen Vogel

V-2. BAN ZUI TI HU (Graupelikan)
Wissenschaftlicher Name: Pelecanus philippensis Gmelin
Alias: tao he, tang he
Natürlicher Lebensraum: Xinjiang, Hebei, Shandong, Jiangsu, Zhejiang, Fujian, Taiwan, Guangdong, Guangxi.
Teile benutzt: das Fett, (Federn, Haut,
Schnabel s. u.)
Anzeichen: Karbunkel und Entzündung von
weichem Gewebe;
Hexenschuß und
Schmerzen in den
Beinen, wegen
krankhafter
Windfeuchtigkeit.

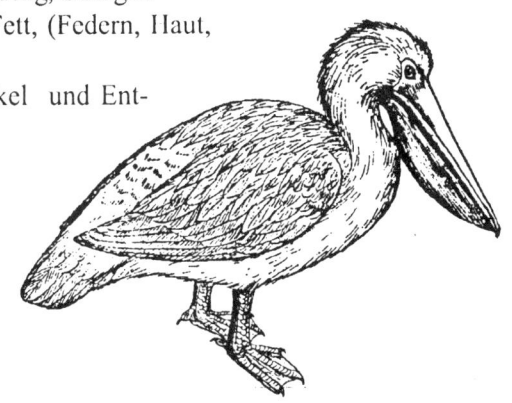

Wirkung: abschwellend, vertreibt pathogenen (krankheitserregenden) Wind und Feuchtigkeit, fördert den Blutkreislauf.
Dosis: Für innerlichen Gebrauch - ein gestrichener Eßlöffel voll; angemessene Menge für äußerliche Anwendung.
Bemerkung: Federn und Haut: <u>Nach traditionellem Medizin-Brennen: Rösten, bzw. Grillen der Heilmittel am Holzkohlefeuer, bis die Federn und Kruste zu Asche verkohlen, während die ursprüngliche Eigenschaft der Medizin dabei nicht verändert wird</u>; wird auch verschrieben gegen wiederholtes Erbrechen.
Schnabel: (Rösten nach traditionellem Medizin-Brennen, s.o.); wird verschrieben gegen verschleppte Ruhr mit eitrigen und blutigen Stuhl.

V-3. LU CI (Kormoran)
Wissenschaftlicher Name: Phalacrocorax carbo (Linnaeus)
Alias: shui lao ya; yu lao ya; yu ying; hei yu long.
Natürlicher Lebensraum: Nordost China, der westliche Teil von Xinjiang, in Tibet, Qinghai-See, Gansu, Shanxi, Hebei, Shandong und Guangdong.
Teile benutzt: Der Körper, - ohne die inneren Organe und Federn; (Rösten nach traditionellem Medizin-Brennen, siehe V-2.);
Anzeichen: Aszites (Bauchwassersucht)
Wirkung: Erleichtert Strangurie (schmerzhaftes Harnlassen) bei Harnausscheidung.
Dosis: 5 bis 10 Gramm.

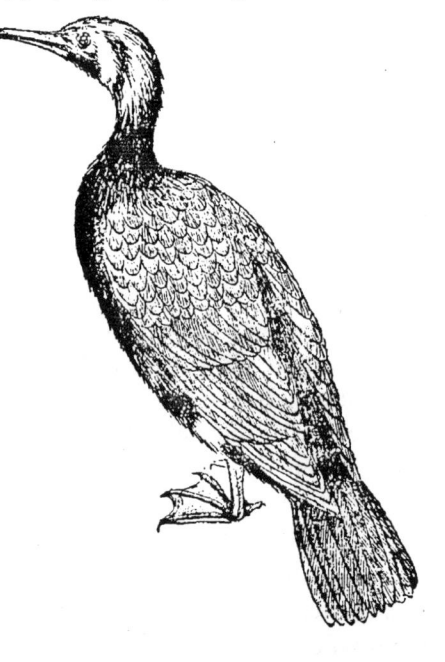

V-4. DA BAI LU (Seidenreiher)
Wissenschaftlicher Name: Egretta alba (L.)
Alias: bai lu si, lu si, feng piao gong zi, bai piao niao, dong zhuang, da bai he, bai he lu, wu man guan, bai zhuang, bai wa, xue ke.
Natürlicher Lebensraum: Zwei Arten in China: Egretta alba alba in Nord- und Nordost China, Tibet, Hubei und Sichuan; Egretta alba modestus brütet in Fujian und Yunnan, im Yangtze-Flußtal und in südlichen Gegenden im Winter.
Teile benutzt: Das frische, gebackene Fleisch. (In diesem Fall heißt 'gebackenes Fleisch': auf schwachem Feuer in einer Pfanne rösten, um es zu trocknen, - aber nicht verbrennen.)
Anzeichen u. Wirkung: Hämorrhoiden und Karbunkel. Entfernt giftige Substanzen.
Dosis: 100 bis 200 Gramm

V-5. NIU BEI LU (Ibis)
Wissenschaftlicher Name: Bubulcus ibis (Linnaeus)
Alias: huang tou lu, ni lu, jia xu lu si, hong tou lu, xu lu, hong tou guan, fang niu lang.
Natürlicher Lebensraum: Die Gegend südlich vom Yangtze-Fluß, in Yunnan, Guangdong und Taiwan.
Teile benutzt: Frisches, gebra-

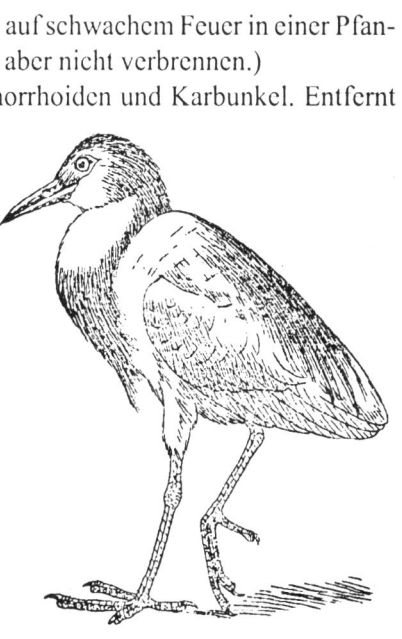

tenes (s.o. geröstetes) Fleisch.
Anzeichen: Allgemeine Schwäche, Karbunkel.
Wirkung: Aktiviert und stärkt die körperliche Energie; entfernt giftige Substanzen.
Dosis: 100 bis 200 Gramm.

V-6. BAI GUAN
(Weißstorch)
Wissenschaftlicher Name: Ciconia ciconia (Linnaeus)
Alias: lao guan
Natürlicher Lebensraum: Selten in China. Gesehen während der Wanderung in Nordchina; im Yangtze Flußtal. Verbringt den Winter auf Taiwan.
C.c. asiatica: Brütet im westlichen Teil von Xinjiang
C.c. boyciana: Brütet im Nordosten Chinas.
Teile benutzt: Knochen und Fleisch.
Anzeichen und Wirkung:
Knochen: Vertreiben pathogenen (krankheitserregenden) Wind und giftige Substanzen, erleichtern Schmerzen; empfohlen gegen Schwindsucht / Auszehrung, Schmerzen in der Brust und im Unterleib, Lähmung im Kehlkopf (Stimmbänder) und gegen Schlangenbiß.
Dosis: 6 bis 10 Gramm.
Fleisch: Ist nahrhaft - um die Gesundheit zu unterstützen; wird empfohlen gegen Schwindsucht / Auszehrung, wegen Blutstaus, Amenorrhoe (Ausbleiben der monatlichen Regelblutung); allgemeine Schmerzen im Körper, Fieber und Husten.
Dosis: Fleisch: 100 bis 200 Gramm.

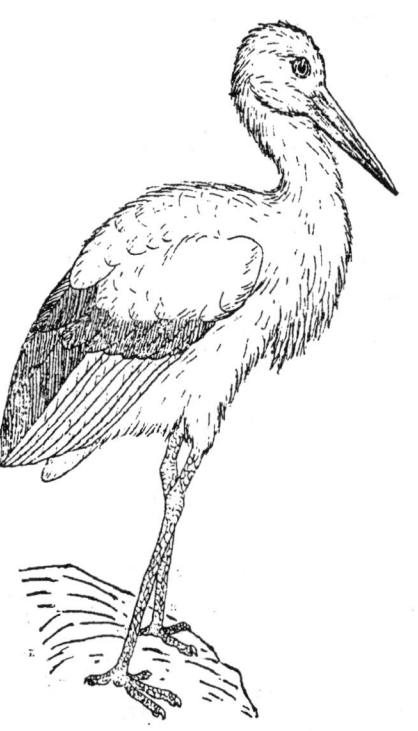

V-7. YOU BI TIAN E (Höckerschwan)
Wissenschaftlicher Name: Cygnus olor (Gmelin)
Alias: wu sheng tian e, chi zui tian e.
Natürlicher Lebensraum: Brütet im westlichen Teil von Xinjiang, Tianshan Berg, das Qaidam Becken, am Qinghai-See, Nordwesten von Gansu, Wuliangsuhai in Innere Mongolei und dem Nordteil von Sichuan.
Teile benutzt: Bilecyst (engl). Die Gallenblase leicht aufblasen, den Mund der Blase verschließen und im Schatten trocknen lassen.
Anzeichen: Geschwüre und Wunden, Verbrennungen und Verbrühungen.
Wirkung: Vertreibt Hitze und toxische Substanzen; Detumeszenz (reduziert Geschwulste) und erleichtert Schmerzen.
Dosis: 100 - 200 Gramm (Frischgewicht)

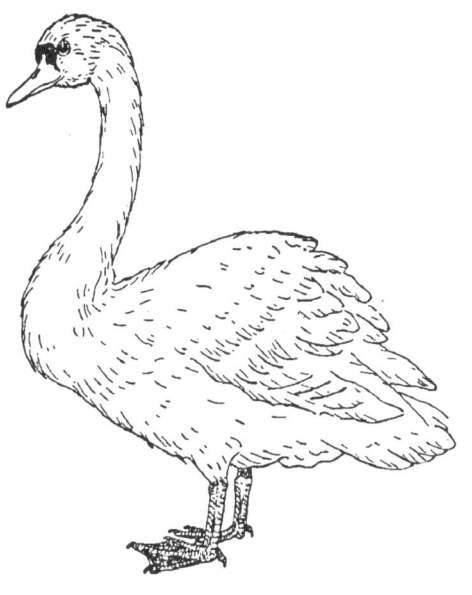

V-8. BAN ZUI YA (Fleckschnabelente)
Wissenschaftlicher Name: Anas poecilorhyncha (Foster)
Alias: xia fu, huang zui jian ya, bai ya, da liao ya.
Natürlicher Lebensraum: Zwei Arten in China.

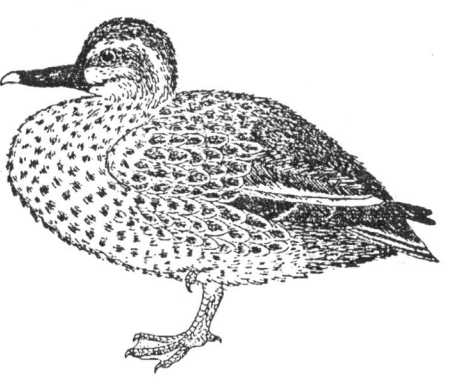

A.p. zonorhyncha: Fast überall in China
A.p. haringtoni: Yunnan, Guangdong
Teile benutzt: das frische Fleisch
Anzeichen: Schwäche in Milz und Magen; Vorfall des Afters und der Gebärmutter.
Wirkung: Aktiviert und stärkt die körperliche Vitalität.
Dosis: 100 bis 200 Gramm

V-9. CHI YA (Krickente)
Wissenschaftlicher Name: Anas crecca (L.)
Alias: xiao fu, xiao shui ya, xiao shi ya, ba ya.
Natürlicher Lebensraum: Verbringt den Winter im Süden Chinas. Einige brüten im Nordosten Chinas und dem nördlichen Teil von Gansu im Sommer.
Teile benutzt: das frische Fleisch
Anzeichen und Wirkung: Dieselben wie Nr. V-8

V-10. QIU SHA YA (Gänsesäger)
Wissenschaftlicher Name: Mergus merganser (Linnaeus)
Alias: hei tou jian zui ya (Männchen), zong tou jian zui ya (Weibchen)
Natürlicher Lebensraum: Zwei Arten in China
   M.m. merganser: Brütet im Nordosten Chinas und dem westlichen Teil von Xinjiang.

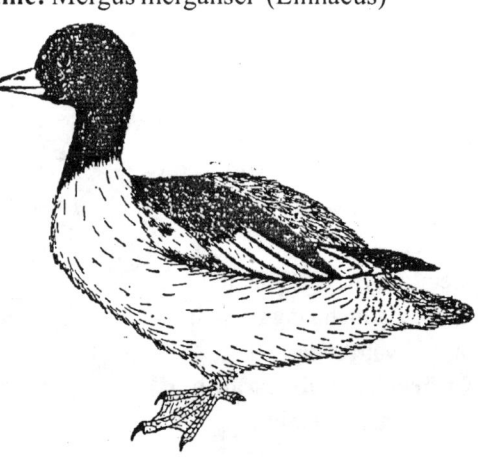

M.m. comatus: Vom Nordosten Qinghais bis zum Süden von Tibet, Sichuan und Yunnan.
Teile benutzt: Fleisch und Knochen
Anzeichen und Wirkung:
Fleisch: Vertreibt Hitze und giftige Substanzen, löst Muskelkrampf; wird empfohlen gegen Fieber und Kopfschmerzen, Krampf und Zukkungen.
Dosis: Fleisch: 100 bis 200 Gramm.
Knochen: Vertreibt giftige Substanzen, erleichtert Strangurie (schmerzhaftes Harnlassen) bei Diuresis (Harnausscheidung); wird empfohlen bei Anasarka (Wasseransammlung, infolge Herz- oder Nierenversagen), Vergiftung durch Medizin oder verdorbenen Nahrungsmitteln.
Dosis: Knochen, röstgetrocknet und pulverisiert: 10 bis 15 Gramm

V-11. HONG YAN (Schwanengans)

Wissenschaftlicher Name: Anser cygnoides (L.)
Alias: yuan e, da yan, guan yan
Natürlicher Lebensraum: In verschiedenen Gegenden von China
Teile benutzt: Das Fett, die Federn und das Fleisch
Anzeichen: Mangel an Vitalität; Muskelkrampf; Alopecie (krankhafter Haarschwund; - Fuchsräude, Kahlheit), Nieren-Asthenie; Karbunkel u. Entzündung von weichem Gewebe.
Wirkung: Aktiviert und stärkt die Vitalität, vertreibt giftige Substanzen, öffnet den Durchfluß der Meridianbezug und aktiviert den Blutkreislauf.
Dosis: Ein Eßlöffel voll Fett; oder angemessene Menge für den äußerlichen Gebrauch.
Bemerkung: Das Fleisch stärkt Sehnen und Knochen
Federn: zu Asche rösten nach traditionellem Medizin-Brennen, (s.V-2) und pulverisieren. Wird empfohlen bei Krampfanfälle von Kindern.

V-12. JIA E (Schwanengans)

Wissenschaftlicher Name: anser cygnoides orientalis (L.) 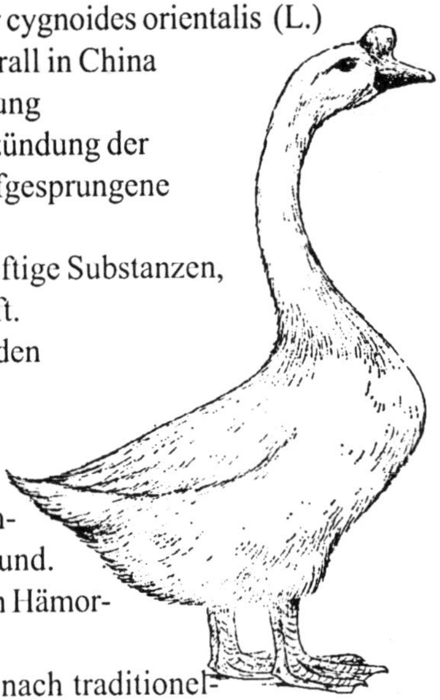
Natürlicher Lebensraum: Überall in China
Teile benutzt: Fett; s. Bemerkung
Anzeichen: Karbunkel und Entzündung der weichen Gewebe; rissige und aufgesprungene Haut an Händen und Füßen.
Wirkung: Vertreibt Hitze und giftige Substanzen, befeuchtet dauerhaft, ist nahrhaft.
Dosis: angemessene Menge für den äußeren Gebrauch.
Bemerkung:
Speichel: Empfohlen bei Erstickungsgefahr, wegen Fischgräte oder Getreidekorn im Schlund.
Galle: Äußerlich anwenden gegen Hämorrhoiden.
Pulver aus den Federn (Rösten nach traditionellem Medizin-Brennen, s.V-2): gegen Krampfanfällen bei Kindern.

V-13. TIAN E (Singschwan)

Wissenschaftlicher Name: Cygnus cygnus (Linnaeus)
Alias: huang zui tian e, ke sheng tian e, da hu
Natürlicher Lebensraum: Brütet in der Innerer Mongolei, Xinjiang, Qinghai und Nordostchina.
Teile benutzt: Die Asche der gegrillten Federn. (s. V-2)
Anzeichen: Blutung durch Verletzung.

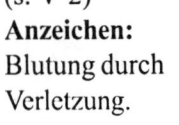

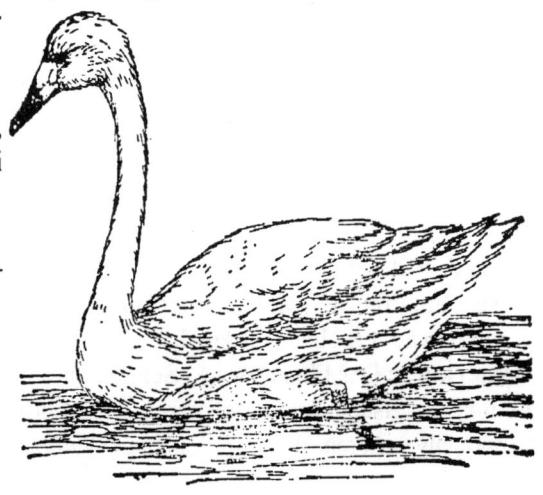

Wirkung: Hämostasis (Blutstockung)
Dosis: angemessene Menge für den äußerlichen Gebrauch.

V-14. CHI MA YA (Rostgans)
Wissenschaftlicher Name: Tadorna ferruginea (P.)
Alias: huang ya
Natürlicher Lebensraum: Brütet im Nordwesten Chinas, Innerer Mongolei und Tibet; verbringt den Winter im Süden.
Teile benutzt: Das frische Fleisch
Anzeichen: Schwäche der Milz und des Magens, Vorfall (Prolaps) des Afters und der Gebärmutter.
Wirkung: Belebt und stärkt die körperliche Energie (Vitalität).
Dosis: 25 bis 50 Gramm

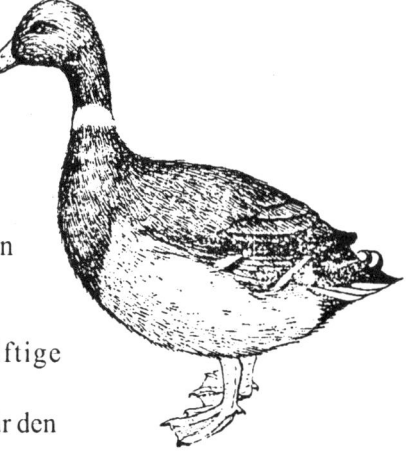

V-15. TOU YA (Stockente)
Wissenschaftlicher Name: Anas platyrhynchos (L.)
Alias: da ma ya, da hong tui ya, da ye ya.
Natürlicher Lebensraum: Brütet im Nordwesten Chinas, im Westen von Xinjiang u. Süden von Tibet.
Teile benutzt: die gebrannten Federn, (Rösten nach traditionellem Medizin-Brennen, s. V-2.)
Anzeichen: bei Verbrennungen (Brandwunden) und Verbrühungen.
Wirkung: Entfernt giftige (entzündliche) Substanzen.
Dosis: angemessene Menge für den äußerlichen Gebrauch.

V-16. JIA YA (Stockente)
Wissenschaftlicher Name: Anas platyrhynchos domestica (Linnaeus)
Natürlicher Lebensraum: Überall in China.
Teile benutzt: Das frische Blut.
Anzeichen: Apoplexie (Schlaganfall)
Wirkung: Vertreibt Hitze.
Dosis: 1 bis 2 (chinesische) Weinbecher voll.

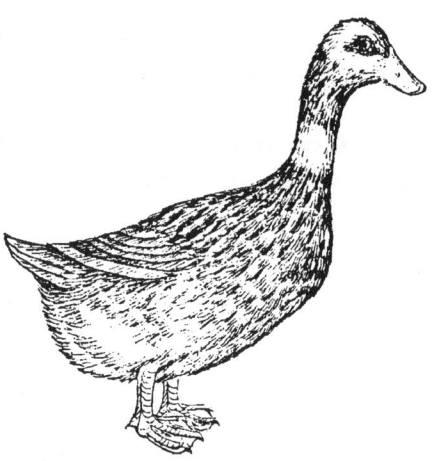

V-17. YUAN YANG (Mandarinente)
Wissenschaftlicher Name: Aix galericulata (Linnaeus)
Alias: pi niao, guan ya.
Natürlicher Lebensraum: Brütet im nördlichen und zentralen Teil von Nordostchina und Dongling (Hebei), verbringt den Winter im unteren Teil des Yangtze Rivers, auch in Taiwan und Guangdong.
Teile benutzt: das frische oder gebratene (röstgetrocknete) Fleisch.
Anzeichen: *(spielte uns der Zeichner einen Streich?)* Fistula (Fisteln), Skabies (Krätze), blutende Hämorrhoiden.
Wirkung: Vertreibt Hitze und giftige Substanzen.
Dosis: 50 bis 100 Gramm.

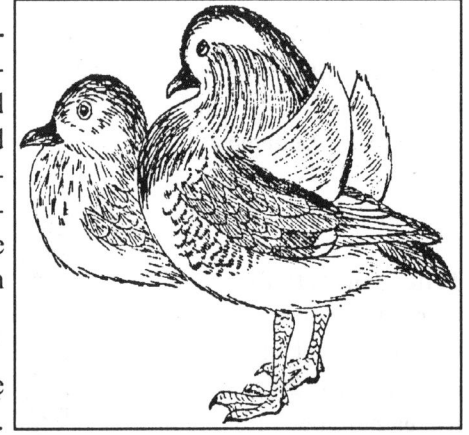

V-18. YUAN (Milan-Art)
Wissenschaftlicher Name: Milvus korschun (Gmelin)
Alias: lao ying, e lao diao, yan ying, hei er yuan.
Natürlicher Lebensraum: ganz China.
Teile benutzt: Geröstetes Hirn; die Klauen und Knochen - gekocht (Decoction), oder röstgetrocknet und pulverisiert.
Anzeichen: Kopf-Wind Syndrom; Hämorrhoiden und Analfisteln.
Wirkung: Stoppt Schmerzen, entfernt giftige Substanzen.
Dosis: ein Vogel
Bemerkung:
Klaue: Entfernt Hitze und beruhigt Angstgefühl. Empfohlen gegen Krampfanfälle bei Kindern.
Knochen: Fördern den Blutkreislauf und erleichtern Schmerzen. Empfohlen bei Verletzungen mit Knochenbruch.

V-19. JIN DIAO (Steinadler)
Wissenschaftlicher Name: Aquila chrysaetos Linnaeus
Alias: jiu diao, jie bai diao, hong tou diao, da shan yi.
Natürlicher Lebensraum: Nordostchina, Xinjiang, Gansu, Shanxi, Hebei.
Teile benutzt: Knochen (getrocknet und zu Pulver mahlen).
Anzeichen: Empfohlen bei Verletzungen mit Knochenbruch.
Wirkung: Fördert den Blutkreislauf und stoppt Schmerzen.
Dosis: 5 bis 10 Gramm

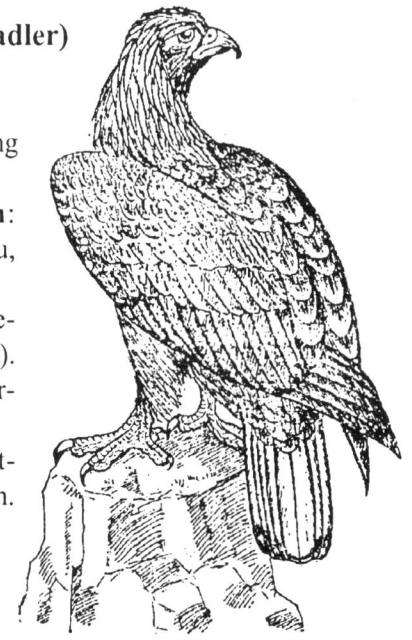

V-20. E (Fischadler)
Wissenschaftlicher Name: Pandion Haliaetus Linnaeus
Alias: yu ying, yu diao, yu jiang niao.
Natürlicher Lebensraum: West- und Nordchina im Sommer, Süd im Winter.
Teile benutzt: Knochen (getrocknet, pulverisiert)
Anzeichen: Knochenbruch durch Unfall.
Wirkung: Fördert den Blutkreislauf und stoppt Schmerzen.
Dosis: 5 Gramm

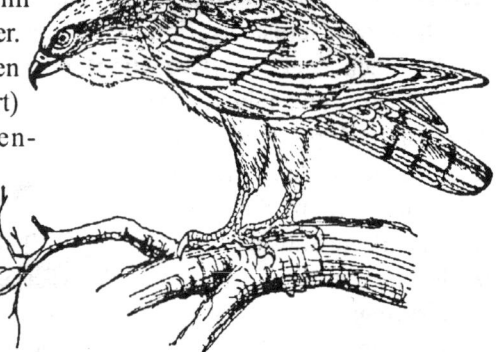

V-21. CANG YING (Habicht)
Wissenschaftlicher Name: Accipiter gentilis (Linnaeus)
Alias: huang ying, yao ying.
Natürlicher Lebensraum: Ganz China außer in Tibet.
Teile benutzt: Kopf und Knochen (röstgetrocknet und pulverisiert).
Anzeichen und Wirkung:
Kopf: Entfernt schädlichen Wind und giftige Substanzen; empfohlen gegen Schwindelgefühl und verschwommene Sehkraft; Hämorrhoiden und Analfistel.
Knochen: Entfernen schädlichen Wind und Feuchtigkeit; empfohlen bei Unfallverletzungen und Knochenbrüche, gegen Schmerzen in Knochen und Muskeln; verbindet Knochen und Muskeln.
Dosis: Kopf: 0,5 bis 1 Gramm (getrocknet und pulverisiert);
Knochen: 5 bis 10 Gramm (getrocknet und pulverisiert).

V-22. DA KUANG (Hochlandbussart)
Wissenschaftlicher Name: Buteo hemilasius
(Temminck et Schlegel)
Alias: hua bao, hao bao, bai lu bao.
Natürlicher Lebensraum: Nordchina
Teile benutzt: Fleisch und Federn
Anzeichen und Wirkung:
das Fleisch: ist sehr nahrhaft, detumeszenz (reduziert Anschwellungen); wird empfohlen bei Asthenie (Schwäche) der Eingeweide bei sich hinziehender Krankheit und bei aufgedunsenem Gesicht, mit einer Dosis von 100 bis 200 Gramm.
die Federn: Hämostasis (Blutstockung); wird empfohlen bei blutenden Verletzungen. Menge je nach Bedarf für den äußerlichen Gebrauch. (siehe V-2)

V-23. YU DAI HAI DIAO (Weißkopf-Seeadler)
Wissenschaftlicher Name:
Haliaetus leucoryphus (Pallas)
Alias: hei ying
Natürlicher Lebensraum: Brütet im westlichen Xinjiang, nördlichen Gansu, in der östlichen Inneren Mongolei, in Nordost-China und dem südlichen Teil von Tibet.
Teile benutzt: das frische Fleisch
Anzeichen: bei Krankheiten mit Konvulsionen (Schüttelkrampf); Schlaflosigkeit; Psychose (psychische Störung).
Wirkung: Beruhigend
Dosis: 100 bis 200 Gramm

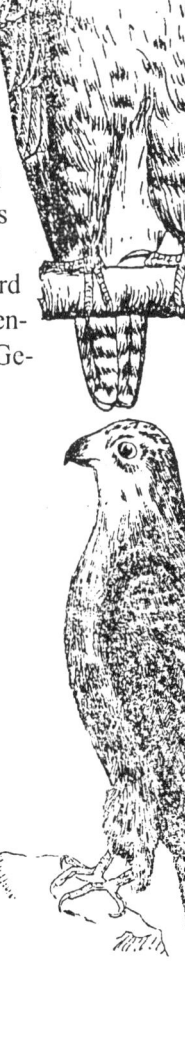

V-24. TU JIU (Mönchsgeier)
Wissenschaftlicher Name:
Aegypius monachus (Linnaeus)
Alias: gou tou jiu, zuo shan diao.
Natürlicher Lebensraum:
Hauptsächlich im nördlichen
Teil von Gansu, in Qinghai und
dem südlichen Teil von Xinjiang.
Wird manchmal auch in anderen
Provinzen beobachtet.
Teile benutzt: das Fleisch und die Knochen
Anzeichen und Wirkung:
das Fleisch: ist sehr nahrhaft; wird
empfohlen bei Lungentuberkulose.
Dosis: 100 bis 200 Gramm.
die Knochen: lösen überflüssige Masse
auf; wird empfohlen gegen Kropf. **Dosis:** 10 bis 15 Gramm.

V-25. HU WU JIU (Bartgeier)
Wissenschaftlicher Name:
Gypaetus barbatus (Linnaeus)
Alias: da hu zi diao, zi wu yin.
Natürlicher Lebensraum: im westlichen Teil von Xinjiang, im Westen
von Gansu, in Qinghai und Tibet.
Teile benutzt: das frische Fleisch.
Anzeichen: Epilepsie, Psychose
(psychische Störung), Lungenabszeß, Enteritis (Entzündung des
Dünndarms, Symptome wie bei
Gastritis), Dyspepsie (infantiler
Durchfall, Verdauungsstörung im
Säuglingsalter, meist beim Übergang von flüssiger zu fester Nahrung).

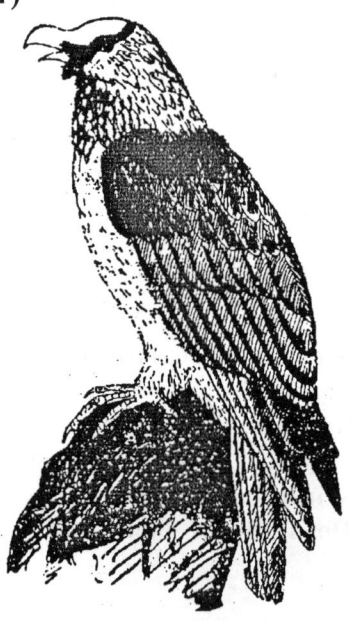

Wirkung: Beruhigt, ist antiphlogistisch (heilt Entzündungen) und löst überflüssige Masse auf.
Dosis: 100 bis 200 Gramm.

V-26. ZHE GU (Frankolin-Art)
Wissenschaftlicher Name: Francolinus pintadeanus (Scopoli)
Alias: yue zhi, huai nan, Zhong guo zhe gu.
Natürlicher Lebensraum: Fujian, Guangdong, Guangxi und Yunnan.
Teile benutzt: das frische Fleisch.
Anzeichen: Gastrische Krankheit (Gastritis), Schlaflosigkeit, Durchfall, Unterernährung von Kindern, Pertussis (Keuchhusten).
Wirkung: Unterstützt die fünf Viscera (Eingeweide), regt den Appetit an, verbessert das Denkvermögen, aktiviert und stärkt die körperliche Energie, löst Schleim auf.
Dosis: 50 bis 100 Gramm.

V-27. HUI XIONG ZHU JI (China-Bambushuhn)
Wissenschaftlicher Name: Bambusicola thoracica (Temminck)
Alias: ni hua hua, zhu zhe gu.
Natürlicher Lebensraum:
Es gibt zwei Arten in China:
B.t. thoracica (in der Gegenden südlich des Yangtze Flußtals bis zum westlichen Rand des Sichuan Basin und Nordost Yunnan.
B.t. sonorivox, nur in Taiwan.
Teile benutzt: das frische Fleisch.
Anzeichen: Asthenie (schnelle Ermüdbarkeit, Kraftlosigkeit)

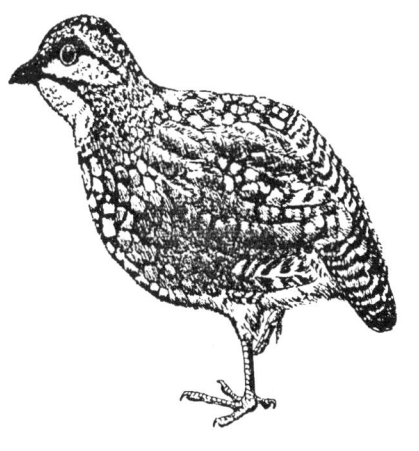

bei hinziehender Krankheit.
Wirkung: Aktiviert und stärkt die körperliche Vitalität.
Dosis: ein Vogel

V-28. ZONG XIONG ZHU JI (Bambushuhn)
Wissenschaftlicher Name: Bambusicola fytchii (Anderson)
Alias: zong mei zhu ji, mian dian zhu ji, mian dian zhe gu.
Natürlicher Lebensraum: Der südwestliche Teil von Sichuan, Yunnan.
Teile benutzt: das frische Fleisch
Anzeichen und Wirkung: wie Nr. V-27
Dosis: ein Vogel

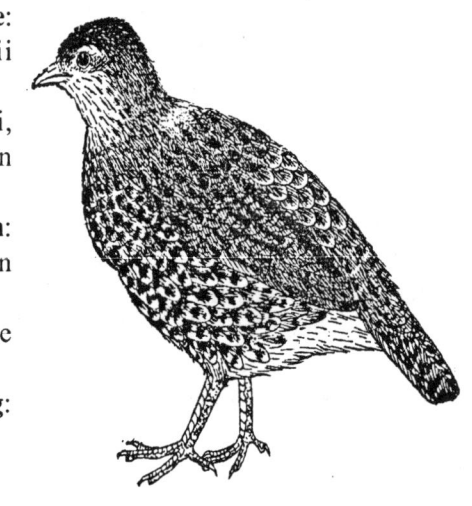

V-29. BAI XIAN (Rotrückenfasan-Art)
Wissenschaftlicher Name: Lophura nycthemera (Linnaeus)
Alias: yin zhi, yue qin, bai xian ji, bai zhi, han, han zhi, xian ke, bai han.
Natürlicher Lebensraum: Es gibt acht Unterarten in China. Fünf davon in Yunnan, der Rest in Zhejiang, Fujian, Guangdong, Guangxi, Sichuan und Guizhou.
Teile benutzt: das frische, gebratene Fleisch.
Anzeichen: Schwindsucht / Auszehrung und Fieber, Husten.
Wirkung: Aktiviert und stärkt die Vitalität, ist nützlich für die Lungen.
Dosis: 50 bis 100 Gramm

V-30. HEI XIAN (Hauben-Rotrückenfasan-Art)

Wissenschaftlicher Name: Lophura leucomelana (Latham)
Alias: lu zhi
Natürlicher Lebensraum: im Himalaya-Gebirge, Tibet und im Nordwesten von Yunnan.
Teile benutzt: das frische, gebratene Fleisch.
Anzeichen: Schwindsucht / Auszehrung und Fieber, Husten.
Wirkung: Aktiviert und stärkt die Vitalität und ist zugleich nützlich für die Lungen.
Dosis: 50 bis 100 Gramm

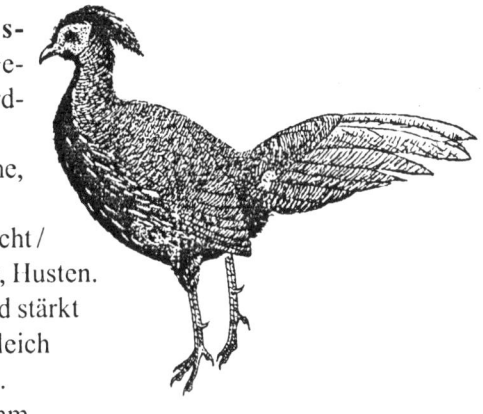

V-31. DAN FU XUE JI (Tibet-Königshuhn)

Wissenschaftlicher Name: Tetraogallus tibetanus (Gould)
Alias: xue ji, Zang xue ji, Tibet xue lei niao, kong mu.
Natürlicher Lebensraum: Vier Arten in China: Xinjiang, Qinghai, Tibet, Gansu und im Nordwesten von Sichuan.
Teile benutzt: das frische, gebratene Fleisch.
Anzeichen: Asthenie (schnelle Ermüdbarkeit, Kraftlosigkeit) bei hinziehender Krankheit; Epilepsie, Tollwut.
Wirkung: Nährt und stärkt das Yang, bringt Erleichterung bei Muskelkrämpfen, vertreibt giftige Substanzen.
Dosis: 50 bis 100 Gramm

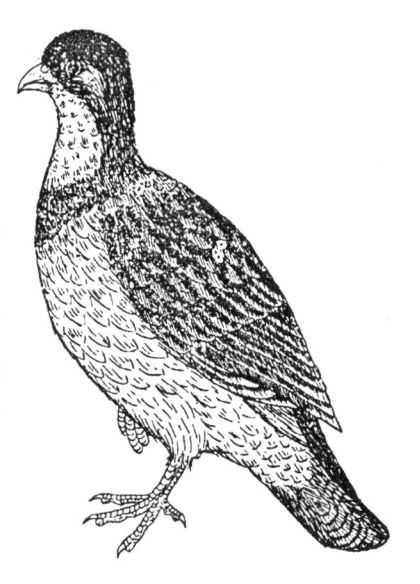

V-32. YUAN JI (Bankivahahn)

Wissenschaftlicher Name: Gallus gallus (Linnaeus)
Alias: cha hua ji, zhu ye, hong yuan ji.
Natürlicher Lebensraum:
Zwei Subarten in China: G.g. spadicea im Nordwesten von Yunnan und G.g. jabpuillet im südöstlichen Teil von Yunnan, in Guangxi und Insel Hainan.
Teile benutzt: das frische Fleisch.
Anzeichen: Emission, andauernder Durchfall, Diabetes, Leukorrhoe (Fluor genitalis, mit meist unblutigen vaginal Ausfluß), Knochen-Hitze-Syndrom und Fieber bei chronischer Schwindsucht / Auszehrung.
Wirkung: Nährt die Nieren, fördert die Vitalität und nährt das Blut; bereinigt asthenisches (schwächendes) Hitze-Syndrom.
Dosis: 50 bis 100 Gramm

V-33. BAI GUAN CHANG WEI ZHI (Königsfasan)

Wissenschaftlicher Name: Syrmaticus reevestii (Gray)
Alias: di
Natürlicher Lebensraum: Hebei, Henan, Shanxi, Hubei, Hunan, Anhui, Sichuan, Nord-Guizhou, Yunnan.
Teile benutzt: das Fleisch, frisch oder gebraten, bzw. geröstet.
Anzeichen: Asthenie (schnelle Ermüdbarkeit und Kraftlosigkeit) bei hinziehender Krankheit; Husten, Asthma.

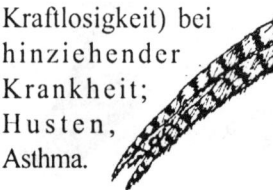

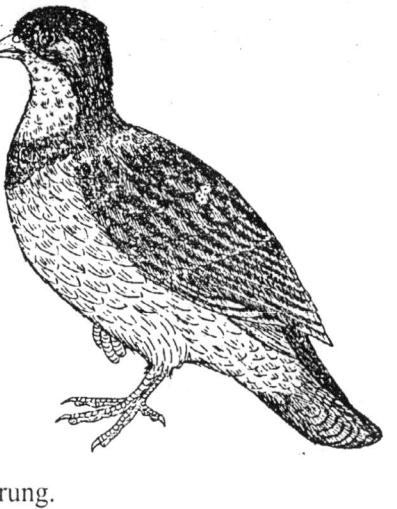

Wirkung: Aktiviert und stärkt die Vitalität; bringt Erleichterung bei Asthma.
Dosis: 100 bis 200 Gramm

V-34. BAI FU JIN JI (Diamantfasan)
Wissenschaftlicher Name:
Chrysolophus amherstiae (Leadbeater)
Alias: tong ji, qin ji, sun ji.
Natürlicher Lebensraum:
Yunnan, im westlichen Teil von Sichuan und West-Guizhou.
Teile benutzt:
Der ganze Körper, (Rösten nach traditionellem Medizin-Brennen, s.V-2);
Anzeichen:
Blutende Hämorrhoiden, Karbunkel und Entzündung von weichem Gewebe.
Wirkung: Gegen Hämostasis (Blutstockung); vertreibt giftige Substanzen.
Dosis: 5 bis 10 Gramm

V-35. KONG QUE (Ährenträger-Pfau)
siehe nächste Seite
Wissenschaftlicher Name:
Pavo muticus (Linnaeus)
Natürlicher Lebensraum:
Der südliche und südwestliche Teil von Yunnan.

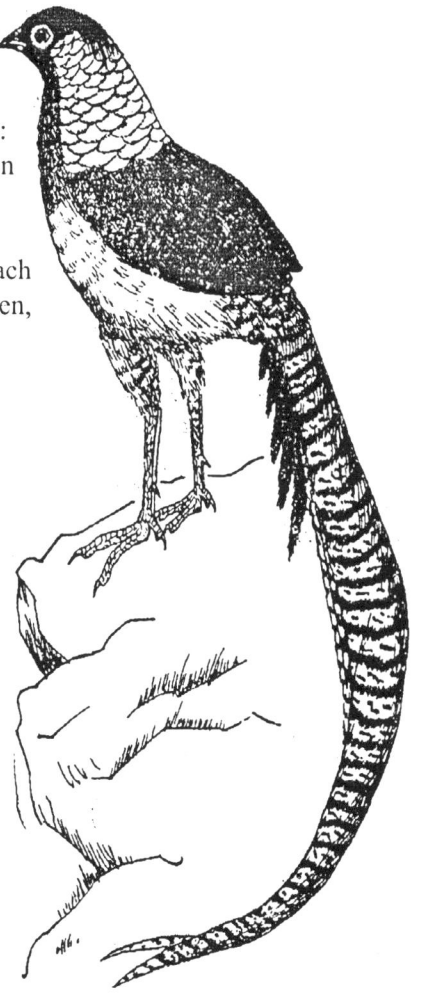

Teile benutzt: Frisches oder gebratenes Fleisch und Dung (Kot).
Anzeichen und Wirkung:
Fleisch: Empfohlen für Karbunkel und Vergiftung durch Medizin oder Nahrung. Entfernt giftige Substanzen.
Dosis: 50 bis 100 Gramm.
Dung, Kot; (gereinigt von anderen Substanzen und in der Sonne getrocknet): Entfernt giftige Substanzen und erleichtert Strangurie (schmerzhaftes Harnlassen) bei Diuresis (Harnausscheidung); auch empfohlen gegen Leukorrhoe (Fluor albus, mit weißem vaginal Ausfluß); Dysurie (Fehl- oder Schwerharnen); hartnäckige Wundstellen.
Dosis: 5 bis 10 Gramm.

V-36. AN CHUN (Wachtel)
Wissenschaftlicher Name: Coturnix coturnix (Linaeus)
Alias: chun, chi hou chun, hong mian an chun.

Natürlicher Lebensraum: Brütet im nördlichen und mittleren Teil von Nordost-China und in Taiwan.

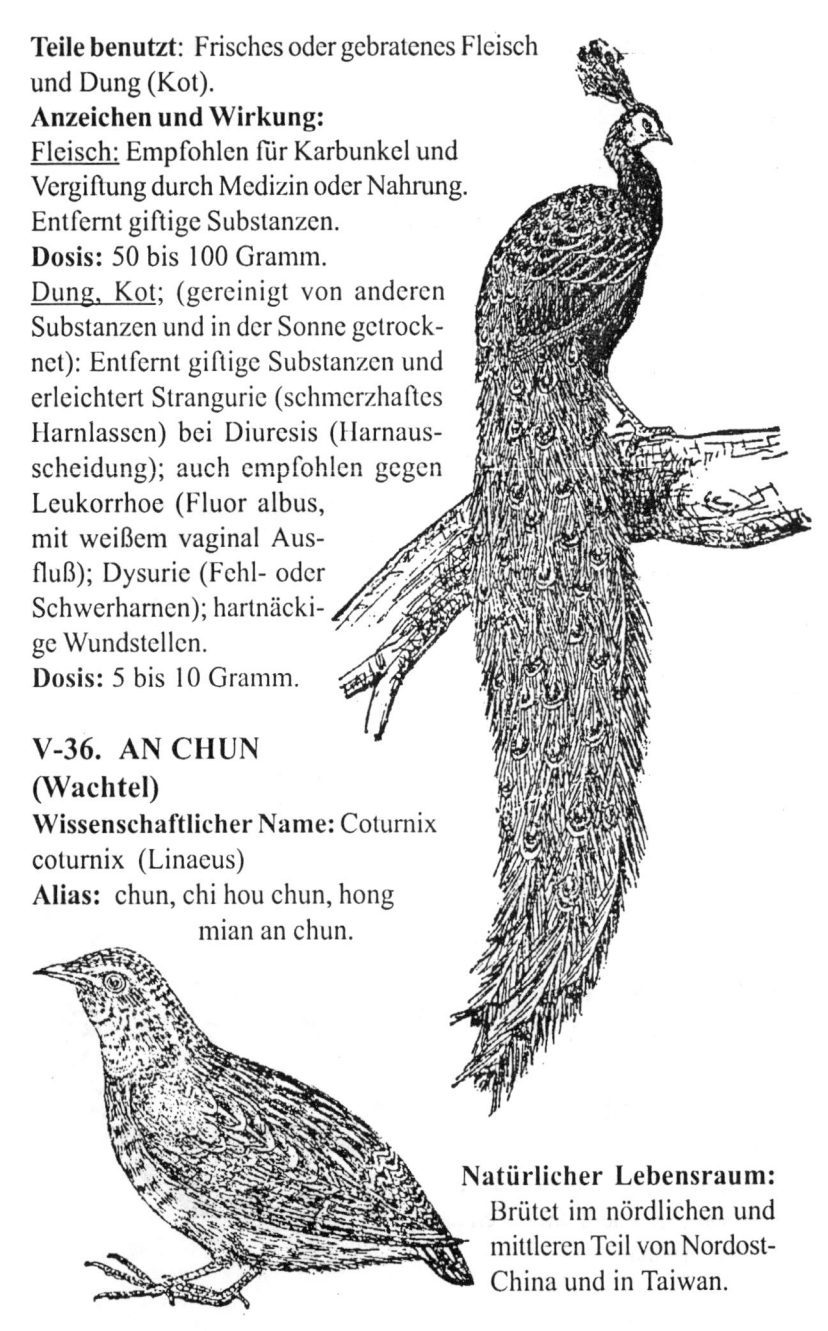

Teile benutzt: das frische Fleisch.
Anzeichen: Unterernährung bei Kindern; Durchfall; Pertussis (Keuchhusten).
Wirkung: Aktiviert und stärkt die 'mittlere Energie', stoppt Durchfall und erleichtert Husten.
Dosis: 50 bis 100 Gramm.

V-37. WU GU JI (Gockel; Bankivazüchtung-Haushuhn)
Wissenschaftlicher Name: Gallus gallus domesticus (Brisson)
Alias: rong mao ji, cong guan ji, zhu si ji, song mao ji, wu shan ji, wu ji, yang mao ji, hei jiao ji, chuan ku ji.
Natürlicher Lebensraum: Die Provinzen im südlichen China.
Teile benutzt: der Körper ohne die Federn und ohne die inneren Organe.
Anzeichen: Emission, andauernder Durchfall und Ruhr, Diabetes, Leukorrhoe (Fluor genitalis, mit weißlichen vaginalen Ausfluß), Knochen-Hitze-Syndrom und Fieber bei chronischer Schwindsucht / Auszehrung.
Wirkung: Aktiviert und stärkt die Leber und Nieren, ist nützlich für die körperliche Vitalität und nährt das Blut; bereinigt asthenisches (kraftraubendes) Hitze-Syndrom.
Dosis: wie benötigt.

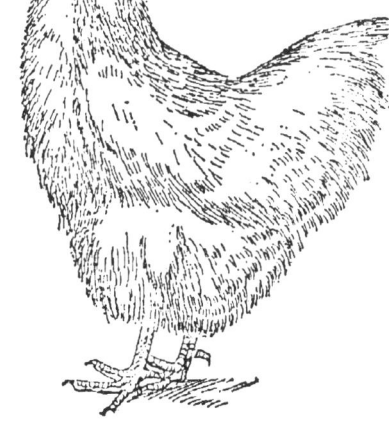

V-38. HONG FU JIN JI (Goldfasan)
Wissenschaftlicher Name: Chrysolophus pictus (Linnaeus)
Alias: jin ji, jia ji, mao mao ji.

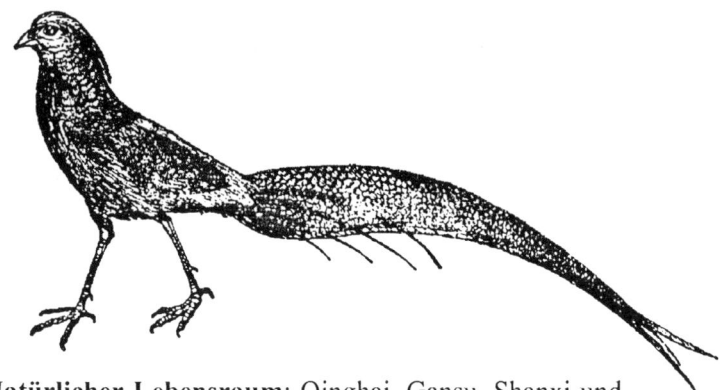

Natürlicher Lebensraum: Qinghai, Gansu, Shanxi und das Gebirge von Hunan, Guangxi und Guizhou.
Teile benutzt: der ganze Körper.
Anzeichen: Blutende Hämorrhoiden, Karbunkel und Entzündung von weichem Gewebe.
Wirkung: Hämostasis (Blutstockung), entfernt giftige Substanzen.
Dosis: Zu Asche rösten nach traditionellem Medizin-Brennen, (s. V-2) und zu Pulver zerreiben; 5 bis 10 Gramm.

V-39. DA BAO
(Großtrappe)
Wissenschaftlicher Name: Otis tarda (Linnaeus)
Alias: di bu, shou bu, yang bu (lao xiong), qing bu, (you xiong) Ji bu (ci bu), du bao, ye yan.
Natürlicher Lebensraum: Brütet im nördlichen Teil Chinas.
Teile benutzt: das Fett
Anzeichen: Alopecia (plötzlich auftretender Haarschwund, Kahlköpfigkeit, oft auch fleckenweise),

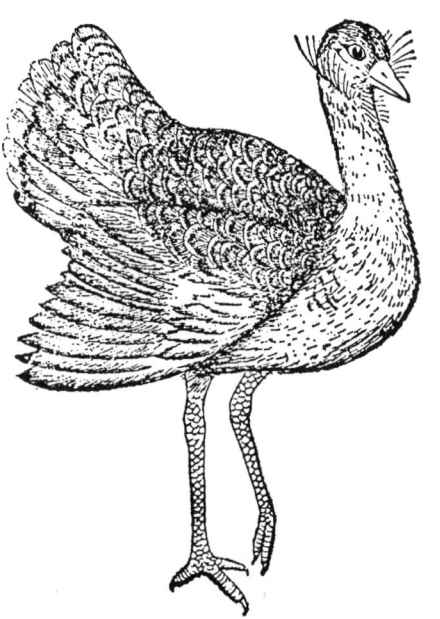

Karbunkel und Entzündung von weichem Gewebe; Pachylosis (gewachsene Verdickung).
Wirkung: Aktiviert und stärkt die Nieren, entfernt giftige Substanzen, befeuchtet dauerhaft und nährt.
Dosis: Innerlich - ein bis zwei Löffel voll; für äußerliche Anwendung - Menge je nach Bedarf.

V-40. MAO TUI SHA JI (Steppenhuhn)
Wissenschaftlicher Name: Syrrhaptes paradoxus (Pallas)
Alias: sha ji, duo ji, tu jue que.
Natürlicher Lebensraum: Nordost-China, Innere Mongolei, Xinjiang, Gansu, Hebei, Shandong.
Teile benutzt: das frische Fleisch.
Anzeichen: Asthenie (schnelle Ermüdbarkeit, Kraftlosigkeit)-
Kälte in Milz und Magen; Dyspepsia (akute Ernährungsstörung im Säuglingsalter) und Durchfall; allgemeine Mattigkeit.
Wirkung: Aktiviert und stärkt die Milz und den Magen.
Dosis: 50 bis 100 Gramm.

V-41. JIA GE (Felsentaube)
Wissenschaftlicher Name: Columba livia domestica (L.)
Natürlicher Lebensraum: Überall in China.
Teile benutzt: die Eier
Anzeichen: Hartnäckige Wunden und Skabies; Masern kompliziert bzw. verschlechtert durch Zurückhaltung des Krankheitausbruchs. (z.B. Masern.)
Wirkung: Aktiviert und stärkt die körperliche Vitalität; entfernt giftige Substanzen.
Dosis: Ein bis zwei Eier.

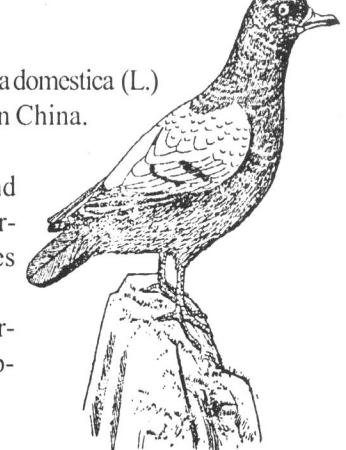

V-42. SHAN BAN JIU (Turteltauben-Art)
Wissenschaftlicher Name: Streptopelia orientalis (Latham)
Alias: ban jiu. Jin bei ban jiu, zhi jiu, mai zhui, qi lin jiu.
Natürlicher Lebensraum: Fast überall in China.
Teile benutzt: das frische oder gebratenes/getrocknetes Fleisch.
Anzeichen: Asthenie (schnelle Ermüdbarkeit, Kraftlosigkeit) durch andauernde Krankheit; Mangel an Vitalität.
Wirkung: Nährt die Nieren; hilft den Augen; aktiviert und stärkt die Vitalität.
Dosis: 5 bis 10 Gramm getrocknetes, 50 bis 100 Gramm frisches Fleisch.

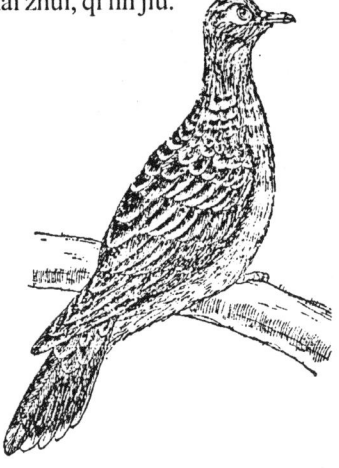

V-43. SI SHENG DU JUAN (Kurzflügelkuckuck)
Wissenschaftlicher Name: Cuculus micropterus (Gould)
Alias: guang gun hao guo, kuai ge mai, hua ka gu, wan dou ba ge.
Natürlicher Lebensraum: Heilongjiang-Tal, von Hebei, Zhejiang, Hubei, Qingdao, Jiangsu, Hunan, Fujian bis Guangdong und Hainan im Sommer.
Teile benutzt: der ganze Körper ohne die inneren Organe; frisch oder geröstet (Rösten nach traditionellem Medizin-Brennen, s. V-2).
Anzeichen: Lymphadenitis Tuberkulose (Halslymphknotentuberkulose), Verstopfung, Pertussis (Keuchhusten).
Wirkung: Vertreibt Lymphadenitis Tuberkulose; kathartisch (zur Behandlung neurotischer Erkrankungen); wirkt abführend.
Dosis: 2 bis 5 Gramm (des gerösteten, pulverisierten Heimittels); oder ein ganzer Vogel wenn frisch.

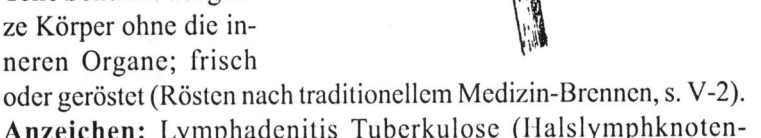

V-44. DA DU JUAN (Kuckuck)
Wissenschaftlicher Name: Cuculus canorus (Linn.)
Alias: bu gu niao, guo gong, ka gu.
Natürlicher Lebensraum: Fast überall in China
Teile, Anzeichen , Wirkung u.
Dosis: Wie bei Cuculus micropterus (Nr. V-43)

V-45. XIAO DU JUAN (Kleiner Kuckuck)
Wissenschaftlicher Name: Cuculus poliocephalus (Latham)
Alias: yin tian da jiu he
Natürlicher Lebensraum: Im Sommer überall
Anzeichen, Wirkung, Dosis: wie Nr. V-43.

V-46. DIAO XIAO (Uhu)
Wissenschaftlicher Name: Bubo bubo (Linnaeus)
Alias: jiao chi, lao tu, hen hu
Natürlicher Lebensraum: Fast überall in China
Teile benutzt: der ganze Körper ohne die inneren Organe (zu Asche rösten nach traditionellem Medizin-Brennen, s. V-2).
Anzeichen: Lymphadenitis Tuberkulose, Dysphagia, Epilepsie.
Wirkung: Entfernt giftige Substanzen, beruhigt Krampfanfälle.
Dosis: 2 bis 5 Gramm

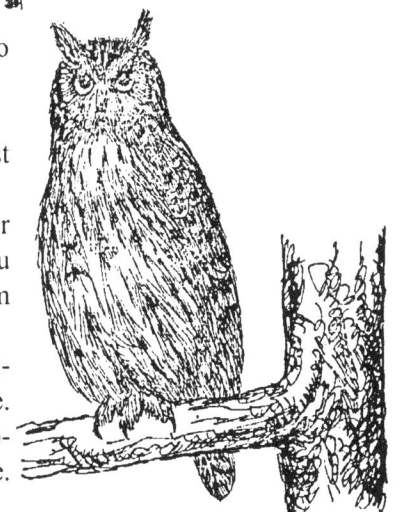

V-47. CHANG ER XIAO (Waldohreule)
Wissenschaftlicher Name: Asio otus
Alias: hu xiao, you er mai mao wang, chang er mu tu, chang er mao tou ying
Natürlicher Lebensraum: Nordost-China, Innere Mongolei, Gansu, Xinjiang, Sichuan, Taiwan.
Teile benutzt: der ganze Körper ohne die inneren Organe.
Anzeichen und Wirkung: Dieselben wie die von Bubo bubo (Nr. V-46)
Dosis: wie die von Bubo bubo (Nr. V-46)

V-48. BAN ZHUO MU NIAO (Buntspecht)
Wissenschaftlicher Name: Dendrocopos major (L)
Alias: chi lie, hua zhou mu, bai hua zhuo mu mie, dao mu guan zi
Natürlicher Lebensraum: Überall in China
Teile benutzt: den ganzen Körper
Anzeichen: Schwindsucht / Auszehrung Krankheiten, infantile Malnutrition (Unterernährung bei Kindern), Fisteln.
Wirkung: Nährt den Körper, um die Gesundheit zu verbessern.

V-49. BAI BEI ZHUO MU NIAO (Weißrücken- oder Elsterspecht)
Wissenschaftlicher Name: Dendrocopos leucotos (Bechstein)
Natürlicher Lebensraum: Nordost-China, Innere Mongolei, Shanxi, Hebei, Fujian und Taiwan
Teile benutzt: den ganzen Körper
Anzeichen und Wirkung: wie bei Nr. V-48

**V-50. ZONG FU ZHUO MU NIAO
(Specht-Art)**
Wissenschaftlicher Name: Dendrocopos hyperythrus (Vigors)
Natürlicher Lebensraum: Heilongjiang, Jilin, Liaoning, Hebei, Shandong, Hubei, Sichuan, Guangxi und Yunnan.
Teile benutzt: den ganzen Körper
Anzeichen und Wirkung: wie bei Dendrocopos major (Nr. V-48)

V-51. YUN QUE (Feldlerche)
Wissenschaftlicher Name: Alauda arvensis (L.)
Alias: gao tian zi, chao tian zhu, xiao bai ling, a liu er, a lan er
Natürlicher Lebensraum: in den meisten Provinzen
Teile benutzt: der ganze Körper, ohne die inneren Organe.
Anzeichen: Durchfall mit blutigem Stuhl; Lungentuberkulose; Fetal-Toxikose: a) Ausschlag und Hautkrankheit bei Neugeborenen verursacht durch Hitze-Vergiftung der Mutter vor der Geburt, b) angeborener Syphillis; Enuresis (Bettnässen).
Wirkung: Entfernt giftige Substanzen (z. B. Entzündungen); erleichtert Dysuria (besonders erschwertes Harnlassen).
Dosis: 5 Gramm
Bemerkung: Nach zusätzlichen Schriften Chinesischer Heilkunde (Compendium of Materia Medica), ist das Gehirn dieses Vogels sehr wirksam; um das Yang und die allgemeine Gesundheit zu stärken.

V-52. BAN TOU XIU LIU (Bänderkauz)
Wissenschaftlicher Name: Glaucidium cuculoides (Vigors)
Alias: mao wang niao, heng wen xiao xiao
Natürlicher Lebensraum: Die Provinzen südlich des Yangtze-Rivers.
Teile benutzt: Fleisch und Knochen.
Anzeichen: Lymphadenitis Tuberkulose (Halslymphknotentuberkulose), Dysphagia (schmerzhafte Schling- und Schluckstörungen), Epilepsie.
Wirkung: Entfernt giftige Substanzen; beruhigt Krampfanfälle.
Dosis: 15 bis 20 Gramm

V-53. PU TONG YE YING (Indischer Ziegenmelker)
Wissenschaftlicher Name: Caprimulgus indicus (Latham)
Alias: wen mu niao, tie shu pi, gui niao, ye yan.
Natürlicher Lebensraum: Die Provinzen im Südosten Chinas und Hainan.
Teile benutzt: das Fett
Anzeichen: Allgemeine Mattigkeit, weibliche Unfruchtbarkeit.
Wirkung: Nährt das Yin
Dosis: 2 bis 5 Gramm

V-54. DUAN ZUI JIN SI YAN (Echosalangane; Nachtschwalbe)
Wissenschaftlicher Name: Collocalia brevirostris (McClelland)
Alias: yan zi
Natürlicher Lebensraum: In Südwest-China inklusive Teile von

Tibet, Yunnan, Sichuan und Guizhou.
Teile benutzt:
Das (Vogel-) Nest.
Das Nest wird von den Schwalben aus Speichel und Daunenfedern gemacht. Kann das ganze Jahr über eingesammelt werden; zu Pulver zermahlen für den medizinischen Gebrauch.
Anzeichen: Schwindsucht / Auszehrung, Husten, Dyspnoe (Atemnot, Kurzatmigkeit) durch die Ansammlung von Schleim, Bluthusten, langwierige Dysenterie (Ruhr) und langandauernde Malaria.
Wirkung: Fördert die Trockenheit durch Nährung des Yins; aktiviert und stärkt die körperliche Energie.
Dosis: 3 bis 10 Gramm

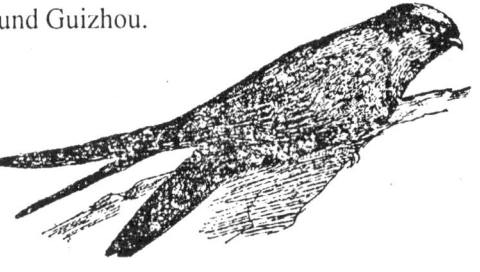

V-55. YI LIE (Wendehals)
Wissenschaftlicher Name: Jynx torquilla (Linnaeus)
Alias: di zhuo mu, de zhuo mie, dong jing, waibo, she pi niao
Natürlicher Lebensraum: Fast überall in China
Teile benutzt: Fleisch, über Feuer röstgetrocknet und für den Gebrauch zu feinem Pulver zermahlen.
Anzeichen und Wirkung: Gegen Schwindsucht / Auszehrung, Unterernährung von Kindern; das Fleisch ist sehr nahrhaft. Aktiviert und stärkt die körperliche Energie.
Dosis: ein Vogel

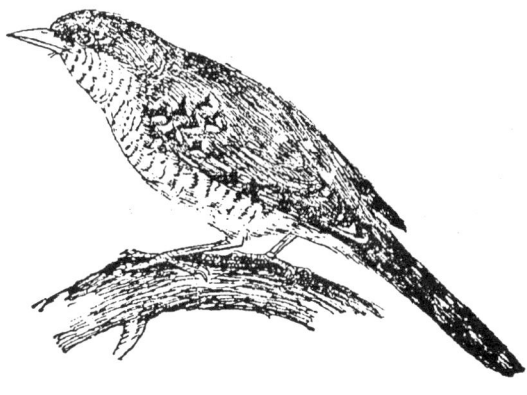

V-56. JIN YAO YAN (Schwalben-Art)
Wissenschaftlicher Name: Hirundo daurica (Linnaeus)
Alias: chi yao yan, qiao yan, hua yan, jin wie gen yan.
Natürlicher Lebensraum: Ganz China, außer Xinjiang und Taiwan.
Teile benutzt: das Erde-Nest; (wird von diesen Vögeln aus ihrem Speichel und Erde gemacht; soll genauso präpariert werden wie V-54)
Anzeichen: Ekzeme, langwierig heilende Wunden, Erysipelas (Wundrose),
Wirkung: Vertreibt Hitze und giftige Substanzen (aus den Wunden).
Dosis: Für äußerlichen Gebrauch, wie benötigt.

V-57. JIA YAN (Rauchschwalbe)
Wissenschaftlicher Name:
Hirundo rustica (Linnaeus)
Alias: zhuo yan
Natürlicher Lebensraum:
Fast in ganz China
Teile benutzt: das Erde-Nest (s. V-56)

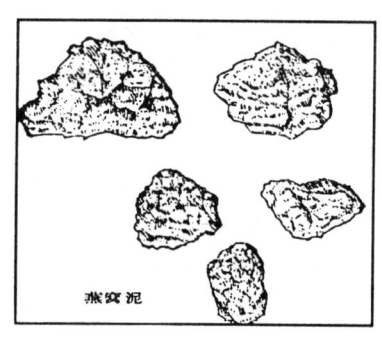

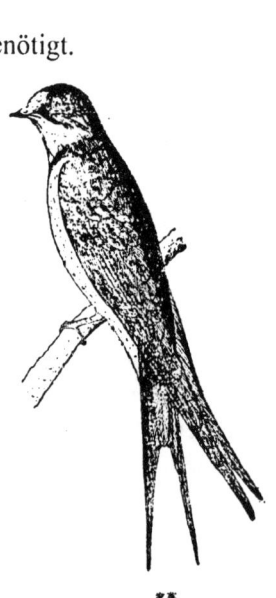

Anzeichen und Wirkung: wie die von Hirundo daurica (Nr. V-56)

V-58. XI QUE (Elster)
Wissenschaftlicher Name: Pica pica (L.)
Alias: que, ke que
Natürlicher Lebensraum: Ganz China
Teile benutzt: den Körper, ohne Federn und inneren Organe.
Anzeichen: Schwindsucht / Auszehrung und Fieber
Wirkung: nahrhaft, vertreibt Hitze.
Dosis: einen Vogel

V-59. TU BI WU YA (Saatkrähe)
Wissenschaftlicher Name: Corvus frugilegus (L.)
Alias: lao gua, shan wu, shan lao gong
Natürlicher Lebensraum: fast überall in China
Teile benutzt: das frische Fleisch, oder trockengeröstet und zu feinem Pulver zerrieben.
Anzeichen: Schwindsucht/Auszehrung und Fieber, Husten
Wirkung: Aufbauend und belebend, gut für die Behandlung von Asthenie (schnelle Ermüdbarkeit, Kraftlosigkeit).
Dosis: einen Vogel

V-60. DA ZUI WU YA (Krähe)
Wissenschaftlicher Name: Corvus macrorhynchus (Wagler)
Alias: wu ya, lao ya
Natürlicher Lebensraum: überall in China

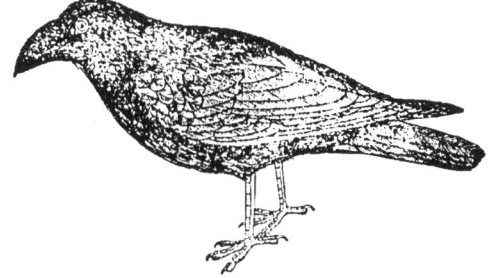

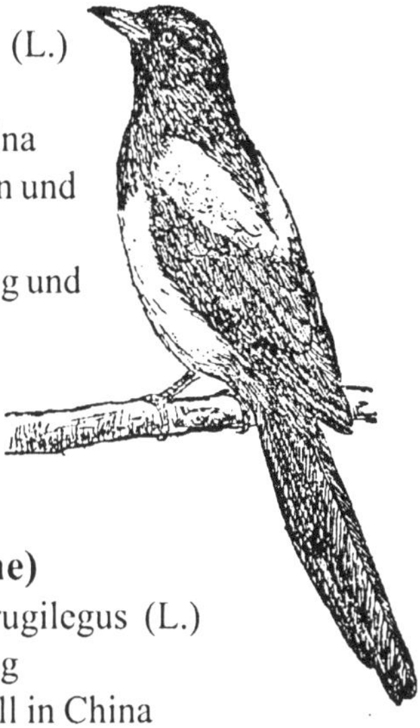

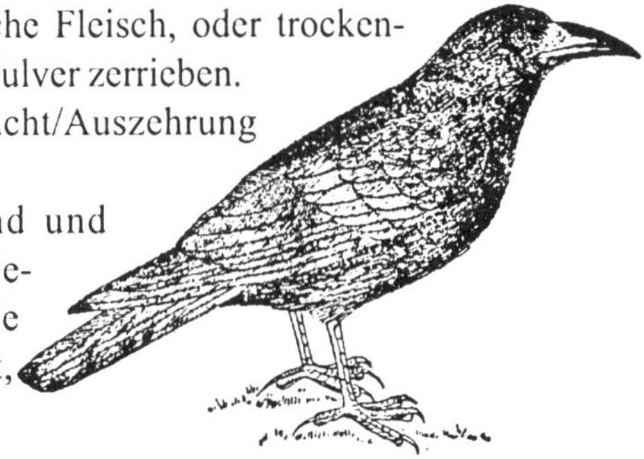

Teile benutzt: das Fleisch
Anzeichen und Wirkung: wie bei Corvus frugilegus (Nr. V-59)

V-61. JIAO LIAO (Zaunkönig)

Wissenschaftlicher Name: Troglodytes troglodytes (Linnaeus)
Alias: shan guo guo'r, qiao fu
Natürlicher Lebensraum: fast überall in China
Teile benutzt: der ganze Körper ohne die inneren Organe, frisch oder trockengeröstet.
Anzeichen: Durchfall wegen Milz-Asthenie (Schwäche), Husten und Dyspnoe (Atemstörung, Atemnot) durch Lungen-Asthenie (Schwäche)
Wirkung: Stärkt und regt die Milz an, unterstützt die Lunge, nährt die Nieren.
Dosis: 3 bis 5 Vögel für den frischen Gebrauch; 5 bis 10 Gramm trockengeröstet und pulverisiert.

V-62. SHOU DAI NIAO (Paradiesschnäpper)

Wissenschaftlicher Name: Terpsiphone paradisi (Linnaeus)
Alias: lian que, shou dai, chang weiba lian, yi zhi hua, chang wai wenig, san guang niao, bai dai zi, zi dai zi, zi chang chang wie.
Natürlicher Lebensraum: Der östliche und nördliche Teil von China, von Heilongjiang im Norden und Gansu im Westen

bis Yunnan, Guangdong im Süden und die Küstenprovinzen.
Teile benutzt: der ganze Körper ohne die inneren Organe, Feuerrösten ohne die Eigenschaft zu verändern (Rösten nach traditionellem Medizin-Brennen, s. V-2)
Anzeichen: Hämorrhoiden, Zahnkaries.
Wirkung: Vertreibt giftige Substanzen, zur Behandlung gegen schädliche Parasiten (Bazillen etc.); Hämostasis (Blutstockung).
Dosis: 2 bis 5 Gramm; angebrachte Menge für den äußerlichen Gebrauch.

V-63. MA QUE (Feldsperling)
Wissenschaftlicher Name: Passer montanus (Linnaeus)
Alias: jia que, lao jia que, lao jia zei
Natürlicher Lebensraum: Überall in China
Teile benutzt: Dung (getrockneter Kot); s.auch unter Bemerkungen.
Anzeichen: Anmassung im Unterleib, Bruch; Nebula (Nebelfleck) und Katarakt (Grauer Star); Geschwüre; Chilblain-Lupus (bläul. Knoten im Bereich der Akren).
Wirkung: eliminiert Masse, hilft den Augen, entfernt giftige Substanzen
Dosis: 5 bis 10 Gramm; auch für äußerliche Anwendung je nach Bedarf.
Bemerkungen: das Fleisch wird gegen Keuchhusten empfohlen; das Gehirn für äußerliche Anwendung bei Gefrierungen und Frostverletzungen.

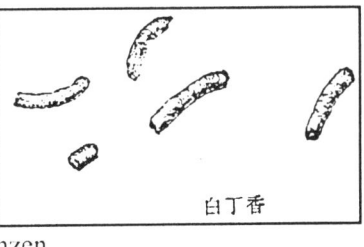

V-64. HUI TOU WU (Ammer)
Wissenschaftlicher Name: Emberiza spodocephala (Pallas)
Alias: peng wu, qing tou que, hei lian wu, qing tou wu
Natürlicher Lebensraum: In den meisten Provinzen Chinas
Teile benutzt: das frische oder gebratene Fleisch.
Anzeichen: Impotenz, Alkoholvergiftung, Pilzvergiftung.
Wirkung: Aktiviert und stärkt, entgiftet.
Dosis: 4 bis 5 Vögel

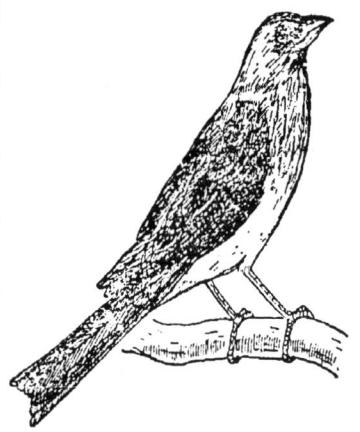

V-65. HUANG JIAO SAN ZHI CHUN (Rotnacken-Kampfwachtel)
Wissenschaftlicher Name: Turnix tanki (Blyth)
Alias: san zhua pa, shui an chun, huang di men zi
Natürlicher Lebensraum: Nordost-China, Hebei, Shandong, mittlere und untere Gegend des Yangtze-Fluß, Fujian, Guizhou, Yunnan.
Teile benutzt: das frische Fleisch
Anzeichen: Schwindsucht / Auszehrung, verschiedene entzündete Wunden und Syphilis.
Wirkung: Aktiviert und stärkt die körperliche Energie, entfernt giftige Substanzen
Dosis: einen Vogel

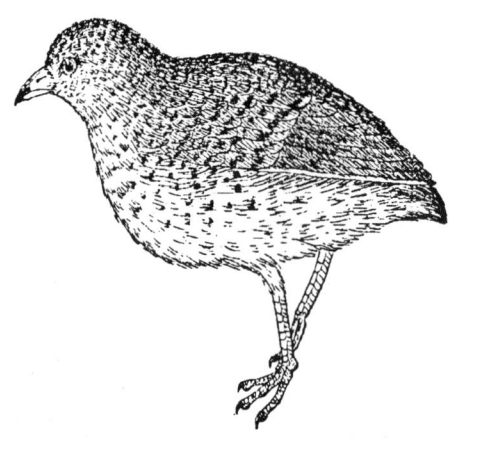

V-66. DAN DING HE (Jap. Kranich)
Wissenschaftlicher Name: Grus japonensis (P.L.S. Müller)
Alias: bai he, xian he, hong ding zi
Natürlicher Lebensraum: Brütet im Nordosten Chinas sowie im Nordwesten von Heilongjiang.
Teile benutzt: das frische Fleisch
Anzeichen: Diabetes
Wirkung: Aktiviert und stärkt die körperliche Energie
Dosis: 50 bis 100 Gramm

V-67. HEI JING HE (Schwarzhalskranich)
Wissenschaftlicher Name: Grus nigricollis (Przevalski)
Alias: he
Natürlicher Lebensraum: der Nordwesten von Gansu, Qinghai, Tibet, der Nordwesten von Sichuan, Yunnan und Caohai in Guizhou.
Teile benutzt: das frische oder gebratene Fleisch
Anzeichen: Fieber und Kopfschmerzen, Knochen-Hitze-Syndrom und Fieber bei chronischer Schwindsucht / Auszehrung.
Wirkung: Vertreibt Hitze und giftige (schädliche) Substanzen.
Dosis: 50 bis 100 Gramm

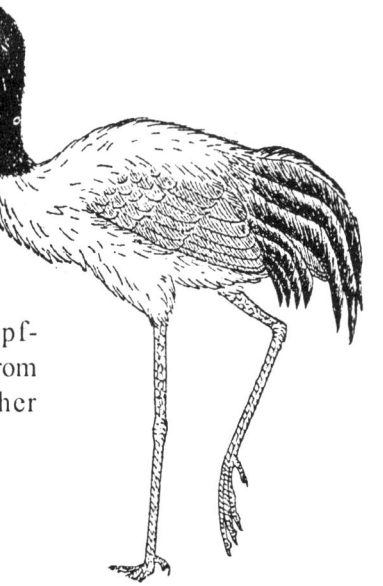

V-68. HUI HE (Kranich)
Wissenschaftlicher Name:
Grus grus (Linnaeus)
Alias: fan shu he
Natürlicher Lebensraum: Brütet im westlichen Teil von Xinjiang und im Nordosten Chinas; wurde auch in anderen Provinzen beobachtet.
Teile benutzt: Dieselben wie für Grus japonensis (Nr. V-66)
Anzeichen und Wirkung: Dieselben wie bei Grus japonensis (Nr. V-66)

V-69. YANG JI (Wasserralle)
Wissenschaftlicher Name:
Rallus aquaticus (Linnaeus)
Natürlicher Lebensraum: Es gibt zwei Arten in China:
　　R.a. korejewi: in Xinjiang, Gansu im Osten von Qinghai und im Südwesten von Sichuan.
　　R.a. indicus: in Nordost-China, Innere Mongolei, Hebei, Gansu, Shanxi, Henan, Shangdong, Hubei, Jiangsu, Zhejiang, Fujian, Guangdong, Taiwan und Yunnan.
Teile benutzt: das frische Fleisch
Anzeichen und Wirkung: Entfernt giftige Substanzen (schädliche Substanzen).
Dosis: 50 bis 100 Gramm

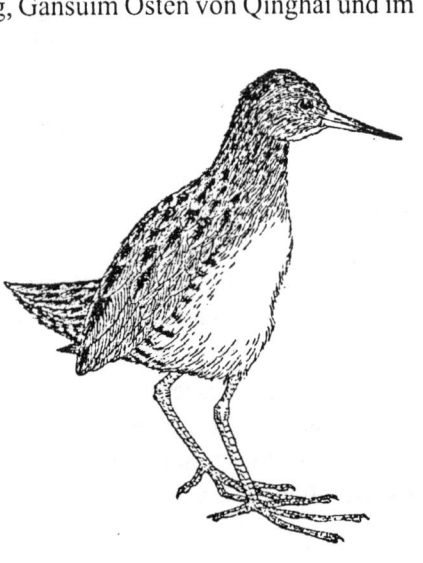

V-70. HEI SHUI JI   (Teichhuhn)
Wissenschaftlicher Name: Gallinula chloropus (Linnaeus)
Alias: fan, jiang ji, hong gu ding
Natürlicher Lebensraum: es gibt
zwei Arten in China:
    Gallinula chloropus chlopus:
    Im westlichen Teil von Xiangjiang
    Gallinula chloropus indicus:
Entlang dem Yangtze-Fluß.
Teile benutzt: das frische oder
das gebratene Fleisch.
Anzeichen: Durchfall wegen
Milz-Asthenie (Milz-Schwäche)
Wirkung: Aktiviert und stärkt
die Gesundheit, verbessert den
Appetit.
Dosis: 50 bis 100 Gramm

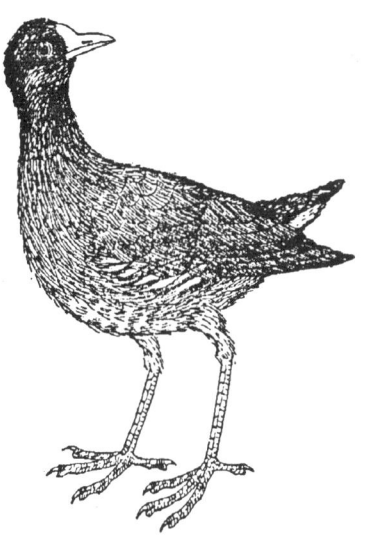

V-71. DA SHAO YU   (Brachvogel)
Wissenschaftlicher Name: Numenius madagascariensis (Linnaeus)
Alias: yue yu, hong bei da shao yu, da qu lou'r, hong yao shao yu, zhang ji
Natürlicher Lebensraum:
Der östliche Teil Chinas
während der Migration.
Teile benutzt: das Fleisch,
frisch oder trockengeröstet und
zu feinem Pulver zermahlen.
Anzeichen: Asthenie
(schnelle Ermüdbarkeit,
Kraftlosigkeit) wegen lang-
wieriger Krankheit.
Wirkung: Aktiviert und stärkt
die körperliche Energie.
Dosis: ein Vogel

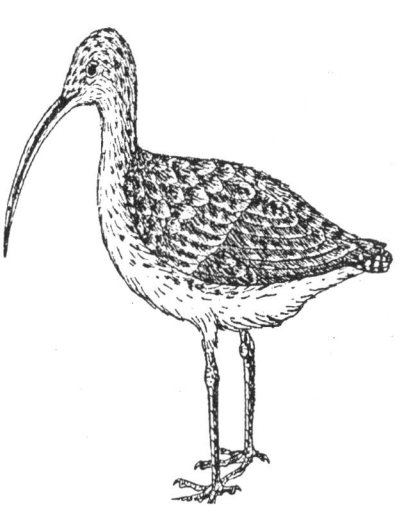

V-72. BAI YAO CAO YU (Waldwasserläufer)

Wissenschaftlicher Name: Tringa ochropus (Linnaeus)
Natürlicher Lebensraum:
Brütet im westlichen Teil von Xinjiang, wird während der Migration in ganz China beobachtet. Verbringt den Winter südlich des Yangtze-Rivers.
Teile benutzt: das frische oder gebratene Fleisch
Anzeichen: Masern bzw. Röteln
Wirkung: Vertreibt Hitze und giftige (schädliche) Substanzen.
Dosis: 50 bis 100 Gramm

V-73. HONG JIAO YU (Rotschenkel)

Wissenschaftlicher Name: Tringa totanus (Linnaeus)
Alias: chi zu du, dong fang hong yu
Natürlicher Lebensraum:
Brütet im westlichen Teil von Xinjiang, wird aber auch in vielen anderen Teilen Chinas beobachtet.
Teile benutzt:
das frische Fleisch
Anzeichen: Asthenie (schnelle Ermüdbarkeit), wegen langwieriger Krankheit; Durchfall wegen Magenerkältung.
Wirkung: Aktiviert und stärkt die körperliche Energie, wärmt den Magen.
Dosis: ein Vogel

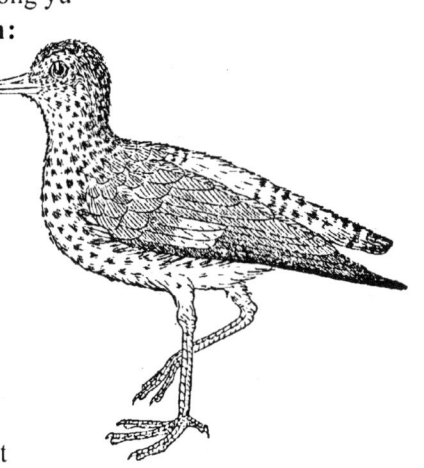

V-74. HONG ZUI OU (Lachmöwe)
Wissenschaftlicher Name: Larus ridibundus (Linnaeus)
Alias: xiao ou, chi zui ou, diao yu lang, xiao kang man, shui ge zi
Natürlicher Lebensraum: Brütet inmitten von Nordostchina, verbringt den Winter im Süden.
Teile benutzt: das frische oder gebratene Fleisch
Anzeichen: Unruhe und Durst; zu leichte Reizbarkeit.
Wirkung: Befeuchtet Trockenheit, indem es das Yin nährt.
Dosis: 50 bis 100 Gramm

V-75. YAN GE (Feldtauben-Art)
Wissenschaftlicher Name: Columba rupestris (Pallas)
Alias: lu lu, shan shi ge, heng wen wie shi ge, ye ge zi
Natürlicher Lebensraum: Es gibt zwei Arten in China:
  C.r. turkestania, im westlichen Teil von Xinjiang, im Nordwesten von Gansu u. im südlichen Teil von Tibet.
  C.r. rupestris, im Nordosten und Norden von China.
Teile benutzt: das frische Fleisch
Anzeichen: Allgemeine Schwäche, Diabetes, lange andauernde Malaria, Anämie, langwierige und schlecht heilende Wunden und Schorf.
Wirkung: Nährt die Nieren, aktiviert und stärkt die körperliche Energie, vertreibt pathogenen (krankheitserregenden) Wind und entfernt giftige (krankmachende, schädliche) Substanzen.
Dosis: einen Vogel

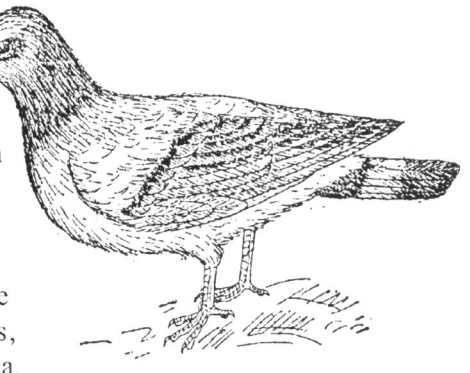

V-76. ZHU JING BAN JIU (Perlhalstaube)

Wissenschaftlicher Name: Streptopelia chinensis (Scopoli)
Alias: hua ban jiu, hua ban jiu, hua bo ban jiu, gu zhui, zheng zhu jiu
Natürlicher Lebensraum: Nördlich bis Hebei, westlich bis Shanxi, Sichuan und Yunnan.
Teile benutzt: das frische Fleisch.
Anzeichen: Asthenie (schnelle Ermüdbarkeit, Kraftlosigkeit) durch langwierige Krankheit; Aufstoßen, Mangel an Vitalität.
Wirkung: Nährt die Nieren, verbessert die Augen, aktiviert und stärkt die körperliche Energie.
Dosis: einen Vogel

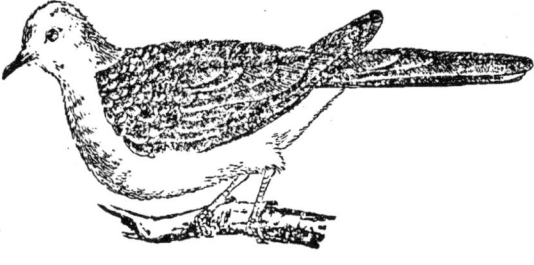

V-77. HUO BAN JIU (Taube)

Wissenschaftlicher Name: Oenopopelia tranquebarica (Hermann)
Alias: xiao ban jiu
Natürlicher Lebensraum: Provinzen im südlichen Nordostchina und verschiedene Provinzen Chinas.
Teile, Anzeichen und Wirkung: wie bei Streptopelia chinensis (Nr. V-76)

V-78. FEI XIONG YING WU (Rosenbrustsittich)

Wissenschaftlicher Name: Psittacula alexandri (Linnaeus)
Alias: ying ge
Natürlicher Lebensraum: Yunnan, Guangxi und Hainan
Teile benutzt: das frische oder gebratene Fleisch
Anzeichen:

Husten wegen Asthenie (schnelle Ermüdbarkeit, Kraftlosigkeit)
Wirkung: Belebend
Dosis: ein Vogel

V-79. JI NEI JIN (Stein vom Gockel)
Alias: nei jin, ji zhun pi
Pharmazeutischer Name:
Endothelium Corneum Gigeria
Galli
Zoologischer Name: Gallus
gallus domesticus (Haushahn)
Natürliche Eigenschaft: süß, neutral
Meridianbezug: die Blase, Dünndarm,
Milz und Magen
Anzeichen und Wirkung:
Reduziert verschiedene Arten von
Verdauungsstau und verbessert die Transportfunktionen der Milz.
Kann für milde Fälle alleine und ohne weitere medizinische Zutaten
benutzt werden. Es ist ein sehr wichtiges Heilmittel zur Behandlung
von Unterernährung bei Kindern.
Sichert die Essenz und stoppt Enuresis (Bettnässen): gegen
Bettnässen, zu häufiges Urinieren und nächtliches Urinieren. 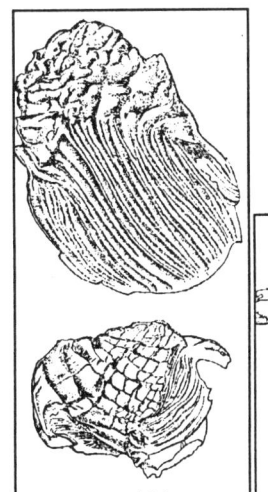
Löst Härte auf und zersetzt Steine: gegen
Steine im Harn- oder Gallenweg.
Dosis: 3 bis 9 Gramm in einer Decoction,
oder 1,5 bis 3 Gramm direkt als Pulver eingenommen. (Wird als das Wirksamere anerkannt). Das Heilmittel wird gewöhnlich 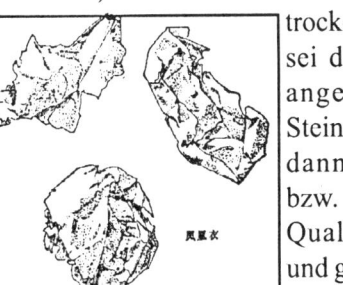
trockengeröstet; es
sei denn, es wird
angewandt, um
Steine aufzulösen,
dann decocten
bzw. sieden. Gute
Qualität ist groß
und gelb.

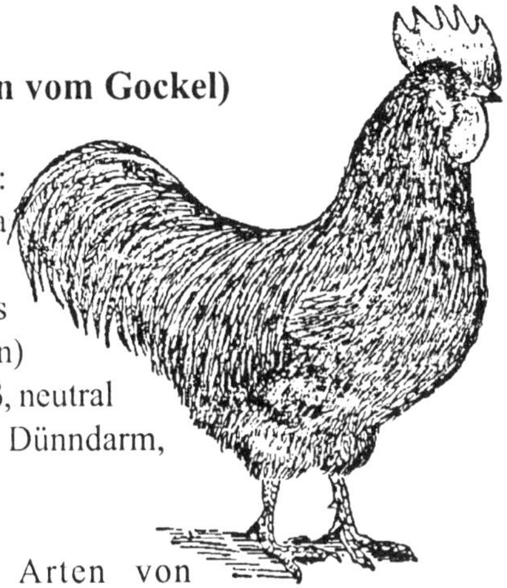

Teil 3
Insekten

I-1. DA FU YUAN ZHU (Streckerspinne)
Zoologischer Name: Aranea ventricosa (L. Koch)
Familie: (Argiopidae)
Natürliche Verbreitung: Ganz China
Teile benutzt: den ganzen getrockneten Körper. (Das Insekt wird in kochendes Wasser getan und so getötet. Danach entweder frisch benutzt oder in der Sonne getrocknet.)
Anzeichen: bösartige Furunkel; giftige Stiche; Lymphdrüsen-Tuberkulose; Bromhidrosis (übelriechender Schweiß).
Wirkung: ist antidotisch (als Gegenmittel, besonders gegen giftige Stiche); löst Skrofeln (Lymphknotenschwellung) auf.

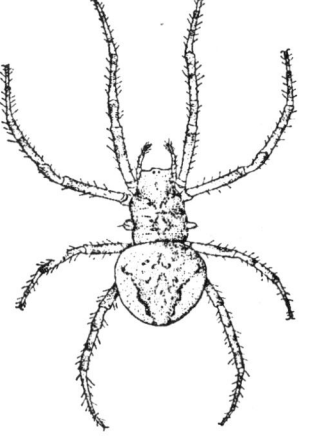

I-2. MI LU CAO ZHU (Trichterspinne)
Zoologischer Name: Agelena labyrinthica (Clerck)
Familie: (Agelinidae)
Natürliche Verbreitung: Überall in China
Teile benutzt: den ganzen Körper. (Das Insekt wird in kochendes Wasser getan und so getötet. Danach entweder frisch benutzt oder in der Sonne getrocknet.)
Anzeichen:
Bösartige Furunkel
Wirkung: Antidotisch (entgiftend).

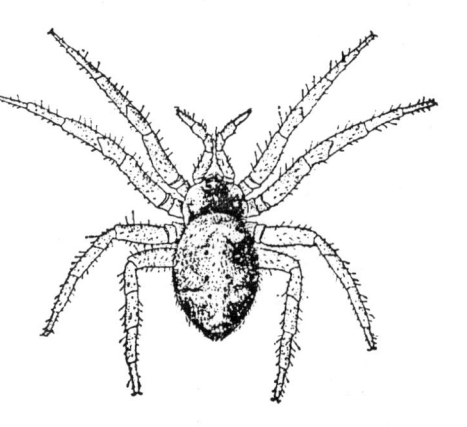

I-3. BEI BI XIAN (Spinnenart) 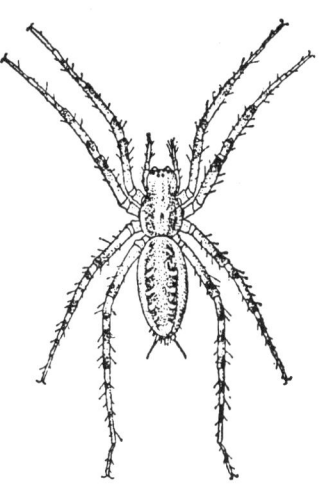
Zoologischer Name: Uroctea limbata (L. Koch)
Familie: (Urocteidae)
Natürliche Verbreitung: Nord-China
Teile benutzt: das Insektennest und den ganzen Körper des Insekts. (Kann das ganze Jahr über gefangen werden. Das Insekt wird in kochendes Wasser getan und so getötet; danach entweder frisch benutzt oder in der Sonne getrocknet.) Das Insektennest wird für medizinische Zwecke frisch oder trockengeröstet benutzt. (Pulverisieren)
Anzeichen: Tonsillitis (Mandelentzündung), Mundfäule (Gingivostomatitis herpetica) und zerfressene Zunge, Zahnkaries, Epistaxis (heftiges Nasenbluten), (blutende) Verletzungen.
Wirkung: Antidotisch (entgiftend); Hämostatisch (blutstillend).

I-4. YI YU (Silberfischchen) 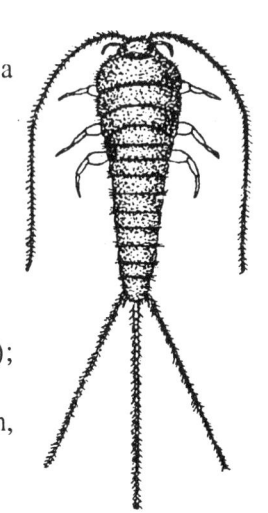
Zoologischer Name: Lepisma saccharina (Linnaeus)
Familie: (Lepismatidae)
Natürliche Verbreitung: Überall in China
Teile benutzt: den ganzen getrockneten Körper
Anzeichen: Apoplexie (Schlaganfall); Epilepsie; Katarakt (Grauer Star); Anurie (fehlende Harnabsonderung); Hämaturie (Blutharnen); Hernia (Bruch).
Wirkung: Vertreibt Wind; zerteilt Klumpen, auch Schleim; verbessert das Augenlicht; fördert Diuresis (Harnausscheidung).
Dosis: 7 bis 10 Körper

I-5. CHI QING LING (Libelle)
Zoologischer Name: Crocothemis servillia (Libellulidae)
Natürliche Verbreitung: Überall in China
Teile benutzt: den ganzen Körper
Anzeichen: Impotenz; Emission; Rachenentzündung; Bronchitis.
Wirkung: Aktiviert und stärkt die Nieren; entgiftet und befeuchtet die Lunge; erleichtert den Husten.
Dosis: 3 bis 8 Körper.

I-6. HUA BEI TANG LANG (Fangschrecken)
Zoologischer Name: Paratenodera augustipennis (Saussure)
Familie: Mantadae
Natürliche Verbreitung: Nord und Nordost China
Teile benutzt: den getrockneten Körper (wird im Herbst eingesammelt)
die getrocknete Nest-Hülle (wird vom Herbst bis Frühjahr eingesammelt)
Anzeichen: Impotenz; Spermatorrhoe (Samenausfluß ohne geschlechtliche Erregung); Enuresis (Bettnässen). (Siehe auch unter Nr. I-50 SANG PIAO XIAO)
Wirkung: Nährt und verbessert, aktiviert und stärkt die Nieren; verbessert die Essenz.
Dosis: (siehe Nr. I-50)

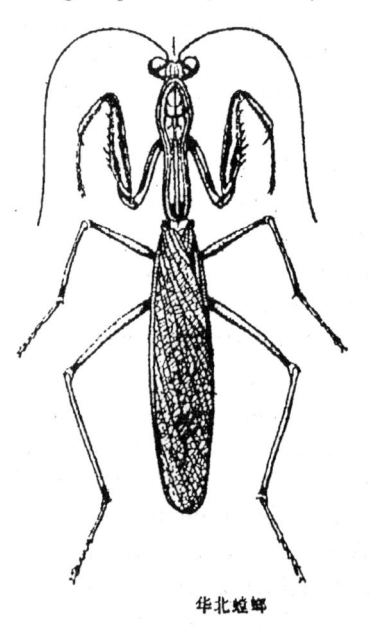

华北螳螂

I-6a. GUANG FU TANG LANG (Fangschrecken)
Zoologischer Name: Hierodula patellifera (Serville)
Familie: Mantidae
Natürliche Verbreitung: versch. Provinzen
Teile benutzt: die getrocknete Nest-Hülle
Anzeichen und Wirkung: siehe Nr. I-6

I-7. RE DIAN TANG LANG (Fangschrecken)
Zoologischer Name: Tenidera aridifolia (Stoll)
Familie: Mantidae
Natürliche Verbreitung: Südchina
Teile benutzt: die getrocknete Nest-Hülle
Anzeichen und Wirkung: siehe Nr. I-6

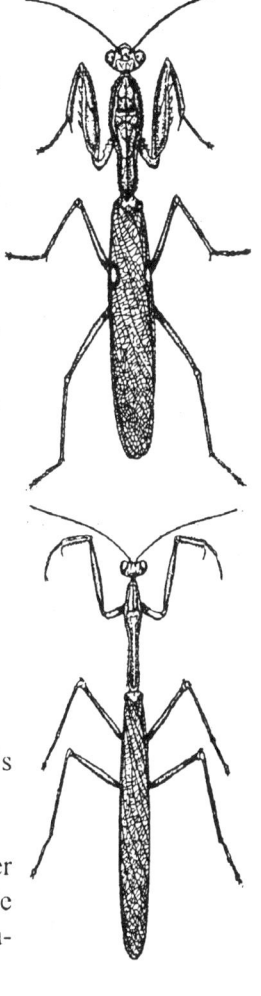

I-8. CHONG HUA ZHA MENG (Feldheuschrecke)
Zoologischer Name: Acrida chinensis (Acrididae)
Natürliche Verbreitung: Südchina
Teile benutzt: den ganzen getrocknete Körper
Anzeichen: Asthma; Bronchitis; infantile Krampfanfälle; (bei Gefrierwunden, Frostbeulen, - äußerliche Anwendung).
Wirkung: Erleichtert Husten und löst den Schleim; beruhigt den Wind; vertreibt Hitze; entfernt giftige Substanzen; gegen Kinderkrämpfe.
Dosis: 5 bis 10 Körper

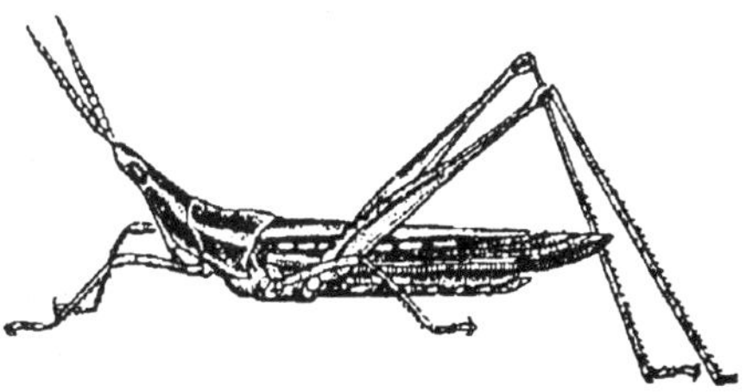

I-9. XIAO DAO HUANG (Feldheuschrecke)
Zoologischer Name: Oxya intricata (Stal)
Familie: (Acrididae)
Natürliche Verbreitung:
Südchina
Teile benutzt: den ganzen
Körper; frisch oder getrocknet
Anzeichen: Bronchitis; Asthma; infantile Krampfanfälle; Rachenentzündung.
Wirkung: Erleichtert Husten und löst trockenen Schleim; löst Krampfanfälle; entgiftet; fördert Eruption (Ausbruch, Hervortreten eines Ausschlags, wie z. B. bei Masern); reduziert Schwellungen.
Dosis: 10 bis 30 Körper

I-10. RI BEN HUANG JI HUANG (Feldheuschrecke)
Zoologischer Name: Patange japonica (I. Bol.)
Familie: (Acrididae)
Natürliche Verbreitung: Südchina
Teile benutzt: den ganzen Körper; frisch oder getrocknet
Anzeichen und Wirkung: wie bei Oxya intricata (Nr. I-9).

I-11. CHANG CHI DAO HUANG (Feldheuschrecke)
Zoologischer Name: Oxya velox (Thunberg)
Familie: (Acrididae)
Natürliche Verbreitung:
im mittleren China
Teile benutzt: den ganzen Körper; frisch oder getrocknet
Anzeichen: Bronchitis; Asthma; infantile Krampfanfälle; Rachenentzündung; hilft bei der Eruption (Ausbruch, Hervortreten eines Ausschlags).

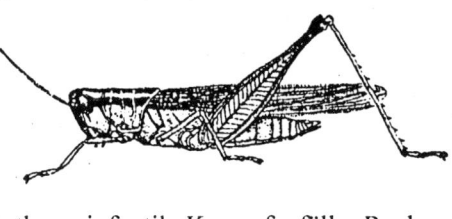

Wirkung: Erleichtert Husten und Speichelfluß; tönt bzw. verbessert die Lunge; fördert die Ausscheidung giftiger (schädlicher) Substanzen.
Dosis: 10 bis 30 Körper

I-12. HUANG JI ZHU HUANG (Feldheuschrecke)
Zoologischer Name: Ceraeri Kiangsu (Acrididae)
Natürliche Verbreitung: Südchina
Teile benutzt: den ganzen Körper; frisch oder getrocknet. 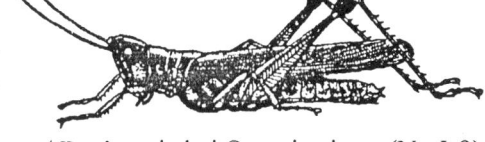
Anzeichen und Wirkung/ Dosis: wie bei Oxya intricata (Nr. I-9).

I-13. FANG ZHI NIANG (Heupferd-Art)
Zoologischer Name: Mecopoda elongata (Linnaeus)
Familie: Tettigoniiadae
Natürliche Verbreitung: Südchina
Teile benutzt: den ganzen Körper; frisch oder getrocknet 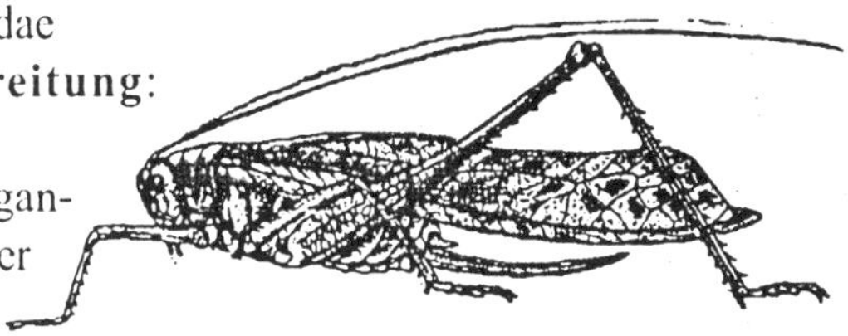
Anzeichen: Krämpfe; Kinderkrämpfe
Wirkung: löst Krämpfe
Dosis: 1 bis 3 Körper

I-14. HUA SHENG DA XI SHUAI (Grille)
Zoologischer Name: Brachytrapes portentosus (Lichtenstein)
Familie: Gryllidae
Natürliche Verbreitung: Südchina
Teile benutzt: den ganzen getrocknete Körper (s.u. Dosis).
Anzeichen: Oedema (meist schmerzlose Wasseransammlung, Wassersucht); Anurie (fehlende Harnabsonderung); bei

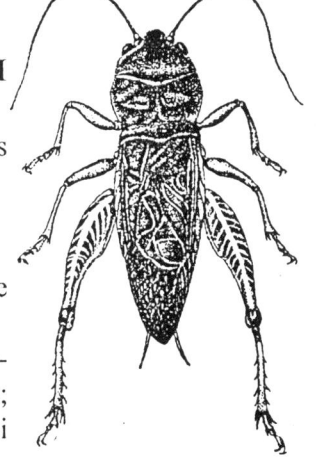

Wunden, äußerliche Anwendung
Wirkung: Diuretisch (Harnfördernd); reduziert Schwellungen; vertreibt Hitze; entgiftet.
Dosis: 3 bis 5 Körper; in kochendem Wasser getötet, in der Sonne oder am Herd getrocknet und zu Pulver zermahlen.
Bemerkung: Das Heilmittel enthält den effektiven Komponenten Grypyrin.

I-15. TAI WAN LOU GU (Maulwurfsgrillen)
Zoologischer Name: Gryllotalpa formosana (Shiraki)
Familie: Gryllotalpidae
Natürliche Verbreitung: Südchina und in Taiwan
Teile benutzt: der getrocknete Körper
Anzeichen: Oedema (meist schmerzlose Wasseransammlung); Anurie (fehlende Harnabsonderung); bei (blutenden) Verletzungen und Wundentzündungen, äußerliche Anwendung.
Wirkung: diuretisch (ist harnfördernd); reduziert Schwellungen; entgiftet; vertreibt bzw. heilt Karbunkel (äußerliche Anwendung).
Dosis: 10 bis 15 Körper (siehe Nr. I-14, HUA SHENG DA XI SHUAI)

I-16. HEI CHI HONG NIANG ZI   (Zikaden)
Zoologischer Name: Huechys sanguinea (De Geer)
Familie: Cicadidae
Natürliche Verbreitung: Südchina und Taiwan
Teile benutzt: der getrocknete Körper
Anzeichen: Blutstau; Amenorrhoe (Ausbleiben der monatlichen Regelblutung); äußerli-

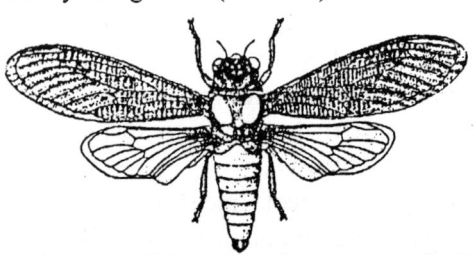

che Anwendung gegen Skrofeln und Psoriasis (Schuppenflechte).
Wirkung: fördert den Blutkreislauf; wirkt antidotisch (bekämpft giftige Substanzen); fördert die Verdauung; öffnet und löst Staus.
Dosis: 0,1 bis 0,2 Gramm
Bemerkung: Giftig! Vorsicht bei Benutzung!

I-17. DUAN CHI HONG NIANG ZI (Zikaden)
Zoologischer Name:
Huechys thoracica
(Cicadidae)
Natürliche Verbreitung:
Provinz Yunnan
Teile benutzt: der getrocknete Körper
Anzeichen und Wirkung: wie bei Huechys sanguinea (Nr. 16)

I-18. HUA NAN ZHA CHAN (Zikaden)
Zoologischer Name: Cryptotympana mandrina (Cicadidea)
Natürliche Verbreitung: Südchina
Teile benutzt: die abgestreifte Cicada Hülle.
Anzeichen und Wirkung: Kopfschmerzen bei Influenza (Grippe); Rachenentzündung; Heiserkeit; Katarakt (Grauer Star); infantile (Kinder-)Krämpfe; Tetanus (Wundstarrkrampf); fördert Eruption (Ausbruch, Hervortreten eines Ausschlags); Exanthema, auf größere Körperpartien ausgebreitete Hautausschläge, wie Scharlach, Masern, Roeteln usw.; beruhigt und vertreibt Krampfanfälle; zerstreut Wind und Hitze.
Dosis: 5 bis 15 Gramm

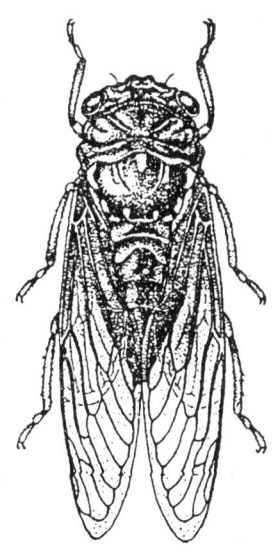

I-19. ZI JIAO CHONG 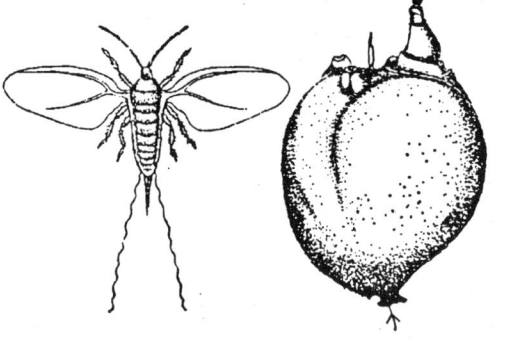
Zoologischer Name:
Laccifer lacca (Kerr.)
Familie: Lacciferidae
Natürliche Verbreitung: Südwest China
Teile benutzt: Lackartige Ausscheidung, getrocknet
Anzeichen: Masern, insbesondere Pocken im Anfangsstadium; Postpartum-(nach der Entbindung) Schwäche; vaginaler Ausfluß; Schorf; Psoriasis (Schuppenflechte).
Wirkung: Vertreibt Hitze; entgiftet, beruhigt das Blut; treibt Hautausschläge nach außen.
Dosis: 3 bis 8 Gramm

I-20. DAO LÜ CHUN
(Schildwanzen-Art) 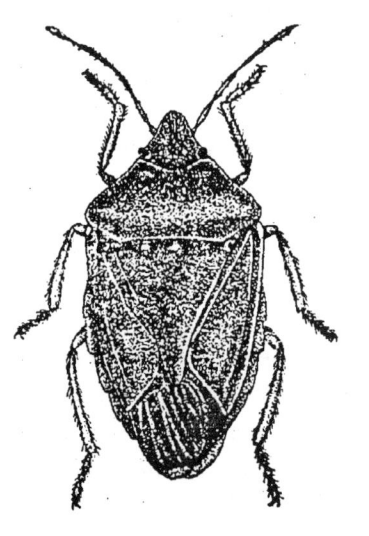
Zoologischer Name: Nezara viridula smaragdula (Pentatomidae)
Natürliche Verbreitung: Südchina
Teile benutzt: den getrockneten Körper
Anzeichen: Verletzungen; Blutstau; Schwellungen und Schmerzen.
Wirkung: Fördert den Blutkreislauf; löst Blutstaus auf; reduziert Schwellungen und ist analgetisch (schmerzlindernd).
Dosis: wie angebracht

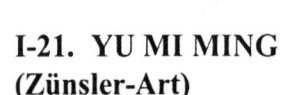

I-21. YU MI MING
(Zünsler-Art)
Zoologischer Name: Pyrausta nubilaois (Huber)

Familie: Pyraustidae
Natürliche Verbreitung: überall in China
Teile benutzt: den Körper, frisch oder getrocknet
Eigenschaft: kühl
Anzeichen und Wirkung: wirkt hämostatisch (blutstillend); kühlt das Blut; vertreibt Hitze und entgiftet (schädliche Stoffe).
Dosis: 10 bis 15 Körper

I-22. BAI FEN DIE (Kleiner Kohlweißling)
Zoologischer Name: Pieris rapae (L.)
Familie: Pieridae
Natürliche Verbreitung: ganz China
Teile benutzt: den ganzen getrockneten Imago (Körper des ausgeschlüpften Insekts). Wird im Sommer eingefangen und zum Lufttrocknen aufgehangen. Pulverisiert.
Anzeichen: bei Verletzungen
Wirkung: reduziert Schwellungen und ist analgetisch (schmerzstillend).

I-23. XIANG JIAO NONG DIE (Schmetterling ???
Zoologischer Name: Erionota thorax (Linn.)
F a m i l i e : Hesperiidae
Natürliche Verbreitung: Südchina
Teile benutzt: die getrocknete Larve oder Imago (Körper des ausgeschlüpften Insekts). Wird im Sommer eingefangen

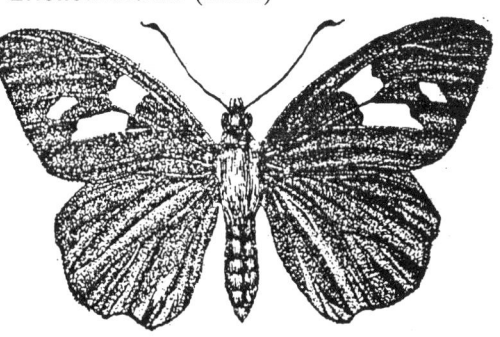

und an einem geeignetem Ort zum Lufttrocknen aufgehangen.
Wird anschließend Pulverisiert.
Anzeichen: eitrige Mittelohrentzündung (Otitis media).
Wirkung: vertreibt Hitze; entgiftet; reduziert Schwellungen; erleichtert Schmerzen.

I-24. HUANG CI E

Zoologischer Name: Cnidocampa flavescens (Walker)
Familie: Cochlididae
Natürliche Verbreitung: fast überall in China
Teile benutzt: alte Larve oder Puppe des Insekts, frisch oder getrocknet
Anzeichen: Infantile Krämpfe; Dysenterie (Ruhr); Geifern; Rachenschleimhautentzündung oder Tonsillitis (Mandelentzündung).
Wirkung: Vertreibt Hitze; löst Krämpfe; vertreibt Wind; entfernt giftige Substanzen.
Dosis: ein bis drei Körper

I-25. CHONG CAO BIAN FU E (Wurzelbohrer)

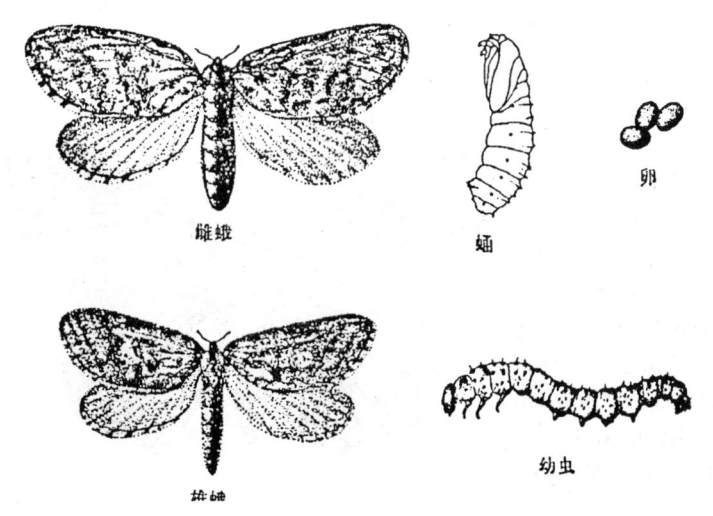

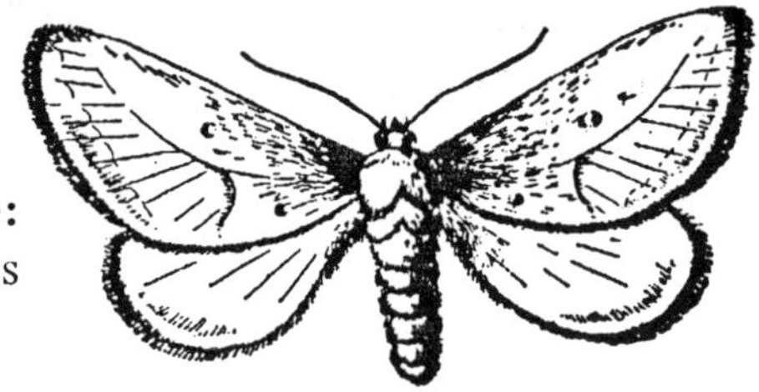

雌蛾　　　蛹　　　卵

雄蛾　　　幼虫

Zoologischer Name: Hepialus armoricanus (Oberth)
Familie: Hepialidae
Natürliche Verbreitung: West China
Teile benutzt: die getrocknete Larve; eingesammelt im Monat Juni.
Anzeichen: Schwäche nach Krankheit; Schwindsucht / Auszehrung; Haemoptysis (Bluthusten); Impotenz; Spermatorrhoe (Samenausfluß ohne geschlechtliche Erregung); Neurasthenie (Schwäche verursacht durch übermäßige Erregung); Dyspnoe (Atemstörung, Atemnot) und Husten.
Wirkung: Nährt und tönt (verbessert) Lunge und Nieren; erleichtert Husten; vertreibt Schleim; unterdrückt und stoppt Blutungen.
Dosis: 7 bis 15 Gramm

I-26. DA BI ZHAI E (Sackspinner)
Zoologischer Name: Clania preyeri (Leech)
Familie: Pschidae
Natürliche Verbreitung: Südchina
Teile benutzt: die Körperflüssigkeit. Man nehme die Larve, schneide ein oder zwei Beine (Füße) ab und sammle die herausfließende gelbe Körperflüssigkeit in einem Behälter. Für sofortige äußerliche Behandlung, kann man die Flüssigkeit direkt in die offenen Wunde tröpfeln.
Dosis: 5 bis 10 Tropfen
Anzeichen: Eiternde Infektion
Wirkung: Vertreibt Hitze; entgiftet eiternde Wunden; fördert Regeneration (Wiederherstellung) der Membrane (Haut); reduziert Schwellung, ist analgetisch (schmerzstillend).

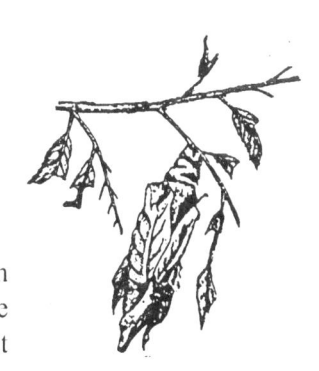

I-27. YAO MENG (Bremsen) 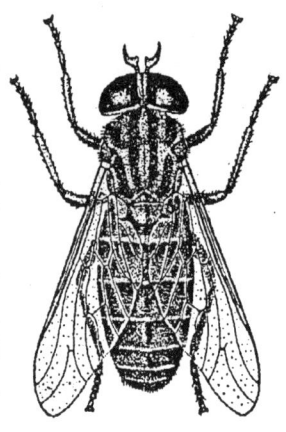
Zoologischer Name: Tabanus yao (Macquart)
Familie: Tabanidae
Natürliche Verbreitung: Provinz Henan
Teile benutzt: den getrockneten Körper des Weibchens.
Anzeichen: Amenorrhoe (Ausbleiben der monatlichen Regelblutung); Verletzungen.
Wirkung: Fördert den Blutkreislauf und die Menstruation; erweicht Verhärtungen.
Dosis: ein bis drei Gramm

I-28. E MEI SHAN MENG (Bremsen) 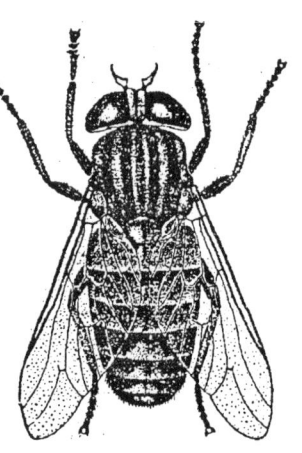
Zoologischer Name: Tabanus omeishanensis (Xu)
Familie: Tabanidae
Natürliche Verbreitung: Provinz Sichuan
Teile benutzt: den getrockneten Körper des Weibchens
Anzeichen und Wirkung: wie bei Tabanus yao (Nr. I-27)

I-29. LI MENG (Bremse) 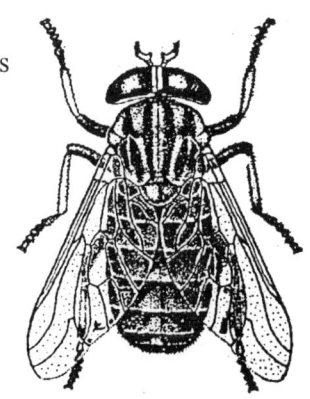
Zoologischer Name: Tabanus trigeminus (Coquilet)
Familie: Tabanidae
Natürliche Verbreitung: überall in China
Teile benutzt: den getrockneten Körper des Weibchens
Anzeichen und Wirkung: wie bei Tabanus yao (Nr. I-27)

I-30. FENG YING (Schlammfliege)
Zoologischer Name: Eristalis tenax (L)
Familie: Oestridae)
Natürliche Verbreitung: überall in China
Teile benutzt: die getrocknete Larve
Anzeichen: Verdauungsstörung; Erschöpfungs-Syndrome
Wirkung: Entfernt Nahrungsstagnation; stärkt die Milz und den Magen.
Dosis: 3 bis 5 Gramm

I-31. DA TOU JIN YING (Schmeißfliege)
Zoologischer Name: Chrysomyia megacephala (Fab.)
Familie: Calliphoridae
Natürliche Verbreitung: überall in China
Teile benutzt: die getrocknete Larve
Anzeichen: Multiple Sklerose (disseminierte Enzephalomyelitis), Delirium (Fieberwahn).
Wirkung: Vertreibt Hitze; entgiftet Entzündungsherde; entfernt Staus in der Verdauung.
Dosis: zwei bis fünf Gramm

I-32. SHUI MIAN (Wasserläufer)
Zoologischer Name: Rhagadotarsus kraepelini (Breddin)
Familie: Gerridae
Natürliche Verbreitung: Südchina
Teile benutzt: den getrockneten Körper
Anzeichen: Malaria; Hämorrhoiden
Wirkung: wirkt als Gegengift; reduziert Fieber
Dosis: 5 bis 10 Körper

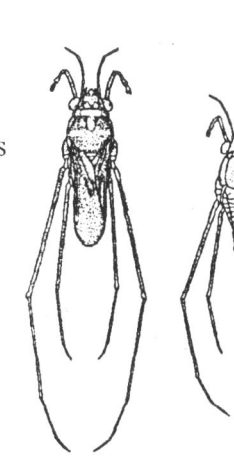

I-33. HUANG ZU YI LING (Ungefleckte Ameisenjungfer)
Zoologischer Name: Hagenomyia micans (Mac Laghlan)
Familie: Myrmeleontidae
Natürliche Verbreitung:
Südchina
Teile benutzt:
der Körper der Larve,
frisch oder getrocknet
Anzeichen: Kinder Staupe,
Multiple Sklerose (disseminierte Enzephalomyelitis); Epilepsie; Apoplexie (Schlaganfall); Verletzung; Malaria; Verstopfung.
Wirkung: Reguliert die Funktion der Leber; vertreibt Krampfanfälle; vertreibt Hitze; löst und vertreibt Schleim; reduziert Schwellungen.
Dosis: 0,5 bis 1 Gramm (getrocknetes Gewicht, pulversiert).

I-34. YI SHI (Ameisen Jungfer-Larve - Ameisenlöwe)
Zoologischer Name: Myrmeleon formicarius (L.)
Familie: Myrmeleontidae
Natürliche Verbreitung:
Taiwan, Provinz Guangdong
Teile benutzt: der Körper der Larve,
frisch oder getrocknet
Anzeichen und Wirkung:
wie bei Hagenomyia micans (Nr. I-33)

I-35. JU JIAO DOU YUAN JING (Ölkäfer-Art)
Alias: dou wu qing, bai tiao hei wu qing, bai tiao wu qing
Zoologischer Name: Epicauta gorhami (Marseul)
Familie: Meloidae
Natürliche Verbreitung: in mehreren Provinzen Chinas
Teile benutzt: den ganzen getrockneten Körper. Wird im Sommer

bis Herbst eingesammelt, in kochendem Wasser getötet und in der Sonne getrocknet.
Anzeichen: Ansammlung von Masse im Unterleib; hartnäckig heilende Wunden; Amenorrhoe (Ausbleiben der monatlichen Regelblutung).
Wirkung: Löst Blutstasis (Blutstau bzw. -stockung) und angesammelte Masse; eliminiert Schwellungen; zur Behandlung von toxischen (Vergiftungs-) Krankheiten.
Dosis: Wird gewöhnlich in Tablettenform (als Pille) benutzt; 0,1 bis 0,3 Gramm; kann aber auch für äußerliche Anwendung benutzt werden.

I-35a. GOU JIAO YUAN JING (Ölkäfer-Art)
Zoologischer Name: Epicauta impressicornis (pic.)
Familie: Meloidae
Natürliche Verbreitung: Provinz Yunnan
Teile benutzt: den getrockneten Körper
Anzeichen und Wirkung: wie bei (Nr. I-35)
Dosis: wie bei Epicauta gorhami (Nr. I-35)

I-36. XIAN XIONG YUAN JING (Ölkäfer-Art)
Zoologischer Name: Epicauta tentusi (Kasgab)
Familie: Meloidae
Natürliche Verbreitung: im mittleren China
Teile benutzt: den getrockneten Körper
Anzeichen und Wirkung: wie bei Epicauta gorhami (Nr. I-35, jü jiao dou yuan jing)
Dosis: wie bei Epicauta gorhami (Nr. I-35)

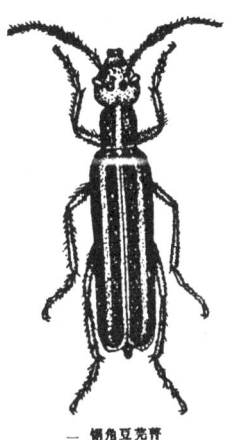

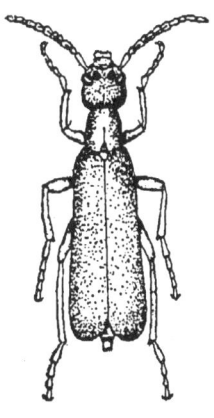

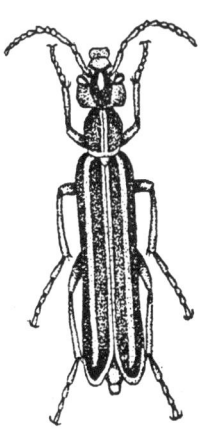

I-37. CHANG DI DAN (Ölkäfer)
Zoologischer Name: Meloe violceus (Linnaeus)
Familie: Meloidae
Natürliche Verbreitung: Nordwest China
Teile benutzt: den getrockneten Körper
Anzeichen und Wirkung: Fördert und hilft dem Blutkreislauf; löst Stasis (Staus) auf. Äußerliche Anwendung gegen Skabies, Psoriasis (Krätze, Schuppenflechte).
Dosis: ein bis drei getrocknete Körper.

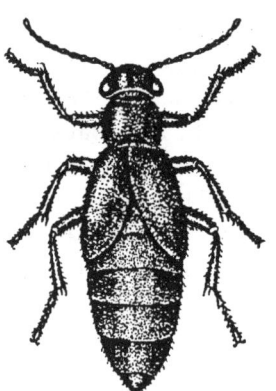

I-38. YANG CHONG (Schwarzkäfer)
Zoologischer Name: Martianus dermestiodes (Chevr.)
Familie: Tenebrionidae
Natürliche Verbreitung: Fujiang und Hainan
Teile benutzt: der getrocknete Körper
Natürliche Eigenschaft: warm
Anzeichen und Wirkung: Reguliert das Qi; ist analgetisch (schmerzstillend); fördert den Blutkreislauf; löst Staus und reduziert Schwellungen.
Dosis: 5 bis 10 getrocknete Körper

I-39. HE TIAN NIU (Bockkäfer)
Zoologischer Name: Nadezhdiella cantori (Hope)
Familie: Cerambycidae
Natürliche Verbreitung: ganz China
Teile benutzt: der getrocknete Körper
Anzeichen: Kinderkrämpfe; Verletzungen; Blutstasis (Stau); Muttermilchstau.
Wirkung: wirkt beruhigend und heilt Krämpfe; fördert den Blutkreislauf; löst und öffnet Staus.
Dosis: 5 bis 8 Gramm

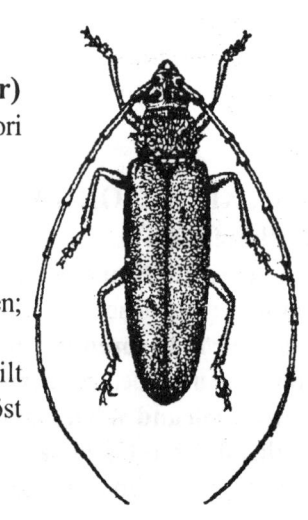

I-40. XING TIAN NIU
Zoologischer Name: Anoplophora chinensis (Forster)
Familie: Lamiidae
Natürliche Verbreitung: überall in China
Teile benutzt: den getrockneten Körper
Anzeichen und Wirkung: dieselben wie bei Nadezhdiella cantori, (Nr. I-39)
Dosis: wie bei N. cantori, (Nr. I-39)

I-41. ZONG SE JIN GUI ZI
(Maikäfer-Art)
Zoologischer Name: Holotrichia sauteri (Moser)
Familie: Melolonthidae
Natürliche Verbreitung: im mittleren China
Teile benutzt: der getrocknete Körper der Larve.
Anzeichen: Amenorrhoe (Ausbleiben der monatlichen Regelblutung); Masse im Unterleib; Asthma; auch für äußere Anwendung gegen Erysipelas (Wundrose), Furunkel und Hämorrhoiden.
Wirkung: Zieht Blutgefäße zusammen; wirkt diuretisch; verbessert den Blutkreislauf; reduziert Schwellungen; erleichtert Husten.
Dosis: ein bis drei Gramm

I-42. ZHONG HUA HE RONG JIN GUI ZI
Zoologischer Name: Holotrichia sinensis (Hope)
Familie: Melolonthidae
Natürliche Verbreitung: Südchina
Teile benutzt: der getrocknete Körper der Larve
Anzeichen und Wirkung: wie bei Holotrichia sauteri (Nr. I-41)
Dosis: wie bei Holotrichia sauteri (Nr. I-41)

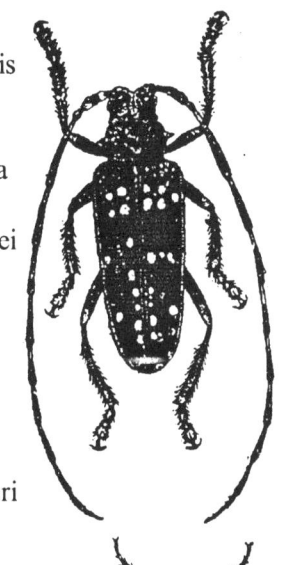

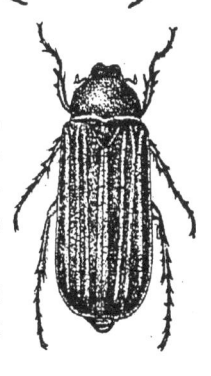

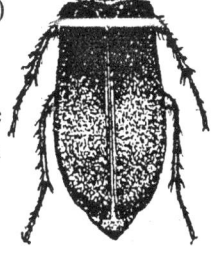

I-43. DA QIANG LANG (Heiliger Pillendreher)

Zoologischer Name: Scarabaeus sacer (L.)
Familie: Scarabaeidae
Natürliche Verbreitung: Nordchina
Teile benutzt: der getrocknete Imago (Körper des ausgeschlüpften Insekts). Wird im Sommer eingefangen und an einem geeignetem Ort zum Lufttrocknen aufgehangen; pulverisiert.
Anzeichen: Epilepsie; Krämpfe bei Kleinkinder; Verstopfung; Dysenterie (Ruhr). Auch für äußerliche Anwendung gegen Hämorrhoiden und Furunkel.
Wirkung: Beruhigt; löst und öffnet Staus; fördert den Menstrualfluß; entgiftet (wirkt gegen schädliche Substanzen) und wirkt abführend.
Dosis: ein bis zwei Gramm.
Bemerkung: Giftig! Kann bei Überdosis zu Lähmung führen!

I-44. ZI QIANG LANG (Echte Mistkäfer-Art - Großer Roßkäfer)

Zoologischer Name: Geotrupes auratus (Motschulsky)
Familie: Scarabaeidae
Natürliche Verbreitung: im Nordosten Chinas
Teile benutzt: der getrocknete Imago. (Körper des ausgeschlüpften Insekts). Wird im Sommer eingefangen und an einem geeignetem Ort zum Lufttrocknen aufgehangen; pulverisiert.
Anzeichen und Wirkung: wie bei Scarabaeus sacer (Nr. I-43)
Dosis: wie bei S. sacer (Nr. I-43)

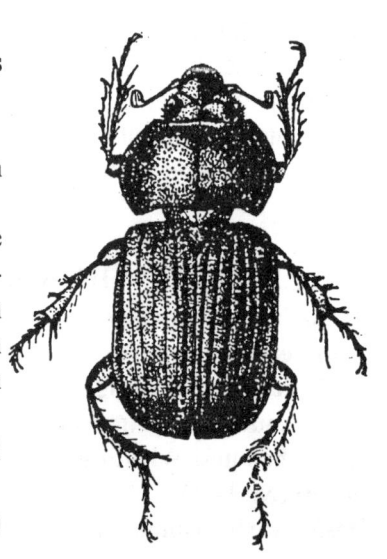

I-45. SAN XING LONG SHI (Schwimmkäfer)
Zoologischer Name: Cybister tripunctatus orientalis (Gschwendt.)
Familie: Dytiscidae
Natürliche Verbreitung: ganz China
Teile benutzt: getrocknete Imago (Körper des ausgeschlüpften Insekts). Wird im Sommer eingefangen und an einem geeignetem Ort zum Lufttrocknen aufgehangen; pulverisiert.
Anzeichen: Unterernährung bei Kindern und Miktion (unfreiwilliges Harnlassen, meist bei älteren Personen).
Wirkung: Verbessert den gesamten Gesundheitszustand; fördert den Blutkreislauf; reduziert häufiges Urinieren.
Dosis: 10 bis 15 Gramm

I-46. HUANG BIAN DA LONG SHI (Schwimmkäfer)
Zoologischer Name: Cybister japonicus (Sharp)
Familie: Dytiscidae
Natürliche Verbreitung: Nordostchina
Teile benutzt: getrocknete Imago (Körper des ausgeschlüpften Insekts). Wird im Sommer eingefangen und an einem geeignetem Ort zum Lufttrocknen aufgehangen; pulverisiert.
Anzeichen und Wirkung: wie bei Cybister tripunctatus orientalis (Nr. I-45)
Dosis: wie bei Nr. I-45

I-47. DI DAN (Ölkäfer-Art)
Zoologischer Name: Meloe coarctatus (Motschulsky)
Familie: Meloidae
Natürliche Verbreitung: Nordchina
Teile benutzt: getrocknete Imago Wird im Som-

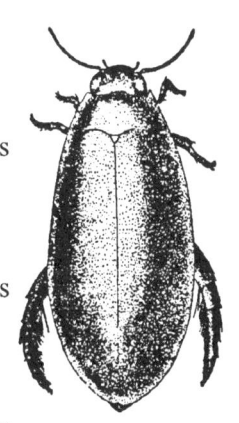

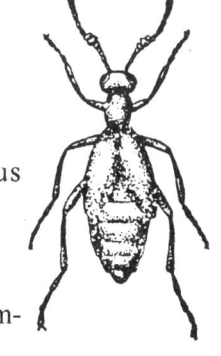

mer eingefangen und an einem geeignetem Ort zum Lufttrocknen aufgehangen; pulverisiert.
Anzeichen und Wirkung: Fördert den Blutkreislauf; löst und öffnet Staus und Masse im Unterleib.
Dosis: 0,3 bis 0,6 Gramm; auch für äußerliche Anwendung gegen Schuppenflechte und Schorf, wie angebracht.
Bemerkung: Vorsicht! Extrem giftig!

I-48. HUA BEI DA HEI SAI JIN GUI
(Engerling der Maikäfer-Art) siehe nächste Seite
Zoologischer Name: Holotrichia oblita (Faldermann)
Familie: Melolonthidae
Natürliche Verbreitung: Ganz China
Teile benutzt: den getrockneten Körper der Larve, pulverisiert.
Anzeichen: Amenorrhoe (Ausbleiben der monatlichen Regelblutung); Masse im Unterleib; Asthma. Äußerliche Anwendung gegen Erysipelas (Wundrose), Furunkeln, Hämorrhoiden und Katarakt (Grauer Star).
Wirkung: Löst und öffnet Staus; ist analgetisch (schmerzstillend); vertreibt Wind; erleichtert den Husten und verbessert das Sehvermögen.
Dosis: ein bis drei Gramm; oder äußerlich wie angebracht.

I-49. TU BIE CHONG
Alias: di bie chong, zhe chong
Pharmazeutischer Name: Eupolyphaga sey Opisthoplatia
Zoologischer Name: Eupolyphaga sinensis (Walker) oder Opisthoplatia orientalis (Burmeister)
Familie: Coydiidae
Natürliche Verbreitung: Jiangsu, Anhui, Henan, Hubei, Hunan, Sichuan
Natürliche Eigenschaft: salzig, kalt, toxisch
Meridianbezug: Leber, Herz, Milz
(Fortsetzung Seite 121)

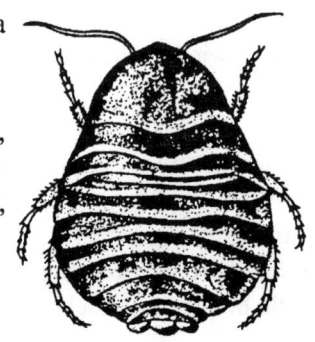

金龟的幼虫

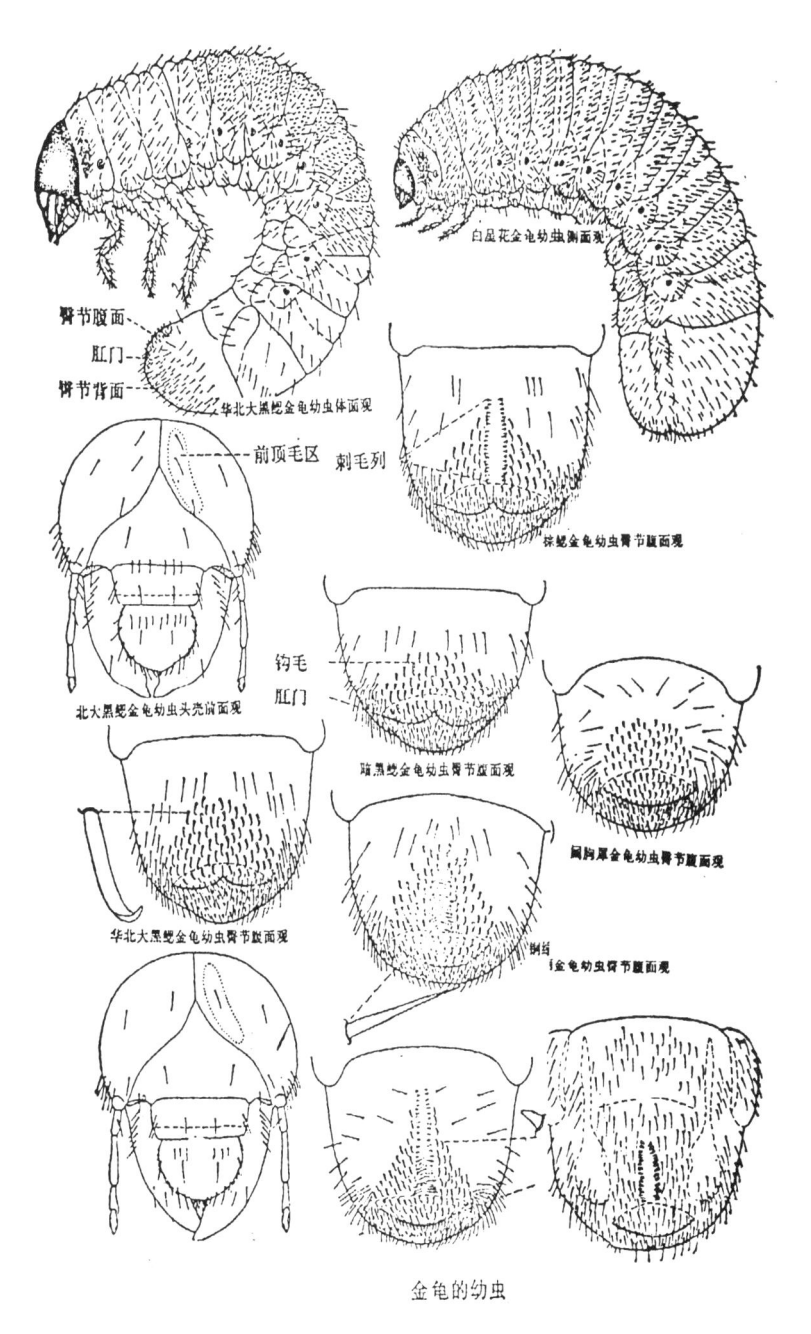

Anzeichen und Wirkung:
Löst auf und öffnet Blutstaus: Gegen verschiedene Arten von Blutstauungen, inklusive Masse im Unterleib und Amenorrhoe (Ausbleiben der monatlichen Regelblutung). Auch gegen Taubgefühl und geschwollene Zunge durch Blutstasis (Blutstau).
Erneuert beschädigte Sehnen und Gelenkknochen: Gegen Quetschungen, Knochenbrüche und tiefe (Schnitt)-Wunden.
Geröstet und zerrieben zu Pulver, kann es gegen Rückenschmerzen oder Hexenschuß angewandt werden.
Dosis: 3 bis 6 Gramm. Für taube und geschwollene Zunge: zerreibe 6 Gramm der trockengerösteten Substanz mit 3 Gramm Salz und lege es direkt darauf.
Ein bis 1,5 Gramm des Pulvers (ohne Salz) wird intern benutzt gegen Lumbago (Hexenschuß). Wenn man diese Substanz erst einweicht in Wein und danach trocken röstet, so hat es eine noch stärkere Wirkung.
Bemerkung: Kontraindiziert während Schwangerschaft.

I-50. SANG PIAO XIAO (Fangschrecken-Art)
Pharmazeutischer Name:
Ootheca Mantidis
Zoologischer Name:
Paratenodera sinensis Saussure, P. augustipennis Saussure, Statilia maculata Thunb., oder Hierodula patellifera Serville
Familie: Mantidae
Natürliche Verbreitung:
Guangxi, Yunnan, Hubei, Hebei, Gansu, Liaoning (Paratenodera); Zhejiang, Jiangsu, Anhui, Shanding, Hubei (Statilia); Hebei, Shandong, Henan, Shanxi (Hierodula).

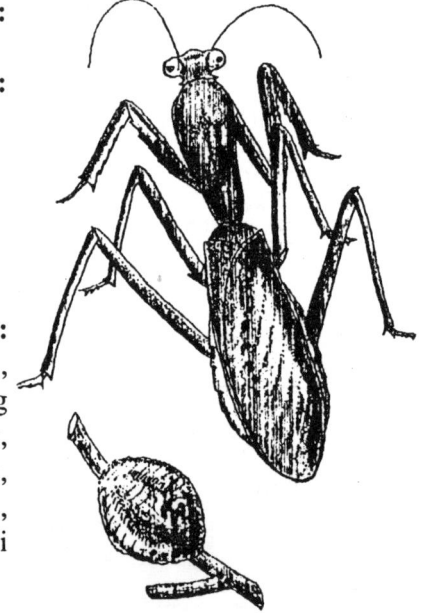

Sammlungszeit: Wird von September bis Februar eingesammelt.
Natürliche Eigenschaft: süß, salzig, neutral
Meridianbezug: Nieren, Leber
Anzeichen und Wirkung: Verbessert die Nieren und unterstützt das Yang, erhält die Essenz und hält den Urin zurück: Gegen Nieren-Yang-Mangel mit Erscheinungen wie tropfender Urin, zu häufiges Urinieren und nächtliches Bettnässen (besonders, wenn es von einem Traum begleitet wird). Eine wichtige Substanz, um Enuresis (Bettnässen) bei Kindern zu behandeln.
Dosis: 3 bis 9 Gramm. Wird meistens in Pulverform oder Tabletten verabreicht. Gewöhnlich wird die Substanz trocken geröstet, da es im rohen Zustand Durchfall verursacht. Gute Qualität ist trocken, von leichtem Gewicht, gelb und ohne Rinde.
Bemerkung: Kontraindiziert bei Anzeichen von Yin Mangel mit Hitze-Symptomen oder feuchter Hitze der Blase.

桑 螵 蛸

sāng piāo xiāo

I-51. QUAN XIE (Skorpion)
Alias: quan chong

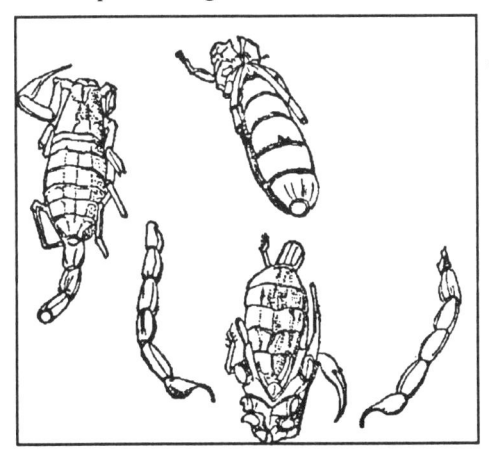

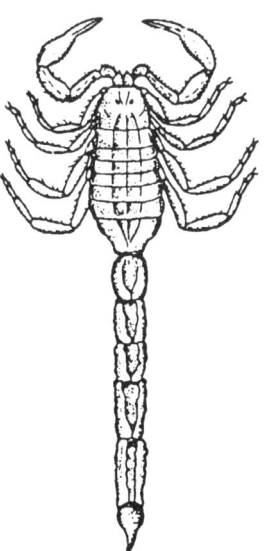

Pharmazeutischer Name: Buthus martensii
Zoologischer Name: Buthus martensi (Karsch)
Familie: Buthidae
Natürliche Verbreitung: Henan, Shandong, Hebei, Liaoning, Anhui, Hubei
Sammelzeit: April bis September
Natürliche Eigenschaft: salzig, scharf, neutral, toxisch
Meridianbezug: die Leber
Anzeichen und Wirkung:
Löscht den Wind, stoppt Zittern und Krämpfe: gegen Leber-Wind-Schleimsymptome mit Zuckungen; akute oder chronische Kinderkrämpfe; Tetanie (meist Muskelkrampf oder Muskelstarre); Opisthotonus (Tonischer Krampf der Rückenmuskulatur mit Rückwärtsbeugung des Rumpfes); Tetanus (Wundstarrkrampf) und plötzliche Krampfanfälle. Dieses Heilmittel ist eine der effektivsten Wind-löschenden Substanzen.
Greift das Feuer-Gift an und bringt Erleichterung; löst Knoten auf: wird äußerlich meistens gegen vergiftete (entzundene) Wunden benutzt, gegen Schwellungen und Skrofeln (Lymphknotenschwellung), gemäß dem chinesischen Sprichwort: "Es bedarf Gift, um etwas Giftiges zu bekämpfen".
Öffnet Barrieren und stoppt Schmerzen bei hartnäckigen Kopfschmerzen (inklusive Migräne) und schmerzhaften Obstruktionen.
Dosis: 2,4 bis 4,5 Gramm; oder 0,9 bis 1,5 Gramm, wenn nur der Schwanz (des Tieres) benutzt wird. Wird meist in pharmazeutisch erzeugten Tabletten oder Pulver Form (0,6 - 0,9 Gramm) verabreicht. Traditionell wurde der Schwanz benutzt gegen akute febrile (Schwäche-) Krankheiten und Krampfanfälle, während der ganze Körper gegen Hemiplegie (Lähmung einer Körperhälfte durch Schlaganfall) benutzt wurde. In neuerer Zeit jedoch wird gewöhnlich der gesamte Körper gegen alle aufgeführten Symptome benutzt. Gute Qualität der Substanz ist ganz, sauber und gelblich braun.
Bemerkung: Weil diese Substanz giftig ist, soll sie immer mit Vorsicht gebraucht und nie überdosiert werden. (Zuviel kann Atemlähmung verursachen). Das Mittel ist kontraindiziert bei Anzeichen von Wind mit Blutmangel und während Schwangerschaft.

I-52. WU GONG (Hundertfüßler)

Alias: chuan zu, bai zu
Pharmazeutischer Name: Scolopendra Subspinipes
Zoologischer Name: Scolopendra subspinipes morsitans (L. Koch)
Familie: Scolopendridae
Natürliche Verbreitung: Hubei, Zhejiang, Jiangsu, Anhui, Henan, Sha'anxi
Sammelzeit: April bis Juni
Natürliche Eigenschaft: scharf, warm, toxisch
Meridianbezug: die Leber
Anzeichen und Wirkung:
Vertreibt Wind und stoppt Krämpfe und Krampfanfälle: gegen akute und chronische Kindheitskrampfanfälle; Opisthotonus; Wundstarrkrampf und plötzlich auftretende Krampfanfälle.
Wirkt als Gegengift und löst Knoten auf: wird äußerlich direkt auf 'giftige' (eitrige oder entzündete) Knötchen aufgelegt; und generell auf Wunden, Karbunkel und Knoten im Nacken. Wird auch gegen giftige Schlangenbisse benutzt.
Öffnet verschlossene Krankheitsherde und erleichtert Schmerzen: gegen hartnäckige Kopfschmerzen (auch Migräne) und schmerzhafte Obstruktion.
Dosis: 0,9 bis 3,0 Gramm. Wird auch in Tablettenform und als Pulver benutzt, (0,6 - 1,0 Gramm). Gute Qualität des Tieres ist ein intakter Körper, groß und sauber, mit roten Kopf, rötlich-braunen Beinen und sehr dunkelgrünem Körper.
Bemerkung: Weil diese Substanz giftig ist, muß sie immer mit Vorsicht gehandhabt werden. Nie damit überdosieren! Kontraindiziert während Schwangerschaft!

I-53. JIANG CAN (Seidenraupe oder Maulbeerspinner)

Alias: bai jiang can, tian chong 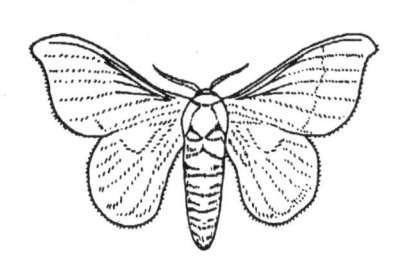
Pharmazeutischer Name: Bombyx Batryticatus
Zoologischer Name: Bombyx mori L. infiziert mit Bequveria bassiana Bals. (Familie Moniliaceae)
Familie: Bombycidae
Natürliche Verbreitung: Jiangsu, Zhejiang, Sichuan, Guangdong
Sammelzeit: das ganze Jahr
Natürliche Eigenschaft: scharf, salzig, neutral
Meridianbezug: Leber, Lunge
Anzeichen und Wirkung: Vertreibt den Wind und stoppt Krämpfe und Krampfanfälle: *jiāng cán* gegen Kindheitskrampfanfälle oder Gesichtslähmung. Wird auch gebraucht gegen plötzliche Anfälle von interner Bewegung des Leber-Windes oder Wind-Schleim-Hitze.
Dosis: 3 bis 9 Gramm. Wird auch in Tablettenform oder Pulver (0,9 - 1,5 Gramm) benutzt. Man gebrauche es roh, um Wind-Hitze zu vertreiben; ansonsten trocken geröstet.

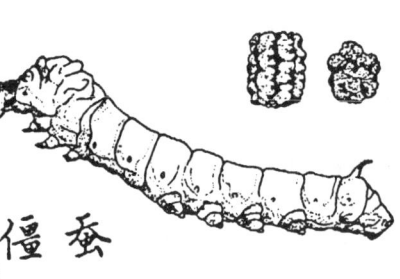

I-54. CAN SHA (Ausscheidungen des Maulbeerspinners)

Alias: wan can sha
Pharmazeutischer Name: Excrementa Bombycis Mori
Zoologischer Name: Bombyx mori L. (siehe oben)
Familie: Bombycidae
Natürliche Verbreitung: Jiangsu, Zhejiang, Sichuan, Guangdong
Sammelzeit: Juni bis August
Natürliche Eigenschaft: süß, scharf, warm
Meridianbezug: Leber, Milz, Magen
Anzeichen und Wirkung:

Vertreibt Wind-Feuchtigkeit: gegen schmerzhafte Obstruktion oder feuchten, juckenden Ausschlag durch Wind-Feuchtigkeit. Harmonisiert den Magen und verwandelt trübe Feuchtigkeit: gegen innere Obstruktion wegen trüber Feuchtigkeit mit Symptomen wie Erbrechen, Durchfall, Krämpfe, Unterleibschmerzen, Borborygmus (Bauchknurren) und Wadenkrämpfe.
Dosis: 9 bis 15 Gramm.
Bemerkung: Kann auch alleine, ohne sonstige Zusatzmittel eingenommen werden. Um damit einen Breiumschlag zu machen, röste man die Medizin und lege sie mit einem Tuch umwickelt, heiß auf die zu behandelnde Stelle. Wenn daraus eine Decoction (gekochte Suppe) gemacht wird, so sollte es vorher in ein Stück Gaze eingewickelt werden.

I-55. DONG CHONG XIA CAO
Alias: chong cao, dong chong cao
Pharmazeutischer Name: Cordyceps sinensis
Zoologischer Name: Cordyceps sinensis (Berk.) Sacc. und (gewöhnlich) die Überreste einer Larve des Hepialus varians (Staudinger).
Familie: Clavicipitaceae
Natürliche Verbreitung: Sichuan, Qinghai, Guizhou, Yunnan, Tibet
Sammelzeit: im Frühsommer, wenn der Fungus (Pilz) hervorgekommen ist, aber noch bevor der Körper der Larve zerfallen ist.
Natürliche Eigenschaft: süß, warm
Meridianbezug: Lunge, Nieren
Anzeichen und Wirkung:
Verbessert die Nieren und stärkt das Yang: gegen Impotenz, schmerzhaften und schwachen unteren Rücken sowie Beine, durch Nieren-Yang Mangel.
Stärkt das Nieren-Yang, verbessert das Lungen-Yin, löst Schleim und stoppt Blutung: gegen chronischen Husten, Keuchen durch Mangel oder Schwindsucht / Auszehrungs-Husten mit Blutspuren im Speichel. Weil es beide, Yin und Yang verbessert,

ist es eine sehr sichere Substanz und kann über einen langen Zeitraum eingenommen werden.
Dosis: 4,5 bis 12 Gramm. Gute Qualität ist intakt mit einem kurzen, stockähnlichen Fungus und hellgelben, fettfüllig und rundem Insektenteil, mit einem gelblich-weißen Kreuzschnitt.
Bemerkung: Benutze mit Vorsicht! Bei Laboruntersuchungen wirkte eine verhältnismäßig kleine Dosis von Cordyceps sinensis (dong chong xia cao) beruhigend und sogar hypnotisch auf Tiere. Eine intraperitoneale (ins Bauchfell gespritzte) Injektion von 5g/kg pro Maus verursachte keinen Nachteil, aber eine Dosis von 30-50g/kg war jedesmal tödlich!

I-56. BAN MAO (Blasenkäfer)
Alias: hua ban mao
Pharmazeutischer Name: Mylabris
Zoologischer Name: Mylabris phalerata Pall., M. cichorii L.
Familie: Meloidae
Natürliche Verbreitung: Henan, Guangxi, Anhui, 斑 螯 Jiangsu, Hunan, Guizhou
Sammelzeit: bān máo
Juli bis September
Natürliche Eigenschaft: Scharf, kalt, toxisch
Meridianbezug: Dünndarm, Dickdarm, Nieren, Leber
Anzeichen und Wirkung:
Greift giftige Substanzen an und zersetzt Wunden: wird äußerlich angewandt auf entzundene Wunden, Karbunkeln und Skrofeln (Lymphknotenschwellung). Es reizt die Haut und kann Rötung und anschließend Blasen verursachen. Durch diese Methode wirkt es auf toxische (giftige) Eigenschaft der Wunden.
Löst Blutstaus auf und zerteilt Klumpen: gegen spürbare unbewegliche Masse und sichtbare Vergrößerungen.
Dosis: 0,03 - 0,06 Gramm. Trocken geröstet und gewöhnlich in

Essig eingeweicht für internen Gebrauch; in Creme oder in Wein- oder Essig-Lösung für direkte äußerliche Anwendung. Wenn es für den internen Gebrauch benutzt werden soll, werden Kopf, Beine und Flügel entfernt. Es ist äußerst wichtig, während der Handhabung dieser Substanz, schützende Kleidung, Handschuhe und Schutzbrillen zu tragen. Alle dazu benutzten Utensilien und Geschirr müssen danach sorgfältig gewaschen werden.
Gute Qualität sind große, intakte Tiere, mit grellen Farben und gelben Punkten.
Bemerkung: Kontraindiziert während Schwangerschaft und bei geschwächten Patienten. Äußerste Vorsicht muß ausgeübt werden bei der Verabreichung dieser Substanz und sollte nur in sehr geringer Dosis gegeben werden. Darf nie für einen längeren Zeitraum benutzt werden. Mylabris (ban mao) ist sehr giftig! Postmortem Untersuchungen haben Schäden an allen Organe gezeigt. Orale Einnahme kann zu Gastroenteritis und besonders zu Glomerulonephritis (eine Form der Nierenentzündung) führen, da Cantharidin (ein Bestandteil dieses Heilmittels) einen besonderen Bezug zu den Nieren hat.

I-57. LU FENG FANG
(Faltenwespe)
Alias: feng fang
Pharmazeutischer Name: Nidus Vespae
Zoologischer Name: Polistes mandarinus Saussure
Familie: Vespidae
Natürliche Verbreitung: Überall in China, besonders im Süden.
Sammelzeit: das ganze Jahr, besonders im Winter
Natürliche Eigenschaft: süß, neutral, toxisch
Meridianbezug: Lunge, Magen
Anzeichen und Wirkung: Erleichtert Entzündungen, vertreibt Wind

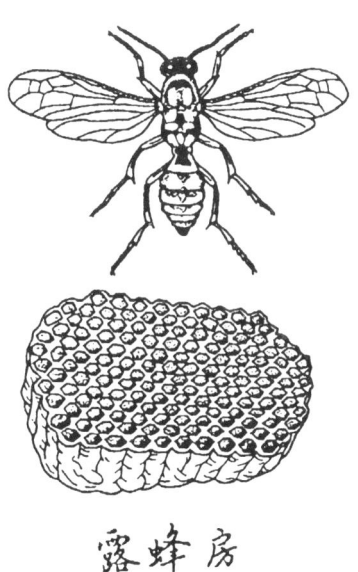

露蜂房

lù fēng fáng

und lindert Schmerz: wird äußerlich direkt angewandt als Tinktur oder Bademittel, um Hautausschlag, Juckreiz, Schorf, Scherpilzflechte, Wunden oder Karbunkel zu waschen. Kann auch als warmes Mundwasser benutzt werden, gegen starke Zahnschmerzen.
Dosis: 6 bis 12 Gramm in einer Decoction; 1,5 bis 3 Gramm in Pulverform zum Einnehmen. Wird auch äußerlich als Pulver angewandt oder in einer Waschlösung. Gute Qualität ist von leichtem Gewicht, grau-weiß, elastisch und hat lange, kleine Löcher.
Bemerkung: Muß mit Vorsicht benutzt werden bei Patienten mit Qi- oder Blutmangel. Kontraindiziert für Wunden, die bereits aufgebrochen sind. Nidus Vespae (lu feng fang) ist sehr giftig. Es sollte auch nicht benutzt werden als eine antiparasitisches (Antibiotikum oder gegen Viren) Mittel, weil die dazu nötige Dosis Nephritis (Nierenentzündung) verursachen kann.

I-58. CHAN TUI (Zikaden-Art)
Alias: chan yi, chong yi, chan ke.
Pharmazeutischer Name: Periostracum Cicadae
Zoologischer Name: Cryptotympana atrata Fabr.
Familie: Cicadidae
Natürliche Verbreitung: überall in China, besonders in Shandong, Hebei, Henan, Jiangsu
Sammelzeit: Sommer und Herbst

蝉蜕

chán tuì

Natürliche Eigenschaft: Süß, salzig, etwas kühl
Meridianbezug: Lunge, Leber
Anzeichen und Wirkung:
Vertreibt Wind und reinigt Hitze: bei Anzeichen von äußerlich verursachter Wind-Hitze, besonders bei Verlust der Stimme (Laryngitis) und geschwollener, schmerzender Kehle.

Zeitigt Ausschlagflecken: für das Frühstadium der Masern (Röteln) mit verzögerten Ausbruch des Ausschlags.
Reinigt die Augen und entfernt oberflächliche Obstruktion: gegen Wind-Hitze-Augenprobleme, wie rote, schmerzende und geschwollene Augen oder verschwommene Sehkraft.
Stoppt Krämpfe oder Zuckungen und vertreibt Wind: gegen kindliche Fiebererkrankungen, bei denen Wind-Krämpfe, plötzlich auftretende Krampfanfälle, Delirium und Alpträume auftreten. Wird auch als zusätzliches Mittel bei der Behandlung von Tetanus (Wundstarrkrampf) benutzt.
Dosis: 3 bis 9 Gramm. Gute Qualität ist gelb, von leichtem Gewicht und vollständig.
Bemerkung: Gebrauche mit Vorsicht während Schwangerschaft.

Teil 4

Amphibien u. a.

A-1. DONG FANG RONG YUAN
(Ostasiatischer Wassermolch)
Alias: di yu, si jiao yu
Zoologischer Name: Cynops Orientalis (David)
Natürliche Verbreitung: Hubei, Anhui, Jiangsu, Zhejiang, Jiangxi, Yunnan
Teile benutzt: den ganzen Körper
Anzeichen: Ausschlag, Verbrennungen und Verbrühungen
Wirkung: Vertreibt Feuchtigkeit, erleichtert Juckreiz und ist analgetisch (schmerzstillend).
Dosis: ein bis zwei Körper

A-2. YUAN (China-Alligator)
Alias: yang zi e
Zoologischer Name: Alligator sinensis (Fauvel)

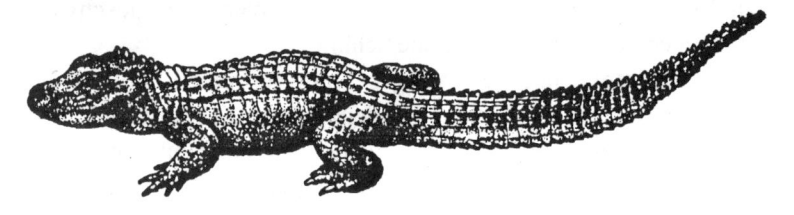

Familie: Alligatoridae
Natürliche Verbreitung: Anhui, Jiangsu, Zhejiang, Jiangxi
Teile benutzt: die Panzerschuppen
Anzeichen: Knoten im Unterleib; Skrofeln (Lymphknotenschwellung); hartnäckige Dermatitis (Hautentzündung).
Wirkung: Reduziert Blutstasis (Blutstau); erleichtert die Verdauung; tötet Parasiten (schädliche Bazillen etc.) im Körper.
Dosis: 3 bis 6 Gramm

A-3. WU PU BI HU (Gekko-Art)
Alias: shou gong; xie hu; tian long
Zoologischer Name: Gekko swinkonis (Guenther)
Familie: Gekkonidae
Natürliche Verbreitung: Gansui, Hebei, Sha'anxi, Henan, Shandong, Jiangsu, Zhejiang
Teile benutzt: den ganzen getrockneten Körper

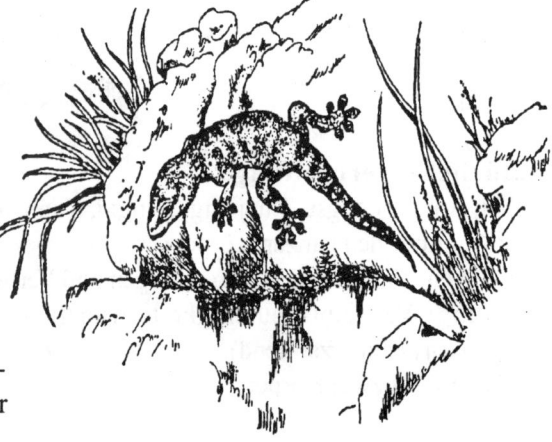

Anzeichen: Rheumatisches Arthritis; Neuralgie (meist plötzlich auftretender Schmerz); Lymphknoten-Tuberkulose; Apoplexie (Schlaganfall); Hemiplegie (Lähmung einer Körperhälfte durch Schlaganfall).
Wirkung: Vertreibt Wind; belebt den Kreislauf der körperlichen Energie durch die Haupt- und Seitenkanäle; reduziert Knoten und erleichtert Schmerz; wirkt krampflösend und ist beruhigend.
Dosis: einen getrockneten Gekko
Bemerkung: 'Gekkogewebe-Tonik' ist ein Medikament (hergestellt durch moderne Pharmatechnik) für verschiedene chronische Krankheiten; es wirkt gegen Neurasthenie, Dyspepsie (Verdauungsstörungen); Anorexie (Appetitlosigkeit, Magersucht, besonders bei Mädchen in Pubertät); sowohl wie auch für andauernde Kopfschmerzen und Sehnerven-Atrophie. In neuerer Klinikversuchen und Praxis, wurde Gekko auch effektiv gegen Speiseröhrenkrebs eingesetzt.

A-4. DUO ZHI BI HU (Japan-Gekko)
Zoologischer Name: Gekko japonicus (Dumeril et Bibron)
Natürliche Verbreitung: Gansu, Sha'anxi, Shandong, Anhui, Jiangsu, Zhejiang, Jiangxi, Hubei, Hunan, Fujian, Sichuan, Guizhou
Teile benutzt: den ganzen getrockneten Körper
Anzeichen und Wirkung: wie Nr. A-3, Gekko Swinhonis (Guenther)
Dosis: einen Gekko

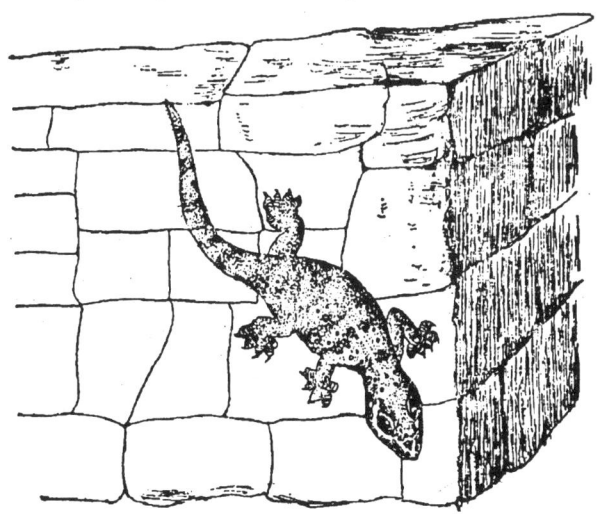

A-5. TONG XIE XI (Indischer Waldskink)
Alias: tong shi long zi, yan ting
Zoologischer Name: Sphenomorphus indicus (Gray)
Familie: Scincidae

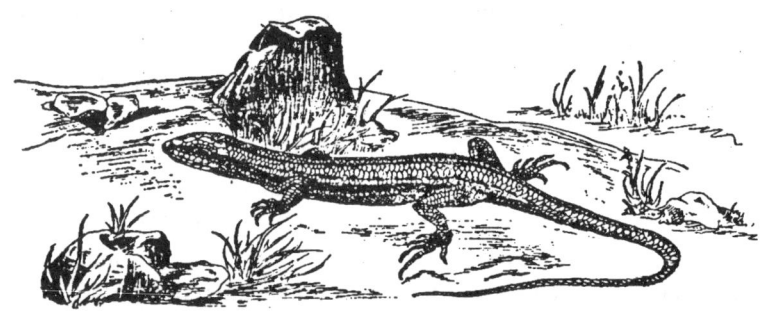

Natürliche Verbreitung: Tibet, Gansu, Sha' anxi, Henan, Anhui, Jiangsu, Zhejiang, Jiangxi, Hunan, Fujian, Taiwan, Guangdong, Guangxi, Sichuan, Guizhou, Yunnan
Teile benutzt: den ganzen getrockneten Körper, ohne die Gedärme
Anzeichen: Lungengeschwüre; Lymphknoten-Tuberkulose; rheumatische Arthritis; Ausschlag; Hautgeschwüre.
Wirkung: Entgiftet den Körper; vertreibt Wind; erleichtert rheumatische Schmerzen; erleichtert Juckreiz.
Dosis: zwei bis fünf Gramm
Bemerkung: Bei Klinikpraktiken wurde dieses Mittel in letzteren Jahren effektiv und erfolgreich gegen Mammakarzinom (Brustkrebs) eingesetzt.

A-6. SHI LONG ZI (China-Skink)
Alias: shan long zi, si jiao she, zhong guo shi long xi, zhu po she
Zoologischer Name: Eumeces chinensis (Gray)
Natürliche Verbreitung: Sichuan, Hunan, Guangdong, Guangxi, Zhejiang, Fujian

Teile benutzt: den ganzen getrockneten Körper, ohne die Gedärme
Anzeichen: Hartnäckig heilende Wunden; Skrofeln (Lymphknotenschwellung); Brustkrebs; Lungengeschwüre; Dysurie (Fehl- oder schwieriges Harnen); Strangurie (schmerzhaftes Harnlassen), verursacht durch den Abgang von (Urin-)Blasenstein; Rheumatismus; Hautjucken.
Wirkung: Entgiftet den ganzen Körper; löst angesammelte, pathogene (krankheitserregende) Faktoren auf; fördert den Metabolismus (Stoffwechsel) der Körperflüssigkeit.
Dosis: zwei bis fünf Gramm, getrocknet, pulverisiert.
Bemerkung: Benutzt wird auch der frische Körper, ausgenommen, sauber gewaschen und gekocht zusammen mit magerem Fleisch, als ein Heilmittel für Schwäche bei Kindern und Auszehrung durch Unterernährung.

A-7. LAN WIE SHI LONG ZI (Skink-Art)
Alias: lan wie si jiao she, shi ling zi
Zoologischer Name: Eumeces elegans (Boulenger)

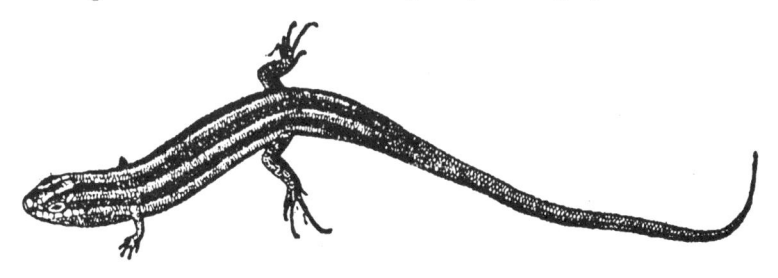

Natürliche Verbreitung: Henan, Sichuan, Yunnan, Guizhou, Hubei, Anhui, Jiangsu, Zhejiang, Jiangxi, Fujian, Taiwan, Guangdong, Hainan und Guangxi.
Teile benutzt: den ganzen getrockneten Körper, ohne die Gedärme.
Anzeichen und Wirkung: wie Eumeces chinensis (Nr. A-6)
Dosis: zwei bis fünf Gramm

A-8. HEI LONG JIANG CAO XI (Langschwanzeidechse)
Alias: shan ma she zi, shu ma she zi, she shi

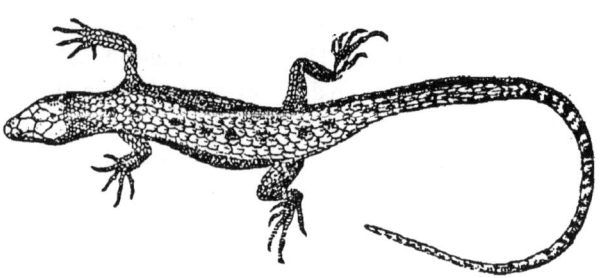

Zoologischer Name: Takidromus amurensis (Peters)
Familie: Lacertidae
Natürliche Verbreitung: Heilongjiang, Jilin und Liaoning.
Teile benutzt:
den ganzen getrockneten Körper, ohne die Gedärme. Diese Substanz wird zu einem medizinischen Getränk (She Shi Tonik) gemacht: Drei She Shi (Takidromus Amurensis) in 500 Gramm 60%igen Alkohol einweichen. Den Behälter versiegeln und die Flüssigkeit drei Monate lang an einen kühlen Platz stellen. Danach erst kann es für Heilzwecke benutzt werden.
Anzeichen: Rheumatische Schmerzen.
Wirkung: Vertreibt Wind und Feuchtigkeit; erleichtert Schmerzen.
Dosis: 15 bis 20 ml

A-9. BAI TIAO CAO XI (Langschwanzeidechsen-Art)
Zoologischer Name: Takydromus wolteri (Fisther)
Natürliche Verbreitung: Heilongjiang, Jilin, Liaoning, Jiangsu, Jiangxi, Anhui, Fujian und Sichuan.
Teile benutzt: den ganzen getrockneten Körper.
Anzeichen:
Verletzungen und Knochenbrüche durch Unfall; Lymphknoten-Tuberkulose; Tracheitis (Luftröhrenentzündung); Epilepsie.
Wirkung: Aktiviert den Blutkreislauf, löst Blutstaus und pathogene (krankheitserregende) Faktoren auf; reduziert Kropf; ist antipyretisch (fieberbekämpfend) und beruhigend.
Dosis: ein bis drei Tiere.

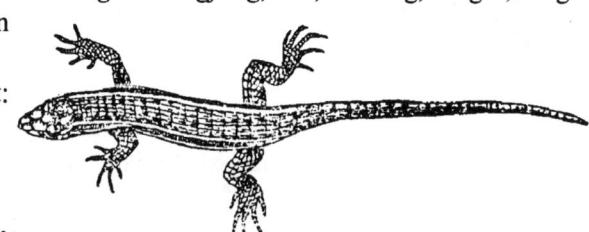

A-10. LI BAN MA XI (Wüstenrenner-Eidechse)
Alias: ma she zi, she shi zi
Zoologischer Name: Eremias argus (Peters)
Natürliche Verbreitung: Heilongjiang, Jilin, Liaoning, Innere Mongolei, Shanxi, Hebei, Henan, Shandong, Sha'anxi, Gansu, Qinghai, Xinjiang, Jiangsu und Zhejiang Provinzen.
Teile benutzt: den ganzen getrockneten Körper
Anzeichen und Wirkung: wie Nr. A-9, Takydromus wolteri
Dosis: ein bis zwei Stück
Bemerkung:
Bei neueren Klinikpraktiken hat sich dieses Heilmittel als effektiv gegen Magenkrebs erwiesen. In manchen Plätzen wird es auch mit Cao Xi (A-8/A-9 Takydromus Spp) zu einem Medikament gemacht.

A-11. SHAN DI MA XI (Wüstenrenner-Eidechsen-Art)
Alias: hua bei ma xi
Zoologischer Name: Eremias brechleyi (Guenther)
Natürliche Verbreitung: Innere Mongolei, Sha'anxi, Shanxi, Hebei, Henan, Shandong und Jiangsu.

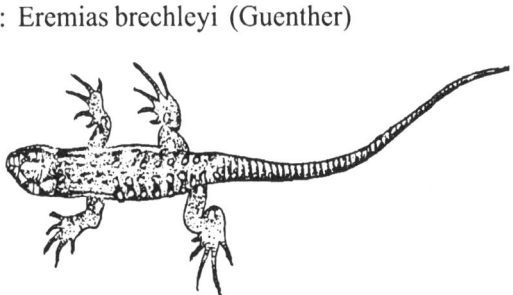

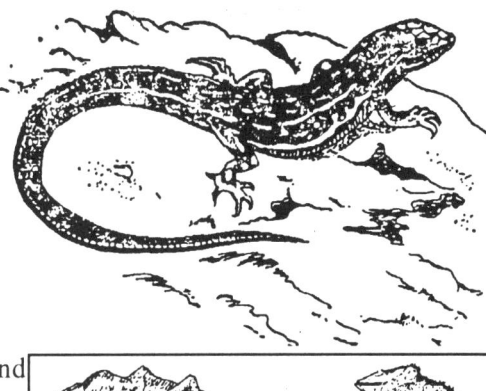

Teile benutzt: den ganzen getrockneten Körper.
Anzeichen und Wirkung: wie Takydromus Wolteri (Nr. A-9)
Dosis: ein bis zwei Tiere

A-12. MI DIAN MA XI (Wüstenrenner-Eidechsen-Art)
Zoologischer Name: Eremias multiocellata (Guenther)
Natürliche Verbreitung: Innere Mongolei, Xinjiang, Qinghai, Gansu, Ningxia und Sha'anxi.
Teile benutzt: den ganzen getrockneten Körper.
Anzeichen und Wirkung: wie Takydromus Wolteri (Nr. A-9)
Dosis: ein bis zwei Tiere

A-13. HUANG JI YOU SHE (Zornnattern Gattung)
Alias: bai ji she, bai xian she, huang xian she.
Zoologischer Name: Coluber Spinalis (Peters)
Familie: Colubridae (Nattern)
Natürliche Verbreitung: Heilongjiang, Jilin, Liauing, Innere Mongolei, Xinjiang, Gansu, Sha'anxi, Shanxi, Hebei, Henan und Shandong.
Teile benutzt: den ganzen getrockneten Körper; in Alkohol eingelegt (wie Nr. A-8).
Anzeichen: Rheumatisches Arthritis; Taubheit (Gefühllosigkeit) unter der Haut); körperliche Schmerzen.

Wirkung: Vertreibt Wind und Feuchtigkeit; erleichtert Schmerzen.
Dosis: 10 bis 20 ml

A-14. CHI LIAN SHE
Alias: huo chi lian, hong ban she.
Zoologischer Name: Dinodon rufozonatum (Cantor)
Natürliche Verbreitung: Alle Provinzen außer Innere Mongolei, Xinjiang, Tibet, Qinghai, Gansu und Ningxia.
Teile benutzt: der ganze Körper, lebendig in 60%igen Alkohol gelegt. (siehe Nr. A-8)
Anzeichen: Rheumatisches Arthritis; Taubheit (Gefühllosigkeit) unter der Haut); körperliche Schmerzen.
Wirkung: Vertreibt Wind und Feuchtigkeit; erleichtert Schmerzen.
Dosis: 10 bis 20 ml.

A-15. ZHEN WEN JIN SHE (Dione-Kletternatter)
Alias: bai tiao jin she, ma she
Zoologischer Name: Elaphie Dione (Pallas)
Natürliche Verbreitung: Jilin, Heilongjiang, Liaoning, Innere Mongolei, Gansu, Xinjiang, Qinghai, Sha'anxi, Shanxi, Hebei, Henan,

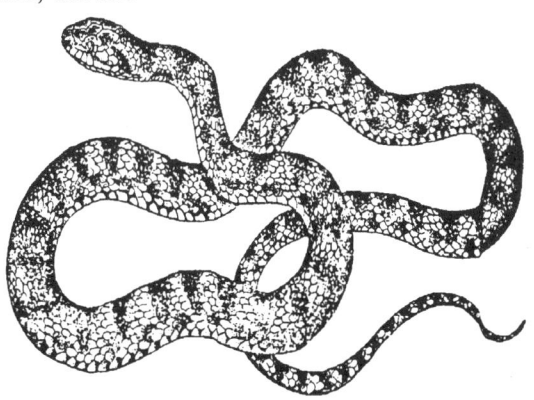

Shandong, Anhui und Jiangsu.
Teile benutzt: die abgestreifte, getrocknete Haut.
Anzeichen: Krampfartige Krankheiten, Rachenentzündung, verschiedene Wunden, Karbunkel und Geschwüre, Schorf, Nebula (Nebelfleck) und Katarakt (Grauer Star).
Wirkung: Vertreibt Wind; entfernt giftige (gesundheitsschädigende) Substanzen aus dem Körper; tötet Parasiten (Bazillen etc.); verbessert das Sehvermögen.
Dosis: 5 bis 15 Gramm

A-16. SHUANG BAN JIN SHE (Kletternattern-Art)
Zoologischer Name: Elaphe bimaculata (Schmidt)
Natürliche Verbreitung: Jiangxi, Hubei, Anhui, Jiangsu und Zhejiang Provinzen.
Teile benutzt: die abgestreifte, getrocknete Haut.
Anzeichen und Wirkung: wie Elaphie Dione (Nr. A-15)
Dosis: 5 bis 15 Gramm

A-17. WANG JIN SHE (Kletternattern-Art)
Alias: leng lin jin she, leng jin she, jin she, wang she, you cai hua, huang mang she, chou huang she.
Zoologischer Name: Elaphe carinata (Guenther)
Natürliche Verbreitung: Henan, Sha'anxi,

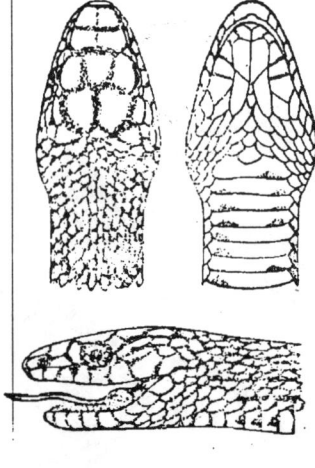

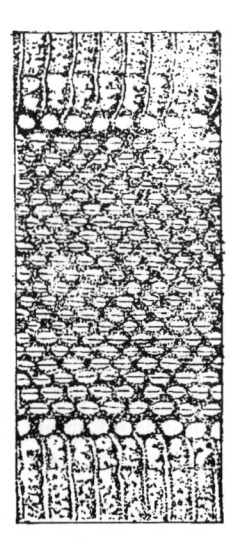

Jiangsu, Anhui, Hubei, Hunan, Fujian, Zhejiang, Sichuan, Yunnan, Guizhou, Guangxi und Guangdong Provinzen.
Teile benutzt: die abgestreifte, getrocknete Haut.
Anzeichen und Wirkung: wie Elaphie Dione (Nr. A-15)
Dosis: 5 bis 15 Gramm

A-18. WU YOU SHE (Kielrückennattern-Art)
Alias: cao chi lian
Zoologischer Name: Natrix percarinata (Guenther)
Natürliche Verbreitung: Henan, Gansu, Sichuan, Yunnan, Guizhou, Hubei, Jiangsu, Zhekiang, Jiangxi, Hunan, Fujian, Guangdong, Guangxi und Taiwan.
Teile benutzt: die abgestreifte, getrocknete Haut.
Anzeichen und Wirkung: wie Elaphe dione (Nr. A-15)
Dosis: 5 bis 15 Gramm

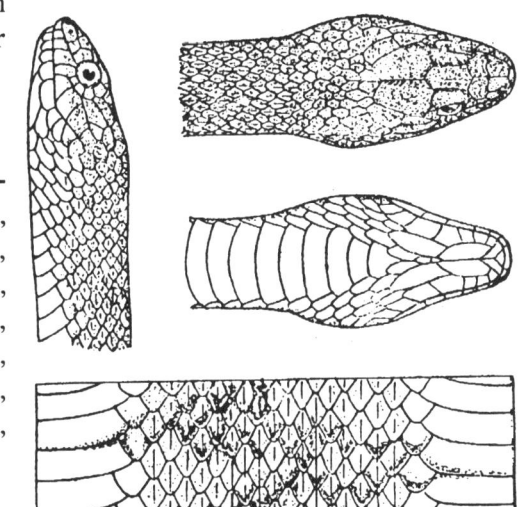

A-19. CAO YOU SHE (Kielrückennattern-Art)
Alias: hua lang she; ban bei she
Zoologischer Name: Natrix storata (Linnaeus)
Natürliche Verbreitung: Hunan, Yunnan, Guizhou, Zhejiang,

Jiangxi, Hunan, Fujian, Taiwan, Guangdong und Guangxi.
Teile benutzt: die abgestreifte, getrocknete Haut.

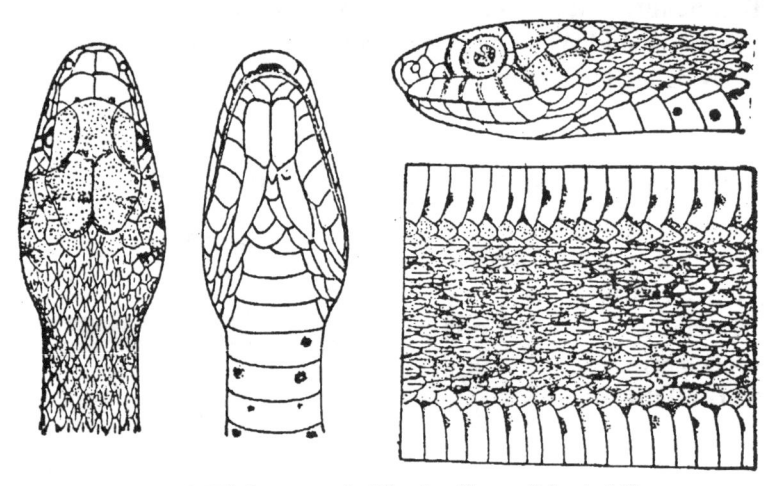

Anzeichen und Wirkung: wie Elaphe dione (Nr. A-15)
Dosis: 5 bis 15 Gramm

A-20. BU BAN YOU SHE (Kielrückennattern-Art)
Alias: ye ji bo zi, zhu ye qing, cai zi she
Zoologischer Name: Natrix tigrina lateralis (Berthold)
Natürliche Verbreitung: Heilongjiang, Jilin, Liaoing, Hebei, Shanxi, Shandong, Henan und Sha'anxi.
Teile benutzt: der ganze Körper
Anzeichen: Knochentuberkulose; übermäßiges Wachsen von Knochenmaterie, Rheumatismus.
Wirkung: Entfernt giftige Substanzen (gesundheitsschädigende Materie) aus dem Körper; erleichtert Schmerz; vertreibt Wind und Feuchtigkeit.

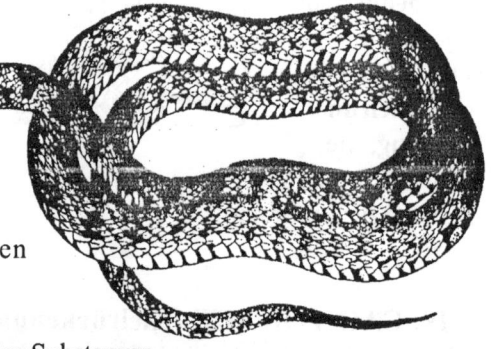

Dosis: 2 bis 7 Gramm
Bemerkung: Bei neueren klinischen Praktiken, hat sich dieses Heilmittel gegen Magen-, Speiseröhren- und Brustkrebs als effektiv erwiesen.

A-21. FU SHE (Dreieckskopfottern; Halysschlange)
Alias: cao shang fei, qi cun zi, tu gong she, lan tu she, lan du fu, di bian she, gou shi fu.
Zoologischer Name: Agkistrodon halys (Pallas).
Familie: Viperidae
Natürliche Verbreitung: Heilongjiang, Jilin, Liauing, Innere Mongolei, Xinjiang, Gansu, Ningxia, Sha' anxi, Shangxi, Hebei, Henan, Shandong, Anhui und Jiangsu.
Teile benutzt: der ganze Körper; getrocknet und zu Pulver zerrieben.
Anzeichen: Rheumatische Schmerzen und Taubgefühl; Lepra; Lymphknotentuberkulose; Wunden und Furunkel; allgemeine Schwäche nach einer längeren oder schweren Krankheit; Hyperhidrosis (übermäßiges Schwitzen); nicht genügend Milch zum Stillen nach einer Entbindung.

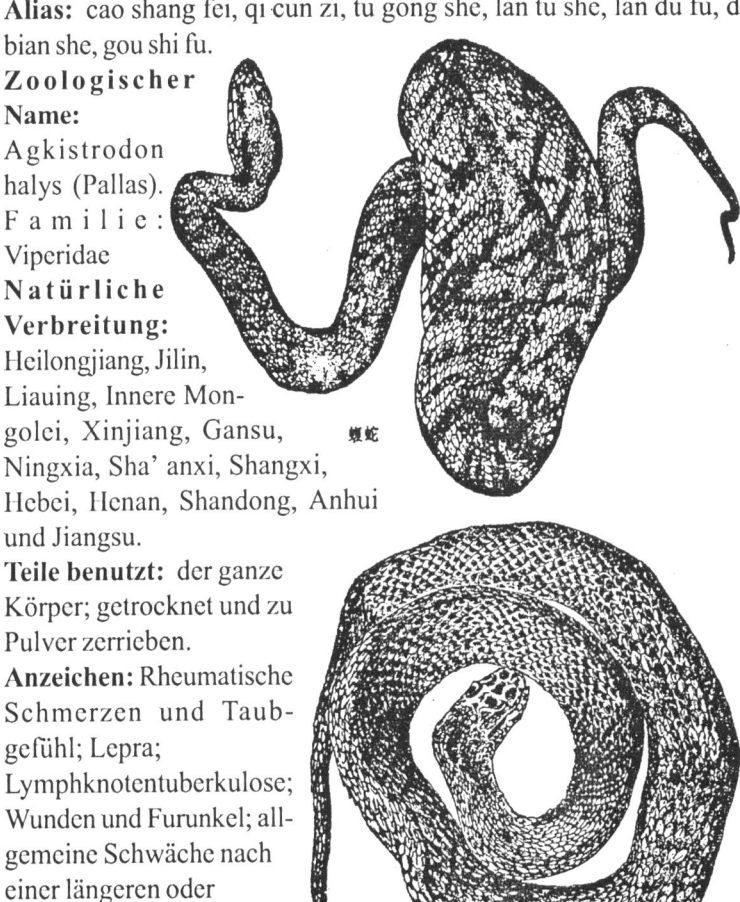

Wirkung: Vertreibt Wind; ist analgetisch (schmerzstillend); entfernt giftige Entzündungssubstanzen aus dem Körper; wirkt als Tonikum; fördert die Milch während der Stillzeit.
Dosis: ein bis 2 Gramm.
Bemerkung: Giftig! Die Heilkraft der Agkistrodon halys wird neuerlich in verschiedenen Formen benutzt. Außer als Pulver wird es auch als destillierte Flüssigkeit zur Behandlung von Osteomyelitis (durch Eiter infizierte Knochenentzündung) und Tuberkulose benutzt. Eingelegt in Alkohol (s. She Shi Tonik, Nr. A-8), ist es auch ein sehr gutes Mittel gegen Rheumatismus.

A-22. GAO YUAN FU (Dreieckskopfottern-Art)
Zoologischer Name: Agkistrodon strauchi Bedriaga
Natürliche Verbreitung: Gansu, Qinghai, Tibet, Sichuan.
Teile benutzt: der ganze, getrocknete Körper.
Anzeichen und Wirkung: wie bei Nr. A-21
Dosis: ein bis zwei Gramm

A-23. BAI HUA SHE (Dreieckskopfottern; Chinesische Nasenotter und Bungars)
Alias: qi she, da bai hua she, Jin qian bai hua she, xian bai hua she
Pharmazeutischer Name: Agkistrodon seu Bungarus
Zoologischer Name: Agkistrodon acutus (Gunther) und Bungarus multicinctus (Blyth).

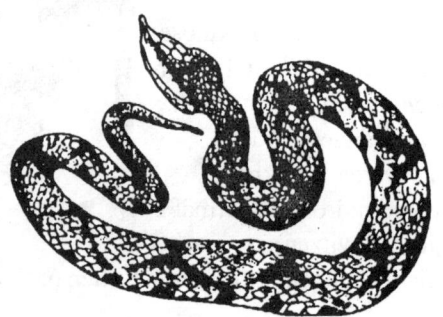

Familie: Viperidae (agkistrodon); elapidae (bungarus)
Natürliche Verbreitung: Jiangxi, Zhejiang, Fujian (Agkistrodon); Guangdong, Guangxi, Jangxi (Bungarus).
Natürliche Eigenschaft: süß, salzig, warm, toxisch.
Meridianbezug: Leber, Milz.
Anzeichen und Wirkung:
Öffnet sehr wirksam die Kanäle und vertreibt den Wind: gegen chronische Wind-Feuchtigkeit mit Taubgefühl und Schwäche in den Gliedmaßen sowie Verkrampfung der Sehnen.

Vertreibt den Wind der Haut: gegen Tinea (nagender Wurm, Fadenpilzerkrankung); Taubgefühl oder Hautausschläge.

Vertreibt den Wind der Sehnen: gegen jegliche Art von Krämpfen, Zittern, Zuckungen oder plötzliche Anfälle. Kann auch benutzt werden gegen Gesichtslähmung oder Hemiplegia (Lähmung einer Körperhälfte, meist durch Schlaganfall) durch Wind-Schlaganfall.

Dosis: 3 bis 10 Gramm in einer Decoction; 1 bis 1,5 Gramm als Pulver. Bei guter Qualität soll der Agkistrodon intakt und dick sein, mit klarem Muster; Bungarus sollte hellgelbes Fleisch haben, glänzen und verhältnismäßig klein sein, da meist nur junge Schlangen benutzt werden.

Bemerkungen: Die Substanz kann benutzt werden, um verschiedene Variationen von Wind-Fehler und Mängel zu behandeln. Kontraindiziert bei Yin-Mangel mit Hitze-Anzeichen. Mit Vorsicht zu gebrauchen bei Blutmangel.

A-24. WU SHAO SHE   (Gekielte Rattennatter)
Alias: wu she
Pharmazeutischer Name:
Zaocys Dhumnades
Zoologischer Name:
Zaocys dhumnades
(Cantor)
Familie: Colubridae
Natürliche Verbreitung:
Zhejiang, Jiangsu, Anhui, Jiangxi, Fujian.

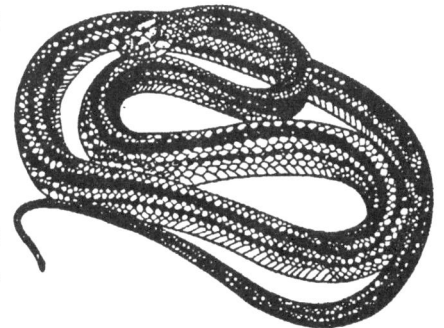

Sammelzeit: Sommer oder Herbst
Natürliche Eigenschaft:
süß, salzig, neutral
Meridianbezug: Leber, Milz
Anzeichen und Wirkung:
Wie bei Agkistrodon seu,
Bungarus (Nr. A-23),
aber nicht ganz so kräftig
wirkend. Dieses Mittel ist
nicht toxisch (nicht giftig).
Dosis: 3 bis 9 Gramm wenn
es zu einer Decoction benutzt wird; oder 3 Gramm, wenn es direkt
als Pulver benutzt wird. Bei guter Qualität ist das Tier intakt und
stramm, mit schwarzer Haut und gelbem Fleisch.
Bemerkungen: Kontraindiziert im Fall von Yin-Mangel mit Hitzezeichen. Vorsicht bei der Benutzung bei Patienten mit Blut-Mangel Symptome.

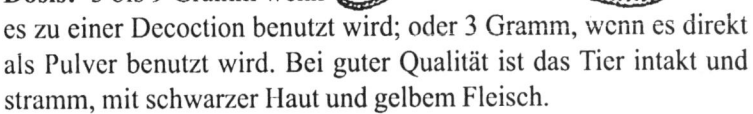

A-25. SHE TUI (abgezogene Schlangenhaut; Kletternattern oder Rattennattern)

Alias: she pi, long yi
Pharmazeutischer Name: Exuviae
Serpentis (abgezogene Schlangenhaut)
Zoologischer Name: Elaphe taeniurus
Cope, E. carinata (Gunther), oder Zaocys
dhumnades (Cantor).
Familie: Colubridae
Natürliche Verbreitung:
Mittel- und Ostchina.
Sammelzeit: das ganze Jahr lang.

蛇蜕
shé tuì

Natürliche Eigenschaft: süß, salzig, neutral.
Meridianbezug: Leber
Anzeichen und Wirkung:
Vertreibt Wind und stoppt Krämpfe: gegen Hautwunden (Risse) durch
Wind, und andere Wind-Symptome wie Krämpfe und Anfälle bei
Kindern.

Entfernt oberflächliche sichtbare Obstruktion: gegen Pterygium ("Flügelfell") oder anderen Problemen der Augenhornhaut.
Dosis: 1,5 bis 3 Gramm wenn es zu einer Decoction benutzt wird; oder 0,3 bis 0,6 Gramm, wenn es direkt als Pulver angewandt wird.
Gute Qualität ist dünn, lang, groß, intakt und weiß.

A-26. GUI BAN (Panzer der Chinesichen Dreikielschildkröte)
Alias: yuan wu ban
Pharmazeutischer Name: Plastrum Testudinis
Zoologischer Name: Chinemys reevesii (Gray), auch bekannt als Geoclemys reevesii (Gray).

guī bǎn

Familie: Testudinidae
Natürliche Verbreitung: Anhui, Jiangsu, Zhejiang, Hubei.
Sammelzeit: das ganze Jahr, hauptsächlich im Herbst und Winter.
Natürliche Eigenschaft: salzig, süß, kalt.
Meridianbezug: Herz, Nieren, Leber
Anzeichen und Wirkung:
Nährt das Yin und festigt das Yang: gegen Ying-Mangel mit aufsteigendem Yang, bei Symptomen wie Nachtschweiß, Schwindelgefühl, Tinnitus (Klingeln in den Ohren) und Knochenproblemen. Auch gegen Yin-Mangel der Leber und Nieren, die innerlich Windsymptome erzeugen, wie Gesichtskrämpfe und Zittern der Hände und Beine.
Unterstützt die Nieren und stärkt die Knochen: gegen Nieren-Yin-Mangel mit Anzeichen wie Schmerzen in der unteren Rückengegend, Schwäche in den Beinen, zurückgebliebene Entwicklung des Skeletts bei Kindern, oder verzögert schließende Fontanellen (Knochenlücke in der kindlichen Schädeldecke).
Kühlt das Blut und stoppt Gebärmutterbluten bei übermäßiger Menstruation, oder Gebärmutterbluten, verursacht durch rücksichtslose Bewegung von heißem Blut.
Nährt das Blut und kräftigt das Herz: gegen Herzschwäche mit Beklemmung und Angstgefühl, Schlaflosigkeit und Vergeßlichkeit.

Auch für Fleischwunden und schlecht heilende Wunden.
Dosis: 9 bis 30 Gramm.
Zerdrücke und koche die Substanz (den Schildpanzer) für etwa 30 Minuten, bevor andere Zutaten zur Decoction gegeben werden. Man kann die Substanz auch mit Essig kochen, damit sich seine Wirkung auf die Leber konzentriert. Dies erleichtert auch das Zerdrücken. Gute Qualität ist groß, sauber und ohne Fleisch.
Bemerkungen: Traditionelle Quellen besagen, daß diese Substanz nicht während der Schwangerschaft eingenommen werden soll, weil es Verhärtungen erweicht, Stauung öffnet und schwierige Entbindung einleitet bzw. erleichtert. Kontraindiziert auch bei Patienten mit 'feuchtkalten' Magen oder Durchfall wegen Yang-Mangel.

A-27. BIE JIA (Chinesische Weichschildkröte)
Pharmazeutischer Name: Carapax Amydae Sinensis
Zoologischer Name: Amyda sinensis (Wiegmann), auch bekannt als Trionyx sinensis.
Familie: Trionychidae
Natürliche Verbreitung:
Hubei, Anhui, Jiangsu,
Henan, Hunan,
Zhejiang, Jiangxi.
Sammelzeit: März
bis September
Natürliche Eigenschaft:
salzig, etwas kühl
Meridianbezug: Leber, Milz
Anzeichen und Wirkung:

鱉 甲
biē jiǎ

Nährt das Yin und festigt das Yang: gegen Yin-Mangel und Fieber; Knochenprobleme verursacht durch Feuchtigkeitshitze; Nachtschweiß oder Schwindsucht / Auszehrung. Wird oft auch benutzt, wenn Symptome die innere Bewegung von Leberwind zeigen.
Belebt das Blut, fördert die Menstruation und löst Knötchen auf: gegen Symptome wie Ansammlungen in Brust und Flanken, die Schmerzen und Amenorrhoe (Ausbleiben der monatlichen Regel) verursachen, sowohl wie auch Malariakomplikationen mit spür-

barer Massebildung. Wird auch angewandt bei übermäßig starker Menstruation wegen heißem Blut.
Dosis: 9 bis 30 Gramm. Sollte für etwa 30 Minuten gekocht werden, bevor andere Zutaten zur Decoction getan werden. Die Substanz benutzt roh, um das Yin zu verbessern und das Yang zu stärken; gekocht mit Essig um harte Anschwellungen oder Knoten zu erweichen und zu verkleinern; so konzentriert man auch ihre Wirkung auf die Leber. Gute Qualität ist groß, rein und ohne Fleisch.
Bemerkungen: Kontraindiziert während Schwangerschaft und bei Erkältung durch Milzmängel mit reduziertem Appetit und Durchfall. Sollte ebenfalls nicht angewandt werden, wo eine äußerliche Komplikation nicht vollständig gelöst wurde. Benutze auch mit Vorsicht bei Impotenz.

A-28. GE JIE (Tokee-Gecko)
Pharmazeutischer Name: Gecko
Zoologischer Name: Gekko gecko
Familie: Geckonidae
Natürliche Verbreitung: Shanxi, Jiangsu, Yunnan, Guangdong, Guangxi,
Sammelzeit: Mai bis September
Natürl. Eigenschaft: salzig, neutral
Meridianbezug: Lunge, Nieren
Anzeichen und Wirkung:
Assistiert den Nieren und verbessert die Lungen: gegen Nieren- und Lungenmangel, wenn die Niere das Qi nicht fassen kann; offenbart sich als schweres Atmen. Auch gegen Husten bei Schwindsucht / Auszehrung oder Husten mit Blutspuren im Auswurf..
Unterstützt das Nieren-Yang und vermehrt die Essenz und das Blut: gegen Impotenz, morgendlichen Durchfall und öfterem Urinieren wegen Nieren-Yang-Mangel.
Dosis: 3 bis 7 Gramm als Pulver (in Tablettenform oder Pulver); 9 bis 15 Gramm für eine Decoction (der Kopf und die Füße werden gewöhnlich nicht in die Decoction getan). Gute Qualität ist wichtig, um gute Wirkung zu erzielen.

Bemerkungen: Kontraindiziert bei Patienten mit Atembeschwerden und Husten, entweder durch äußerlich verursachte Wind-Kälte oder übermäßige Hitze.

A-29. CHAN SU (Kröten-Absonderung)

Pharmazeutischer Name: Secretio Bufonis
Zoologischer Name: Bufo bufo gargarizans oder Bufo melanostictus (Schwarznarbenkröte).
Familie: Bufonidae
Natürliche Verbreitung: Hebei, Shandong, Sichuan, Hunan, Jiangsu, Zhejiang.
Sammelzeit: Sommer oder Herbst
Natürliche Eigenschaft: süß, scharf, warm, toxisch.
Meridianbezug: Nieren, Magen
Anzeichen und Wirkung:
Vertreibt Giftigkeit; reduziert Schwellungen und lindert Schmerzen: für interne Einnahme oder äußerlich direkt auf Wunden, Geschwüre und Karbunkel angewandt. Auch gegen Schmerzen und Schwellungen in der Kehle.
Vertreibt Sommerhitze und Feuchtigkeit, öffnet Hohlräume: gegen extreme Sommerhitze mit Unterleibschmerz, Erbrechen, Durchfall und in extremen Fällen Bewußtlosigkeit.
Dosis: 0,015 bis 0,03 Gramm in Tabletten oder Pulver für den innerlichen Gebrauch, oder als Paste für äußerliche Anwendung. Gute Qualität ist rötlich braun, lichtdurchlässig und glänzt.
Bemerkungen: Kontraindiziert während Schwangerschaft. Gebrauche innerlich mit Vorsicht. Diese Substanz muß von den Augen ferngehalten werden. Radix Amebiae seu Lithospermi ist das Gegengift.

A-30. HAI GE KE (Muschel-Art)
Alias: Hai ge fen
Pharmazeutischer Name: Conca Cyclinae Sinensis
Zoologischer Name: Cydinae sinensis (Gmelin)
Familie: Veneidae
Natürliche Verbreitung: entlang der Küste Chinas
Sammelzeit: Frühjahr oder Herbst
Natürliche Eigenschaft: bitter, salzig, neutral
Meridianbezug: Nieren, Lunge, Magen
Anzeichen und Wirkung:
Bereinigt Hitze, leitet das Lungen-Qi nach unten und löst Schleim auf: gegen Lungen-Hitze mit dickem, zähen und schwierig auszuhustenden Schleim, begleitet mit Schmerzen in der Brust.
Erweicht Härte und löst Knoten/Knötchen auf: gegen Komplikationen wie Schleim-Feuer, Kropf und Skrofeln (Lymphknotenschwellung).
Erleichtert und fördert Urinieren und vertreibt Feuchtigkeit: gegen trübes, schmerzhaftes Urinieren und Vaginal-Ausfluß.
In kalzinierter Pulverform, gegen epigastrischen (in der oberen Bauchhöhle) Schmerz und säuerlichem Aufstoßen.
Dosis: 6 bis 15 Gramm der Schale, kalziniert oder geröstet, als Pulver; oder 1 bis 3 Gramm in Tablettenform. Diese Substanz wird gewöhnlich als Pulver benutzt und in Gaze getan, bevor es in eine Decoction (zum Kochen in eine Heilsud) kommt. Gute Qualität ist eine glänzende innere Schale.
Bemerkungen: Kontraindiziert bei Qi-Mangel oder Erkältung.

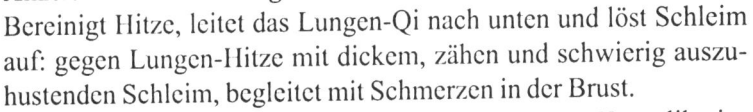

A-31. MU LI (Schalenplate-Auster)
Alias: mu li ke
Pharmazeutischer Name:
Concha Ostreae
Zoologischer Name:
Ostrea gigas (Riesenauster.),
Ostrea rivularis oder
Ostrea taienwhanensis.
Familie: Ostreidae (Austern)
Natürliche Verbreitung: an der Küste von Nordchina (O. gigas und O. taienwhanensis); entlang der ganzen Küste (Ostrea rivularis).
Sammelzeit: das ganze Jahr
Natürliche Eigenschaft: salzig, scharf, kühl
Meridianbezug: Leber, Nieren
Anzeichen und Wirkung:

牡 蛎

mŭ li

Beruhigt und besänftigt das Gemüt; gegen Herzklopfen mit Aufregung, Unruhe und Schlaflosigkeit.

Hilft dem Yin und festigt den schwimmendas Yang: gegen Nervösität, Schlaflosigkeit, Schwindelgefühl. Kopfschmerzen. Tinnitus (Klingeln in den Ohren), verschwommene Sicht, Zorn - Rage, oder gerötetes Gesicht wegen Yin-Mangel mit aufsteigendem Yang.

Verhindert Verlust von Flüssigkeit: gegen andauerndes Schwitzen des Patienten mit feuchte-Hitze-Knochen-Schwierigkeiten, oder Nachwirkungen bei einer Wärme-Schwäche-Krankheit. Wird auch benutzt als Stopfmittel bei plötzlichen Schweißausbrüchen, Nachtschwitzen, nächtliche Emission (Bettnässen), Spermatorrhoe (Samenausfluß ohne geschlechtliche Erregung) oder vaginalem Ausfluß, oder Gebärmutterblutung als Mangelerscheinung.

Erweicht Härte und löst Knötchen auf: gegen verschiedene Knoten am Nacken, wie Skrofeln (Lymphknotenschwellung) und Kropf.

Dämpft Schärfe und lindert Schmerzen: wird in kalzinierter Form

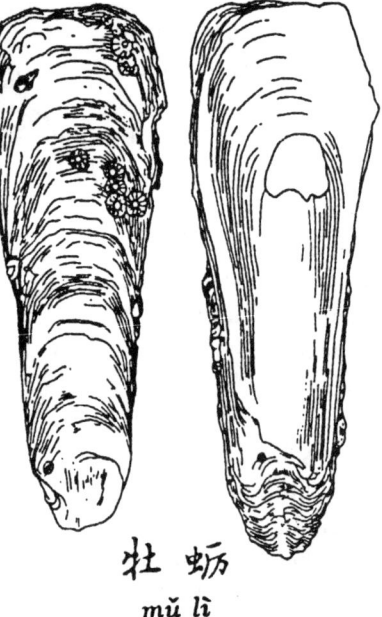

benutzt gegen übermäßige Magenschmerzen mit einem säuerlichen Geschmack im Mund.
Dosis: 15 bis 30 Gramm. Kalziniert, um Schärfe zu dämpfen und Auslaufen von Flüssigkeiten zu verhindern; ansonsten sollte es im rohen Zustand benutzt werden. (Kalziniert heißt in diesem Fall: Das rohe Heilmittel- die Schalen - mit Feuer direkt oder indirekt so erhitzen, daß sie brüchig werden und der volle Effekt der Medizin daraus eingesetzt werden kann.)
Muß für 20 bis 30 Minuten gekocht werden, ehe man andere Zutaten zu der Decoction hinzufügt. Gute Qualität ist groß, weiß und hat eine saubere und glänzende innere Seite.
Bemerkungen: Kontraindiziert bei hohem Fieber durch Überfluß, mit ausbleibendem Schwitzen. Eine Überdosis kann zu Verdauungsstörung oder Verstopfung führen.

A-32. ZHEN ZHU (Perle)
Alias: Zhen zhen zhu
Pharmazeutischer Name:
Margarita (Süßwasserperle)
Zoologischer Name:
Pteria margaritifera L.
(Große Seeperlmuschel),
Pteria martensii Dunker,
Hydiopsis cumingii Lea,
Cristaria plicata Leach.
Familie: Pteriidae (pteria);
Unionidae hydiopsis, cristaria
(Flußmuschel)
Natürliche Verbreitung:
natürliche Perlen werden an
der Küste von Guangdong,
Guangxi und Taiwan gefunden. Kultivierte Süßwasserperlen in Heilongjiang, Anhui und Jiangsu.
Sammelzeit: das ganze Jahr, doch meistens im Dezember.
Natürliche Eigenschaft: süß, salzig; kalt
Meridianbezug: Herz, Leber

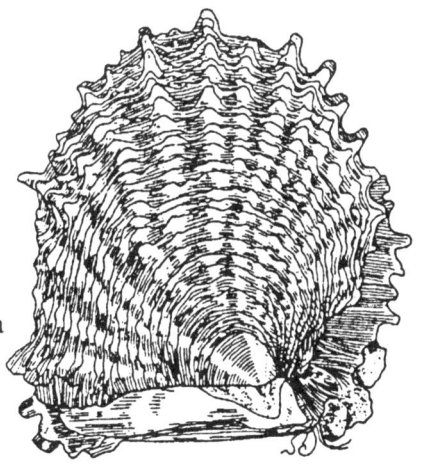

Anzeichen und Wirkung:
Beruhigt das Herz, Herzklopfen und Zittern: gegen übermäßiges Herzklopfen, Kinderkrämpfe und plötzliche Anfälle. Wird auch dazu benutzt, wenn der Patient ängstlich oder leicht zornig wird, um das Herz und Gemüt wieder in Harmonie zu bringen. Reinigt die Leber und eliminiert visuelle oberflächliche Obstruktionen; gegen verschwommene Sicht wegen Pterygium (Bindegewebehautveränderung) oder andere äußerliche Augenprobleme. Wird oft äußerlich als Pulver direkt angewandt. Fördert Heilung und generiert Fleisch (Muskelgewebe): wird äußerlich angewandt als Pulver gegen chronische, nichtheilenzuwollende Geschwüre oder zerfleischte Stellen (auch das Zahnfleisch oder in der Kehle).
Dosis: 0,3 bis 0,9 Gramm. Wird hauptsächlich in Tablettenform oder als Pulver verwendet. Öfters wird es auch zwei Stunden lang mit Bohnenquark (Tofu) und Wasser gekocht, bevor es aus dem Wasser genommen und zu einem Pulver zermahlen wird. Für äußerliche Anwendung wird es als Pulver oder auch als Augentropfen benutzt. Gute Qualität ist groß, rund, glatt, lichtdurchlässig.

A-33. WA LENG ZI
(Archenmuschel)
Alias: han, wa leng, wa long zi
Pharmazeutischer Name: Concha Arcae
Zoologischer Name: Arca inflata (Reeve); Arca granosa L., oder Arca subcrenala (Lischke).
Familie: Arcidae
Natürliche Verbreitung: entlang der Küste Chinas
Sammelzeit: Frühjahr und Herbst

瓦楞子
wǎ léng zǐ

Natürliche Eigenschaft: süß, salzig, neutral
Meridianbezug: Leber, Milz
Anzeichen und Wirkung: Belebt das Blut, löst Schleim und Knoten

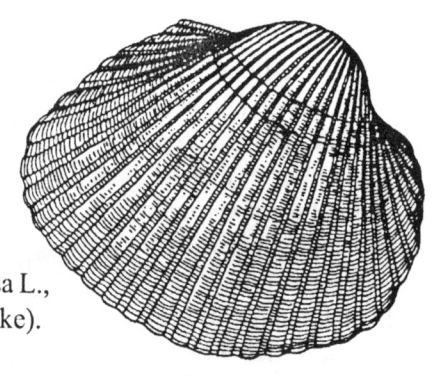

auf: gegen bewegliche und unbewegliche Masse im Unterleib, das entweder Blutstaus, Ansammlung von Schleim oder träges Qi zur Folge hat.
Dämpft Schärfe und lindert Schmerzen: gegen chronische Schmerzen in der Magengrube (wie bei Magengeschwür-Schmerzen) oder gegen Blutstau-Schmerzen, begleitet mit Erbrechen und säuerlichem Aufstoßen.
Dosis: 9 bis 15 Gramm. Muß vorher gekocht werden. Sollte in kleine Stückchen zerbrochen oder zu Pulver zermahlen werden. Kann danach benutzt werden, um die Bewegung des Blutes zu fördern und Schleim aufzulösen; kalziniert, um Magensäure aufzusaugen bzw. zu dämpfen.
Bemerkung: In Wasser kochen; das Fleisch ablösen; die Schale zu Pulver zermahlen oder kalzinieren.

A-34. DI LONG
(roter Regenwurm)
Alias: qiu yin, guang di long, gan di long.
Pharmazeutischer Name: Lumbricus

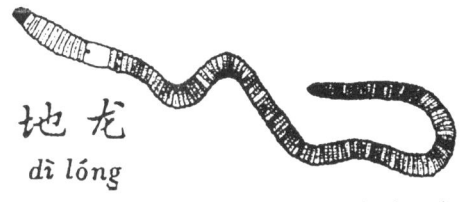

地龙
dì lóng

Zoologischer Name: Pheretima aspergillum (Perrier) oder Allolobophora caliginosa (Savogny) trapezoides (Ant. Duges).
Familie: Megascolecidae
Natürliche Verbreitung: (Pheretima) Guangdong (am besten), auch in Guangxi und Fujian; (Allolobophora) in ganz China (das von Jiangxi ist am besten).
Sammelzeit: Sommer und Herbst
Natürliche Eigenschaft: salzig, kalt
Meridianbezug: Blase, Leber, Lunge, Milz.
Anzeichen und Wirkung:
Entleert Hitze und stoppt Krämpfe und Krampfanfälle: gegen hohes und starkes Fieber mit plötzlich auftretenden Krampfanfällen und Krämpfe. Kann auch allein, ohne weitere Zutaten benutzt werden. Wurde in neuerer Zeit auch gegen Schizophrenie eingesetzt.
Beruhigt Atemnot (Hyperventilation): Gegen schwieriges Atmen, be-

sonders wegen Hitze der Lungen.
Reinigt Hitze, es öffnet und fördert Bewegung in den Haupt- und Seitenkanälen: gegen geschwollene und schmerzhafte Gelenke mit eingeschränkter Bewegungsfähigkeit. Wird meistens benutzt gegen heiße (entzündete), schmerzhafte Obstruktion; zusammen mit anderen passenden Substanzen kann es auch benutzt werden gegen schmerzhafte, kalte Obstruktionen. Auch gegen Hemiplegie (Schlaganfall mit halbseitiger Körperlähmung) durch verhinderten Fluß in den Kanälen, wie z.b. als Folge eines Wind-Schlaganfalls.
Klärt Hitze und fördert Urinieren: gegen heiße, schmerzhafte Urinstörungen und in schwierigen Fällen, Oedema (Wasseransammlung, Wassersucht). Besonders von Nutzen bei Problemen durch Hitze-Stau in der Blase mit Schwierigkeiten beim Urinieren oder die Unfähigkeit zu Urinieren.
Wurde in letzterer Zeit auch eingesetzt gegen Hypertension (hohen Blutdruck) in Verbindung mit einer Steigerung der Leber-Yang-Anzeichen.
Dosis: 4,5 bis 12 Gramm. Die Wirkung kann verbessert werden, wenn man die Heilsubstanz in Wein einweicht. Gute Qualität ist dick, lang und intakt.

A- 35. SHUI ZHI (Egel)
Alias: ma huang
Pharmazeutischer Name: Hirudo seu Whitmania
Zoologischer Name: Hirudo nopponia Whitman, Whitmania pigra (Whitman), oder W. acranulata (Whitman)
Familie: Hirudinidae
Natürliche Verbreitung: ganz China
Sammelzeit: Sommer, Herbst
Natürliche Eigenschaft: salzig, bitter, neutral, leicht toxisch
Meridianbezug: Leber, Blase
Anzeichen und Wirkung:
Löst auf und öffnet Blutstaus; reduziert immobile Massebildung:

gegen Amenorrhoe (Ausbleiben der monatlichen Regel) und unbewegliche Masse im Unterleib durch Blutstasis sowie auch durch Verletzungen.
Dosis: 1,5 bis 3 Gramm. Diese Substanz ist toxisch und sollte nicht allzuoft benutzt werden. Bevor sie entweder in Pulver- oder Tablettenform gebraucht wird, sollte die Heilsubstanz gelblich geröstet werden.
Bemerkungen: Kontraindiziert während Schwangerschaft und in Fällen von Blutmangel oder bei körperlicher Schwäche ohne Staus.

Teil 5

Säugetiere

S-1. YA ZHOU XIANG (Elefant)
Alias: yin du xiang, ye xiang, lao xiang, da ben xiang.
Zoologischer Name: Elephas maximus (Linnaeus)
Natürliche Verbreitung: im südlichen Asien, Yunnan
Teile benutzt: Haut, Stoßzähne, Fleisch, Knochen und Gallenblase.
Anzeichen und Wirkung:

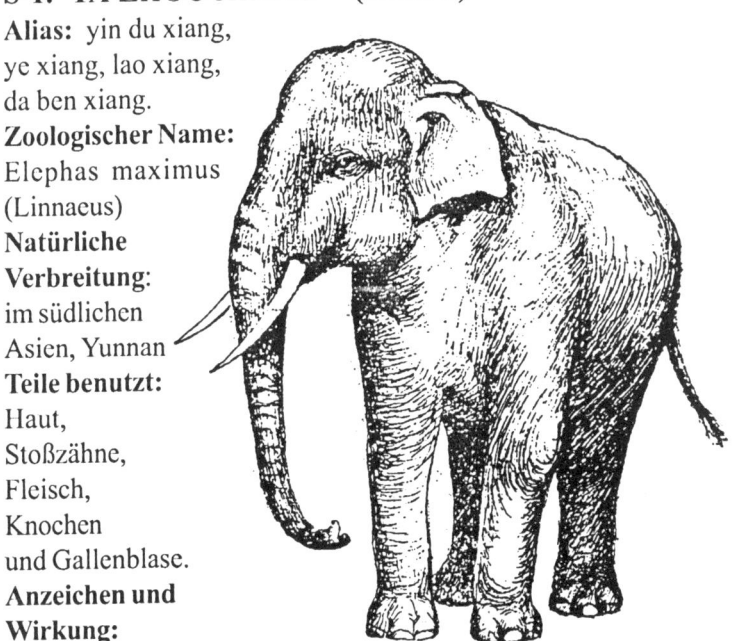

Haut - Hämostasis (Blutstockung oder -stau), stopfend für blutende Wunden: gegen Blutungen durch Verletzung, Wunden oder Geschwüre; mit einer Dosis von 5 bis 10 Gramm.

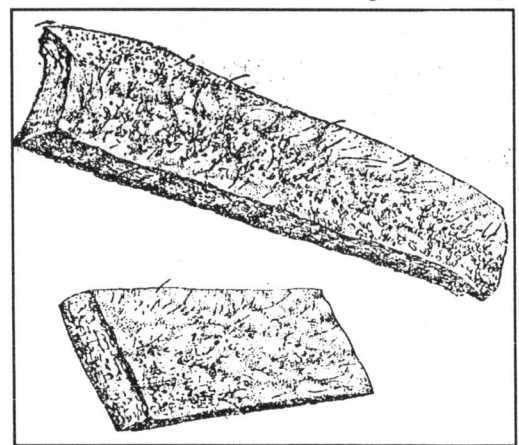

Stoßzahn - Vertreibt Hitze und beruhigt Angstgefühl, entfernt toxische Substanzen (entgiftet schädliche Krankheitsverursacher) und hilft beim Aufbau von Haut und Muskeln. Gegen krampfartige Krankheiten, Hitzesyndrom, Karbunkel und Fistel im Analbereich; mit einer Dosis von ein bis zwei Gramm.

Fleisch - Hilft der Kopfhaut (Skalp, Haarwuchs).

Knochen - Vertreibt toxische Materie (Gesundheitsschädliche Substanzen).

Gallenblase - Entfernt Hitze und lebendes Feuer, entfernt toxische Materie (Entzündungsmaterie), reinigt die Leber, unterstützt die Augen und lindert Schmerz. Gegen krampfartige Krankheiten, Gelbsucht, Rotauge, hartnäckig heilende Wunden und Entzündung von weichen Gewebe; mit einer Dosis von 0,1 bis 0,3 Gramm.

S-2. RU GEN (Dugong-Seekuh)
Alias: ren yu
Zoologischer Name: Dugong Dugong (Müller)
Natürliche Verbreitung: der Indische Ozean, der Pazifische Ozean und Guangxi von China.
Teile benutzt: Öl produziert aus dem Fett
Anzeichen: Lungenbruch (Lungenhernie) und Asthenie.
Wirkung: Nährt und belebt die körperliche Vitalität.
Dosis: 2 bis 6 Gramm.

S-3. SHUANG FENG TOU (Zweihöckeriges Kamel)
Alias: luo tuo, ye tuo

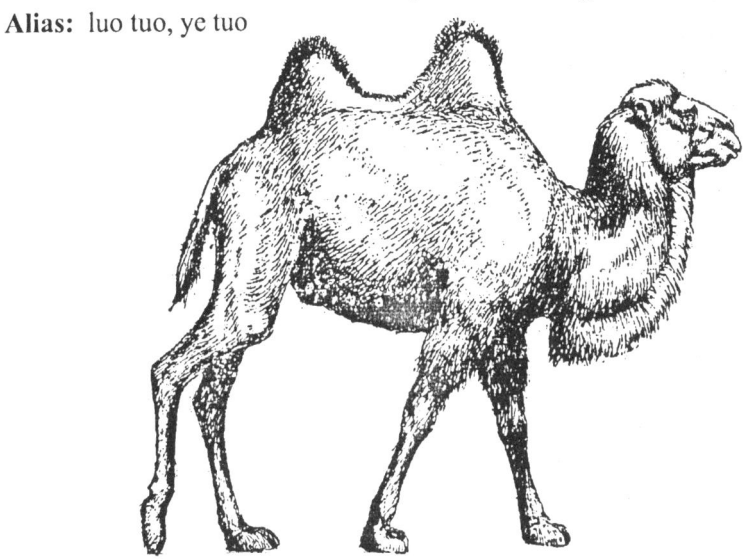

Zoologischer Name: Camelus bactrianus ferus (Przewalski)
Natürliche Verbreitung: Südosten von Xinjiang, die Nordwest-Region von Gansu und Qinghai sowie in der Mongolei.
Teile benutzt: Fett, Fleisch, Haare und die Milch.
Anzeichen und Wirkung:
Fett - vertreibt den üblen Wind und toxische Materie; lange andauernde Hautkrankheit und Juckreiz durch üblen Wind; schlecht heilende Wunden und Entzündung der weichen Gewebe; mit der nötigen Menge für äußerliche Anwendung.
Fleisch - Kräftigt den Körper; gegen Schwindsucht / Auszehrung; mit einer Dosis von 100 bis 200 Gramm.
Haare - vertreibt giftige (entzündliche) Substanzen; gegen Hämorrhoiden; mit der nötigen Menge für äußerliche Anwendung.
Milch - Stärkt und wärmt die mittlere Energie und kräftigt den Körper; gegen Schwindsucht / Auszehrung und körperliche Schwäche; mit einer Dosis von 50 bis 100 ml.

S-4. PAO (Rehbock)

Alias: pao zi, pao
Zoologischer Name: Capreolus capreolus (Linnaeus)
Natürliche Verbreitung: Im Norden Chinas, besonders in Nordost und Nordwest
Teile benutzt: Geweih, Bast, Lunge und das Blut.
Bezugsmeridian: Leber und Nieren
Eigenschaft: süß. salzig und warm
Anzeichen und Wirkung:

Geweih (Cornu Cervi Pantotrichum)- gebacken bis es brüchig wird, dann pulverisiert für den internen Gebrauch. Dosis: 0,3 bis 0,9 Gramm.
Stärkt das Nieren-Yang, nährt das Blut und die Essenz, die Knochen und Muskeln.
Gegen Nieren-Yang Mangel, Impotenz, Spermatorrhea, Schwäche in Lenden und Beine, Blut und Essenzmangel mit Symptome wie Schwindelgefühl, Taubheit (Gehörschwäche), Metrorrhagia, (zu lange dauernde Regelblutung) und Leukorrhagie (fluor album, Weißfluß).
Bast - - wie oben, Geweih..
Lunge - vertreibt toxische Materie (entgiftet); gegen Lungenabszeß; mit einer Dosis von 100 Gramm; (wird in der Sonne oder mit Hitze getrocknet und danach für den Gebrauch pulverisiert).
Blut - wird zu einem 'Kuchen' gebacken, d.h. in der Sonne getrocknet, dann pulverisiert; regelt die Menstruation; gegen Menorrhagie (zu lange dauernde Regelblutung); Dosis von 5 bis 15 Gramm.

S-5. MAO NIU (Yak)
Alias: mao niu, ye mao niu

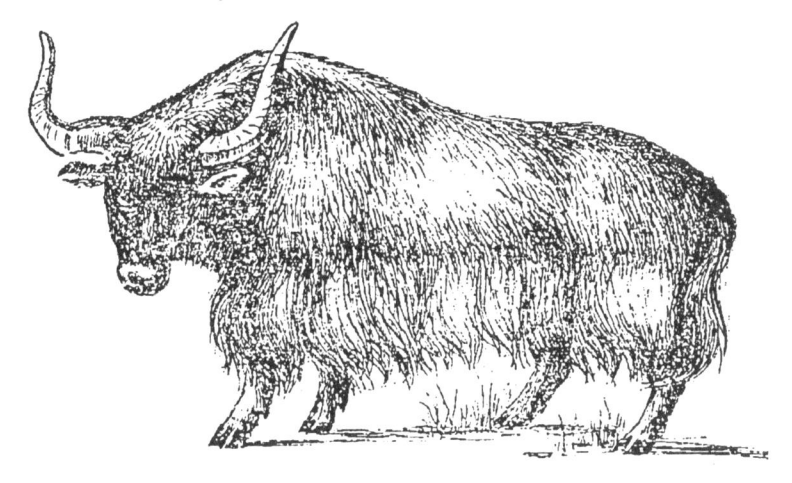

Zoologischer Name: Bos grunniens (Linnaeus)
Natürliche Verbreitung: Qinghai-Tibet Plateau von China
Teile benutzt: das der Milch entnommene Fett.
Anzeichen und Wirkung: Belebt die fünf Viscera (Eingeweide), unterstützt das Blut und die körperliche Energie. Heilt Husten verursacht durch Lungenschwäche; Hämatemesis (Bluterbrechen); das Heilmittel wirkt auch auf die Urin-Kontinenz bei Diabetes und verbessert zugleich die Hautfeuchtigkeit.
Dosis: 3 bis 5 Gramm

S-6. GOU (Haushund)
Zoologischer Name: Canis familiaris (Linnaeus)
Natürliche Verbreitung: überall in China
Teile benutzt: der Penis und die Hoden; der Magen-Kern

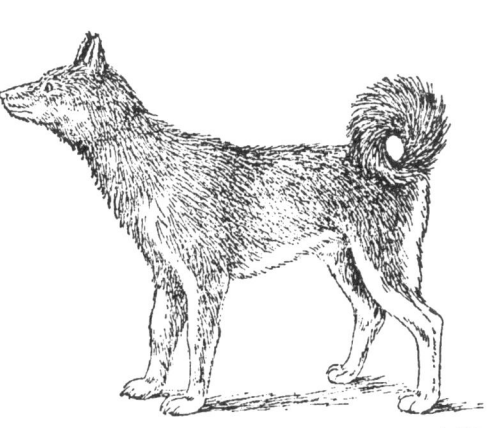

Anzeichen und Wirkung:
Penis und Hoden - belebt die Nieren; stärkt das Yang und verbessert die Essenz. Gegen Impotenz, nächtliches Bettnässen, Abnahme des Nieren-Yang und Schwäche der Lenden und Beine; mit einer Dosis von 5 bis 15 Gramm.
Magen-Kern - Hemmt die schädliche Energie, erleichtert seelische Depression, lindert die Ansammlung von Masse und vertreibt giftige Materie (entgiftet). Gegen Völlegefühl und Druck in der Brust, Hypochondie, Dysphagie (schmerzhafte Schling- und Schluckstörungen), wiederholtes Erbrechen; auch gegen Karbunkel und Geschwürwunden; mit einer Dosis von 1 bis 1,5 Gramm.
Bemerkung: Magen-Kern: Man schneide den Magen des toten Hundes auf und entnehme, falls gefunden, den Kern. Mit Wasser abwaschen und im Schatten trocknen (lufttrocknen).

S-7. LANG (Wolf)
Zoologischer Name: Canis lupus (Linnaeus)
Natürliche Verbreitung: Fast überall in China, außer auf den Inseln Taiwan und Hainan.
Teile benutzt: das Fett
Anzeichen: Lungentuberkulose; sich lange hinziehender Husten; Flavus (gelbe) Flechte und rissige Haut.
Wirkung: Belebt die körperliche Energie und verbessert die Eingeweide.
Dosis: 10 bis 15 Gramm intern; oder die nötige Menge für äußerliche Anwendung.
Bemerkungen: Die Knochen können benutzt werden gegen Schwindelgefühle und Neuralgie.

S-8. HU LI (Rotfuchs)
Zoologischer Name: Vulpes vulpes (Linnaeus)
Natürliche Verbreitung: Ganz China
Teile benutzt: Herz und Lunge
Anzeichen und Wirkung:
Herz - wirkt als Beruhigungsmittel und Diuretikum (fördert Harnausscheidung); wirkt gegen manisch-depressive Krankheit (Zyklophrenie), Herzklopfen, Schlaflosigkeit, Schwindelgefühl und Oedema (Wasseransammlung, Wassersucht);
Dosis: ein Tier-Herz
Lunge - Verbessert die Lunge; vertreibt Schleim und wirkt antiasthmatisch; gegen chronische Tracheitis (Luftröhrenentzündung) und Lungenemphysem; **Dosis**: 100 Gramm

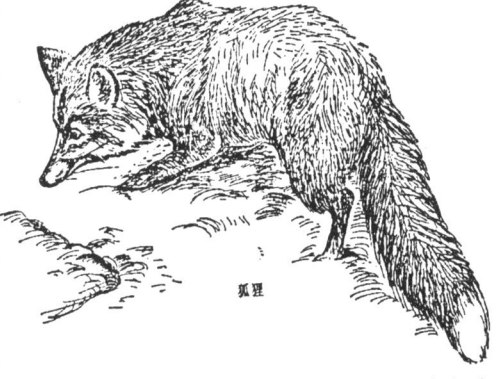

S-9. HE (Marderhund)
Zoologischer Name: Nyctereutes procyonoides (Gray)
Natürliche Verbreitung: Heilongjiang, Jilin, Liaoning, Sha'anxi, Shanxi, Hebei, Henan, Anhui, Jiangsu, Zhejiang, Jiangxi, Hunan, Fujian, Guangdong, Guangxi, Sichuan und Yunnan.
Teile benutzt: das Fleisch
Anzeichen: Schwindsucht / Auszehrung
Wirkung: Nährt die Vitalität
Dosis: wie benötigt.

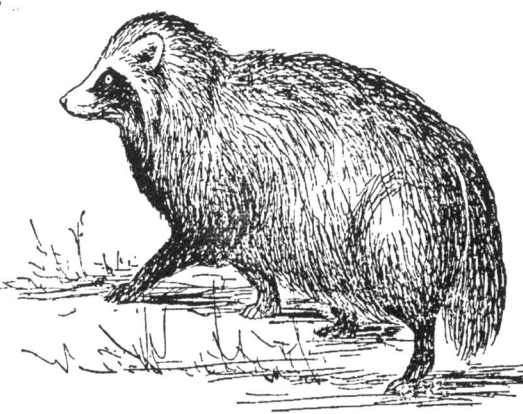

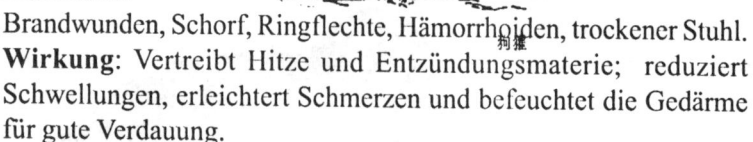

S-10. HUANG YOU (Sibirisches Wiesel)
Alias: huang shu lang; huang lang; huang pi zi:
Zoologischer Name:
Mustela sibirica (Pal.)
Natürliche Verbreitung: Fast überall.
Teile benutzt:
das Fleisch.
Nach traditionellem
Medizin-Brennen: Rösten bzw. Grillen, ohne die medizinische Eigenschaft zu verändern, danach pulverisieren.
Anzeichen: Enuresis (Bettnässen) und Strangurie (schmerzhaftes Harnlassen)
Wirkung: Antidiuretisch (hemmt unfreiwillige Harnausscheidung).
Dosis: 1,5 bis 3 Gramm Pulver.

S-11. GOU HUAN (Dachs)
Alias: huan, huan zi
Zoologischer Name:
Meles meles (Linn.)
Natürliche Verbreitung:
In vielen Provinzen
Teile benutzt:
das Fett
Anzeichen:
Brandwunden, Schorf, Ringflechte, Hämorrhoiden, trockener Stuhl.
Wirkung: Vertreibt Hitze und Entzündungsmaterie; reduziert Schwellungen, erleichtert Schmerzen und befeuchtet die Gedärme für gute Verdauung.
Dosis: 10 bis 15 Gramm; oder wie angebracht für äußerliche Anwendung.
Teile benutzt: die Knochen, kalziniert bzw. pulverisiert.
Wirkung: Vertreibt schädlichen Wind und Feuchtigkeit; erleichtert Schmerz; gegen Schmerzen in den Knochen und Muskeln durch schädliche Wind-Feuchtigkeit; gegen Hautjucken.
Dosis: von 12 bis 25 Gramm.

S-12. ZHU HUAN (Schweinsdachs)
Alias: sha huan, tuan
Zoologischer Name: Arctonyx collaris (F. Cuvier)
Natürliche Verbreitung: In mehreren Provinzen Chinas.
Teile benutzt: das Fett und die Knochen.
Anzeichen und Wirkung:
Fett - dieselbe wie bei Nr S-11. Dosis: 12 bis 25 Gramm
Knochen - vertreibt schädigenden Wind und Feuchtigkeit. Gegen Schmerzen in Knochen und Muskeln; Dosis von 15 bis 25 Gramm.

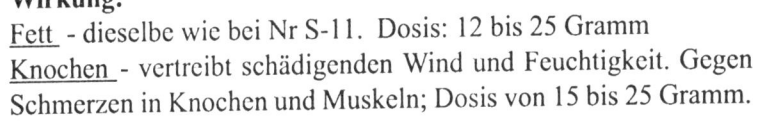

S-13. SHUI TA (Fischotter)
Alias: ta, shui gou, ta mao
Zoologischer Name: Lutra lutra
Natürliche Verbreitung: mehrere Provinzen Chinas
Teile benutzt: die Leber, getrocknet und pulverisiert.

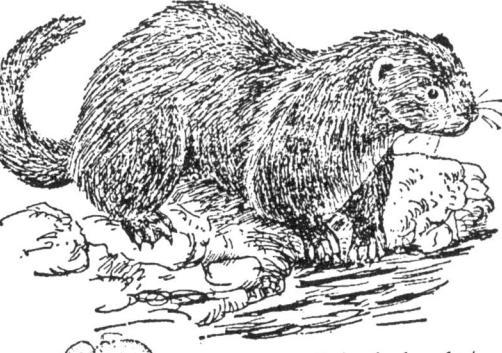

Anzeichen: Schwindsucht/ Auszehrung, Nachtschweiß, Husten und Nachtblindheit.
Wirkung: stärkt und belebt die Leber, erleichtert Husten.
Dosis: ein bis drei Gramm

S-14. MAO (Hauskatze)
Zoologischer Name: Felis ocreata domestica (Brisson)
Natürliche Verbreitung: überall in China
Teile benutzt: das Fleisch und die Knochen
Anzeichen und Wirkung:
Fleisch - verbessert die körperliche Energie; vertreibt schädlichen Wind und entfernt toxische Materie (entgiftet Entzündungen). Gegen Schwindsucht/Auszehrung; Arthralgie (Gelenkschmerz wie bei Arthritis) durch schädliche Wind-Feuchtigkeit; Hematochezie (Blut im Stuhl); und Skrofeln; mit einer Dosis von 200 bis 400 Gramm.
Knochen - Entfernt toxische Materie (entgiftet); wirkt abschwellend und gegen Parasiten im Körper. Auch gegen Skrofeln oder Tuberkulose Lymphadenitis; Oedema und parasitäre Überschwemmung.
Bemerkungen: Das Fett kann äußerlich angewandt werden gegen Verbrühungen; die Leber gegen Dyspnoe (Atemnot).

S-15. BAO MAO (Bengalkatze)
Alias: li zi, li mao, ma li, shi hu.
Zoologischer Name: Felis bengalensis (Kerr)
Natürliche Verbreitung: in mehreren Provinzen Chinas.
Teile benutzt: die Knochen
Anzeichen: Schlaflosigkeit und Arthralgie (Gelenkschmerz wie bei Arthritis).
Wirkung: Beruhigt; vertreibt schädlichen Wind und Feuchtigkeit.
Dosis: 25 bis 50 Gramm.

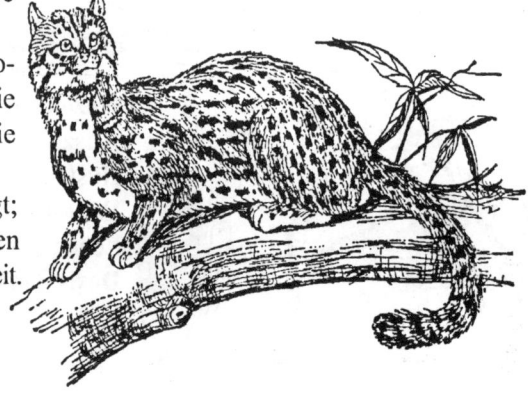

S-16. HAO (Leopard)

Alias: jin qian bao, yin qian bao, wen bao.
Zoologischer Name: Panthera pardus (Linnaeus)
Natürliche Verbreitung: In mehreren Provinzen Chinas.

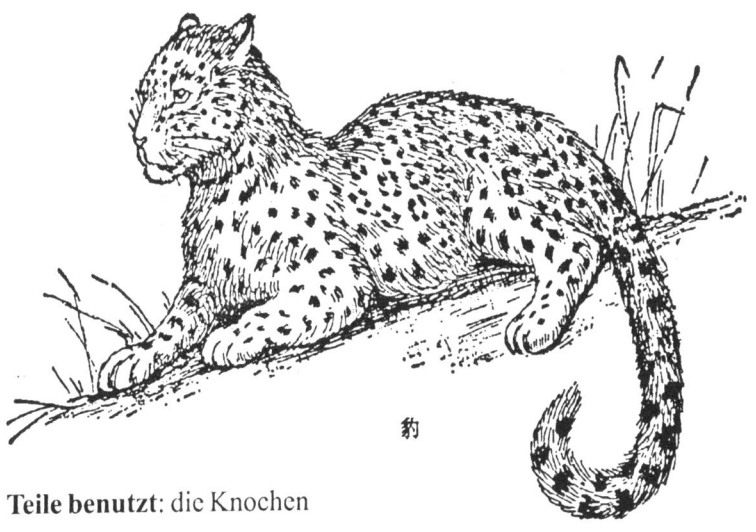

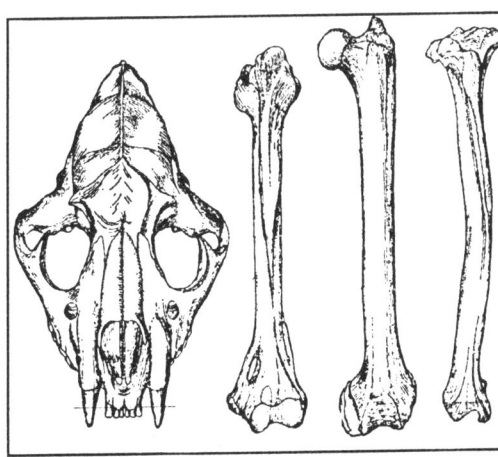

Teile benutzt: die Knochen

Dosis: 20 bis 40 Gramm.

Anzeichen: Schmerz in den Knochen und Muskeln; Arthralgie (Gelenkschmerz wie bei Arthritis) durch Wind-Kälte und schädliche Feuchtigkeit; Krämpfe in den Extremitäten.
Wirkung: Lindert Schmerzen, beruhigt Angstgefühl und stärkt den Körper.

S-17. XUE BAO (Jaguar)
Alias: ai ye bao
Zoologischer Name: Panthera uncia (Schreber)
Natürliche Verbreitung: Innere Mongolei, Xinjiang, Tibet, Qinghai, Gansu und Sichuan.
Teile benutzt: die Knochen
Anzeichen und Wirkung: wie bei S-16 Panthera pardus

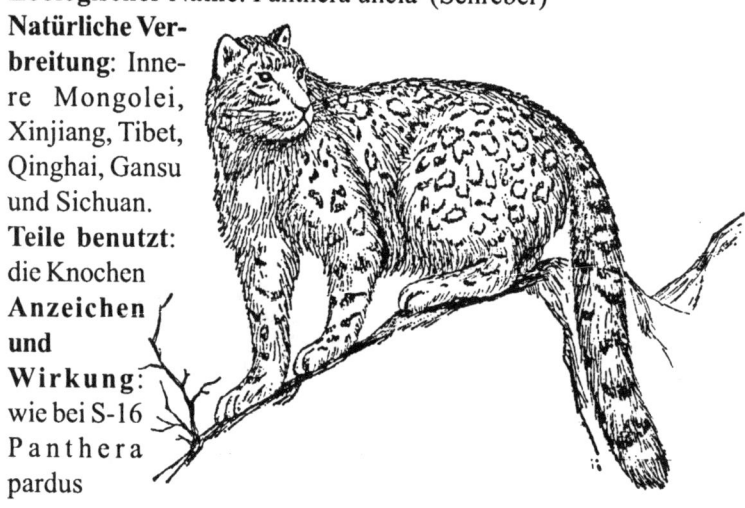

S-18. HAI BAO (Seehund)
Alias: gang bao
Zoologischer Name: Phoca vitulina (Linnaeus)
Natürliche Verbreitung: Liaoning, Hebei und Shandong.
Teile benutzt: der Penis und die Hoden.
Anzeichen: Impotenz, nächtliche Emission und schmerzliche Empfindlichkeit der Lenden und Beine.
Wirkung: Belebt und stärkt Leber und Nieren, wärmt die Lenden und Beine.
Dosis: 5 bis 15 Gramm

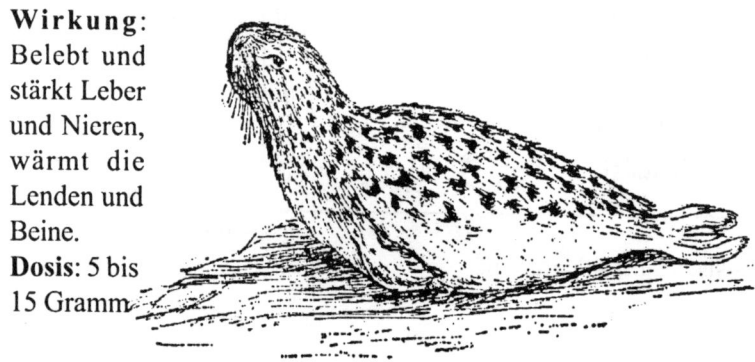

S-19. HAI GOU SHEN (Seehund, männlicher)
Alias: wa na chi, 'hai xiong'
Zoologischer Name: Callorhinus ursinus (L.), Otaria ursinus (Gr.)
Natürliche Verbreitung: Bohai
Teile benutzt: Penis und Hoden.
Meridianbezug: Nieren
Anzeichen: Schwäche des Nieren-Yangs, Impotenz, nächtliche Emission, schmerzliche Empfindlichkeit, Schwäche der Lenden und Beine.
Wirkung: Wärmt die Nieren, kräftigt das Yang und verbessert die Essenz.
Dosis: 5 bis 15 Gramm.

S-20. MA (Pferd)
Zoologischer Name: Equus caballus orientalis (Noack)
Natürliche Verbreitung: überall in China
Teile benutzt: der Magen-Kern
Anzeichen: Manisch-depressive Krankheit (Zyklophrenie), krampfartige Krankheiten und Entzündung der weichen Gewebe.
Wirkung: Beruhigt ängstliche Gefühle, eliminiert Schleim und entfernt toxische Materie (entgiftet).
Dosis: 1,5 bis 5 Gramm
Bemerkungen: Vorsicht ist angebracht gegen den Gebrauch eines minderwertigen Magenkerns bekannt als - 'Mao tan'.

S-21. LUO (Wildesel u. Pferd)

Zoologischer Name: Equus asinus (Linnaeus) + Equus caballus orientalis (Noack)
Natürliche Verbreitung: die Gegend nördlich vom Yangtze-Fluß

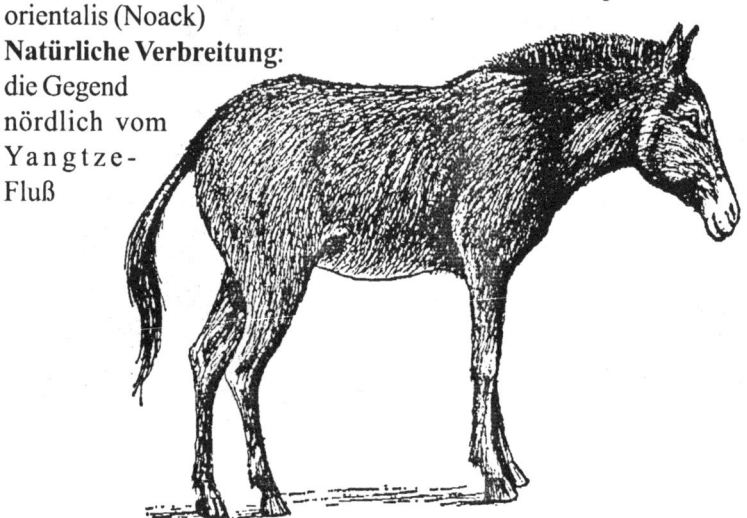

Teile benutzt: die Hufe und der Magen-Kern
Anzeichen und Wirkung:
Huf - Löst den schädlichen Wind auf und aktiviert die anziehenden Meridianbezüge; gegen Arthralgie (Gelenkschmerz, wie bei Arthritis) und rheumatisches Arthritis.
Dosis: 10 bis 15 Gramm.

Magen-Kern - Beruhigt Angstgefühl, vertreibt Schleim, bereinigt Hitze und toxische Materie (entgiftet); gegen manisch-depressive Krankheiten (Zyklophrenie), Krampfanfälle, Blutspucken, Hämorrhagie (innere Blutung) und Karbunkel.
Dosis: 1 bis 3 Gramm.

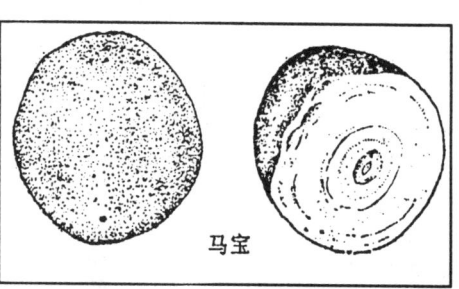

S-22. ZHU (Hausschwein)
Zoologischer Name: Sus scrofa domestica (Brisson)
Natürliche Verbreitung: ganz China
Teile benutzt: die Gallenblase
Anzeichen: Bronchitis, Keuchhusten, Ekzeme, Hepatitis, Gastritis, Verstopfung, Verdauungsstörung und Hämorrhoiden.
Wirkung: Bereinigt Hitze und toxische Materie (entgiftet), regt die Magensäfte an und vertreibt Hitze der Gallenblase.
Dosis: 5 bis 10 Gramm
Bemerkungen: Der Gallenstein kann benutzt werden für Diuresis (Harnausscheidung) und um Stranguric (schmerzhaftes Harnlassen) zu lindern. In Tablettenform, je Dosis - eine Tablette.

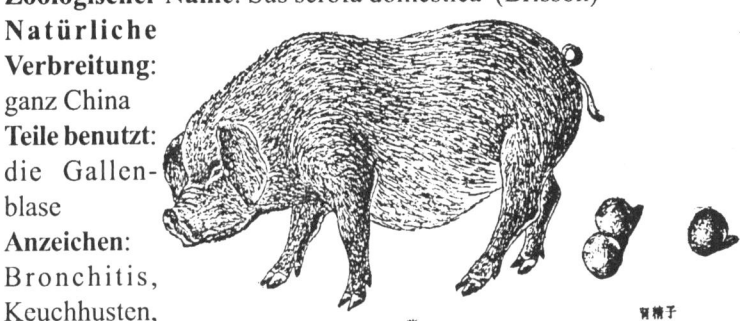

S-23. SHAN ZHU (Wildschwein)
Zoologischer Name: Sus scrofa (L.)
Natürliche Verbreitung: in fast allen Provinzen Chinas.
Teile benutzt: die Gallenblase
Anzeichen und Wirkung: gegen schmerzhafte Sensibilität, Brandwunden. Entfernt toxische Materie (entgiftet).
Dosis: die nötige Menge für äußerliche Behandlung und Anwendung.

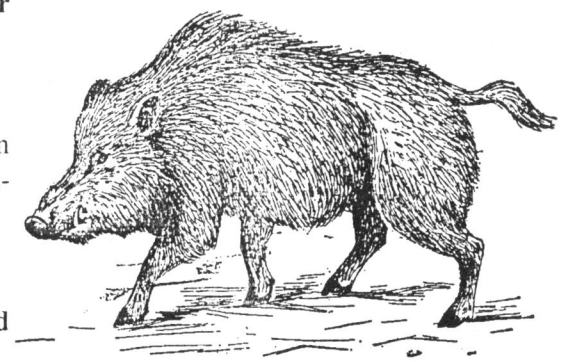

**S-24. ZANG LING
(Tschiru-Gazelle)**
Alias: ling yang, Tibet ling yang, yi jiao shou
Zoologischer Name: Pantholops hodgsoni (Abel)
Natürliche Verbreitung: im Qinghai-Tibet-Plateau von China
Teile benutzt: die Hörner und das Blut
Anzeichen und Wirkung:
Hörner - Vertreiben Hitze und toxische Materie, sowie Detumeszenz (reduziert Geschwulste); gegen Gastritis und Schilddrüsen-Kropf, mit einer Dosis von 5 bis 15 Gramm.
Blut - gegen Durchfall, mit einer Dosis von 5 bis 10 Gramm.

S-25. YAN YANG (Blauschaf)
Alias: qing yang, ban yang, shi yang
Zoologischer Name: Pseudois nayaur (Hodgson)
Natürliche Verbreitung: Tibet, Sichuan, der Nordwesten und Norden Chinas.
Teile benutzt: die Hörner
Anzeichen: Fieber, Abszesse im Magen und Gedärme
Wirkung: Vertreibt Hitze und giftige Substanzen.
Dosis: 5 bis 15 Gramm
Bemerkungen: Das frische Blut kann benutzt werden, um Alkoholiker von ihrer Trinksucht zu heilen! 5 bis 10 Gramm frisch.

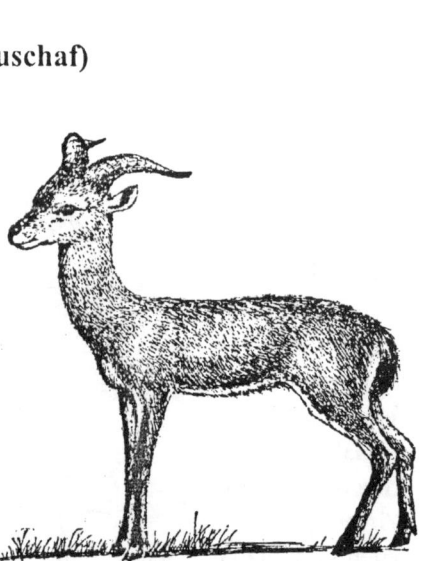

S-26. PAN YANG (Wildschaf)

Alias: da jiao yang, yuan yang, pan jiao zi.
Zoologischer Name: Ovis ammon (Linn.)
Natürliche Verbreitung: Tibet, Nordwest und Norden Chinas.
Teile benutzt: Hörner, Lunge und Hoden.
Anzeichen und Wirkung:
Hörner - Vertreibt Hitze; Fieber verursacht durch Entzündung; Dosis: 5 bis 10 Gramm.
Lunge - Regelt die monatliche Menstruation und erleichtert Schmerzen; auch Schmerzen im Unterleib verursacht durch Menoxenie (unregelmäßige Menstruation); Dosis: 30 bis 50 Gramm.
Hoden - Kräftigt das Yang; gegen Asthenie (schnelle Ermüdbarkeit,), Nieren-Schwäche und Impotenz; Dosis: 10 bis 15 Gramm.

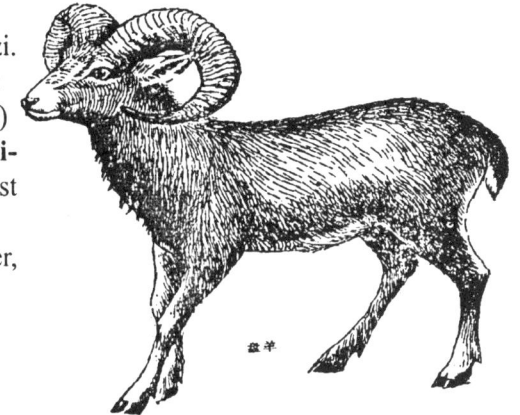

S-27. SHAN YANG (Hausziege)

Zoologischer Name: Capra hircus (Linnaeus)
Natürliche Verbreitung: Fast überall in China.
Teile benutzt: Blut, Magen-Kern und Gallenblase.
Anzeichen und Wirkung:
Blut - Entfernt Blut-Staus bei Verletzungen und Menoxenia (unregelmäßige Menstruation);
Dosis: 5 bis 10 Gramm.

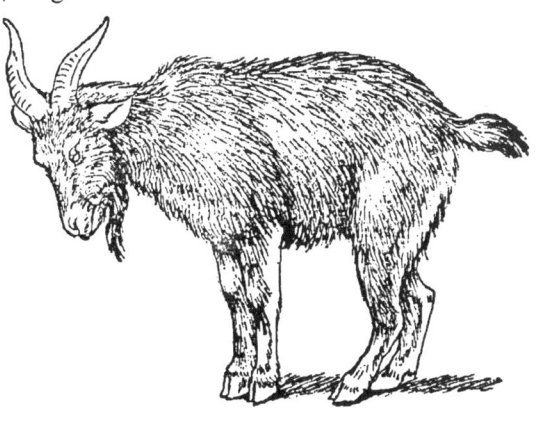

Magen-Kern - Dämpft die Magen-Energie und entfernt toxische Materie (entgiftet); gegen häufiges Erbrechen, Dysphagia (schmerzhafte Schling- und Schluckstörung); mit einer Dosis von 3 bis 5 Gramm.
Gallenblase - Vertreibt Hitze und toxische Materie; verbessert die Augen und löst Nebula (Nebelfleck) auf; auch gegen Nachtblindheit, schleichende Blindheit und Rachenentzündung; mit einer Dosis von 3 bis 5 Gramm.

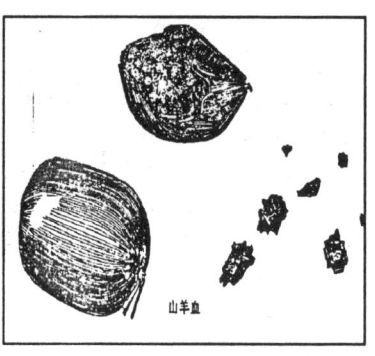

S-28. BEI SHAN YANG (Steinbock)
Alias: ya zhou yuan yang, xuan yang
Zoologischer Name: Capra ibex (Linnaeus)
Natürliche Verbreitung: Xinjiang und Innere Mongolei
Teile benutzt: Blut, Magen-Kern und Gallenblase
Anzeichen und Wirkung: wie bei S-27, Capra hircus.

S-29. MIAN YANG (Widder)
Zoologischer Name: Ovis aries (Linnaeus)
Natürliche Verbreitung: in den meisten Provinzen
Teile benutzt: die Leber
Anzeichen: Nachtblindheit; Anämie (Blutarmut) und Abmagerung.

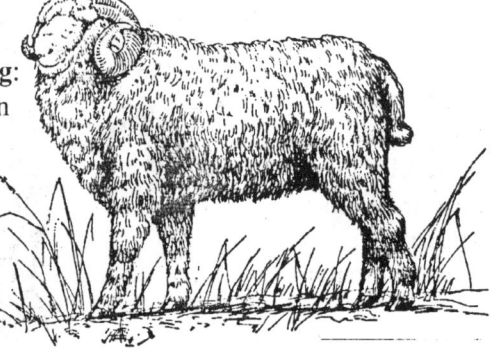

Wirkung: ist sehr nahrhaft und verbessert das Augenlicht.
Dosis: 10 bis 15 Gramm

S-30. DONG BEI TU (Manschuren Hase)

Alias: ye tu, cao tu, shan tu, tu zi, shan tiao zi
Zoologischer Name:
Lepus mandschuricus
(Radde)
Natürliche Verbreitung:
Heilongjiang, Jilin und
Innere Mongolei.
Teile benutzt:
die getrockneten Exkremente
Anzeichen: Nebula (Nebelfleck); Fistula ani (Mastdarmfistel oder Anal-Fistel); Malnutrition (chronische Ernährungsstörung, besonders bei Kindern).
Wirkung: Vertreibt toxische Materie (entgiftet Entzündungen); ist antiparasitär und verbessert das Augenlicht.
Dosis: 5 bis 15 Gramm

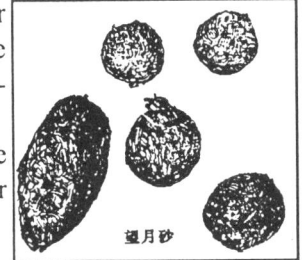

S-31. CAO TU (Kaphase)

Alias: ye tu, tu zi, shan tu, shan tiao zi
Zoologischer Name: Lepus capensis (L.)
Natürliche Verbreitung:
Heilongjiang, Jilin, Liaoning, Innere Mongolei, Xinjiang, Gansu, Ningxia, Sha'anxi, Shanxi, Hebei, Henan, Shandong, Hubei und im Changjiang Flußtal.
Teile benutzt: die getrockneten Exkremente
Anzeichen und Wirkung: wie bei L. mandschuricus (Nr. S-30)

S-32. FENG HOU (Plumplori)
Alias: lan hou, feng hou, feng xing
Zoologischer Name: Nycticebus Coucang (Boddaert)
Natürliche Verbreitung: im Südwesten und südlichen Teil von Yunnan, in Süd-Guangxi und in Südostasiatischen Ländern.
Teile benutzt: das Hirn und den Urin
Anzeichen und Wirkung:
Hirn - Beruhigt den schädlichen Wind; Wind-Syndrom; mit einem ganzen Hirn als Dosis.
Urin - Hemmt den schädlichen Wind; interne Winde und Wind-Syndrom; Dosis: 5 bis 10 ml.

S-33. MI HOU (Rhesusaffe)
Alias: heng he hou, guang xi hou, 'jin si hou', huang hou, hou zi, ma liu, hu sun.
Zoologischer Name: Macaca mulatta (Zimmermann)
Natürliche Verbreitung: Hauptsächlich in Guangxi, Guangdong und Insel Hainan. Auch verstreut in etlichen anderen Provinzen.
Teile benutzt: Knochen, Blut, Gallenblase und das Fleisch.
Anzeichen und Wirkung:
Knochen - vertreiben schädlichen Wind und Feuchtigkeit; beruhigen Angstgefühl; gegen Arthralgie (Gelenkschmerz wie bei Arthritis) verursacht

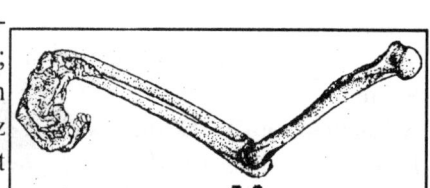

durch schädliche Wind-Kälte-Feuchtigkeit, Akroanästhesie und Krampfanfälle bei Kindern;
Dosis: 6 bis 9 Gramm.
Gallenblase - Vertreibt Hitze und toxische Materie (entgiftet Entzündungen); verbessert die Augen und löst Nebula (Nebelflecken) auf. Gegen Rachenentzündung, Nachtblindheit und allmählich beginnende Erblindung;
Dosis: 3 bis 5 Gramm.
Blut - Erleichtert Blähungen und vertreibt massige Ansammlung. Gegen infantile Malnutrition (chronische Ernährungsstörung in Kindern) und Verdaungsstörung; **Dosis:** 6 bis 12 Gramm.
Fleisch - Verbessert die Nieren, stärkt das Yang, bindet die Essenz der Nieren und vertreibt schädlichen Wind und Feuchtigkeit. Gegen Nieren-Asthenie (Nierenschwäche), Impotenz, nächtliche Emission, Enuresis (Bettnässen), Neurasthenie (Schwäche verursacht durch übermäßige Erregung) und Arthralgie (Gelenkschmerz wie bei Arthritis) verursacht durch schädliche Wind-Feuchtigkeit-Kälte;
Dosis: 100 bis 200 Gramm.

S-34. HONG MIAN HOU
(Makake)
Alias: duan wei hou, duan wei hou, qing hou, hei hou
Zoologischer Name: Macaca speciosa (F. Curvier)
Natürliche Verbreitung: Fujian, Jiangxi, Hunan, Guangdong, Guangxi, Guizhou, Sichuan, Yunnan und Tibet.
Teile benutzt: Knochen, Gallenblase, Leber und Hirn.
Anzeichen und Wirkung: wie bei S-33.
Dosis: wie bei S-33, Macaca mulatta

S-35. HEI YE HOU (Tonkinlangur)
Alias: wu yuan, wu ye hou, ye hou
Zoologischer Name:
Presbytis francoisi
(Pousargues)
Natürliche Verbreitung:
Hauptsächlich in der Gegend von Fusui, Chongzuo, Long zhou, Daxin und Ningmin in der Guangxi Zhuang Region.
Teile benutzt: die Knochen und das Fleisch; (um damit den Wuyuan-Wein zu machen).
Wuyuan Wein aus Knochen: Drei ganze Skelette für drei Monate in 100 Liter weißen Reiswein legen.
Wuyunan Wein aus Fleisch: Fünf Kg Fleisch tüchtig mit 50 Liter weißen Reiswein mischen; dampfkochen und danach gären lassen.
Anzeichen: Asthenie (schnelle Ermüdbarkeit, Kraftlosigkeit); Impotenz; Arthralgie (Gelenkschmerz wie bei Arthritis) verursacht durch schädliche Wind-Feuchtigkeit-Kälte; Neurasthenie (Schwäche verursacht durch übermäßige Erregung) und Hemiplegie (Lähmung einer Körperhälfte durch Schlaganfall).
Wirkung: Ist nahrhaft, stärkt das Yang, vertreibt schädlichen Wind, fördert den Blutkreislauf und kräftigt den Körperbau.
Dosis: 10 bis 50 ml Wuyuan-Wein pro Dosis, ein bis zweimal täglich.

S-36. JIN SI HOU (Goldstumpfnase)
Alias: yang bi hou
Zoologischer Name:
Rhinopithecus roxellanae (Milne-Edwards)
Natürliche Verbreitung: Die Berge im Südwesten und Nordwesten

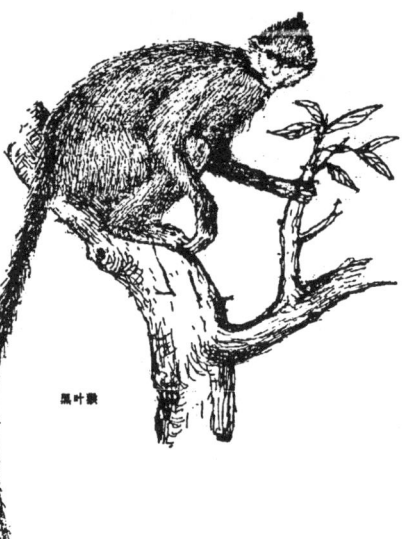

Teile benutzt: der Penis, die Hoden und die Gallenblase.
Anzeichen und Wirkung:
Gallenblase - Vertreibt die Hitze und toxische Materie (giftige Entzündungen); gegen Keuchhusten, Bronchitis und Hepatitis; Dosis von 4 bis 6 Gramm.
Penis und Hoden - Beleben die Nieren und stärken das Yang; gegen Impotenz und nächtliche Emission; Dosis von 5 bis 10 Gramm.

S-37. HEI CHANG BI YUAN (Schopfgibbon)
Alias: wu yuan, yuan yuan
Zoologischer Name: Hylobates concolor (Harlan)
Natürliche Verbreitung: Hainan Insel und der südliche und südw. Teil von Yunnan.
Teile benutzt: die Knochen
Anzeichen: Arthralgie (Gelenkschmerz wie bei Arthritis) verursacht durch schädliche Wind-Feuchtigkeit-Kälte; und Hemiplegie.
Wirkung: Vertreibt den schädlichen Wind, stärkt den Körperbau und fördert den Blutkreislauf.
Dosis: 10 bis 15 Gramm
Bemerkung: Die Knochen können auch dazu benutzt werden, um medizinischen Wuyuan-Wein zu machen. Siehe Nr- S-35 (Wuyuan-Wein aus Knochen: Drei ganze Skelette für drei Monate in 100 Liter weißen Reiswein legen.
Dosis: 10 bis 50 ml, ein bis zweimal täglich.

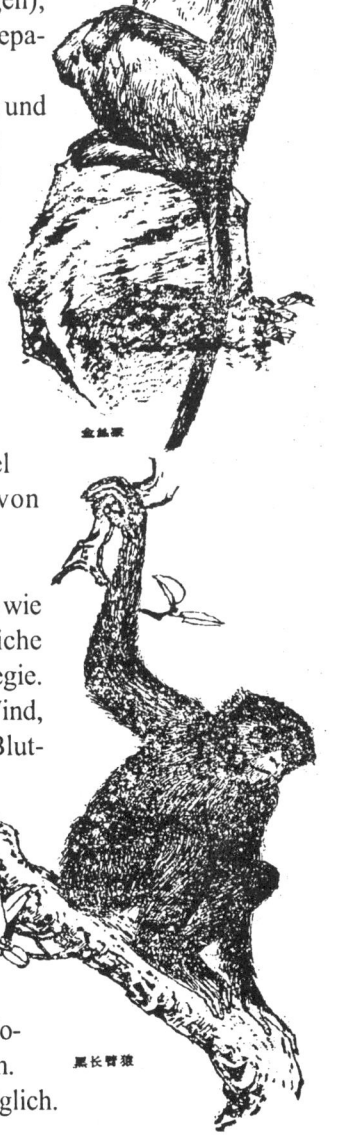

S-38. CI WEI (Europäischer Igel)

Alias: wei shu, ci qiu zi, mao ci
Zoologischer Name: Erinaceus europaeus (L.)
Natürliche Verbreitung: fast überall in China.
Teile benutzt: die Haut und die Gallenblase

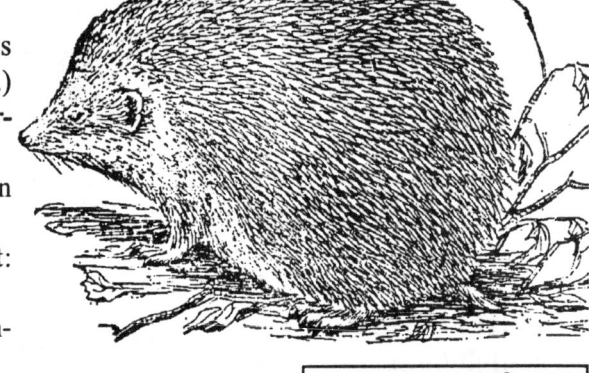

Anzeichen und Wirkung:
Haut - ist stopfend, blutstillend, vertreibt toxische Materie und erleichtert Schmerz; gegen wiederholtes Erbrechen, Schmerzen im Unterleib, Hämorrhoiden, Hematochezie (Blutstuhl) und öftere Miktion (Harnlassen).
Anwendung: Die (röst-) getrocknete Haut von Ci Wei wird zu Pulver zermahlen und oral eingenommen, oder zu einer Decoction gegeben; Dosis von 10 bis 15 Gramm.

Gallenblase - Vermindert Entzündungen und vertreibt Hitze; gegen Blepharitis marginalis (Lidrandentzündung).
Anwendung: Der Mund der Gallenblase wird zugebunden und an einem schattigen Ort luftgetrocknet für späteren Gebrauch; oder frisch benutzt, mit der angebrachten Dosis.

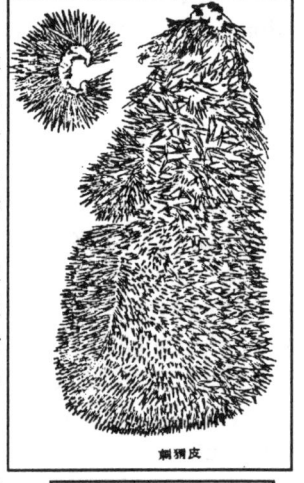

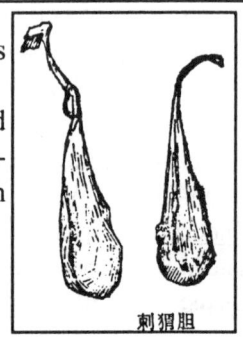

S-39. DA WU ER WIE (Langohr-Igel)
Alias: weishu, ci qiu zi, mao ci
Zoologischer Name:
Hemiechinus dauricus
(Sundevall)
Verbreitung: Jilin,
Heilongjiang,Liauing,
Ningxia, Sha'anxi
und Shanxi.
Teile benutzt:
die Haut und
die Gallenblase
Anzeichen und Wirkung: wie bei Erinaceus europaeus (Nr. S-38)

S-40. DA ER WEI (Langohr-Igel)
Alias: weishu, ci qiu zi, mao ci
Zoologischer Name:
Hemiechinus auritus
(Gmelin)
Natürliche Verbreitung:
Innere Mongolei,
Xinjiang, Gansu,
Ningxia und Sha'anxi.
Teile benutzt: Haut
und Gallenblase
Anzeichen und Wirkung: wie S-38

S-41. QUE CHI YAN (Maulwurf)
Alias: yan shu, di pa zi
Zoologischer Name: Mogera robusta (Nehring)
Natürliche Verbreitung: Heilongjiang,
Jilin und Liaoing.
Teile benutzt: der
ganze Körper ohne
die inneren Organe.

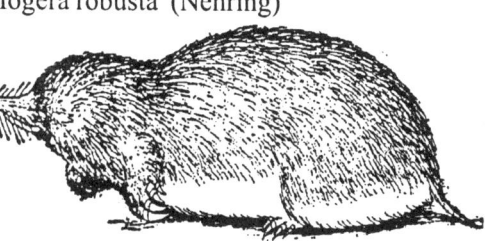

Bei schwachem Feuer braun und trocken rösten und zu Pulver zerreiben (mahlen) für den medizinischen Gebrauch.
Anzeichen: Furunkel, Hämorrhoiden, Gonorrhoea und Dyspnoe.
Wirkung: Entfernt toxische Materie und regelt die vitale körperliche Energie.
Dosis: 1 bis 1,5 Gramm des trockenen Pulvers.

S-42. SHE YAN   (Maulwurf)
Alias: di pa xi, xia lao shu
Zoologischer Name: Scaptochirus moschatus (Milne-Edwards)
Natürliche Verbreitung: Innere Mongolei, Gansu, Sha'anxi, Shanxi, Hebei und Shandong.
Teile benutzt: der ganze Körper ohne die inneren Organe.
Anzeichen und Wirkung: wie bei Nr, S-41.

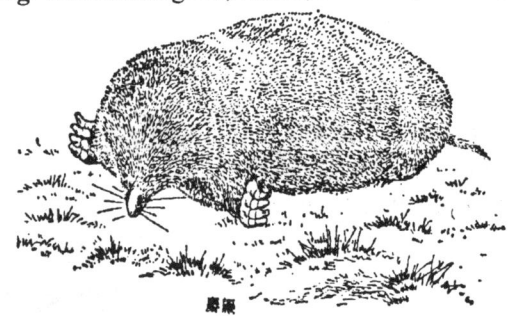

S-43. CAO YUAN HAN TA   (Murmeltier)
Alias: han ta, mongol han ta, xi bei li ya han ta, ta er ba gan.
Zoologischer Name: Marmota bobac (Müller)
Teile benutzt: das Fett
Anzeichen: Oedem und Schmerzen durch Wind-Feuchtigkeit; Ecthyma (Hauteiterung, Pusteln); Hautgeschwüre durch Feuchtigkeit-Hitze.
Wirkung: Vertreibt Wind und Feuchtigkeit; entgiftet toxische Materie (Entzündungen).
Dosis: 10 bis 15 Gramm.

S-44. CHANG WEI HAN TA (Murmeltier)
Alias: han ta
Zoologischer Name: Marmota caudata (Jacquemont)
Natürliche Verbreitung: die westlichen und südlichen Teile von Xinjiang
Teile benutzt: das Fett
Anzeichen und Wirkung: wie die von S-43

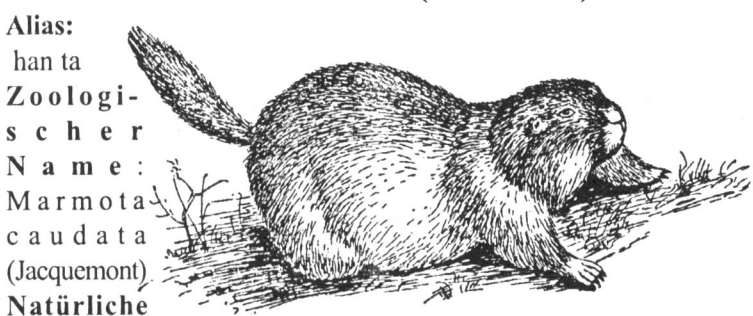

S-45. HAO ZHU (Stachelschwein)
Alias: ci zhu, ling zhu, jian zhu, zhong guo zhu
Zoologischer Name: Hystrix hodgsoni (Gray)
Natürliche Verbreitung: Jiangsu, Zhejiang, Jiangxi, Fujian, Guangdong, Insel Hainan, Guangxi, Hunan, Hubei, Sha'anxi, Sichuan, Guizhou und Yunnan.
Teile benutzt: das Fleisch, der Magen und das Rückgrat (Wirbelsäule).
Anzeichen und Wirkung:
Fleisch schmiert die Gedärme; fördert den Stuhlgang; Dosis: 20 bis 30 Gramm.
Magen - Vertreibt Hitze und fördert das Urinieren, um schädliche Feuchtigkeit auszuscheiden; gegen Gelbsucht, Oedema (Wasseransammlung) und Beri-Beri; Dosis: 20 bis 30 Gramm.
Rückgrat - Aktiviert die Körperenergie; gegen Mangel der Herz-Energie; Dosis: 6 bis 10 Gramm.

S-46. HUA BAI ZHU SHU (Bambusratten-Art)

Alias: cao liu, zhu liu, yin xing zhu shu, cu mao zhu su, la shi zhu shu.
Zoologischer Name: Rhizomys pruinosus (Blyth)
Teile benutzt: das Fett
Anzeichen: Brandwunden, Verbrühungen, Entzündung des weichen Gewebes aus unbekannter Ursache.
Wirkung: Entfernt giftige Materie, vertreibt Eiter und hilft neue Haut und Muskeln zu wachsen.
Dosis: Wie angebracht für äußerliche Behandlung.

S-47. AN HE ZHU SHU (Bambusratten-Art)

Alias: zhu liu
Zoologischer Name: Rhizomys wardi (Thomas)
Natürliche Verbreitung: Im westlichen Teil von Yunnan und nordöstlichen Guizhou.
Teile benutzt: das Fett
Anzeichen und Wirkung: wie bei S-46, Rhizomys pruinosus

S-48. DA ZHU SHU (Sumatra-Bambusratte)

Alias: hong jia zhu shu, hong da zhu shu
Zoologischer Name: Rhizomys sumatrensis
Natürliche Verbreitung: im südlichen und südwestlichen Yunnan
Teile benutzt: das Fett
Anzeichen und Wirkung: wie bei S-46,

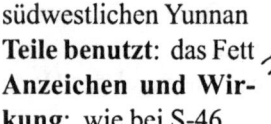

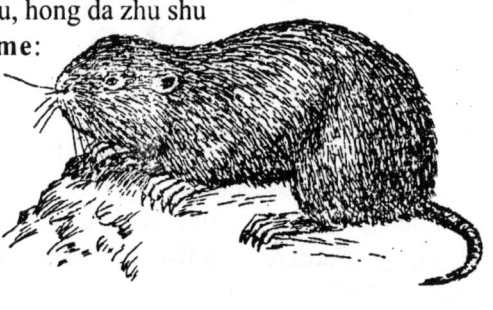

S-49. DA JIA SHU (Wanderratte)
Alias: he jia shu, gou shu, baiwei diao, nuo weishu
Zoologischer Name: Rattus norvegicus (Berkenhout)
Natürliche Verbreitung: fast in ganz China.
Teile benutzt: junge Ratten
Anzeichen: Brandwunden und blutende Wunden
Wirkung: entfernt toxische Materie und stoppt Blutung
Dosis:
1. Bei Verbrennungen: die Körper von 6 jungen Ratten, so lange wie möglich in 500 ml Sesam-Öl einweichen; 3 - 4 mal täglich anwenden.
2. Um Blutungen durch Verletzungen zu stoppen: junge Körper der Ratten, mit Löschkalk klopfen (schlagen) bis es Brei (oder breiig) wird, dann in der Sonne trocknen und für den Gebrauch zu Pulver mahlen. Das Pulver auf die Wunde streuen und dann verbinden.

S-50. SONG SHU (Eichhörnchen)
Alias: hui shu, song gou zi
Zoologischer Name: Sciurus vulgaris (L.)
Natürliche Verbreitung: Heilongjiang, Jilin, Liaoning, Innere Mongolei, Xinjiang, Shanxi, Hebei.
Teile benutzt: der ganze Körper (ohne Balg und Innereien); wird in einer Pfanne über schwachem Feuer trockengeröstet und dann pulverisiert.
Anzeichen: Lungenentzündung und unregelmäßige Menstruation.
Wirkung: Regelt die Menstruation und die Vitalität.
Dosis: 5 bis 10 Gramm

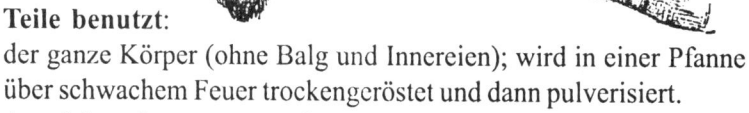

S-51. YAN SONG SHU (Chinesische Rothörnchen)
Alias: sao mao zi, shi lao shu
Zoologischer Name: Sciurotamias davidianus (Milne-Edwards)
Natürliche Verbreitung: Gansu, Sha'anxi, Shanxi, Hebei, Shandong und Sichuan.
Teile benutzt: die Knochen
Anzeichen: Wunden
Wirkung: Entfernt Blutstasis und fördert den Blutkreislauf
Dosis: 5 bis 15 Gramm

**S-52. WU LING ZHI
(Gleithörnchen Exkrement)**
Pharmazeutischer Name: Excrementum Trogopteri seu Pteromi
Zoologischer Name: Trogopterus xanthipes oder Pteromys Volans
Natürliche Verbreitung: Hebei, Shanxi, Beijing, Hubei, Sichuan, Yunnan.
Sammelzeit: Frühjahr oder Herbst
Natürliche Eigenschaft: bitter, süß, warm
Meridianbezug: Leber, Milz
Anzeichen u. Wirkung:
Löst Blutstasis auf und 五灵脂 *wǔ líng zhī* erleichtert Schmerz: gegen verschiedene Mängel verursacht durch Blutstaus inklusive Amenorrhea (Ausbleiben der monatlichen Regelblutung), Dysmenorrhea (schmerzhafte Regelblutung), postpartum (Nachgeburts-) und epigastrische (obere Bauchhöhle) Schmerzen.
Löst Staus und hält zugleich Blutungen: gegen Gebärmutter-Bluten und Lochiostasis (Stau in der Gebärmutter) infolge Blutstaus.
Wird auch angewandt gegen Malnutrition (Ernährungsmangel, hauptsächlich in der Kindheit) mit sichtbarer Aufschwellung des Bauches.
Bemerkung: Trogopterrus Dung / Facces Trogopterori ist der getrocknete Kot von entweder Trogopterus xanthipes (Milne-Edwards)

oder Pteromys Volans L. der Petauristidae Familie.)
Dosis: 3 bis 9 Gramm. Benutze es roh, um das Blut anzuregen; trocken geröstet, um Blutungen zu halten; mit Essig geröstet, um seine blutanregenden Eigenschaften zu verstärken. Für Decoction (Kochsud-Zubereitung) sollte es in ein Stückchen Gaze gewickelt werden. Gute Qualität hat eine glänzende, dunkelbraune Farbe; sieht ölig aber sauber aus.

S-53. HOU ZAO (Affen-Bezoar)
Alias: hou dan
Pharmazeutischer Name: Calculus Macacae Mulattae (Magenstein; im Magen liegendes Konvolut von verschluckten Haaren oder Pflanzenfasern im Magen der Rhesus-Affen.)
Zoologischer Name: Macaca mulatta
Familie: Cercopthecidae
Natürliche Verbreitung: Südostasien, Indien
Sammelzeit: das ganze Jahr lang.
Natürliche Eigenschaft: bitter, salzig, kalt.
Meridianbezug: Gallenblase, Herz, Leber, Lunge.
Anzeichen und Wirkung: Löst auf Schleim, hemmt Krämpfe und Keuchen: gegen Kindheitskrämpfe (Zuckungen) verursacht durch übermäßige Hitze, und Obstruktion von Schleim-Hitze; Keuchen infolge rebellischen Qi und Heiserkeit.
Vertreibt Hitze und reduziert Feuer-Giftigkeit: gegen eiternde Wunden und Skrofeln (Lymphknotenschwellung).
Dosis: Den Magenstein kalzinieren oder trocknen und zu Pulver mahlen;
0,3 bis 1 Gramm; direkt eingenommen in Tablettenform oder als Pulver (nicht decoctet). Diese Heilsubstanz ist sehr teuer und sollte

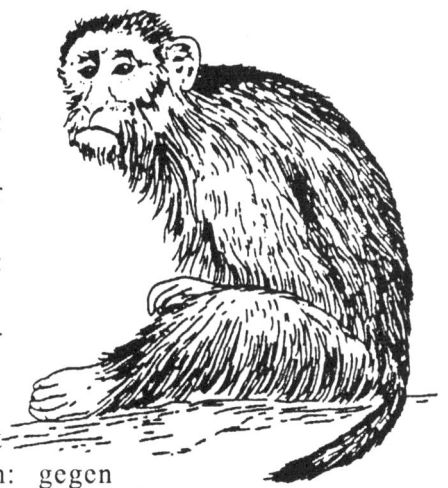

spärlich verschrieben werden. Gute Qualität ist groß, glatt, glänzend, bronze-farbig und leicht zerbrechlich.

S-54. XIONG DAN (Bärengallenblase)

Pharmazeutischer Name: Vesica Fellea Ursi
Zoologischer Name: Selenarctos thibetanus (G. Cuvier) oder Ursus arctos L.
Familie: Ursidae
Natürlic he Verbreitung: Yunnan (am besten), Sichuan, Guizhou, Tibet, Xinjiang und Nordost-China.
Sammelzeit: im Winter
Natürliche Eigenschaft: bitter, kalt
Meridianbezug: Gallenblase, Herz, Leber
Anzeichen und Wirkung:
Vertreibt Hitze und lindert Krämpfe: gegen febrile Krankheiten mit hohem Fieber und Krampfanfälle.
Auch gegen Delirium in Verbindung mit starken Brandwunden.
Vertreibt Hitze und erleichtert Feuer-Giftigkeit bei Verbrennungen. Äußerliche direkte Anwendung ist besonders effektiv, um Schmerzen zu lindern.
Verbessert die Augen bei Anzeichen von Leber-Feuer: gegen extrem gerötete, schmerzhafte und geschwollene Augen sowie leichte Sichtbehinderung.
Reduziert Schwellungen und Schmerzen: bei Trauma, Knochen-

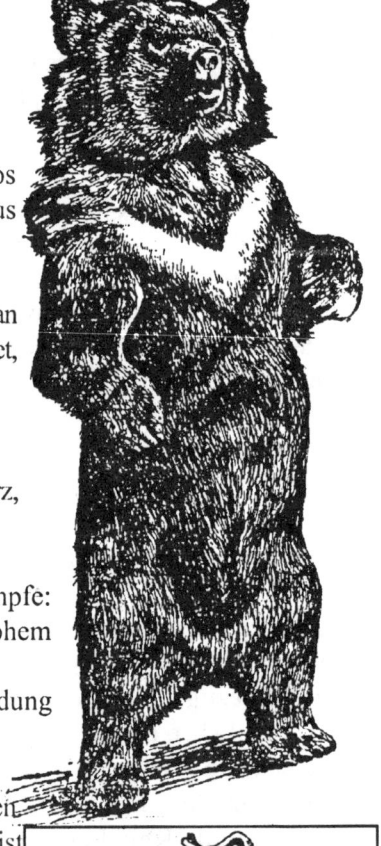

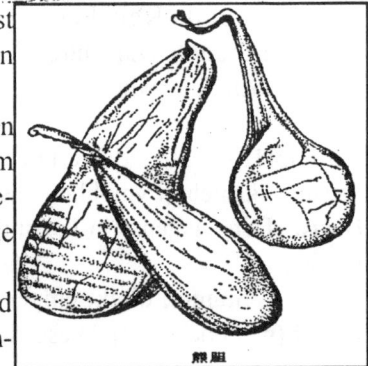

brüche und Verstauchungen, oder bei Hämorrhoiden.
Dosis: Nur 1 bis 2,5 Gramm in Tabletten und Pulverform für den internen Gebrauch. Für äußerliche, direkte Anwendung, ähnliche Dosierung in Salben. Gute Qualität (Gallenblase) ist groß, bittersüß, hell und von goldener Farbe.
Bemerkungen: Traditionelle Quellen raten, Bärengalle nicht zusammen mit Radix Rehmanniae Glutinosa (H-3 & H-4) zu benutzen.

S-55. XI JIAO (Rhinozerus-Horn)
Pharmazeutischer Name: Cornu Rhinoceri
Zoologischer Name: Rhinoceros unicornis L.; Rhinoceros sondaicus (Desmarest); oder Rhinoceros sumatrensis.
Familie: Rhinocerotidae
Natürliche Verbreitung: die asiatische Gattungen in Indien, Nepal, Birma, Thailand, Malaysia und Indonesien; andere in Ostafrika und Südost-Afrika.   犀 角   xī jiǎo
Natürliche Eigenschaft: bitter, salzig, kalt
Meridianbezug: Herz, Leber, Magen.
Anzeichen und Wirkung:
Vertreibt Hitze, erleichtert Feuer-Giftigkeit und kühlt das Blut: gegen warm-febrile Krankheiten begleitet mit extremer Hitze oder Hitze-Anzeichen; sowie gegen hohes Fieber, welches das Niveau der Nährwerte und das des Körperblutes rücksichtslos aufregt. Dies wird offenkundig unter anderem durch Erythem (entzündliche Rötung der Haut), Purpura (Hautblutungen), Nasenbluten, Bluterbrechen oder Krämpfe und Delirium.
Vertreibt Hitze und hemmt Zittern sowie die oben aufgeführten Hitze-Anzeichen und Bewußtlosigkeit, Krampfanfälle oder manisches (psychische Störung) Verhalten.
Dosis: Ein bis zwei Gramm als Pulver oder mit Wasser zu einem 'Saft' zerrieben und direkt eingenommen. Wenn es für eine Decoction benutzt wird (äußerst selten), beträgt die Dosis 1,5 bis 6 Gramm. Gute Qualität ist komplett, ohne Risse, duftend und glänzend.

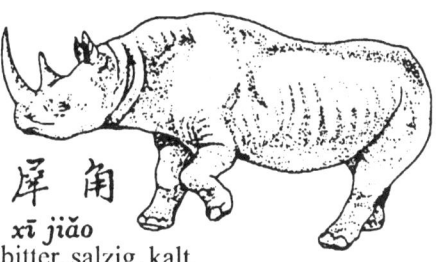

Bemerkungen: Muß während Schwangerschaft mit großer Vorsicht benutzt werden. Sollte nicht für nur äußerliche Probleme angewandt werden und ist Kontraindiziert bei Hautausschläge wegen Qi-Mangel, oder wenn kein hohes Fieber vorhanden ist. (Dieses Heilmittel wird von der Chinesischen Pharmaindustrie synthetisch hergestellt.)

S-56. YE MING SHA (Fledermaus-Exkrement)*
Pharmazeutischer Name: Excrementum Vespertilionis (Murini)
Zoologischer Name: Vespertilio murinus L.
Familie: Vespertilionidae
Natürliche Verbreitung: die Gebirge Chinas, besonders in Jiangxi, Jiangsu, Guangxi, Henan, Gansu und Liaoning.
Sammelzeit: das ganze Jahr, die beste Qualität wird im Sommer eingesammelt..

夜 明 砂   yè míng shā

Natürliche Eigenschaft: scharf, kalt.
Meridianbezug: Leber
Anzeichen und Wirkung: kühlt den orbis hepaticus und verbessert das Sehvermögen: gegen Nachtblindheit, oberflächliche visuelle Obstruktion und Katarakt. Wird auch benutzt gegen Ernährungsstörungen von Kindern.
Dosis: *Fledermaus-Dung: Der getrocknete Kot von Vespertilio sperans (Th.). Gute Qualität ist trocken, ohne Sand oder Schmutz, von leichtem Gewicht und rotbrauner Farbe.

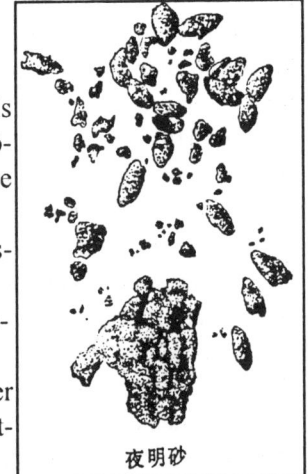

夜明砂

3 - 9 Gramm zum decocten einer gemischten Zubereitung (kochen mit anderen Heilmitteln); oder 1,2 - 1,5 Gramm einer trockengerösteten und zu Pulver gemahlen Zubereitung.

Bemerkungen: Benutze mit Vorsicht während Schwangerschaft! Nach einigen traditionellen Angaben sollte dieses Mittel nicht zusammen mit Radix Cynanchi Baiwei (H-59) angewandt werden.

S-57. LU RONG (Rothirsch -Bast)

Alias: nen lu rong
Pharmazeutischer Name: Cornu Cervi Parvum
Zoologischer Name: Cervus nippon (Temm.) oder Cervus elaphus L.
Familie: Cervidae
Natürliche Verbreitung: Nordost- und Nordwestchina.
Sammelzeit: im Spätsommer oder Herbst, wenn den Männchen, über drei Jahre alt, neuer Bast zu wachsen beginnt.

鹿茸

Natürliche Eigenschaft: süß, salzig, warm.
Meridianbezug: Nieren und Leber
Anzeichen und Wirkung:
Wärmt und verbessert die Nieren und Leber, stärkt das Yang; gegen Nieren-Yang-Mangelerscheinungen mit Symptomen wie Müdigkeit, Impotenz, kalte Hände und Füße, schwindliges Gefühl, Klingeln in den Ohren (Tinnitus), Schmerzen und Schwäche im unteren Rücken und in den Knien, sowie öfteres und übermäßiges - aber klares - Urinieren.

Verbessert die Hauptblutgefäße, vermehrt das Blut und die Essenz, stärkt Sehnen und Knochen: wird besonders bei Blut- und Essenzmängel für Kinder angewandt, bei Symptomen wie körperliche oder geistige Entwicklungsprobleme (körperliches oder mentales Zurückbleiben, Lernschwierigkeiten, schwaches Wachstum oder Deformation des Skeletts, inklusive Rachitis.)

Reguliert die eindringenden und die Empfängnisgefäße (Geschlechtsorgane), stabilisiert das Gürtelgefäß: gegen vaginalen Ausfluß oder Gebärmutterblutung. Auch für Unfruchtbarkeit mit kaltem Uterus. Tönt und nährt das Qi und das Blut: wird auch angewandt besonders gegen chronische Geschwüre und Furunkel der Yin-Art; (diese sind konkav ausgehöhlt, sickern klare Flüssigkeit und heilen nicht oder nur sehr schlecht).

Dosis: Ein bis drei Gramm (direkt als Pulver eingenommen), aufgeteilt in zwei bis drei Einnahmen pro Tag; 3 bis 4,5 Gramm doppelt gekocht in einem Dampfkocher, um die volle Essenz des Heilmittels zu erhalten; kann auch in Wein eingeweicht werden. (Danach getrocknet und pulverisiert.) Für Decoctions kann man bis zu 9 Gramm benutzen. Oder mit Essig zermahlen für äußerliche Anwendung.

Gute Qualität Bast ist dick, solide, von leichtem Gewicht, hat feine Haare und ein leicht öliges Aussehen.

Bemerkungen:
Beim Einnehmen dieser Substanz ist es wichtig, mit einer niedrigen Dosis anzufangen und diese allmählich zu erhöhen. Wenn anfangs zuviel davon genommen wird, so kann es dazu führen, daß das Yang steigt und zur Bewegung des inneren Windes führt, mit Schwindelgefühl und geröteten Augen; oder es kann das Yin verletzen, was wiederum zu Feuer durch Verletzungen und sogar Blutungen führen kann.

Sollte nicht angewandt werden bei Patienten mit Hitze durch Yin-Mangel, Hitze in der Blutebene, Schleim-Hitze in der Lunge, loderndes Magenfeuer oder warm-febrile Krankheiten.

S-58. E JIAO (Wildesel)
Alias: lu pi jiao, pen fu jiao
Pharmazeutischer Name:
Gelatinum Corii Asini (Gelatine Deriviat aus Knochen und Haut)
Zoologischer Name: Equus asinus L.
Familie: Equidae
Natürliche Verbreitung: Shandong, Zhejiang, Hebei, Liaujing, Shanghai.

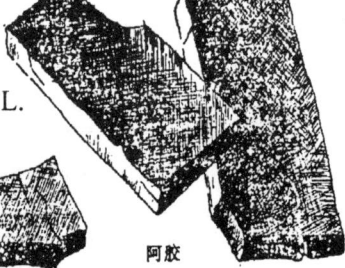

Natürliche Eigenschaft:
süß, neutral
Meridianbezug:
Nieren, Leber, Lunge
Anzeichen und Wirkung:
Verbessert das Blut: gegen Symptome wie Schwindelgefühl, Gesichtsblässe und Herzklopfen wegen Blutmangel.
Nährt das Blut und stoppt Blutung: gegen jegliche Art von Blutung, doch am besten gegen Schwindsucht / Auszehrung oder zehrende Krankheiten mit Bluthusten, Blut im Stuhl, übermäßiges Bluten der Monatsregel oder Bluten der Gebärmutter.
Nährt und befeuchtet das Yin: für Yin-Mangel mit solchen Symptomen wie leicht irritiert sein (Reizbarkeit) und Schlaflosigkeit als Nachwirkung einer febrilen (Fieber-) Krankheit. Wird auch angewandt gegen trockene-Lunge-Husten durch Yin-Mangel oder einer zehrenden Krankheit.
Dosis: 3 bis 15 Gramm. Kann auch aufgelöst werden in einer durchseihten Decoction (gekochte Zubereitung, Sud); in Wein, oder in Tablettenform hergestellt werden. Gute Qualität ist von gleichmäßiger Farbe, leicht zerbrechlich, lichtdurchlässig und ohne jeglichen faulen Geruch.
Bemerkungen: Kontraindiziert bei nur äußerlichen Krankheitssymptomen. Benutze mit Vorsicht bei Milz- und/oder Magenproblemen. Nach einigen traditionellen Quellen sollte dieses Heilmittel nicht zusammen mit Radix et Rhizoma Rhei (H-45, Da Huang) gebraucht werden. Gemäß einigen traditionellen Quellen, wirkt dieses Heilmittel dem des Radix et Rhizoma Rhei (H-45) entgegen.

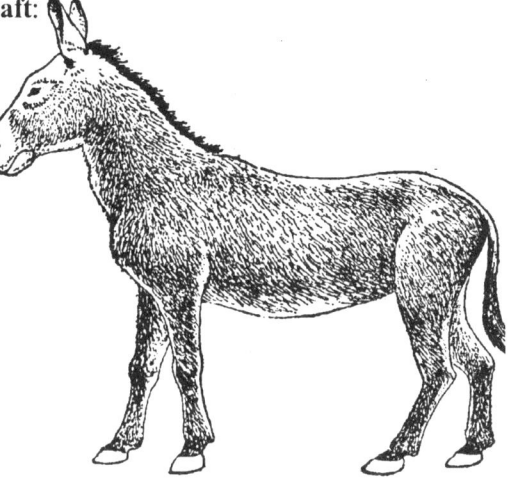

S-59. HU GU (Tigerknochen-Fossilien*)

Pharmazeutischer Name: Os Tigridis
Zoologischer Name: Panthera tigris L.
Familie: Felidae
Natürliche Verbreitung: Nordost- und Südwest-China
Natürliche Eigenschaft: scharf, süß, warm
Meridianbezug: Leber, Nieren
Anzeichen und Wirkung:
Vertreibt Wind-Feuchtigkeit: Gegen Steifheit der Glieder und wandernde Schmerzen in den Gelenken.
Vertreibt Wind-Kälte und stärkt Sehnen und Knochen: gegen Lähmungen, schwache Knie und Beine, Krämpfe, Steife und Schmerzen im unteren Rücken, oder Kälte-Schmerzen in den Knochen.
Dosis: 3 bis 6 Gramm. Im allgemeinen wird dieses Heilmittel benutzt zur Herstellung medizinischer Weine, als Pulver oder in Tablettenform. Gewöhnlich wird es vor Gebrauch in Öl oder Essig geröstet. Gute Qualität ist schwer, solide und gelblich weiß.
Bemerkungen: Benutze mit Vorsicht bei steigendem Feuer durch Blutmangel.
*Notiz: Bereits in traditionellen Rezepturen wurde der Ausdruck 'Os tigridis' für Knochen von Großkatzen-Fossilien gebraucht, wovon nur ganz kleine Mengen als Zusatzmittel benutzt werden.
Bezugsquellen in China geben an, daß heutzutage für die meisten 'Tiger-Präparate' gewöhnliche Katzen bzw. Katzenknochen verwendet werden.

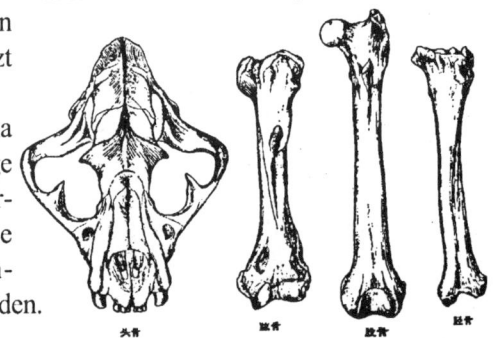

S-60. NIU HUANG (Hausrind)
Alias: xi huang, chou bao
Pharmazeutischer Name: Calculus Bovis (Der Gallenstein des Hausrinds)
Zoologischer Name: Bos taurus domesticus (Gmelin)
Familie: Bovidae
Natürliche Verbreitung: durch den ganzen Norden und Nordosten Chinas.
Sammelzeit: das ganze Jahr
Natürliche Eigenschaft: bitter, süß, kühl.
Meridianbezug: Herz, Leber
Anzeichen und Wirkung:
Reinigt das Herz, öffnet die Hohlorgane, weckt den Geist und verdampft Schleim: gegen Delirium oder Koma infolge warm-febriler oder Hitze-Krankheit, wobei heißer Schleim den Herzbeutel (Perikardium) blockiert. Auch gegen Wind-Schlaganfall oder Krampfanfälle.
Reinigt die Leber, erleichtert Giftigkeit, vertreibt Wind und stoppt Zittern: gegen Zuckungen, Zittern und Krampfanfälle mit hohem Fieber durch in die Leber gelangende Hitze.
Verringert Hitze und lindert Feuer-Giftigkeit: gegen rote, schmerzhafte, geschwollene Kehle, oder Geschwüre in der Kehle, auch Wunden, Karbunkel, Geschwüre und eine breite Variation heißer (entzündeter) Schwellungen.
Dosis: 0,15 bis 1 Gramm. Benutze nur in Tablettenform oder als Pulver. Gute Qualität (die Originalsubstanz) glänzt, ist von leichtem

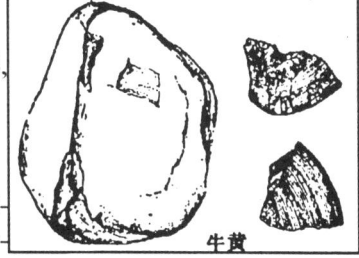

Gewicht, leicht brüchig, hat eine glänzende Oberfläche und saubere, dünne Schichten. Es sollte erst bitter und danach süß schmecken, das Aroma sauber und kühl.
Bemerkungen: Kontraindiziert während Schwangerschaft. Sollte nicht benutzt werden gegen Krankheiten, die nicht mit übermäßiger Hitze verbunden sind, oder Milz- und Magenmangel.

S-61. LING YANG JIAO (Saigagazellen-Horn)
Pharmazeutischer Name: Cornu Antelopis
Zoologischer Name: Saiga tatarica
Familie: Bovidae
Natürliche Verbreitung: Nordwest-Xinjiang und Kazachstan.
Sammelzeit: das ganze Jahr.
Natürliche Eigenschaft:
salzig, kalt
Meridianbezug: Herz, Leber
Anzeichen und Wirkung:
Löscht den Wind und kontrolliert (dämpft) Krampfanfälle in Verbindung mit Kindheitskrämpfen und plötzlichen Anfällen. Weil es auch Hitze vertreibt, kann es zudem eingesetzt werden gegen ungebärdiges hohes Fieber und innere Bewegung des Windes durch intensive Hitze. Es ist eine wichtige Substanz, um die inneren Bewegungen des Leber-Windes zu behandeln. Gewöhnlich wird es gebraucht, um hohe Fieber-Krämpfe bei Kindern zu behandeln.
Beruhigt die Leber und festigt das Yang: eine wichtige und effektive Substanz gegen hochschlagendas Leber-Yang. Symptome sind: Schwindelgefühl, Kopfschmerzen, verschwommene Sicht, rote Augen, Photophobia (Lichtscheue), Krämpfe und Krampfanfälle.
Reinigt die Leber und verbessert die Sehkraft: gegen Kopfschmerzen und gerötete Augen wegen loderndem Leber-Feuer.
Vertreibt Hitze und erleichtert Feuer-Giftigkeit: gegen febrile Krankheiten mit hohem Fieber, Delirium, manisches Benehmen und in extremen Fällen - Bewußtlosigkeit.

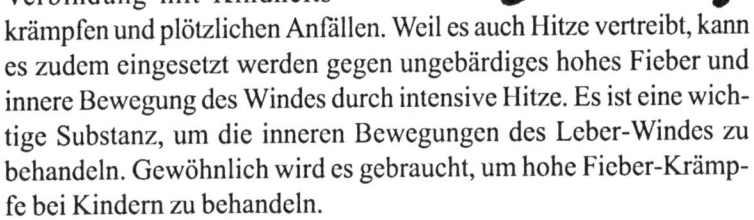

Vertreibt Feuchtigkeit-Hitze: wird auch angewandt gegen schmerzhafte Obstruktion durch Wind-Feuchtigkeit-Hitze.
Dosis: 0,9 bis 3 Gramm direkt eingenommen in Pulver oder Tablettenform. Gute Qualität der Heilsubstanz (Basthorn) ist biegsam, weiß und glänzend, mit sichtbaren kleinen Äderchen.
Bemerkungen: Im Vergleich zu Cornu Rhinoceri (xi jiao, Nr. S-55), ist Cornu Antelopis (ling yang jiao, Nr. S-61) nicht so effektiv Hitze zu vertreiben und Giftigkeit zu lindern.

S-62. SHE XIANG (Drüsenausscheidung eines Moschustieres)
Pharmazeutischer Name:
Secretio Moschus
Zoologischer Name:
Moschus moschiferus L. oder
Moschus berezovskii (Flerov)
Familie: Cervidae
Natürliche Verbreitung:
(wild) Tibet, Sichuan, Yunnan;
(domestiziert) in Sichuan,
Sha'anxi und Anhui.
Sammelzeit: Soll von einem mindestens drei Jahre alten Tier genommen werden; im Sommer oder Winter von einem wild lebenden; einmal oder zweimal im Jahr von einem domestizierten Tier.
Natürliche Eigenschaft: warm, aromatisch.
Meridianbezug: Herz, Milz, Leber
Anzeichen und Wirkung: Öffnet sehr intensiv Hohlräume, wiederbelebt den Geist und öffnet versperrte Unordnungen: wegen der intensiven, aromatischen und durchdringenden Eigenschaft dieser Substanz wird sie benutzt, um eine Vielzahl von Problemen zu behandeln, welche das Bewußtsein einschränken. Dies schließt auch Hitze mit ein, die in das Perikardium (Herzbeutel) dringt, wegen einer warmfebrile Krankheit (mit Krampfanfällen, Delirium, Stumpfsinn und Bewußtlosigkeit), Erkrankungen durch Versperrungen, starrkrampfartiger Kollaps, Schleim-Kollaps und plötzliche Krampfanfälle.

Belebt den Blutkreislauf, löst Klumpen auf, reduziert Schwellungen und erleichtert Schmerz: wird entweder innerlich oder äußerlich angewandt, gegen eiternde Wunden, Karbunkel und unbewegliche, spürbare Masse. Auch, um Kanäle von Blockierungen durch Verletzungen zu befreien oder von sonstigen Obstruktionen. Es wird seit kurzem auch zur Behandlung von Herzkranzgefäß-Krankheiten benutzt. Es beschleunigt Entbindung und erleichtert den Abgang von Totgeborenen: wird auch eingesetzt, wenn ein toter Fetus oder die Nachgeburt nicht abgehen will.
Dosis: 0,06 bis 0,15 Gramm in Tablettenform, als Pulver etc. direkt eingenommen. Auch als Pflaster und Umschlag (Kompressen) für äußerliche Anwendung.

Wegen des Status einer vom Aussterben bedrohten Art und der hohen Kosten werden alle der kommerziell angebotenen Präparate entweder von gezüchteten Tieren oder durch synthetische Muscone gewonnen. Gute Qualität ist weich, ölig, körnig und intensiv aromatisch.
Bemerkungen: Kontraindiziert während Schwangerschaft und bei Anzeichen von Yin-Mangel mit Hitze-Anzeichen. Vorsicht auch bei Hypertension (Bluthochdruck).

S-63. CHUAN SHAN JIA (Schuppen des Schuppentieres)

Alias: shan jia pian, ling li pian
Pharmazeutischer Name: Squama Manitis Pentadactylae
Zoologischer Name: Manis pentadactyla L.
(Chinesisches Ohren-Schuppentier)

chuān shān jiǎ

Familie: Manidae
Natürliche Verbreitung: Guangxi, Guizhou, Guangdong, Yunnan, Hunan, Fujian, Taiwan.
Natürliche Eigenschaft: salzig, kühl
Meridianbezug: Leber, Magen

Anzeichen und Wirkung:
Löst Blutstaus auf, öffnet Menstruationstaus und fördert Laktation (Stillzeit): gegen Amenorrhea (Ausbleiben der monatlichen Regelblutung), Dysmenorrhea (schmerzhafte Regelblutung) und mangelnde oder nicht genügend Stillzeit (Muttermilch) wegen Blutstauung.
Reduziert Schwellung und fördert die Ausscheidung von Eiter (aus noch nicht reifen Geschwüren): gegen toxische Schwellungen wie Abszesse und Geschwüre. Da dieses Heilmittel auch noch-nicht-eiternde Wunden auflösen und heilen kann, so ist es dennoch nützlicher, damit das Heilen von eiternden Wunden zu fördern. Zu diesem Zweck kann es äußerlich und direkt angewandt werden.
Vertreibt Wind-Feuchtigkeit von den Kanälen: gegen Schmerzen durch schmerzhafte Sperrungen, Steifheit oder Krämpfe in den Gliedmaßen, oder Schmerzen, die körperliches Bücken oder Strecken verhindern.
Dosis: 3 bis 9 Gramm. Pulver ist am wirksamsten. Gute Qualität des Heilmittels (die Schuppen) ist blau-schwarz und ohne Haut.
Bemerkungen: Kontraindiziert während Schwangerschaft. Benutze mit Vorsicht bei Anzeichen von Schwäche-Mängel und bereits eiternder Wunden.

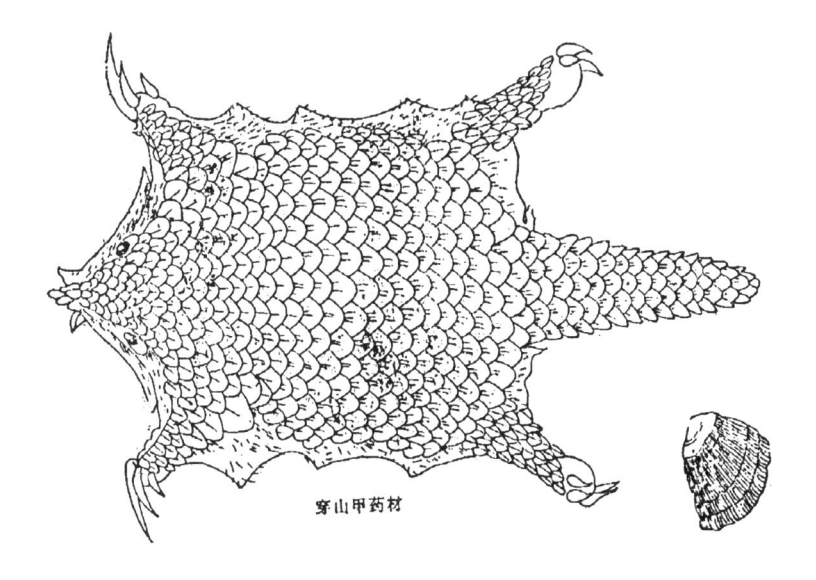

穿山甲药材

S-64. HAI GOU SHEN (Hoden und Penis vom Seehund)

Alias: wa na qi
Pharmazeutischer Name: Testes et Penis Otariae
Zoologischer Name: Callorhinus ursinus L. oder Phoca
Familie: Pinnipedae
Natürliche Verbreitung: hauptsächlich in Nordasien und die See bei Alaska.
Natürliche Eigenschaft: salzig, heiß
Meridianbezug: Nieren, Leber

海狗肾
hǎi gǒu shèn

Anzeichen und Wirkung:
Stärkt das Yang und die Essenz: gegen Impotenz, reduzierte Lust auf Sex, starke Abneigung gegen Kälte (leicht frieren) und kalte Gliedmaßen durch Nieren-Yang-Mangel.

Dosis: 3 bis 15 Gramm; wird direkt eingenommen in Pulverform. Gute Qualität ist dick, lang, ölig, feucht und lichtdurchlässig, gelblich-weiß.

Bemerkungen: Kontraindiziert bei Yin-Mangel-Erscheinungen mit Hitze-Anzeichen. Auch nicht empfohlen für Patienten mit einem hyperaktiven Sexualdrang.

Medizinische Mineralien

Silizium-Zusammensetzungen

M-1. BAI SHI YING
Alias: Shi Ying
Ursprüngliches Mineral: Quarz
Natürliches Herkunftsland: Gansu, Shanxi, Jiangsu, Hubei, Guangdong, Hebei, Fujian
Geschmack, Eigenschaft: Süß, etwas warm; nicht giftig
Meridianbezug: Lunge, Dickdarm
Wirkung: Ergänzt das Qi, beruhigt, erleichtert den Husten, belebt die fünf Viscera (Eingeweide) und fördert Harnausscheidung.
Anwendung: bei Yin-Kälte, Impotenz, ängstliches Herzklopfen, Feucht-Typ-Arthralgie (Gelenkschmerz), Diabetes, Husten und Dyspnoe (Atemnot), verzögerte Erkältung in Brust und Zwerchfell sowie Lungenerschlaffungsyndrom.
Dosierung: 10 bis 15 Gramm, decocten (zubereiten, kochen) vor dem Einnehmen.
Bemerkungen & Kontraindikation: Nicht anwenden bei langwierig andauernder Krankheit

M-2. MA NAO
Alias: Wen Shi, Jia Tai Ma Nao, Ma Nao
Ursprüngliches Mineral: Achat (opalartige Substanzen oder ganz Chalcedon); schwarz mit weiß (Sardonyx), rot mit weiß (Carneolonyx).
Natürliches Herkunftsland: Xinjiang, Gansu, Innere Mongolei, Taiwan
Geschmack, Eigenschaft: Scharf, kalt; nicht giftig
Wirkung: Erleichtert Fieber und klärt die Augen
Anwendung: bei Katarakt (Grauer Star).
Dosierung: Angemessene Dosierung für äußerlichen Gebrauch
Bemerkungen & Kontraindikation: Patienten mit Augenentzündung sollten dieses Mittel nicht benutzen.

M-3. MENH SHI

Pharmazeutischer Name: Lapis Micae seu Chloriti (M i c a e Stein mit Chlorit)
Alias: Qing meng shi (Lapis chloriti); jin meng shi (Lapis micae)
Natürliches Herkunftsland: Hunan, Jiangsu, Sichuan, Zhejiang, Henan, Hebei
Geschmack, Eigenschaft: Süß, salzig, neutral
Meridianbezug: Leber, Lunge
Wirkung und Anwendung: Senkt das Qi und reduziert Schleim. Gegen Keuchen und Husten infolge von altem und zähem Schleim, der besonders dickflüssig und klumpig geworden ist. Wird auch bei starker Darmverstopfung benutzt.
Dosierung: 9 bis 15 Gramm für Zubereitungen (einwickeln in Gaze und absetzen lassen vor Benutzung); oder 1,5 bis 3 Gramm in Pillen oder als Pulver.
Kontraindikation: Soll nicht angewandt werden während Schwangerschaft oder von sehr geschwächten Patienten. Anwendung mit Vorsicht, besonders bei schwacher Milz und Magen.

M-4. YUN MU SHI

Alias: Yun Hua, Yun Ying, Qian Ceng Zhi, Jin Xing Shi (Gansu), Yun Mu
Ursprüngliches Mineral: Muscovite (Kaliglimmer), volkstüml. Bezeichnung = Katzensilber
Natürliches Herkunftsland: Jiangsu, Shandong, Zhejing, Hunan, Hubei, Anhui, Jiangxi, Henan, Innere Mongolei, Hebei, Shanxi, Liaoning, Yunnan, Shaanxi, Xinjiang
Geschmack, Eigenschaft: Süß; nicht giftig
Meridianbezug: Lungen und Leber
Wirkung: Belebt die Nieren, wirkt gegen Durchfall, ist harnfördernd und hämostatisch (blutstillend).
Anwendung: Gegen Herzklopfen (Palpitation), Husten, Hämatemesis (Bluterbrechen) und Hämoptysis (Bluthusten), Arteriosklerose (Arterienverkalkung).
Dosierung: 6 bis 10 Gramm wenn oral eingenommen; angemessene Dosierung für den äußerlichen Gebrauch.
Kontraindikation: Nicht anwenden, wenn der Patient Fieber hat.

M-5. JIN JING SHI

Ursprüngliches Mineral: Vermiculit
Natürliches Herkunftsland: Innere Mongolei, Hunan.
Wirkung: Tranquilization (Beruhigung), entfernt Katarakt (Grauer Star).
Anwendung: Gegen Herzklopfen, Schlaflosigkeit, Undurchsichtigkeit der Hornhaut.
Dosierung: 3 bis 6 Gramm oral eingenommen; angemessene Dosierung für äußerlichen Gebrauch.

M-6. YANG QI SHI

Pharmazeutischer Name: Actinolitum = Aktinolith (Strahlstein)
Natürliches Herkunftsland: Hebei, Henan, Shandong, Hubei
Geschmack, Eigenschaft: salzig; leicht erwärmend
Meridianbezug: Nieren
Wirkung und Anwendung: Erwärmt die Nieren und den Unterleib, stärkt das Yang;
für mangelhaftes Nieren-Yang und kühlende Anzeichen mit solchen Symptomen wie Impotenz, Spermatorrhoe (Samenausfluß aus der Harnröhre ohne geschlechtliche Erregung) und vorzeitiger Samenerguß, die oft mit Empfindlichkeit und Schwäche im unteren Rücken und in den Knien begleitet wird.
Erwärmt den Unterleib; wird auch benutzt gegen Unfruchtbarkeit und Gebärmutter-Bluten durch lokale Erkältung.
Dosierung: 3 bis 4.5 Gramm, in Pillen oder Pulver. Wird gewöhnlich kalziniert für den Gebrauch. Gute Qualität kommt in nadelähnlichen Bündeln, ist gräulich weiß und glänzend, leicht zerbrechlich.
Bemerkungen & Kontraindikation: Nicht anwenden bei mangelhaften Yin-Mustern mit Hitze-(Entzündungs) Anzeichen.
Gemäß einigen traditionellen Quellen wird dieses Mittel nicht empfohlen bei gleichzeitiger Anwendung von Rhizoma Alismatis Orientalis, Sclerotium Omphaliae Lapidescens und Periostracum Cicadae, wirkt auch gegen den Heileffekt der Samen von Cuscutae Chinensis.
Diese Substanz wird nicht für langfristigen Gebrauch empfohlen.

M-7. FU HAI SHI

Pharmazeutischer Name: Pumice (v. altdeutschen "Pumitz"); = Bimsstein, ein helles, schaumiges Vulkangestein.
Alias: fu shi, hai fu shi, hai shi
Natürliches Herkunftsland: Guangdong, Fujian, Shandong, Liaoning
Geschmack, Eigenschaft: salzig, kalt
Meridianbezug: Lunge
Wirkung und Anwendung: Räumt Hitze (Entzündung) von den Lungen und vertreibt Schleim-Hitze: Gegen Anhäufung von Schleim in den Lungen, der besonders zäh und schwierig auszuhusten ist, oder beim Aushusten von Blut begleitet ist.
Erweicht Härte und zerteilt Schleimklumpen: gegen Skrofeln (Lymphknotenschwellung) und ähnliche Unordnungen verursacht durch Schleim-Entzündung oder Fieber.
Fördert Urinieren: bei schmerzhafter und steiniger Harn-Funktionsstörung.
Dosierung: 5 bis 6 Gramm. Beim Zubereiten in Gaze einwickeln. Falls es gebraucht wird um Urinieren zu fördern, soll es zu Pulver zerrieben und direkt eingenommen werden. Gute Qualität ist von leichtem Gewicht (schwimmt in Wasser) und ist von gräulich-weißer Farbe
Kontraindikation: Nicht empfohlen bei Erkältungshusten durch Mangelerscheinung.

M-8. HUA SHI

Pharmazeutischer Name: Talcum = Talk, fein gemahlener Talk wird als Talkum gehandelt.
Natürliches Herkunftsland: Shandong, Jiangxi, Jiangsu, Sha' anxi, Shanxi
Geschmack, Eigenschaft: süß, neutral, kalt
Meridianbezug: Magen, Blase.
Wirkung und Anwendung: Fördert Urinieren und entwässert Hitze (Entzündung) von der Blase: Talk ist eine wichtige Substanz in der Behandlung von heißer (entzündeter) und schmerzhafter Harn-Funktionsstörung oder jedes Zustandes mit dunklem, schmerzhaf-

tem, brennendem und spärlichem Urin. Wird auch benutzt gegen durch feuchte Hitze (Entzündung) erzeugten Durchfall.
Räumt Hitze (Entzündung) und befreit von Komplikationen durch Sommerhitze: gegen Sommerhitze-Probleme mit Fieber, Harn-Schwierigkeit, Reizbarkeit und übermäßigen Durst.
Absorbiert Feuchtigkeit: wird angewandt gegen lokale, feuchte Hautverletzungen.
Weist feuchte Hitze (Entzündung) durch den Urin aus: Wird zusätzlich benutzt gegen Hitze (Entzündung) im Qi, offenbart durch Feuchtigkeit und andauerndem Fieber, ein Schweregefühl im Körper, nervöse Reizbarkeit, übermäßiges Durstgefühl und gelbem Zungenbelag.
Dosierung: 8 bis 18 Gramm. Bei der Decoctierung (Zubereitung) in ein separates, poröses (Gaze) Täschchen geben. Gute Qualität ist weich, glatt, bläulich weiß und ohne Staub.
Bemerkungen & Kontraindikation: Nicht anwenden bei Milz-Qi Mängel oder Spermatorrhoe (Samenausfluß ohne geschlechtliche Erregung, besonders bei Stuhlgang und beim Wasserlassen), bei Flüssigkeitsmangel infolge einer warmen, fiebrigen Krankheit und übermäßigem Urinieren.
Gebrauche mit Vorsicht während Schwangerschaft!
Talk kann das Wachstum von Granulomas (Knötchen) im Dickdarm und in der Scheide anregen.

M-9. BU HUI MU
Alias: Wu hui shi
Ursprüngliches Mineral: Asbest = faserförmige Amphibole (Mineralfamilie). Es gibt Weiß-Asbeste = Tremolit, Braun-Asbeste = Amianth, Blau-Asbeste = Krokyydolith und auch noch andere.
Geschmack, Eigenschaft: Süße, hochwertige Kälte; nicht giftig
Wirkung: Erleichtert Fieber und Husten, ist harnfördernd.
Anwendung: Gegen Husten infolge Lungen - Hitze (Entzündung), geschwollener Kehle (Hals), Dysuria (erschwertes Harnlassen).
Dosierung: 1.5 bis 3 Gramm für oral genomme, und angemessene Dosierung für den äußerlichen Gebrauch.

Kalzium Salze

M-10. SHI HUI
Alias: Shi Gui, Gui Hui
Ursprüngliches Mineral: Limestone = englischer Ausdruck für Kalkgestein.
Natürliches Herkunftsland: In den meisten Gebieten Chinas.
Geschmack, Eigenschaft: Scharf, warm; giftig; ätzend
Wirkung: Entfernt giftige Substanzen, ist hämostatisch (blutstillend), korrodiert (zersetzt) faulendes Fleisch, trocknet Feuchtigkeit und - tötet Insekten.
Anwendung: bei blutenden Schnittwunden, Verbrühungen und Brandwunden, Karbunkel und tief verwurzeltes Karbunkelgeschwüre, Schorf und hartnäckige Tinea (Fadenpilzerkrankungen), saures Aufstoßen (Regurgitation) und Durchfall.
Dosierung: Gewöhnlich für äußerlichen Gebrauch, die Dosierung hängt von den Krankheitszuständen ab. 3 bis 6 Gramm für orale Einnahme.
Bemerkungen & Kontraindikation: Nicht anwenden bei rotgeschwollener Wundstelle oder bei bereits vorhandenem Eiter.

M-11. SHI GAO   (Gips)
Pharmazeutischer Name: Calcium sulfuric   (Gypsum fibrosum)
Chemischer Name: Kalzium-Sulfat (chemische Verbindung)
Natürliches Herkunftsland: ganz China, der beste kommt angeblich aus Hubei oder Anhui
Geschmack, Eigenschaft: Süß, scharf, sehr kalt.
Meridianbezug: Lunge, Magen
Wirkung & Anwendung: Vertreibt Hitze (Entzündung) und Fieber: gegen hohes Fieber ohne Schüttelfrost, nervöse Reizbarkeit, intensiven Durst, überreichliches Schwitzen, ein aufbrausendes Gefühl und hohen Puls, eine rote Zunge mit gelbem Belag. Dieser Zustand wird als einer von Überschuß im Qi-Niveau der vier Ebenen von Krankheit oder das Yang-Glanz-Kanal-Bühne der sechs Ebenen von Krankheit identifiziert.
Räumt übermäßige Hitze (Entzündung) aus den Lungen: gegen Hu-

sten und Keuchen mit Fieber und dichtem, dickflüssigem Schleim. Räumt Aufflammen von Magen-Feuer aus: gegen Kopfschmerzen, Zahnschmerzen oder geschwollenes schmerzhaftes Zahnfleisch infolge des Magen-Feuers.

Gegen Ekzem (Juckflechte), Brandwunden und eiternde Wundstellen: Wird gewöhnlich lokal in Puderform angewandt, nachdem es kalziniert und mit anderen Heilkräutern gemischt worden ist. Darf auch intern eingenommen werden.

Dosierung: 9 bis 30 Gramm, und bis zu 90 Gramm für sehr hohe Fieber. Diese Substanz soll zerbrochen und für 20 bis 30 Minuten gekocht werden, bevor andere Kräuter hinzugefügt werden. Wenn kalziniert, kann es äußerlich für solche Probleme wie Brandwunden, Ekzem (Juckflechte), Abszesse und nicht oder schwer heilbare Geschwüre benutzt werden. Gute Qualität ist weiß und faserig.

Bemerkungen & Kontraindikation: Nicht anwenden für Patienten mit empfindlichen Magen, oder wenn der Puls sehr schwach ist, oder im Fall von Yang-Mangel oder Hitze (Entzündung) wegen Yin-Mangel.

M-12. FANG JIE SHI
Alias: Huang shi
Ursprüngliches Mineral: Calcite
Natürliches Herkunftsland: Jiangxi, Anhui, Zhejiang, Sichuan
Geschmack, Eigenschaft: Bitter, scharf; sehr kalt; nicht giftig
Wirkung: beruhigend, erleichtert Fieber, regelt den Magen und produziert Magen-Säure.
Anwendung: Fieber und Reizbarkeit bei Hitze (Entzündung), saures Aufstoßen und Durst, bei chronischer Gastritis, Gelbsucht und dunkelgefärbtem Urin.
Dosierung: 10 bis 15 Gramm.

M-13. JIANG SHI
Alias: Shi Zhong Ru (Kalzium Brocken im verwitterten Zustand; gelegentlich auch Knollen im Kalkgestein. Die Hauptmineralien sind Calcite, Quarz und Dolomite.)
Ursprüngliches Mineral: Qiang Li Shi, Lie Jiang Shi

Natürliches Herkunftsland: Nord- und nordwestliches China
Geschmack, Eigenschaft: Salzig, kalt; nicht giftig.
Verarbeitung: In Sonne trocknen, zerdrücken und mit Wasser raffinieren (auflösen).
Anwendung: gegen Furunkel
Dosierung: Als Pille oder für den äußerlichen Gebrauch.

M-14. ZHONG RU SHI
Alias: Shi Zhong Ru
Ursprüngliches Mineral: Stalaktit (Tropfstein; von der Höhlendecke abwärts wachsende, rythmisch gebänderte Kalkspatsäulen.)
Natürliches Herkunftsland: Guangxi, Sichuan, Shangxi
Geschmack, Eigenschaft: Süß; warm; nicht giftig
Meridianbezug: Lunge, Magen, Niere
Wirkung: Wiederverbesserung des Yang, erwärmt die Lunge, beseitigt den Schleim, erleichtert Asthma und gleicht den Magen aus.
Anwendung: Bei Impotenz, Lungentuberkulose, Hämatemesis (Blutbrechen) und Hämoptysis (Bluthusten).
Dosierung: 10 bis 15 Gramm
Bemerkungen & Kontraindikation: Nicht anwenden bei Husten infolge Lunge-Hitze (Lungenentzündung).

M-15. HUA RUI SHI
Pharmazeutischer Name: Ophicalcitum (veralteter Name für Marmor).
Natürliches Herkunftsland: Shandong, Jiangxi, Jiangsu, Sha' anxi, Shanxi, Henan, Zhejiang
Geschmack, Eigenschaft: sauer; zusammenziehend; neutral.
Meridianbezug: Leber
Wirkung & Anwendung: Löst Blutstaus auf: gegen Bluterbrechen oder Bluthusten. Wird auch für interne Blutstaus benutzt. Die gepulverte Form dieses Mittels kann lokal für Blutung infolge eines Traumas (blutende Verletzung) angewandt werden.
Dosierung: 3 bis 9 Gramm, (als Pulver). Oft wird Wein, Essig, oder der Urin eines prepubertäten Jungen hinzugefügt, um die Wirksamkeit des Heilmittels, Staus zu zerbrechen, zu steigern. Wird auch

lokal in Pulverform benutzt. Gute Qualität hat gelbe und grüne Fleckchen.
Bemerkungen & Kontraindikation: Nicht anwenden während Schwangerschaft und bei Fällen ohne Blutstaus.

M-16. BAI E
Alias: Bai Shan Tu, Bai Tu Fen, Hua Fen
Ursprüngliches Mineral: Kreide
Geschmack, Eigenschaft: Bitter, warm; nicht giftig.
Meridianbezug: Lungen, Nieren.
Wirkung: Zusammenziehend, trocknend feucht, gegen Durchfall.
Anwendung: Enteritis (Entzündung des Dünndarms, Symptome wie bei Gastritis) und Durchfall, hämorrhoides Bluten, Gebärmutter-Bluten, Geschwüre, feuchte Hautentzündung.
Dosierung: 6 bis 12 Gramm für oral genommen; und angemessene Dosierung für den äußerlichen Gebrauch.

M-17. E GUAN SHI (Tropfstein)
Alias: Di ru shi
Pharmazeutischer Name: Stalactitum (Tropfstein = Calcit, rythmisch gefällt.)
Geologischer Name: In den meisten Fällen sind diese Balanophylla sp. versteinert.
Natürliches Herkunftsland: Guangdong, Guangxi, Hubei, Hunan, Sichuan
Geschmack, Eigenschaft: süß, warm
Meridianbezug: Lunge
Wirkung & Anwendung: Stärkt das Yang, löst Schleim auf und reduziert das Qi: gegen Husten und Keuchen bei Yang-Mangelanzeichen mit Schleim.
Verbessert das Qi und fördert die Stillzeit: für ungenügende Stillzeit.
Dosierung: 9 bis 30 Gramm. Diese Substanz muß vor der Benutzung zerdrückt oder pulverisiert werden. Für 30 Minuten sieden, bevor andere Bestandteile zu der Decoction (Zubereitung) getan werden. Gute Qualität ist hohl, symmetrisch und hat ein lichtdurchlässiges Weiß.

Bemerkungen & Kontraindikation: Übermäßiger oder verlängerter Gebrauch kann zu Stagnieren des Magens-Qi resultieren. Nicht anwenden im Fall von mit Blutspucken begleitetem Keuchen.

M-18. SHI XIE
Alias: Ling Shi Xie, Xie Hua Shi.
Ursprüngliches Mineral: Macreophtalmus, Fossil des Telphusa. (ein Krebs Fossil; Fossilia Brachyurae)
Natürliches Herkunftsland: Guangdong, Taiwan.
Geschmack, Eigenschaft: salzig, kalt; nicht giftig.
Meridianbezug: Leber, Magen, Niere, Harn-Blase.
Wirkung: Entfernt Hitze (Entzündung) und giftige Substanzen, ist harnfördernd, um Feuchtigkeit zu beseitigen, reduziert Schwellung. Beschleunigt die Entbindung werdender Mütter.
Anwendung: Gegen feuchte Hitze, schmerzhaftes Harnlassen mit trüben Urin, frisches Blut im Stuhl, Leukorrhoe, Halsschmerzen, zu Beginn einer schleichender Blindheit.
Dosierung: 1.5 bis 3 Gramm je Dosis, zweimal pro Tag.
Bemerkungen & Kontraindikation: Nicht anwenden bei Anhidrosis (fehlende Schweißabsonderung) infolge schwacher Gesundheit und während Schwangerschaft.

M-19. SHI YAN
Alias: Yan Zi Shi, Tu Yan
Ursprüngliches Mineral: Spirifer = ausgestorbener Armfüßler, (Fossilia Spiriferis); Leitfossil der Devon-Zeit-Epoche. Die Fossil-Schale von Spirifer (Cyrtospirifer sinensis) der Spiriferidae Familie.
Natürliches Herkunftsland: Südchina, Shanxi, Hebei.
Geschmack, Eigenschaft: süß, kalt; nicht giftig.
Meridianbezug: Niere, Harn-Blase.
Wirkung: Erleichtern von Strangurie (schmerzhaftes Harnlassen), harnfördernd, um Feuchtigkeit zu beseitigen, beim Wegräumen von Hitze (Entzündung) und zum Schärfen der Augen.
Anwendung: Gegen Strangurie (schmerzhaftes Harnlassen); Leukorrhoe infolge feuchter Hitze; Katarakt.
Dosierung: 2 bis 4 Gramm für orale Einnahme und angemessene

Dosierung für den äußerlichen Gebrauch.
Bemerkungen & Kontraindikation: Nicht anwenden bei sehr schwacher Gesundheit.

M-20. LONG GU
Pharmazeutischer Name: Os Draconis (Knochenfossil eines Säugetiers aus prähistorischer Zeit)
Alias: Wu Hua Long Gu, Qing Hua Long Gu.
Ursprüngliches Mineral: Stegodon Orientalis Owen, Rhinoceros Sinensis Owen, Rhinoceros indet, Hipparion Sp., Cevidaeindet, Gazella gautdryi Schl., Sus Sp., Bovidae indet.
Natürliches Herkunftsland: Sichuan, Shanxi, Shandong, Hebei, Innere Mongolei.
Geschmack, Eigenschaft: Süß, puckerig (Lippen-zusammenziehend); nicht giftig
Meridianbezug: Herz, Leber, Niere, Dickdarm.
Wirkung: Beruhigung, adstringent (stopfend), Antidiarrhoea (gegen Durchfall).
Anwendung: Gegen Geistesverwirrung, Nachtschweiß, Sperma-Emission, Durchfall, Leukorrhoe.
Dosierung: 10 bis 15 Gramm für den oralen Gebrauch; angemessene Dosierung für äußerliche Anwendung.
Bemerkungen & Kontraindikation: Nicht passend für Sthenic-Hitze-Syndrom (ein Syndrom das im Falle gewaltsamen Konfliktes zwischen dem pathogenen (krankheitserregenden) Faktor und dem gesunden Qi erscheint. Wenn die exogenen (außen entstandenen) Faktoren sich im Inneren in Hitze verändern und das gesunde Qi noch ausreichend ist.) und Anmassung (Verstopfung) im Darmtrakt.

M-21. LONG CHI
Ähnlich wie Long Gu (M-20)

Natrium Salze

M-22. MANG XIAO

Pharmazeutischer Name: Mirabilitum = Glaubersalz = kristallisiertes Natriumsulfat
Natürliches Herkunftsland: Hebei, Henan, Shandong, Jiangsu, Anhui.
Geschmack, Eigenschaft: scharf, bitter, salzig; sehr kalt.
Meridianbezug: Magen, Dickdarm
Wirkung & Anwendung: Reinigt Anhäufung aus und entfernt Stagnation: gegen Hitze (Entzündung) mit Verstopfung im Magen und in den Eingeweiden. Diese Substanz befeuchtet Trockenheit und mildert (erweicht) Verhärtungen.
Räumt Hitze (Entzündung) und reduziert Schwellung: gegen rote, geschwollene und schmerzhafte Augen; schmerzhaften, geschwollenen oder mit Geschwüre behafteten Mund oder Kehle; und gerötete, geschwollene Hautverletzungen, einschließlich Brust-Probleme.
Dosierung: 3 bis 9 Gramm auflösen und die Zubereitung durch ein feinmaschiges Sieb lassen. Kann als Pulver, als Pille oder auch lokal angewandt werden. Gute Qualität ist kristallisch und durchsichtig.
Bemerkungen & Kontraindikation: Nicht anwenden bei übertriebener Hitze (Entzündung), Milz-Mangel und bei älteren Leuten. Ebenfalls nicht anwenden während Schwangerschaft, der Stillzeit und während Menstruation.

M-23. YUAN MING FEN

Alias: Xuan Ming Fen, Bai Long Fen
Ursprüngliches Mineral: Eine Kalzination aus Mirabilit = Glaubersalz. Die hauptsächliche chemische Verbindung ist: Na_2SO_4
Geschmack, Eigenschaft: Bitter, kalt; nicht giftig.
Meridianbezug: Magen, Eingeweide, Dreifach-Erwärmer (san jiao).
Wirkung: Entfernt Hitze (Entzündung) und reinigt von Feuer, beseitigt Schleim, befeuchtet. Säuberung erfolgt durch Demulcentia (beruhigende Wirkung).
Anwendung: Bei Sthenic-Hitze-Syndrom (ein Syndrom das im Falle gewaltsamen Konfliktes zwischen dem pathogenen Faktor und dem

gesunden Qi erscheint. Wenn die exogenen Faktoren sich im Inneren in Hitze verändern und das gesunde Qi noch ausreichend ist) und Völlegefühl des Magens, Blähung und Verstopfung, dunkel gefärbten Urin, Aphthen (Bläschen) und bei Halsschmerzen.
Dosierung: 6 bis 12 Gramm oral eingenommen oder eine angemessene Dosierung für den äußerlichen Gebrauch.

M-24. FENG HUA XIAO
Ursprüngliches Mineral: verwittertes mang xiao (Mirabilit = Glaubersalz)
Geschmack, Eigenschaft: Süß, leicht salzig, kalt; nicht giftig
Anwendung: gegen Wind - Hitze (Entzündung) die vom oberen San Jiao verursacht wird; Fieber in Kindern, verursacht durch Angst und Zwerchfell-Schleim-Syndrom; Reduzieren von Sommer-Hitze (Entzündung) und, um das Lungen-Qi rein und produktiv zu halten.
Dosierung: Dieselbe als Xuan Ming Moor (Nr. M-23).

M-25. XUAN JING SHI
Alias: Yin Jing Shi, Yuan Jing Shi
Ursprüngliches Mineral: Glaubersalz
Natürliches Herkunftsland: Sichuan, Shanxi, Gansu, Shaanxi, Qinghai
Geschmack, Eigenschaft: Süß, salzig, kalt; nicht giftig
Meridianbezug: Niere
Wirkung: Beruhigung, Erleichterung von Fieber, harnfördernd.
Anwendung: Gegen Fieber, Kopfschmerzen, Reizbarkeit, Völlegefühl des Unterleibes, Feuchte-Typ-Arthralgie (Gelenkschmerz) infolge des Windes.
Dosierung: 3 bis 6 Gramm
Bemerkungen & Kontraindikation: Nicht anwenden bei Kälte-Schwäche in Milz und Magen.

M-26. PENG SHA
Pharmazeutischer Name: Borax
Alias: Yue Shi
Natürliches Herkunftsland: Tibet, Qinghai.

Geschmack, Eigenschaft: süß, salzig, kühl.
Meridianbezug: Lunge, Magen.
Wirkung & Anwendung: Reduziert Vergiftung und verhindert Fäulnis: Wird sowohl intern als auch lokal für Schmerz und Schwellung in der Kehle, offene Wundstellen in der Mundhöhle sowie weißen Ausfluß durch Scheide-Geschwüren (wie z.b. bei Candidiasis = Sproßpilz) empfohlen.
Entfernt Hitze (Entzündung) und löst Schleim auf: Wird intern eingenommen gegen schwierig auszuhustende Schleimansammlung.
Trocknet Feuchtigkeit: wird lokal zwischen den Zehen auf Blasen angewandt, die von feuchtem Toxin (Gift) verursacht werden.
Löst Steine auf: gegen schmerzhafte Harn-Funktionsstörung verursacht durch Steine.
Dosierung: 1.5 bis 3 Gramm als Pulver oder Pillen, oder lokal als ein Pulver oder Creme. Wird roh benutzt, um zu entgiften; kalziniert, um zu entwässern. Wenn es direkt oder für Probleme in Mund oder Kehle benutzt werden soll, ist es besonders wirksam wenn das Pulver (mit einem Strohhalm oder Röhrchen) direkt auf die Verletzung geblasen wird.
Gute Qualität ist klar, durchsichtig und kristallinisch.
Bemerkungen & Kontraindikation: Benutze intern mit Vorsicht! Langfristiger Gebrauch kann Nieren-Funktionsstörung verursachen.

M-27. HUO XIAO
Alias: Xiao Shi, Yan Xiao
Ursprüngliches Mineral: Nitre = Nitrat, (Salz der Salpetersäure)
Geschmack, Eigenschaft: Scharf, bitter, leicht salzig; kalt; giftig.
Meridianbezug: Nieren, Dickdarm, Dreifach-Erwärmer
Wirkung: Ist Harnfördernd und wirkt gegen Verstopfung.
Anwendung: Gegen Gelbsucht, Ödem (Wassersucht, Wasseransammlung), Strangurie (schmerzhaftes Harnlassen), Verstopfung, verzögerte Sommer-Hitze (Entzündung)-Syndrom, Ruhr, Unterleibsschmerz
Dosierung: 1 bis 1.5 Gramm

ARSEN ZUSAMMENSETZUNGEN

M-28. XIN SHI
Alias: Pi Shi, Ren Yan
Ursprüngliches Mineral: Arsenolit = Mineral Arsenoxyd (As_2O_3)
Natürliches Herkunftsland: Jiangxi, Hunan, Guangdong.
Geschmack, Eigenschaft: Scharf, sauer; sehr giftig!
Meridianbezug: Magen, Eingeweide.
Wirkung: Erleichtert Asthma und beseitigt Schleim; stoppt Malariaanfälle; Vergiftung durch Insekten (Stich, Biß).
Anwendung: gegen Wind-Schleim-Syndrom und Asthma, Malaria, Syphilis, Lymphdrüsen-Tuberkulose, Tuberkulose der Gelenke; wird äußerlich auch angewandt gegen Hämorrhoiden und Fisteln im Analbereich, hartnäckige Tinea (Fadenpilzerkrankungen) und langwierige Wundstellen.
Dosierung: 0.01 bis 0.03 Gramm oral eingenommen.
Bemerkungen & Kontraindikation: Sehr giftig! Vorsicht bei Benutzung! Nicht anwenden bei schwacher Gesundheit oder Schwangerschaft.

M-29. PI SHUANG
Ursprüngliches Mineral: Arsen (Arsenicum) = chemisches Element: As (Giftig!)
Natürliches Herkunftsland: Wie Xin Shi (M-28)
Dosierung: 0,003 bis 0,006 Gramm als orale Dosis für einen Tag; äußerlicher Gebrauch genau wie Nr. M-28.
Bemerkungen & Kontraindikation: Sehr giftig! Vorsicht bei Benutzung! Nicht anwenden bei schwacher Gesundheit oder während Schwangerschaft.

M-30. DU SHA
Alias: Li Zhi Shi, Shu Xiang
Ursprüngliches Mineral: Arsenopyrite = z. deutsch: Arsenkies (FeAsS)
Natürliches Herkunftsland: Hunan, Guangdong, Guangxi, Shaanxi, Shandong, Jiangsu, Jiangxi.

Geschmack, Eigenschaft: Scharf; sehr giftig!
Wirkung: Trocknet kalte Feuchtigkeit; Auflösung von Stau infolge Kälte; beseitigt Schleim.
Anwendung: bei Anmassung, Kälte und Hitze bei Malaria, kalter Wind-Typ-Beriberi.
Dosierung: 1 bis 1,5 Gramm

M-31. CI HUANG

Alias: Huang An, Kun Lun Huang, Pi Huang
Ursprüngliches Mineral: Orpimentum = Auripigment (übersetzt: Goldfarbe) = Mineral As2S3 = Arsensulfat.
Natürliches Herkunftsland: Yunnan, Guizhou, Hunan.
Geschmack, Eigenschaft: Scharf, giftig!
Meridianbezug: Milz
Wirkung: Trocknet Feuchtigkeit, entgiftet, erleichtert Juckreiz, fördert das Wachsen von Muskeln und Fleisch.
Anwendung: Gegen Lungenschwäche verursacht durch Überanstrengung und Husten; Epilepsie; Schorf und hartnäckige Wunden; Verletzungen durch Insekten oder Schlangen.
Dosierung: 0,5 bis 1,0 Gramm oral eingenommen; die Dosierung für äußerlichen Gebrauch hängt von den Umständen ab.

M-32. X IONG HUANG

Alias: Huang Jin Shi, Ming Xiong Huang, Xun Huang, Xiong Jing, Yao Huang
Pharmazeutischer Name: Realgar (a.g. Rotes Orpimentum) = Mineral As S = Arsenschwefel.
Natürliches Herkunftsland: Yunnan, Guizhou, Sichuan, Hunan, Sha' anxi, Gansu.
Geschmack, Eigenschaft: Scharf, bitter; warm; giftig.
Meridianbezug: Herz, Leber, Magen.
Wirkung: Trocknet Feuchtigkeit, Entgiftet, Erleichterung von Juckreiz; Vergiftung von Insekten.
Anwendung: Gegen krampfhafte Krankheit (Anfälle), Malaria, Husten und Asthma, Karbunkel und Geschwüre, verzögerte Sommer-Hitze(Entzündung)-Syndrom und Ruhr; äußerlicher Gebrauch

für Verletzung durch Schlangenbiß, Neurodermatitis (nervöse Hauterkrankung), Pustel (mit Eiter gefüllte Bläschen).
Dosierung: 0,3 bis 1,0 Gramm oral eingenommen. Angemessene Dosis für den äußerlichen Gebrauch.
Bemerkungen & Kontraindikation: Hauptsächlich für den äußerlichen Gebrauch; orale Einnahme nur mit Vorsicht!

M-33. TAI YI SHEN JING DAN
Ursprüngliches Mineral: ein Heiltrank der Arsen (!) enthält, gemacht aus den Pulvern von an sha (Arsenopyrite = Arsenkies), zeng qing (Azurite = blaues Kupferoxyd), ci huang (Orpimentum = Arsensulfat) und xiao shi (Nitre = Nitrat, Salz der Salpetersäure). Zubereitet durch Schmelzen mit Hitze.
Geschmack, Eigenschaft: Giftig! Reizerzeugend!
Wirkung: Desinfizierend, roborant (stärkendes Mittel).
Anwendung: Gegen Malaria, Masseansammlung im Unterleib, Syphilis, hartnäckige Wunden, akute Arthritis, depressives Manie-Syndrom, Cholera-Morbus.
Dosierung: Benutzt als Pulver, oral in sehr geringen Mengen einnehmen.

QUECKSILBER & MERCUR VERBINDUNGEN

M-34. SHUI YIN
Alias: Ling Yie, Gong, Cha Nu
Ursprüngliches Mineral: Quecksilber
Natürliches Herkunftsland: Yunnan, Guizhou, Sichuan, Hunan, Guangxi.
Geschmack, Eigenschaft: beissend scharf, kalt; giftig!
Wirkung: Entgiftet; vergiftet Insekten.
Anwendung: Gegen Skabies (Krätze), hartnäckige Tinea (Fadenpilzerkrankung), Syphilis, langanhaltende Geschwüre.
Dosierung: Nur äußerlich, je nach Bedarf.
Bemerkung: Stark giftig! Nur äußerlich anwenden. Niemals einnehmen!

M-35. ZHU SHA

Pharmazeutischer Name: Cinnabaris = Mineral cinnabarit = Zinnober (Hg S)
Alias: chen sha, dan sha.
Natürliche Verteilung: Guizhou, Hunan, Sichuan, Guangxi, Yunnan.
Geschmack, Eigenschaft: süß, kühl; giftig.
Meridianbezug: Herz.
Wirkung & Anwendung: Beruhigt das Herz und den Geist: für Symptome in Verbindung mit gestörrtem Geist wie z.b. Unruhe, Herzklopfen mit Besorgnis, Schlaflosigkeit oder Zuckungen. Je nachdem mit welchen Kräutern es kombiniert wird, kann diese Substanz zur Behandlung von Fieber, heißem Schleim oder gegen Blut-Mängel benutzt werden.
Entfernt Hitze (Entzündung), entgiftet und verhindert Fäulnis: wird lokal angewandt gegen Karbunkeln, Geschwüre im Mund, Halsschmerzen und Schlangenbiß.
Weist Schleim aus und räumt Hitze (Entzündung): gegen Wind-Schleim-Schwindelanfall und Lunge- Hitze (Entzündung).
Dosierung: 0,3 bis 2,7 Gramm. Wird gewöhnlich in Form von Pillen benutzt, oder auch als Pulver, nachdem es durch Wasser raffiniert worden ist. Falls es benutzt wird mit einer zusätzlichen Decoction (Zubereitung), so soll zuerst das Pulver genommen werden, das von der Zubereitung gefolgt wird. Gute Qualität des Minerals ist ein frisches, helles Rot, glänzend, rein, zerbrechlich aussehend und fast etwas durchsichtig.
Bemerkungen & Kontraindikation: Sollte nicht in großen Mengen oder für längere Dauer benutzt werden. Um Quecksilber-Vergiftung zu verhindern, nicht erhitzen!

M-36. QING FEN

Pharmazeutischer Name: Calomelas (Mercurous Chloride, Hg_2Cl_2)
Alias: Shui Yin Fen, Gong Fen.
Natürliche Verteilung: Hubei, Hebei, Hunan, Yunnan.
Geschmack, Eigenschaft: scharf, kalt; giftig.
Meridianbezug: Blase, Niere, Leber.

Wirkung & Anwendung: Als Gegengift und um Schmarotzer zu töten: wird äußerlich benutzt, um Schorf und syphilitische Geschwüre (Schanker) zu waschen. Vertreibt Wasser, öffnet Staus in Eingeweide und Blase: wird intern eingenommen bei Anzeichen von Überschuss bei Ödem (Wassersucht, Wasseransammlung), Harnverhaltung und Verstopfung.
Dosierung: 0,01 bis 0,02 Gramm für internen Gebrauch in Pillen oder Pulver. Lokal (äußerlich) wird es als Pulver oder Paste (Creme) angewandt.
Wenn oral eingenommen, sollte man sich anschließend gründlich den Mund spülen, um Entzündung zu verhindern. Gute Qualität ist leicht, rein, weiß und hell, mit Nadel-ähnlichen Kristallen. Es kommt in ziemlich großen Stücken.
Bemerkungen & Kontraindikation: Sollte innerlich nicht eingenommen werden während Schwangerschaft oder bei gesundheitlich sehr schwachen Patienten. Soll auch nicht für eine längere Dauer verabreicht werden. Gemäß einigen traditionellen Quellen, wirkt dieses Medikament gegen die Heilkraft von Magnetitum (ci shi) = Magnesium.
Vorsicht! Weil es Quecksilber enthält, ist Calomelas (qing fen) eine giftige Substanz. Eine Überdosis kann die Darmwand angreifen und auch zu Nierenschaden führen. (Die LD50 (Letaldosis) durch Mageneinnahme dieser Substanz in Mäusen ist 410 mg/Kg und in Ratten 1740mg/Kg.)

M-37. FEN SHUANG
Alias: Shui Yin Shuang, Bai Ling Sha.
Pharmazeutischer Name: Calomelas sublimiert
Geschmack, Eigenschaft: Scharf, warm; giftig.
Wirkung: Beseitigung von Schleim, Erleichterung von Dyspepsie, erleichtert Strangurie (schmerzhaftes Harnlassen) durch Harnförderung.
Anwendung: Genau wie Qing Fen (Nr. M-36).
Dosierung: 0,03 bis 0,1 Gramm oral als Pulver eingenommen. Auch für den äußerlichen Gebrauch als Pulver oder Paste.

M-38. SAN XIAN DAN

Alias: Xiao Sheng Dan, Hong Fen
Ein Heiltrank gemacht aus shui yin (Quecksilber), bai fan (Alaun), huo xiao (Nitrat).
Verarbeitungsmethode: Bai fan (Alaun) und huo xiao (Nitre, Sal Nitri) zu Pulver zermahlen, mit shui yin (Quecksilber) mischen und in einem hermetisch versiegelten Gefäß aufbewahren.
Geschmack, Eigenschaft: Scharf, trocken; stark giftig!
Wirkung: Vernichtet schädliche Bakterien und vertreibt Syphilis; entfernt faules Fleisch und fördert das Wachsen von Muskeln.
Anwendung: Syphilis, Schanker, Bubo (entzündliche Schwellung der Lymphknoten in der Leistenbeuge), Geschwüre, Schorf, hartnäckige Tinea (Fadenpilzerkrankungen), feuchte Dermatitis (entzündliche Hautkrankheit).
Dosierung: Kleinste Dosierung! Oral als Pille oder Pulver; als Öl oder Paste für den äußerlichen Gebrauch.

M-39. HONG SHENG DAN

Alias: Da Sheng Dang, Xiao Jin Dan.
Ursprüngliches Mineral: Mercuride = Zinnober (HgO); veralteter Name: Merkurblende.
Geschmack, Eigenschaft: Scharf, zusammenziehend, kalt; giftig!
Wirkung: Entfernt giftige Substanzen, vertreibt Eiter, tötet schädliche Bakterien, entfernt Fleischfäulnis und fördert das Wachsen von neuem Fleisch, verschließt Wunden.
Anwendung: Gegen Schorf, Karbunkel, Geschwüre, Brustkrebs, akute Mastitis (Brustdrüsenentzündung), Bubo (entzündliche Schwellung der Lymphknoten in der Leistenbeuge), Schanker, hartnäckiges Tinea (Fadenpilzerkrankungen), feuchte Hautentzündung, Syphilis.
Dosierung: Kleine Dosierung für orale Einnahme, gewöhnlich weniger als 0,03 Gramm; als Pulver oder Paste für äußerlichen Gebrauch.

ALUMINIUM-ZUSAMMENSETZUNGEN

M-40. KU FAN
Alias: Duan Ming Fan, Zhi Bai fan, Ba Shi.
Ursprüngliches Mineral: Kalziniertes ming fan = mit Kalk versetztes Alunite (Alaunstein) alumen praeparatum.
Geschmack, Eigenschaft: Sauer, zusammenziehend, kalt; nicht giftig.
Wirkung: Abtötung von Bakterien, Antiseptikum, verschließt Wunden, Hämostase (Blutstockung), Antidiarrhoea (gegen Durchfall), vertreibt Wundfäule.
Anwendung: Für Verletzungen, Geschwüre, feuchte Hautentzündung, Durchfall.
Dosierung: 1,5 bis 3 Gramm für orale Einnahme; der äußerliche Gebrauch hängt von den Umständen ab.
Bemerkungen & Kontraindikation: Eine zu große Dosis wird Entzündung verursachen.

M-41. BAI SHI ZHI
Alias: Bai Fu
Ursprüngliches Mineral: Kaolinite = Kaolin = Porzellanerde.
Natürliches Herkunftsland: Shanxi, Shandong, Jiangsu, Henan, Hebei, Liaoning.
Geschmack, Eigenschaft: süß, sauer; nicht giftig.
Wirkung: Stopfend, Antidiarrhoea (gegen Durchfall).
Anwendung: Gegen Magengeschwüre, bei Bluten in den Eingeweiden, Durchfall, Menorrhagie (zu lange dauernde Regelblutung), Leukorrhoe mit rötlicher und weißlicher Ausfluß, Geschwüre, feucht-Typ-Hautentzündung.
Dosierung: 10 bis 15 Gramm bei oraler Einnahme; keine Begrenzung der Dosierung für den äußerlichen Gebrauch.
Bemerkungen & Kontraindikation: Nicht verabreichen bei Fieber und Unterleibsschmerz; Tenesmus (ständiger schmerzhafter Stuhl- oder Harndrang) sowie auch purulenter (eitriger) und blutiger Stuhlgang; akuter Enteritis (Entzündung des Dünndarms).

M-42. CHI SHI ZHI

Pharmazeutischer Name: Halloysitum Rubrum = rotgefärbtes Halloysit (Aluminiumsilikat).
Natürliches Herkunftsland: Shanxi, Shaanxi, Hubei, Shandong, Jiangsu, Henan, Hubei, Fujian.
Geschmack, Eigenschaft: süß, sauer; zusammenziehend; warm.
Meridianbezug: Milz, Magen, Dickdarm.
Wirkung & Anwendung: Bindet den Inhalt der Eingeweide und hält Durchfall: Gegen chronischen Durchfall infolge Erkältung oder chronische Ruhr, mit Schleim und Blut im Stuhlgang.
Zügelt und hält Blutung: Gegen Uterusblutungen, übermäßige Menstruation, Blut im Stuhl, Prolaps (heraustreten) und Bluten des Mastdarm infolge Kälte oder Mängel der unteren Verdauung.
Wird auch äußerlich zur lokalen Anwendung gegen Bluten infolge eines Traumas (Verletzung) benutzt.
Fördert das Heilen von Wunden: Wird lokal in zerriebener (Pulver) Form angewandt für chronische nicht - oder schwer heilbare - Geschwüre. Auch bei nässenden Wunden.
Dosierung: 10 bis 15 Gramm. Gewöhnlich kalziniert vor Gebrauch. Gute Qualität ist rot, glatt, fein, klebrig, glänzend und leicht zu mahlen.
Bemerkungen & Kontraindikation: Gebrauche mit Vorsicht während Schwangerschaft. Nicht anwendenden im Fall von fiebrigem Durchfall oder Frühstadium von Ruhrdurchfall. Gemäß einiger traditionellen Quellen, antidotiert es die Wirksamkeit von Radix et Rhizoma Rhei (H-45, Da Huang) und wirkt den Heilmitteln Flos Daphne Genkwa (H-146, Yuan Hua) und Radix Scutellariae Baicalensis (H-234, Huang Qin) entgegen. (Diese Hinweise sind wichtig, da in Chinesischer Pharmakologie mehrere Heilmittel zusammendecoctet, bzw. zusammengemischt werden, um ihre Wirksamkeit zu verbessern und ihren Wirkungskreis verbreitern.)

M-43. FU LONG GAN

Pharmazeutischer Name: Terra flava usta (gebrannter Lehm)
Alias: Zao xin tu, Zao xin huang tu.
Geschmack, Eigenschaft: scharf, wärmend.

Meridianbezug: Milz, Magen.
Wirkung & Anwendung: Erwärmt das Blut und hält Blutung: Gegen Blutung verbunden mit Mängel-Erscheinungen, besonders die des Magens und der Eingeweide.
Erwärmt der Magen und stoppt Erbrechen: gegen Erbrechen verbunden mit Magenerkältung, sowie auch Morgen-Krankheit.
Stoppt Durchfall: gegen chronischen Milz-Mangel-Durchfall.
Dosierung: 15 bis 60 Gramm. Entweder einzelverpackt in filtrierende Teebeutel aus Papier oder Gaze, um das Eintreten der Sedimente in die Kräuter-Decoction (Zubereitung) zu verhindern, oder koche dieses Heilmittel zuerst und erst nach dem Herausnehmen den Rest der Kräuter dazugeben.
Bemerkungen & Kontraindikation: Nicht anwenden im Fall von Blutung durch Yin-Mangel mit Hitze (Entzündung)-Zeichen, sowie damit verbundene Übelkeit oder Erbrechen.
* Diese Substanz wird vom Zentrum der unteren Asche eines Kochherdes entnommen, worin Radix Lithospermi seu Arnebiae (zi cao) verbrannt worden ist.

M-44. MING FAN, Alunite (siehe Nr. M-43)

M-45. LU QING
Alias: Shi Lu, Da Lu.
Ursprüngliches Mineral: Malachit (Malachitum) = Grünspan = Kupferoxyd. Die hauptsächliche chemische Komposition ist: $CaCO_3 \cdot Cu(OH)_2$
Natürliches Herkunftsland: Ist meistens verteilt in der oxydierten Zone eines Kupferbergwerkes.
Geschmack, Eigenschaft: Sauer, bitter, kalt; leicht giftig.
Meridianbezug: Leber
Wirkung: Beseitigung von Schleim; gegen Emesis (Erbrechen); tötet Bakterien ab; wirkt stopfend.
Anwendung: Gegen Geistesverwirrung wegen zuviel Schleim (Sauerstoffmangel); Durchfall infolge Enteritis (Entzündung des Dünndarms, Symptome wie bei Gastritis); Bromidrosis (übelriechender Schweiß); sowie auch Schorf; Pusteln (eitergefüllte Bläs-

chen); feuchte Hautentzündung und Geschwüre.
Dosierung: 0,5 bis 1,0 Gramm bei oraler Einnahme; äußerlicher Gebrauch - je nach Bedarf.

M-46. BIAN QIN
Alias: Shi Qing, Da Qing, Bi Qing.
Ursprüngliches Mineral: Azurite (Azuritum) = Blauspan = Kupferoxyd. Die hauptsächliche chemische Komposition: $2CuCO_3.Cu(OH)_2$
Geschmack, Eigenschaft: Sauer, salzig; giftig!
Wirkung: Tötet Bakterien; wirkt stopfend; Beseitigung von Schleim; Emesis (Erbrechen); klärt (säubert) die Augen
Anwendung: Gegen depressives Syndrom verursacht durch Wind-Schleim; kindliche Krampfanfälle, Augenkrankheit, Wunden, Bruch, Karbunkel und Schorf.
Dosierung: Als Pille oder Pulver bei (sehr geringer!) oraler Einnahme; Salbe für den äußerlichen Gebrauch. Die Dosierung hängt von den Umständen ab.

M-47. ZENG QING
Alias: Pu Qing, Ceng Qi
Ursprüngliches Mineral: Azurite (Blauspan = Kupferoxyd). Die hauptsächliche chemische Komposition: $Cu_3(CO_3)_2(OH)_2$
Geschmack, Eigenschaft: Sauer, kalt; leicht giftig.
Wirkung: Klärt (säubert) die Augen; erleichtert Zuckungen/Krampfanfälle.
Anwendung: Rötliche Augen und Schmerzen durch pathogenische Ursachen (Bakterienentzündung); Krampf-Krankheit; Arthralgie (Gelenkschmerz).
Dosierung: Meist nur für den äußerlichen Gebrauch.

M-48. TONG QING
Alias: Tong Lu, Sheng Lu
Ursprüngliches Mineral: Aerugo Verdigris = Malachit Grünspan (Rost von der Oberfläche von Kupfer-Waren)

Chemische Komposition: (C2H3O2) 2CuO oder CuO.2Cu (C2H3O2)2
Geschmack, Eigenschaft: Sauer, zusammenziehend; giftig!
Meridianbezug: Leber, Gallenblase
Wirkung: Entgiftet; entfernt Fleischfäulnis; zusammenziehend heilsam (für Wunden); verursacht Emesis (Erbrechen).
Anwendung: Gegen Halsschmerzen verursacht durch pathogenische Schleim-Ursachen (Bakterienentzündung); Nasen-Polypen; Lebensmittelvergiftung; marginales Blepharitis (Lidrandentzündung); pyogenische (eiternde) Infektion und Hautgeschwür; ulcerative Gingivitis (Zahnfleischentzündung/-geschwüre); Bromidrosis (faul- und übelriechender Schweiß); Tollwut.
Dosierung: 0,5 bis 1,0 Gramm für orale Einnahme; Pulver ist anzuwenden für den äußerlichen Gebrauch.
Bemerkungen & Kontraindikation: Starkes Reizmittel! Kontrollieren Sie streng die Dosierung für entweder mündlich (oral) genommene oder auch für den äußerlichen Gebrauch.

M-49. DAN FAN

Alias: Shi Dan
Ursprüngliches Mineral: Chalcanthite = Chalkanthit = Kupfervitriol.
Natürliches Herkunftsland: Liaoning, Shanxi, Gansu
Geschmack, Eigenschaft: Sauer, zusammenziehend, kalt; giftig.
Meridianbezug: Leber, Gallenblase.
Wirkung: Emesis (Erbrechen); (Wunde)zusammenziehend heilsam; Antiseptikum; zur Vergiftung von Insekten (Filzläuse).
Anwendung: Gegen Schanker; Ausschlag um die Schamgegend infolge Läusebisse; Bromidrosis (faul und übelriechender Schweiß); Tollwut; Halsschmerzen verursacht durch pathogene Schleim-Ursachen (Bakterienentzündung); Lebensmittelvergiftung.
Dosierung: 0,3 bis 0,6 Gramm für orale Einnahme; Pulver anwenden für den äußerlichen Gebrauch.
Bemerkungen & Kontraindikation: Nicht benutzen bei körperlicher Schwäche aus gesundheitlichen Ursachen.

EISEN - ZUSAMMENSETZUNGEN

M-50. SHENG TIE LUO
Pharmazeutischer Name: Frusta Ferri (Ferrun Pulveratum)
Alias: Tie-luo
Geschmack, Eigenschaft: scharf scharf, kühl.
Meridianbezug: Herz, Leber.
Wirkung & Anwendung: Beruhigt die Leber und den Geist: gegen Zyklophrenie, besonders Zurückgezogenheitswahn; gegen Delirium durch eine febrile (fieberhafte) Krankheit; Herzklopfen; Schlaflosigkeit; und dem Geneigt-sein sich leicht zu Erschrecken oder sich leicht zu ärgern.
Dosierung: 9 bis 30 Gramm. Muß vorher für 1 - 1,5 Stunden gekocht werden.
Bemerkungen & Kontraindikation: Nicht anwenden im Fall von Milz-Mangel.

M-51. CI SHI
Pharmazeutischer Name: Magnetitum (Magnesium)
Alias: Ling ci shi, Huo ci shi
Natürliches Herkunftsland: Hebei, Shandong, Liauing, Jiangsu, Anhui, Guangdong.
Geschmack, Eigenschaft: scharf scharf, salzig; kalt.
Meridianbezug: Nieren, Leber.
Wirkung & Anwendung: Beruhigt und festigt den Geist: gegen Unruhe, Herzklopfen, Schlaflosigkeit, Tremor (Zittern, rasche rythmische Zuckungen), besonders in Patienten mit Yin-Mangel und steigendem Yang. Wird auch benutzt bei Schwindelanfall oder Gleichgewichtstörung in Patienten mit ähnlichen Anzeichen. Eine andere Anwendung bei Kindern ist gegen Anfälle, die durch Furcht verursacht wurden.
Nährt die Nieren, unterstützt die Leber und verbessert Gehör und Sehvermögen: gegen beeinträchtigtes Gehör oder Taubheit, Tinnitus (Ohrenklingen), oder visuelle Störungen infolge Leber und Nieren-Mängel.
Assistiert den Nieren im Festhalten des Qi: gegen chronisches Asth-

ma infolge Nieren-Mißerfolg, das Qi zu fassen. (Asthmaprobleme wegen Nierenmängel, die aktive körperliche Energie verhindern.)
Dosierung: 9 bis 30 Gramm. Zubereitet durch Erhitzen; wird gewöhnlich vorher in Essig getaucht und dann pulverisiert. Soll allgemein für 20 - 30 Minuten gekocht werden bevor die anderen Kräuter zu der Decoction (Zubereitung) gegeben werden. Gute Qualität ist dunkelgrau oder schwarz, glänzend und zieht Eisen an (ist stark magnetisch).
Bemerkungen & Kontraindikation: Verwende mit Vorsicht im Fall eines Patienten mit schwacher Milz oder Magen. Gemäß einigen traditionellen Quellen, widerstrebt die Wirkung von Magnetit der von Cortex Moutan Radicis (mu dan pi).

M-52. DAI ZHE SHI
Ursprüngliches Mineral: Haematitum = Hämatit - Mineral (Blutstein, wird auch in Europa zum Blutstillen - besonders bei Tieren - angewandt.)
Alias: Zhe shi
Natürliches Herkunftsland: Hebei, Guangdong, Henan, Shandong, Sichuan, Hunan.
Geschmack, Eigenschaft: bitter, kalt.
Meridianbezug: Herz, Leber, Pericardium.
Wirkung & Anwendung: Beruhigt die Leber, verankert das schwimmende Yang und entfernt Leber-Feuer (Fieber): gegen steigendas Leber-Yang mit Anzeichen wie Schwindelanfall, Gleichgewichtstörung, Kopfschmerzen, Druckgefühl um die Augen, oder Tinnitus (Ohrenklingen).
Beruhigt rebellisches Qi: für solche Symptome wie Aufstoßen, Erbrechen und Schluckauf.
Kühlt das Blut und bringt Bluten zum Halten: gegen Bluterbrechen und Nasenbluten. Während es wegen seiner hämostatischen und zusammenziehenden Eigenschaft hauptsächlich benutzt wird gegen frische Blutungen, so kann es in Kombination mit anderen Heilkräutern auch benutzt werden, um Blutungen wegen Mängel zu halten. Dieses Heilmineral wurde auch als wirksam gegen Bronchial Asthma angewandt.

Dosierung: 9 bis 30 Gramm. Soll ungefähr 30 Minuten gekocht werden, bevor andere Bestandteile hinzugefügt werden. Wird oft kalziniert oder pulverisiert nachdem es vor dem Kochen, bzw. Trockenrösten in Essig eingeweicht worden ist. Gute Qualität ist bräunlich rot, hat verschiedene Streifenbildungen auf dem Kreuzschnitt und entbehrt jegliche Unreinheiten.
Bemerkungen & Kontraindikation: Gebrauche mit Vorsicht während Schwangerschaft. Gemäß einigen traditionellen Quellen, wirkt diese Substanz dem Präparat von Radix Lateralis Aconity Carmichaeli Praeparata (Fu Zi) entgegen.
Giftigkeit: Zwei Gramm von Haematitum (Dai Zhe Shi) für sieben Tage lang täglich an Mäuse gefuttert, hatte ihren Tod zufolge. Anzeichen von Vergiftung waren verlangsamte Bewegung, Schwäche und krampfartigen Anfälle, die sich zu Lähmung und Atem-Arrest entwickeln.

M-53. YU LIANG SHI
Pharmazeutischer Name: Limonite = Mineral Brauneisen, Eisenoxyd.
Alias: Yu Yu Liang
Natürliches Herkunftsland: Zhejiang, Guangdong
Geschmack, Eigenschaft: süß, zusammenziehend, neutral.
Meridianbezug: Magen, Dickdarm.
Wirkung & Anwendung: Bindet die Eingeweide und hält Durchfall: für Instabilität der unteren Verdauung mit bis zu unkontrollierbarem Durchfall, chronischem Durchfall, oder chronischen dysenterischen (Ruhr) Problemen.
Verlangsamt, hemmt und stoppt Blutungen: gegen andauernden Scheide-Ausfluß oder unaufhörliches Gebärmutterbluten.
Dosierung: 9 bis 21 Gramm.
Bemerkungen & Kontraindikation: Nicht anwenden bei Anzeichen von Überschuß. Gemäß einigen traditionellen Quellen, soll dieses Heilmittel nicht während Schwangerschaft benutzt werden, da es Abtreibung oder Frühgeburt verursachen kann.

M-54. ZI RAN TONG
Pharmazeutischer Name: Pyritum = Mineral Schwefeleisen = Schwefelkies.
Natürliches Herkunftsland: Sichuan, Guangdong, Jiangsu, Yunnan.
Geschmack, Eigenschaft: scharf, bitter, neutral.
Meridianbezug: Leber, Niere
Wirkung & Anwendung: Löst auf Blut-Stau und fördert das Heilen von Knochen und Sehnen: Wird angewandt gegen Schwellungen und Schmerzen in Verbindung mit Stau des Qi und Blut, verursacht durch äußerliche Verletzung, besonders Knochenbrüche.
Dosierung: 3 bis 9 Gramm. Dieses Mineral soll für mindestens eine halbe Stunde in einer Decoction gekocht, oder direkt gemahlen und in Pulver oder Pillenform eingenommen werden mit einer Dosierung von 0,3 bis 0,6 Gramm. Gute Qualität hat eine golden-gelbe Farbe, ist schwer und glänzend.
Bemerkungen & Kontraindikation: Nicht anwenden im Fall von Yin-Mangel mit Hitze (Entzündung) Anzeichen oder Blutmangel.

M-55. QIAN (Blei Karbonat)
Alias: Hei Xi, Qing Jin
Ursprüngliches Mineral: Galena = Galenit = Bleiglanz
Chemische Komposition: $2PbCo_3 \cdot Pb(OH)_2$
Natürliches Herkunftsland: Yunnan, Guizhou, Sichuan, Hunan, Hubei, Guangxi, Guangdong, Fujian.
Geschmack, Eigenschaft: Süß, kalt; giftig.
Meridianbezug: Leber, Nieren.
Wirkung: Beruhigt, hält das nachteilige Qi unten. Es lindert Asthma, vertreibt Schleim, entfernt toxische (giftige) Bestandteile, tönt ergrautes Haar dunkel bzw. schwarz.
Anwendung: gegen Manisch-depressives-Syndrom verursacht durch Schleim; Dyspnoe (Atemnot) und Husten; Kropf; Karbunkel und Geschwüre; Verletzung durch Schlangenbisse und Skorpionstiche.
Dosierung: 5 bis 10 Gramm für Zubereitung (Decoction); 0,5 bis 1,0 Gramm pro Pille.
Bemerkungen & Kontraindikation: Größere Dosierungen und lang-

andauerndes Einnehmen wird Vergiftung verursachen.

M-56. QIAN FEN (Blei Pulver)
Alias: Fen Xi, Hu Fen, Qian Hua
Natürliches Herkunftsland: Nanjing, Hangzhou, Huizhou, Chenzhou.
Geschmack, Eigenschaft: Scharf, kalt; giftig.
Meridianbezug: Nieren
Wirkung: Bekämpft schädliche Bakterien, trocknet Feuchtigkeit, zusammenziehend heilsam (Wunde).
Anwendung: Karbunkel, Geschwür, Impetigo (Eiterflechte, Grindflechte; besonders bei Kindern im Gesicht und Kopf. Anfangs mit Pusteln, später mit gelbbrauner Kruste). Feuchte Hautentzündung, Bromidrosis (faul und übelriechender Schweiß).
Dosierung: 0,5 bis 1,0 Gramm als Pille oder Pulver zur oralen Einnahme; für den äußerlichen Gebrauch wird eine Paste angewandt.
Bemerkungen & Kontraindikation: Das Einnehmen einer zu großen Dosis wird Gastroenteritis (Infektiöse Lebensmittelvergiftung) verursachen und kann den ganzen Körper vergiften.

M-57. QIAN DAN
Pharmazeutischer Name: Minium (Rotes Blei), Bleioxid
Alias: Huang Dan, Guang Dan, Dong Dan.
Natürliches Herkunftsland: Henan, Guangdong, Fujian, Hunan, Yunnan.
Geschmack, Eigenschaft: scharf, kühl; giftig.
Meridianbezug: Herz, Leber, Milz.
Wirkung & Anwendung: Vertreibt Gift; verursacht neuen Fleisch- bzw. Muskelnachwuchs und stoppt Juckreiz.
Wird lokal in Kügelchen oder als Paste angewandt, bei geschwollenen und entzündeten Geschwüren und Wundstellen, um deren Heilung zu fördern.
Unterdrückt die Produktion von Schleim und Krampf. Wird intern (oral) eingenommen gegen Anfälle.
Kontrolliert auch Malariaerkrankung.
Dosierung: 0,3 bis 0,9 Gramm. Oral eingenommen in Pillen oder

als Pulver; oder äußerlich in Pulverform bzw. als Paste direkt auftragen.
Wird heutzutage nur noch selten für internen Gebrauch verschrieben und soll auf keinen Fall für längere Zeit benutzt werden.
Gute Qualität ist orangerot, fein und glänzend.
Bemerkungen & Kontraindikation: Benutzen Sie dieses Mittel intern nur mit großer Vorsicht und sehr sparsam. Nicht anwenden bei körperlicher Schwäche des Patienten.

M-58. HEI XI DAN
Ursprüngliches Mineral: Ein heilkräftiger Anteil von Blei-Zusammensetzung, das mit hinzugefügtem Schwefel geschmolzen wird.
Geschmack, Eigenschaft: Das reine Pharmaprodukt ist nicht giftig.
Wirkung: Zur Erholung des erschöpften Yang und, um den Patienten von gesundheitlicher Gefahr zu erretten. Erleichterung von Husten und um das feindliche Qi niedrig zu halten.
Anwendung: Bei Apoplexy (Schlaganfall), Dyspnoe (Atemnot) und Asthma infolge Ansammlung von Schleim, Kältegefühl der äußerlichen Geschlechtsteile, extreme Kälte und Schmerzen, Kopfschmerzen und Synkope (Nicht eptileptischer Anfall mit Bewußtseinsverlust, bei kreislauf- u. kardialbedingten zerebralen Hypoxien (Sauerstoffmangel im Gehirn), evtl. auch durch psychische Faktoren), Spermatorrhoe (Samenausfluß ohne geschlechtl. Erregung, bes. b. Stuhlgang u. b. Wasserlassen), Leukorrhoe mit rötlichen und weißlichen Vaginal-Ausfluß.
Dosierung: 50-100 Pillen.

M-59. MI TUO SENG
Pharmazeutischer Name: Lithargyrum (oxydiertes Blei)
Natürliches Herkunftsland: Hunan, Guangdong, Hubei, Fujian, Jiangsu.
Geschmack, Eigenschaft: salzig, scharf, neutral; giftig!
Meridianbezug: Leber, Milz.
Wirkung & Anwendung: Entwässert, reduziert Schwellung und stoppt Blutungen: Gegen haemorrhoidale Schwellungen, Entleeren von Geschwüren und Wundstellen, trocknen von feuchten Hautaus-

schlägen, Leukoderma (Weißhäutigkeit), Tinea (Fadenpilzerkrankungen) und Bromhidrosis (übelriechender Schweiß).
Kann auch für chronische dysenterische (Ruhr) Problemen und Kindheits-Anfällen infolge Anhäufung von Schleim benutzt werden.
Dosierung: 0,9 bis 3,0 Gramm für internen Gebrauch in Pulvern oder Pillenform, oder äußerlich direkt als Pulver oder Paste. Gute Qualität ist hart, schwer, gelb, glänzend und ist in - und auswendig gleich.
Bemerkungen & Kontraindikation: Nicht anwenden bei Patienten, die schwach sind. Vorsicht bei Anwendung für internen Gebrauch.

ANDERE MINERALIEN

M-60. JIN (Gold)
Alias: Huang Ya, Tai Zhen.
Ursprüngliches Mineral: Einheimisches Gold
Geschmack, Eigenschaft: Scharf; giftig!
Meridianbezug: Herz, Leber.
Wirkung: Tranquillisation (Beruhigend).
Anwendung: Gegen Epilepsie; Husten, verursacht durch pathogenische Wind-Hitze-Faktoren.
Dosierung: Gewöhnlich wird Blattgold benutzt.

M-61. YIN (Silver)
Alias: Bai Jin
Ursprüngliches Mineral: einheimisches Silber
Geschmack, Eigenschaft: scharf, kalt.
Meridianbezug: Herz, Lunge, Leber.
Wirkung: Beruhigend
Anwendung: Gegen krampfhafte Krankheit, Manisch-depressives-Syndrom; Herzklopfen; Schlaflosigkeit.
Dosierung: Wird oral in Pulver- oder Pillenform eingenommen.

M-62. YU SHI
Alias: Bai Yu Xie, Yu Xie, Xuan Zhen.
Ursprüngliches Mineral: Nephrite; veraltet: Beilstein; Punamustein - dem Strahlstein ähnlich.
Natürliches Herkunftsland: Xinjiang, Liaoning, Jilin.
Geschmack, Eigenschaft: Süß; nicht giftig.
Meridianbezug: Lunge
Wirkung: Vertreibt Magen-Hitze (Entzündung), erleichtert Durst.
Anwendung: Befeuchtet Herz und Lungen, verbessert die erkrankte Kehle, fördert die Arterien und Adern, verstärkt die Essenz des Lebens, nährt die fünf Viscera (Eingeweide).
Dosierung: Zubereitung (Decoction) oder Pille für orale Einnahme; gemahlenes feines Pulver für den äußerlichen Gebrauch.

M-63. LIU HUANG
Pharmazeutischer Name: Sulphur (Schwefel)
Alias: Shi Liu Huang
Natürliches Herkunftsland: Shanxi, Henan, Shandong, Hubei, Jiangsu, Sichuan, Guangdong, Taiwan.
Geschmack, Eigenschaft: sauer, heiß; giftig!
Meridianbezug: Niere, Dickdarm, Pericardium (Perikard = Herzbeutel).
Wirkung & Anwendung: Erleichtert Entzündungen; tötet Schmarotzer (schädliche Bazillen) und stoppt Juckreiz. Lokale Anwendung gegen Schorf, Ringelflechte und Karbunkel, sowie auch für schwärende feuchte Geschwüre. Erleichtert auch Jucken, das mit diesen Hautproblemen verbunden ist.
Tonifiziert das Feuer im Tor zur Vitalität und stärkt das Yang. Intern eingenommen, stärkt es das Yang-Feuer und reduziert die Yin-Kälte. Gegen schmerzhaften unteren Rücken und Knie oder Impotenz infolge Nieren-Yang-Mangel; Asthma infolge Kälte durch Mangel in der Milz und den Nieren, oder bei älteren Leuten Verstopfung, verursacht durch Kälte, wobei diese Substanz dem Yang hilft, den Stuhlgang zu bewegen.
Dosierung: 1,5 bis 6 Gramm für internen Gebrauch in Pillen- oder Pulverform. Wird als Pulver oder Paste für lokalen äußerlichen Ge-

brauch verschrieben. Gute Qualität ist gelb, glänzend, knusprig und weich.
Bemerkungen & Kontraindikation: Nicht anwenden während Schwangerschaft und im Fall von Yin-Mangel mit Hitze (Entzündung)-Zeichen. Vorsicht bei internem Gebrauch!

M-64. HU PO
Alias: Xue Po
Pharmazeutischer Name: Succinum = Bernstein, versteinertes Harz.
Natürliches Herkunftsland: Yunnan, Henan, Guangxi, Fujian, Guizhou, Liaoning.
Geschmack, Eigenschaft: süß, neutral.
Meridianbezug: Blase, Herz, Leber.
Wirkung & Anwendung: Stoppt Tremor (Zittern, rasche rythmische Zuckungen) und Herzklopfen, und beruhigt den Geist. Für Herzklopfen mit Besorgnis/Aufregung, übermäßigem Träumen, Schlaflosigkeit, Vergeßlichkeit, Erregung und Anfälle infolge seelischer Störungen. Wird auch gegen Kindheitsanfälle benutzt.
Belebt das Blut und löst Staus auf: Gegen Amenorrhea (Ausbleiben der monatlichen Regel) oder Schmerz verbunden mit fühlbarer unbeweglichen Masse infolge Blut-Stau. Wird seit kurzem auch zur Behandlung koronarer Herzkrankheiten benutzt.
Fördert Urinieren und belebt das Blut: Gegen Harn-Einbehaltung oder schmerzhafte Harn-Funktionsstörung, besonders mit blutigem Urin.
Reduziert Schwellungen und fördert Heilung: Gegen Geschwüre, Karbunkeln und Hautentzündungen. Auch für Schwellung und Schmerzen der Skrotum- (Hodensack) oder Vulva- (äußere weiblichen Geschlechtsteile) Gegend.
Dosierung: 0,9 bis 3,0 Gramm. Benutzt in Pulver und Pillen-Form. Nicht allgemein durch Zubereitungen (decoction). Kann auch äußerlich (lokal) angewandt werden. Gute Qualität ist leicht zu zerdrükken, ist rot und hat einen hellen Durchschnitt-Teil.
Bemerkungen & Kontraindikation: Nicht anwenden im Fall von Yin-Mangel mit Hitze (Entzündung)-Anzeichen.

M-65. HAN SHUI SHI
Alias: Ning Shui Shi
Pharmazeutischer Name: Calcitum = Kalkspat.
Natürliches Herkunftsland: Shanxi, Hebei.
Geschmack, Eigenschaft: scharf, salzig, kalt.
Meridianbezug: Herz, Magen, Nieren
Wirkung & Anwendung: Leitet Hitze (Entzündung) ab: Gegen hohes Fieber, leichte Reizbarkeit, Durst und gelber Zungenbelag, verbunden mit fieberhafter Sommer-Hitze-Krankheit.
Wird auch benutzt für Brandwunden und Geschwüre. Lokale Behandlung für Brandwunden und solche Probleme wie Halsschmerzen und Geschwüre im Mund oder Kehle.
Dosierung: 9 bis 30 Gramm. Benutze als Pulver, besonders für äußerliche Anwendung.
Bemerkungen & Kontraindikation: Nicht anwenden im Fall von Erkältung durch Mangel der Milz oder des Magens.

M-66. LU GAN SHI
Alias: Gan Shi
Pharmazeutischer Name: Calamina (ein Chinesisches Heilmittel, Smithonitum von der Calcit-Gruppe in Mineral-Carbonate. Enthält hauptsächlich Zinn Carbon $ZnCO_2$)
Natürliches Herkunftsland: Guangxi, Sichuan, Hunan.
Geschmack, Eigenschaft: süß, neutral.
Meridianbezug: Leber, Magen.
Wirkung & Anwendung: Erhellt die Augen und entfernt oberflächliche visuelle Sperrungen: Für solche Symptome wie rote und geschwollene Augen, für Pterygium (Bindegewebehaut) und andere oberflächliche visuellen Sperrungen. Kann auch alleine als ein Pulver gegen rote Augen benutzt werden.
Trocknet Feuchtigkeit und erzeugt Fleisch- und Muskelgewebe (läßt frisches nachwachsen). Gegen langandauernden Eiterabfluß aus offenen Wunden oder schlechtes Heilen von Wunden.
Dosierung: Nur für den äußerlichen Gebrauch als feines Pulver, raffiniert durch Wasser. Gute Qualität ist leicht, weich und weiß.
Bemerkungen & Kontraindikation: Nicht für den internen Gebrauch!

M-67. ZI SHI YING
Alias: Shi Ying
Pharmazeutischer Name: Fluoritum = Flußspat.
Natürliches Herkunftsland: Zhejiang, Jiangsu, Liaoning, Heilongjiang, Hebei, Hunan, Hubei, Gansu.
Geschmack, Eigenschaft: süß, warm.
Meridianbezug: Herz, Leber.
Wirkung & Anwendung: Beruhigt das Herz und beendet Tremor (Zittern, rasche rythmische Zuckungen) sowie übermäßiges Herzklopfen: Gegen Desorientierung (Verwirrung), Schlaflosigkeit, Herzklopfen mit Aufregung, oder Konvulsion (Krampfanfall) infolge entweder Herz-Blut-Mangel oder steigendem Leber-Yang.
Erwärmt die Lungen und senkt das steigende Qi: Gegen Husten oder Keuchen infolge einer Erkältung der Lunge oder wegen übermäßigem Schleim.
Erwärmt den Uterus. Gegen übermäßige Menstruation, Gebärmutter-Bluten oder Unfruchtbarkeit infolge Mangel des Uterus.
Dosierung: 6 bis 15 Gramm. Wenn es in einer Zubereitung (Decoction) benutzt wird, 20-30 Minuten sieden, bevor man die anderen Bestandteile hinzufügt. Gute Qualität ist hart und purpurfarbig.
Bemerkungen & Kontraindikation: Nicht anwenden im Fall von Feuer (Fieber) durch Yin-Mangel. Gemäß einigen traditionellen Quellen, wirkt diese Substanz der Wirkung des Heilmittels Radix Lateralis Aconiti (H-77) Carmichaeli Praeparata (Fu Zi) entgegen.

M-68. XI KUANG
Alias: Xi Shi
Ursprüngliches Mineral: Cassiterite = Zinnstein
Natürliches Herkunftsland: Yunnan, Guangdong, Jiangxi, Guangxi, Hunan.
Geschmack, Eigenschaft: Süß, kalt; leicht giftig.
Anwendung: Furunkel; hartnäckige (schlechtheilende) Wunden; Han pi = Verlassen, (der alte Chinesische Name einer Krankheit, die üble Kälte und Flüssigkeit zwischen den Rippen ansammelt).

M-69. Xi   (Zinn)
Alias: Bai Xi
Ursprüngliches Mineral: Zinn-Metall von Cassiterite geschmolzen
Geschmack, Eigenschaft: süß, kalt; leicht giftig
Anwendung: Furunkel, hartnäckige Wunden, Han pi = Verlassen (der alte Name einer Krankheit, die üble Kälte und Flüssigkeit zwischen den Rippen ansammelt).

M-70. MAI FAN SHI
Alias: Chang Shou Shi, Jian Kang Yao Shi, Kuang Quan Yao Shi, Bao Jian Yao Shi, Yao Shi Zhi Wang.
Ursprüngliches Mineral: Verwitterter Granit   (Kein pharmazeutischer Name auffindbar)
Natürliches Herkunftsland: Innere Mongolei, Liaoning, Hebei, Henan.
Geschmack, Eigenschaft: süß, warm; nicht giftig
Wirkung: Schützt die Leber und stärkt den Magen, ist harnfördernd und beseitigt Steine. Stabilisiert den Blutdruck und fördert den Kreislauf.
Anwendung: Gegen alle Arten von Karbunkel, tief verwurzelte Karbunkel und Karbunkel auf dem Rücken; auch gegen kardiovaskuläre (Herz und Gefäße betreffende) Krankheit und Diabetes.
Dosierung: Vor dem Einnehmen (trinken) mehrere Stunden lang in kaltem oder gekochtem Wasser einweichen.

M-71. MING FAN (ALUNITE = Alaunstein).
Pharmazeutischer Name: Alumen
Alias: Bai Fan
Natürliches Herkunftsland: Hubei, Anhui, Shanxi, Zhejiang, Fujian.
Geschmack, Eigenschaft: Sauer, zusammenziehend, kalt.
Meridianbezug: Dickdarm, Leber, Lunge, Milz, Magen.
Wirkung & Anwendung: Entgiftet, tötet Schmarotzer (schädliche Bakterien), trocknet Feuchtigkeit und erleichtert Jucken. Wird auch äußerlich benutzt, um Schorf, Ringelflechte und Ausschläge infolge

Feuchtigkeit oder Feuchte-Hitze (Entzündung) zu waschen. Auch für geschwollene und schmerzhafte Kehle oder Augen. Auch gegen Gelbsucht.

Hält Bluten und erleichtert Durchfall: Gegen chronischen Durchfall, Blut im Stuhl, Gebärmutter-Bluten und Scheide-Ausfluß. Wird äußerlich lokal benutzt für Nasenbluten, haemorrhoidales Bluten, Bluten von Zahnfleisch und Bluten infolge äußerlicher Verletzungen.

Räumt Hitze (Entzündung) und weist Schleim aus. Gegen Wind-Schleim-Unordnungen offenbart durch Reizbarkeit, Delirium und Zuckungen (Krampfanfälle). Kann auch gegen Husten mit schwierig loszuwerdenden Schleim benutzt werden.

Dosierung: 0,6 bis 3,0 Gramm in Pillen und Pulver. Für lokalen Gebrauch wird es als Pulver oder Paste benutzt. Vor Benutzung oder Zubereitung zerdrücken. Gute Qualität ist weiß, durchsichtig, hart und zerbrechlich.

Bemerkungen & Kontraindikation: Immer mit Vorsicht benutzen, wenn es intern (oral) eingenommen wird. Nicht anwenden im Fall von schwacher Verdauung oder Abwesenheit von Feuchter-Hitze (Entzündung). Alumen (Ming Fan) hat eine stark anregende Wirkung auf das körperliche Gewebe und wird schon deshalb fast ausschließlich nur äußerlich angewandt. Eine Überdosis kann Ulzeration (Geschwürbildung), Erbrechen, Durchfall und Schock verursachen.

CHINAs HEILKRÄUTER

H - 1
Chinesischer Name: Shan Zhu Yu (Saure Bergdattel).
Wissenschaftlicher Name: Cornus officinalis Sieb et Zucc.
(Fructus Corni)
Teil benutzt: Die Frucht.
Dosierung: 5 Gramm
Geschmack/Energie:
sauer / geringfügig warm
Meridianbezug: Leber und Nieren.
Wirkung: Verbessert die Tätigkeit der Leber und der Nieren, konzentriert den Sperma und kontrolliert übermäßiges Schwitzen. Klinische Untersuchungen haben gezeigt, daß Shan Zhu Yu wirksam ist zur Eindämmung von gastrointestinaler Peristalsis und zur Reduzierung von Blutzucker (Diabetes). Da dieses Kraut hemmende Wirkung hat, wird es für Patienten mit Verstopfung nicht empfohlen.
Anzeichen: Emission (unfreiwilliges Ausscheiden von Sperma), übermäßiger Schweiß, Hexenschuß, Schwindelanfall, Klingeln in den Ohren (Tinnitus) und Schlaflosigkeit.
Bemerkung:
Shan Zhu Yu und Jin Ying Zi, über das später noch gesprochen werden wird, sind beide hemmende Mittel mit verbessernder Wirkung. Somit können sie benutzt werden, um Samenausfluß, Enuresis (Bettnässen), übermäßiges Urinieren, übermäßigen Menstruation-Fluß und Scheide-Ausfluß infolge Nierenmängel zu behandeln. Shan Zhu Yu kann zusammen mit Ren Shen (Radix Ginseng, H-27) decoctet werden, um Patienten mit extremem Kältegefühl nach überreichlichem Schwitzen zu behandeln.
Um Schlaflosigkeit zu behandeln, erhitze man 20 g Shan Zhu Yu schnell über niedriger Hitze, bis es trocken ist. Mahle es zu Pulver,

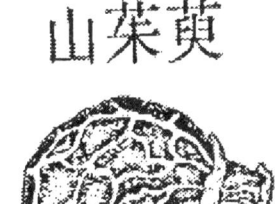

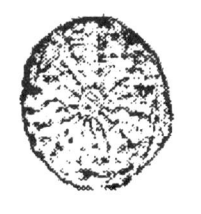

weiche es in 5 Tassen Wein ein und verschließe es in einer Flasche. Für einen Monat lagern, dabei einmal am Tag die Flasche schütteln. Anschließend abseihen, um dann den Wein zweimal am Tag, morgens und abends zu trinken.

Um andere Krankheiten zu behandeln, decocten (koche) man 10 g Shan Zhu Yu in der beschriebenen Methode mit Wasser und gebrauche es in der gewohnten Art.

H - 2

Chinesischer Name: Baji Tian
Allgemeiner Name: Morinda Wurzel.
Pharmazeutischer Name:
Radix Morindae Officinalis.
Teil benutzt: die Wurzel
Dosierung: 7 bis 18 Gramm
Geschmack/Energie: scharf und süß / warm
Meridianbezug: Nieren
Wirkung: um die Nieren zu wärmen und das Yang sowie Sehnen und Knochen zu stärken.
Anzeichen: Nieren Yang Mangel, Impotenz, Hexenschuß, Schwindelgefühl und Klingeln in den Ohren.
Bemerkung: Die Heilwurzel kann die Anzahl der Leukozyten erhöhen und das Endocrin System (Hormondrüsen) anregen. Es wurde auch zur Verjüngung der Nieren, sowie zur Stärkung von Muskeln und Knochen verschrieben. Wird auch als Anti-Rheuma-Mittel gelobt.

H - 3

Chinesischer Name: Sheng Di (Neuer Ort)
Allgemeiner Name: Glutinous Rehmannia
Familie: Berberidaceae
Wissenschaftlicher Name: Rehmannia glutinosa Libosch (Radix Rehmanniae)
Teil benutzt: die getrocknete knollige Wurzel

Dosierung: 10 bis 90 g
Geschmack/Energie: süß und bitter / kalt
Meridianbezug: Herz, Leber, Nieren
Wirkung: Um die Yin Energie mäßig zu vermehren, das Blut abzukühlen, die Eingeweide zu schmieren ('befeuchten' für bessere Verdauung) und Körpersäfte zu produzieren.
Anzeichen: Halsschmerzen, Bluterbrechen, Bluthusten, Nasenbluten, Blut im Urin und Diabetes.
Bemerkung: Klinische Untersuchungen haben gezeigt, daß Sheng Di ein wirksames Herztonikum (Herz-Stärkungsmittel) und ein gutes Blutgerinnungsmittel ist.
Sheng Di ist klebrig und enthält Feuchtigkeit. Wenn es mit anderen Kräutern decoctet wird, sollte es zuerst für 10 Minuten alleine gekocht werden, bevor man es den anderen Kräutern beimischt.

H - 4
Chinesischer Name: Shu Di Huang (Alter Ort) bzw. 'das gekochte Gelbe der Erde' (wörtliche Übersetzung)
Allgemeiner Name: gedämpftes (in Dampf decoctet) Glutinous Rehmannia
Familie: Scrophulariaceae
Wissenschaftlicher Name: Rehmannia glutinosa Libosch. (Radix Rehmanniae praeparatae)
Teil benutzt: die knollige Wurzel
Dosierung: 20 Gramm
Geschmack/Energie: Süß / geringfügig warm
Meridianbezug: Leber und Nieren.
Wirkung: Verbessert das Blut, entwässert die Nieren, nährt das Yin, bringt graues Haar wieder zur ehemaligen Farbe zurück. Diese Wurzel senkt den Blutzucker. Es ist die bedeutendste Heilpflanze, die in Chinesischer Medizin benutzt wird,

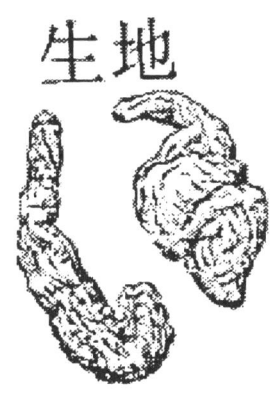

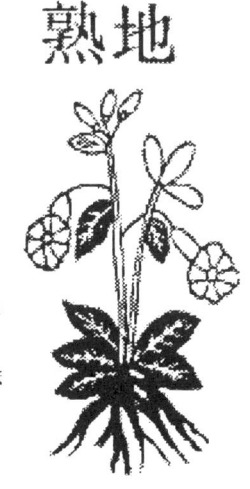

um 'Durstkrankheit' zu behandeln. Es ist ein hämostatisches Mittel und fördert die Blutgerinnung. Es wirkt auch als ein Herzstärkungsmittel und ist harntreibend; diese Wirkung wird wahrscheinlich durch Erzeugung von Renal-Vasodilatation (Nieren-Blutgefäßerweiterung) bewirkt. Zusätzlich, hat die Heilpflanze antibakterielle und entzündungshemmende Eigenschaften. Shu Di Huang ist gut für Nieren-Yin Mangel mit Schwindelanfälle und Höhenangst. Es ist ein wirksames Blutstärkungsmittel und ist auch effektiv für das Stillen von Blutungen infolge diverser Blutmängel. Es kann daher auch benutzt werden, um solche Symptome wie rasendes Herzklopfen, übermäßigen Menstruation-Fluß, und Blut im Urin zu behandeln.

Therapeutische Anwendungen: Chinesische Apotheken benutzen entweder die frische oder die getrocknete Wurzel als Heilmittel. Falls benutzt frisch, wird die Heilpflanze als 'roher' Di Huang bezeichnet; falls benutzt getrocknet, als 'gekochter' Di Huang. Es wird auch zur Behandlung von Diabetes Mellitus benutzt. Es kann aber auch angewandt werden, um Blutungen zu halten oder Hautentzündung sowie Rheumatismus, Diphtherie und akute Mandelentzündung (Angina) zu behandeln.

Anzeichen: Blutmängel, graues Haar, Klingeln in Ohren, Nachtschweiß, vaginales Bluten, Diabetes, und Sperma-Emission.

Bemerkung: Die bedeutendsten Bestandteile dieser Pflanze sind Sterol, Campesterol, Catalpol, Rehmannin und einige Alkaloide. Untersuchungen haben gezeigt, daß Shu Di Huang die Leber schützen kann und den Blutzucker reduziert.

H - 5
Chinesischer Name: Gou Qi Zi (Dornige-Weide-Frucht; so genannt, weil dieses Kraut dornig ist, seine Stämme denen einer Weide ähneln und die Frucht wird benutzt).
Allgemeiner Name:
Frucht der Ehestand-Rebe.
Familie: Solanaceae.
Wissenschaftlicher Name: Lycium barbarum L. (Fructus Lycii)

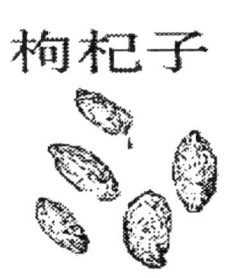

枸杞子

Teil benutzt: die reife Frucht.
Dosierung: 6 Gramm
Geschmack/Energie: Süß / Neutral
Meridianbezug: Leber, Lunge, und Nieren.
Wirkung: stärkt die Nieren, nährt die Leber und das Blut, schärft das Sehvermögen.
Anzeichen: Blutmängel mit Schwindelanfall und Sehstörung, Hexenschuß, Samenemission und Diabetes.
Bemerkung: Klinische Untersuchungen haben gezeigt, daß Gou Qi Zi die Leber schützen kann und den Blutzucker reduziert. Zudem stärkt Gou Qi Zi die Nieren. Es ist gut gegen Schwindelanfälle und Vertigo, infolge Mängel der Nieren, sowie Schwindelanfälle infolge Mangel der Leber. Es hilft gegen Hexenschuß und um das Sehvermögen zu schärfen.
Gemischt und decoctet zusammen mit Ju Hua (H-93) ist Gou Qi Zi besonders wirksam gegen die aufgeführten Mangelerscheinungen und Störungen.

H - 6
Chinesischer Name: Luo Han Guo (Arhat Frucht).
Allgemeiner Name: Frucht des Grosvenor Mormordica.
Familie: Cucurbitaceae.
Wissenschaftlicher Name: Momordica grosvenori Swingle.
(Fructus Momordicae)
Teil benutzt: Frucht.
Dosierung: 10 bis 16 g.
Geschmack/Energie: Süß / Kühl
Meridianbezug: Lunge und Milz.
Wirkung: um die Lunge zu reinigen und die Eingeweide zu schmieren (befeuchten).
Anzeichen: Keuchhusten, Husten mit Schleim, und Verstopfung infolge trockener Eingeweide.

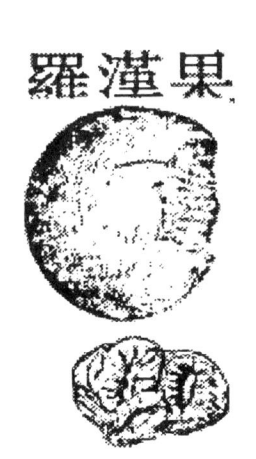

Bemerkung: Mormodica Frucht ist eine der wenigen Früchte, die nicht gegessen werden können, bis es durch Feuer getrocknet (geröstet) wird. In den letzten Jahrhunderten ist diese Frucht fast ausschließlich ein Produkt der Provinz von Guangxi, im südlichen China gewesen. Die Leute dieser Region haben diese Frucht 'Langlebigkeit Frucht' genannt, weil sie glauben, daß ein langandauernder Gebrauch die Menschen fähig macht, ein langes Leben zu leben.

Momordica Frucht wird in traditioneller Chinesischer Medizin für eine Anzahl einfacher Unpäßlichkeit, wie z.b. Husten mit Speichelauswurf, Verstopfung, chronisches Laryngitis (Heiserkeit) und Chronisch Bronchitis benutzt. Doch es ist kürzlich auch als ein wichtiges Mittel zur Heilbehandlung von Krebs erwähnt worden.

Gemäß einem Japanischen Bericht, enthält diese Frucht eine ungenannte Substanz, die 300 mal süßer sein soll als einfacher Zukker. Nichtsdestoweniger glauben Chinesen, daß es gut sei gegen Diabetes.

柏子仁

H - 7
Chinesischer Name: Bai Zi Ren (Orientalische Arborvitae Samen).
Allgemeiner Name:
Orientale arborvitae Körner.
Familie: Cupressaceae.
Wissenschaftlicher Name:
Biotae orientalis (L.) Endl.
Teil benutzt: die reifen Körner.
Dosierung: 6 Gramm
Geschmack/Energie: süß / neutral.
Meridianbezug: Herz und Milz
Wirkung: Um das Herz zu stabilisieren, übermäßiges Schwitzen zu hemmen,
Gedärme zu befeuchten und dadurch Stuhlgang herbeizuführen.
Anzeichen: Schlaflosigkeit, Herzklopfen, Verstopfung, und Nachtschweiß.

H - 8
Chinesischer Name: Hei Zhi Ma (Barbaren-Hanf).
Allgemeiner Name: Sesam.
Familie: Pedaliaceae.
Chinesischer Name: Wilder Sesam.
Wissenschaftlicher Name: Sesamum indicum L. (Samen Sesami)
Teil benutzt: Samen.
Dosierung: 3 bis 12 Gramm.
Geschmack/Energie: Süß/Neutral
Meridianbezug: Leber und Nieren.
Wirkung: Verbessert die Funktion der Leber und Nieren; schmiert die fünf Viscera (Eingeweide).
Anzeichen: Leber- und Nierenmängel, Kopfschmerzen, Schwindelanfall, Klingen in den Ohren, Verstopfung und Mangel von Milchsekretion bei stillenden Mütter.
Bemerkung: Hei Zhi Ma stärkt und nährt die Leber und Nieren. Es ist ein wirksames Heilkraut für Sehstörung und Schwindelanfall, Klingeln in den Ohren sowie Taubgefühl der Arme und Beine. Es wird bei Mangelschwäche verbunden mit dem Yin der Leber und der Nieren angewandt.

H - 9
Chinesischer Name: Wu Jia Pi 'Fünf plus Rinde' oder 'Dorniges Ginseng'.
Allgemeiner Name: Acanthopanax Wurzelrinde.
Familie: Araliaceae.
Wissenschaftlicher Name: Acanthopanax gracilistylus W.W. Smith (Cortex Acanthopanacis Radicis)
Teil benutzt: trockene Haut der Wurzel und die Rinde der Stiele.
Dosierung: 5 to 12 Gramm

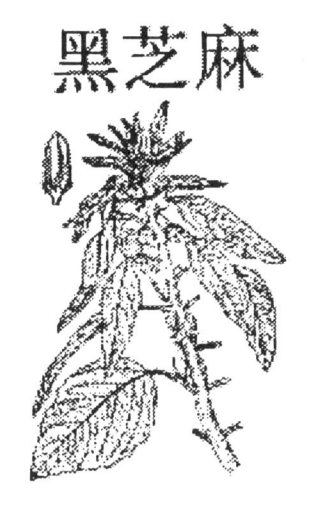

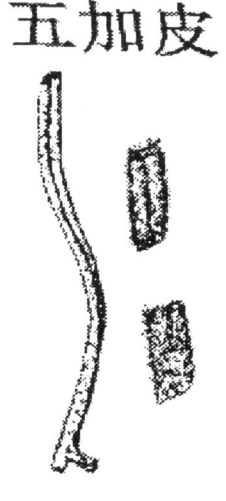

Geschmack/Energie: scharf/warm
Meridianbezug: Leber und Nieren.
Wirkung: um Wind und Feuchtigkeit wegzunehmen, Knochen und Sehnen stärken.
Untersuchungen haben gezeigt, daß Wu Jia Pi ein wirksames Herzstärkungsmittel ist, da es adrenokordikale Hormone produzieren kann. Es ist auch ein wirksames Kraut zur Erleichterung von Schmerzen und Rheuma.
Bemerkung: Wu Jia Pi ist besonders wirksam zur Behandlung von Rheuma und Arthritis in der unteren Hälfte des Körpers. Gegen Krämpfe; Leber- und Nierenschwächen; schwacher unterer Rücken und Beine.
Ein starker Schnaps aus den wirksamen Teilen dieser Heilpflanze gemacht, hat einen sehr wirksamen antirheumatischen Effekt. Es verbessert auch das allgemeine Wohlbefinden und die sexuelle Vitalität.

H - 10
Chinesischer Name: Tian Xing Ren (Süßer Aprikosenkern).
Allgemeiner Name: Süßer Aprikosen Stein.
Familie: Rosaceae.
Chinesischer Name:
süßer Aprikosen-Samen
Wissenschaftlicher Name:
Prunus armeniaca Linne
(Semen Armeniacae Dulcis).
Teil benutzt: der reife Fruchtkern.
Dosierung: 10 Gramm.
Geschmack/Energie: Süß/neutral
Meridianbezug: Lunge und Dickdarm.
Wirkung: um die Lunge zu befeuchten, Schleim auszuscheiden, Husten zu unterdrücken und Asthma zu erleichtern.
Anzeichen: trockener Reizhusten, Asthma und Verstopfung.

H - 11
Chinesischer Name: Ku Xing Ren (Bitterer Aprikosenkern).
Allgemeiner Name: bitterer Aprikosenkern.
Familie: Rosaceae.
Wissenschaftlicher Name: Prunus armeniaca L. var. ansu Maxim, prunus sibirica L, Prunus mandshurica (Maxim) Koehne und Prunus armeniaca L. (Semen Armeniacae Amarum).
Teil benutzt: der reife Kern.
Dosierung: 6 Gramm.
Geschmack/Energie: bitter/warm
Meridianbezug: Lunge und Dickdarm.
Wirkung: um Husten zu unterdrücken, Schleim auszuscheiden, die Lunge (Bronchien) zu erweitern und Asthma zu beruhigen.
Anzeichen: Husten bei einfacher Erkältung, Asthma mit übermäßigem Schleim, Verstopfung infolge Mangel von Flüssigkeit.
Bemerkung: Bitterer Aprikosenkern ist geringfügig toxisch. Er enthält Cyanic Glycoside, das Husten unterdrücken kann. Auch moderne Untersuchungen haben bewiesen, daß es wirksam ist zur Unterdrückung von Husten und Asthma.

H - 12
Chinesischer Name: Qian Shi (Wasser-Lilie).
Allgemeiner Name: Gorgon Frucl
Familie: Nymphaceae.
Wissenschaftlicher Name: Euryale ferox Salisb. (Semen Euryales).
Teil benutzt: der Kern.
Dosierung: 6 bis 10 Gramm.
Geschmack/Energie: Süß/neutral

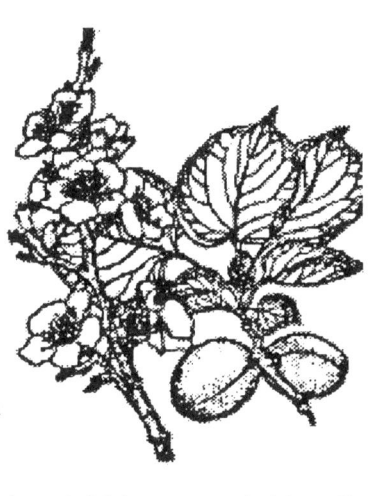

Meridianbezug: Milz und Nieren.
Wirkung: um die Milz zu stärken; hilft den Nieren; verdichtet den Samen und erleichtert (hemmt) Durchfall.
Anzeichen: Durchfall infolge Milzmangel, Semen-Emission und Scheide-Ausscheidung.
Bemerkung: Qian Shi blockiert und sollte deshalb von Leuten mit Verstopfung gemieden werden.

H - 13

Chinesischer Name: He Shou (Hes Schwarzes Haar).

何首烏

Allgemeiner Name:
mehrblütiger Knöterich.
Familie: Polygonaceae.
Wissenschaftlicher Name:
Polygonum multiflorum Thunb.
(Radix Polygoni Multiflori).
Teil benutzt:
die knollige Wurzel.
Dosierung: 10 bis 25 Gramm.
Geschmack/Energie:
bitter und süß/geringfügig warm.
Meridianbezug: Leber und Niere
Wirkung: Die Heilpflanze senkt den Cholesterinspiegel des Blutes durch Reduzierung der Darmaufnahme des Cholesterins aus der Nahrung. Es ist auch erwähnt worden, daß das Lecithin, das in der Heilpflanze ist, das Cholesterin-Auffassungsvermögen von Plasma in der Leber sperren kann, durch Verhindung, daß sich Cholesterin in den Wänden der Arterien ablagert.

Es wurde auch beobachtet, daß die Heilpflanze die Fähigkeit hat, den Herzschlagrythmus zu reduzieren und den koronären Kreislauf etwas zu verbessern. Auch zur Unterstützung der Leber und Nieren, um dem Samen (Sperma) und dem Blut zu profitieren.

Traditionell wird He Shou Wu als Abführmittel benutzt, als 'Entgifter' für Geschwüre, um die 'Lebensessenz' der Leber, Nieren und des Bluts 'aufzufüllen', um vorzeitiges Ergrauen der Haare, Rücken-

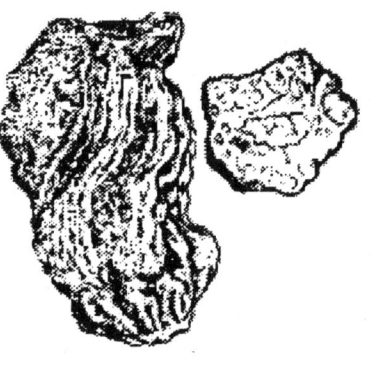

schmerzen und Neurasthenie (Erschöpfung) zu behandeln sowie den erhöhten Blutcholesterinspiegel zu senken.
Nach neueren vorgenommenen klinischen Untersuchungen, kann mit He Shou Wu fettige Leber erfolgreich behandelt werden, rote Blutzellen vermehrt und Blutfett reduziert werden. Dieses Heilmittel wird gewöhnlich in Form von 0.8 g Tabletten verschrieben, mit einer Dosis von fünf bis sechs Tabletten, - dreimal täglich.
Anzeichen: Samen-Emission, vaginaler Ausfluß, sowie Hexenschuß und vorzeitig graues Haar.
Bemerkung: Die wirkungsvollen Heilstoffe sind: Chrysophenol, Emodin, Emodin Methyl Ester, Rhein, und das Glycoside Rhaphantin. Zusätzlich ist eine große Menge von Lecithin und andere Glycosiden vorhanden.

H - 14
Chinesischer Name:
Xian He Cao
(Rot - gekrönter Kranich Kraut).
Allgemeiner Name: Agrimonia.
(Odermennig)
Familie: Rosaceae.
Wissenschaftlicher Name:
Agrimonia pilosa Ledeb.
(Herba Agrimoniae).
Teil benutzt: die ganze Pflanze
Dosierung: 30 Gramm.
Geschmack/Energie:
bitter/neutral
Meridianbezug: Lunge, Milz, Magen und Dickdarm.
Wirkung: um Blutungen zu vermindern oder zu stoppen.
Laboruntersuchungen haben gezeigt, daß Xian He Cao Blutkörperchen vermehren und schützen kann. Es ist ein wirksames Gerinnungsmittel und kann als Hämostat Blutungen stillen.

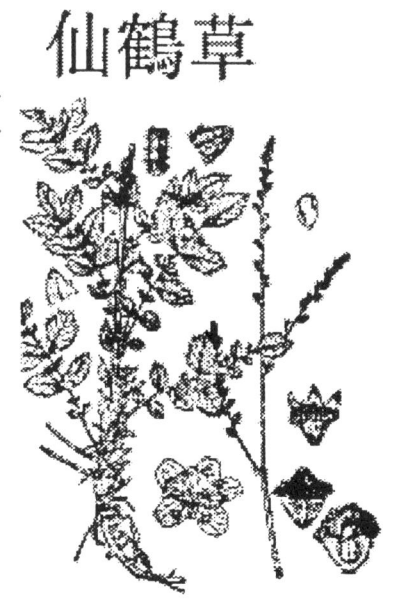

Anzeichen: Erbrechen von Blut, Aufhusten von Blut, Nasenbluten und Vaginale-Blutungen.
Bemerkung: Da Xian He Cao ein Hemmungsmittel ist, soll es von Patienten mit Verstopfung gemieden werden.
Agrimonia ist ein wichtiges Chinesisches Heilkraut, das zum Stillen von Blutungen benutzt wird. Seine Wirkungen sind von der modernen Medizinforschung bewiesen worden. In einer Studie, bei 20 Fällen von Blutungen, einschließlich Bluten durch äußere Ursachen und Blutung verursacht von intracraniale (Gehirn-) sowie Brust- und Leiboperationen, wurden mit diesem hämostatischen Pulver behandelt, das von diesem Heilkraut gemacht wurde. Das Ergebnis dieser Studie zeigte, daß das Bluten in allen Fällen innerhalb von 1 bis 2 Minuten aufhörte.
Bei Agrimonia produziert in der Sowjetunion, ist herausgefunden worden, daß es eine Fülle von Tannin enthält sowie eine kleine Quantität von Vitamin K-1. Beide, so wird vermutet, sind verantwortlich für die hämostatische Wirkung des Heilmittels.

H - 15
Chinesischer Name: Chang Shan
(Berg Ewigkeit).
Allgemeiner Name:
antipyretisches (fiebersenkendes) Dichroa.
Familie: Saxifragaceae.
Wissenschaftlicher Name:
Dichroa febrifuga Lour. (Radix Dichroae).
Teil benutzt: Wurzel.
Dosierung: 6 bis 10 Gramm.
Geschmack/Energie: bitter/kalt
Meridianbezug: Lunge, Herz, und Leber.
Wirkung: Um das Ausscheiden von pathogenen Schleim zu veranlassen, um (Körper-) Hitze aufzuklären und den Wasserfluß zu fördern.
Untersuchungen mit Chang Shan haben gezeigt, daß es wirksam ist

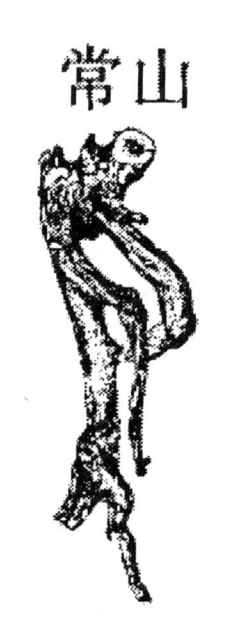

zur Behandlung verschiedener Arten von Krebs, doch es ist auch geringfügig toxisch und sollte von schwangeren Frauen nur mit großer Sorgfalt gebraucht werden. Zur Decoction (Zubereitung), muß Chang Shan vorher in Wein gekocht werden, um seine Nebenwirkung (Übelkeit) zu reduzieren.

Anzeichen: Schleim, Malaria, und Amöbenruhr.

Bemerkung: In Chinesischer Heilkräuterkunde, wird das antipyretische Dichroa 'Berg-Ewigkeit' genannt, weil die Pflanze so reichlich auf diesem Berg wächst. Diese Pflanze ist schon seit Jahrhunderten als ein wirksames Kraut zur Behandlung von Malaria benutzt worden. Nach einem Bericht, der in der Fachzeitschrift *'Science'* (Wissenschaft) veröffentlicht wurde, enthält die Heilpflanze Dichroine B, das sich wirksam gegen Malaria bewiesen hat. In einem anderen Bericht, veröffentlicht in *'Scientific Technology'* (Wissenschaftliche Technologie), wurde festgestellt, daß das antipyretische Dichroa fünf verschiedene Arten von Alkaloide enthält, alle davon sind Antimalaria-Mittel. Bei einem davon ist festgestellt worden, daß es zur Behandlung von Malaria, fünfmal wirksamer ist als Chinin.

Blätter, Halme und Wurzeln sind alle wirksam, doch sind die Blätter 20 mal so effektiv wie die Wurzeln, obwohl die Quantität von Alkaloide, die in den Blättern vorhanden ist, ganz bedeutend mit der Jahreszeit variiert.

Ein Bericht, der im *'Chinese Medical Journal'* (Chinesisches Medizinisches Tagebuch) veröffentlicht wurde, meldet, daß unter den 24 Fällen von Malaria, die mit diesem antipyretischen Dichroa behandelt wurden, die erhöhte Körpertemperatur von 70 Prozent der Patienten innerhalb eines Tages wieder zu normal zurückgekehrt ist und Malaria-Bakterien innerhalb von zwei Tagen in 50 Prozent der Patienten verschwunden sind.

Die Behandlung tritt langsamer in Kraft, wenn täglich drei bis vier Dosierungen benutzt werden und schneller, wenn täglich fünf bis sechs Dosierungen benutzt werden.

H - 16

Chinesischer Name: Pu Gon Ying (Fischers Heilkraut) auch 'gelbblütiges Einbein-Kraut'
Allgemeiner Name: Asiatischer Löwenzahn.
Familie: Compositae.
Wissenschaftlicher Name: Taraxacum mongolicum Hand.-Mazz., Taraxacum sinicum Kitag, und Taraxacum heterolepis olepis Nakai et H. Koidz.
(Herba Taraxaci).
Teil benutzt: die ganze Pflanze.
Dosierung: 20 Gramm.
Geschmack/Energie: bitter und süß/kalt
Meridianbezug: Milz und Magen.
Wirkung: um Hitze (Entzündung) zu reduzieren, wirkt entgiftend, löst Schwellungen auf und heilt Karbunkeln.
Anzeichen: Karbunkel, Schwellung, Mastitis (Brustdrüsenentzündung), Harnentzündungen und akute Mandelentzündung.
Bemerkung: Klinische Untersuchungen haben gezeigt, daß Pu Gong Ying gegen Brustkrebs benutzt werden kann und ein antibakterielles Heilkraut ist. Es enthält Folinsäuren und Bacteriden. Es wird jetzt weitgehend benutzt, um Mastitis, Hepatitis (Leberentzündung), Blinddarmentzündung, akute Mandelentzündung, Tracheitis (Luftröhrenentzündung), Laryngitis (Heiserkeit) und die gewöhnliche Erkältung (Grippe) zu behandeln.
Zusätzlich kann Pu Gomg Ying die Leber- und Magenfunktionen regeln; deshalb kann es auch benutzt werden, um Mastitis und Magenschmerzen zu behandeln.
Asiatischer Löwenzahn wurde schon seit längerer Zeit benutzt, um viele Entzündungskrankheiten, einschließlich Mumps, Mandelentzündung und Mastitis zu behandeln. Obwohl dieses Kraut bitter schmeckt, ist es bei den Chinesen in den ländlichen Gebieten

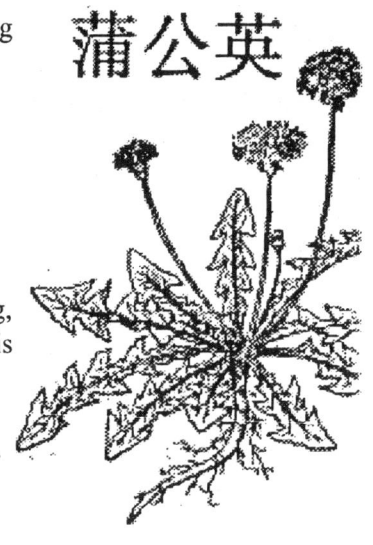

Brauch, Tee daraus herzustellen und zu trinken. Sie benutzen es auch als Heilmittel für Augenkrankheiten, gegen Rötung in den Augen, Nasenkrankheiten und Harnstörungen.

Der traditionelle chinesische Gebrauch von Asiatischen Löwenzahn, um damit Symptome zu behandeln: 50 Gramm frischer Löwenzahn (Blüten) mit zwei Gläser Wasser gekocht, bis das Wasser zur Hälfte reduziert ist. Dann filtern und die Flüssigkeit einmal am Tag trinken.

Zur Behandlung von Augenproblemen nehmen sie etwas von dieser Flüssigkeit, durchtränken Watte damit und drücken es täglich eine halbe Stunde lang auf die geschlossenen Augen.

Anders als die meisten anderen Chinesischen Kräuter, wenn Asiatischer Löwenzahn benutzt wird, um Entzündungskrankheiten zu behandeln, so sollte die interne sowohl als auch die äußerliche Methoden angewandt werden, sei es zur Behandlung von Mastitis (Brustdrüsenentzündung), Mandelentzündung oder Mumps.

Nach einem Bericht, der in 'New Chinese Medicine' (*Neue Chinesische Medizin*) veröffentlicht wurde, ist Asiatischer Löwenzahn wirksam bei (1) Verdauungsstörung und chronischer Verstopfung, (2) Mastitis vor Ausbruch eines eiternden Geschwürs durch interne sowohl als gleichzeitig auch äußerliche Anwendungen, (3) Frühstadium von Schlangenbisse und Insektenstiche (bevor der Eiterung) und (4) zur Förderung der Harnausscheidung bei der Behandlung von akuten Urinstörungen, durch Zubereitung von 35 bis 70 Gramm frischen Löwenzahn; kleinere Mengen bringen kaum oder nur wenig Wirkung.

Derselbe Bericht zeigte auch, daß wenn Asiatischer Löwenzahn als Stärkungsmittel für den Magen angewandt wird, so sollten 10 bis 20 Gramm für eine eintägige Dosierung zur Zubereitung benutzt werden. Wenn es benutzt wird, um Entzündungskrankheiten zu behandeln und Schwellungen zu reduzieren, sollten mindestens 20 bis 30 Gramm benutzt werden.

H - 17

Chinesischer Name: Che Qian
(Pflanze - vor - dem - Karren)
Allgemeiner Name:
Asiatischer Wegerich.
Familie: Plantaginaceae.
Wissenschaftlicher Name:
Plantago asiatica L. und
Plantago depressa Willd.
(Herba Plantaginis).
Teil benutzt: die ganze Pflanze.
Dosierung: 10 bis 18 Gramm
Geschmack/Energie: Süß / kalt
Meridianbezug:
Leber, Milz und Blase.
Wirkung: um die Körperflüssigkeit zu verbessern, Hitze zu klären, da und Schleimauswurf zu fördern.
Anzeichen: Chronisches Tracheitis (Lungenröhrenentzündung), Schwierigkeiten beim Urinieren, Vaginaler Auslauf, Blut im Urin, Gelbsucht, Wassersucht, fiebrige Ruhr und Durchfall, Nasenbluten, Augen- und Halsschmerzen, Husten und Hautgeschwüre.

車前

H - 18

Chinesischer Name: Che Qian Zi
(Samen-vor-dem-Karren)
Allgemeiner Name:
Asiatischer Wegerich Samen
Familie: Plantaginaceae.
Wissenschaftlicher Name:
Plantago asiatica L.
Pharmazeutischer Name:
Semen Plantaginis
Teil benutzt: der reife Samen.
Dosierung: 10 Gramm.

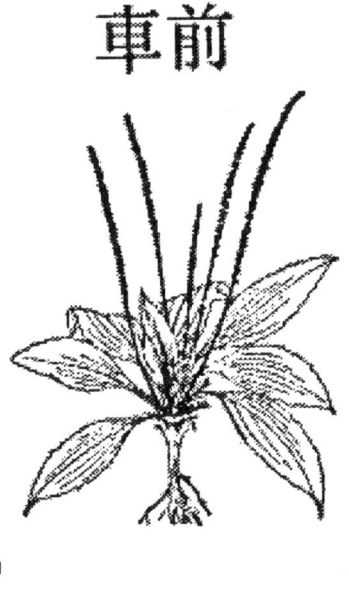

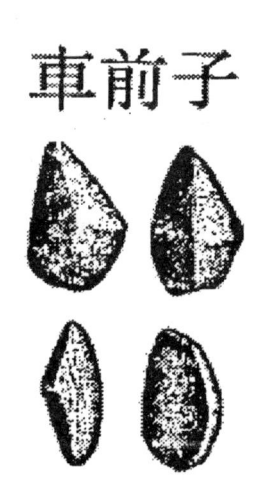

車前子

Geschmack/Energie: Süß/kalt
Klasse: Kräuter, um Feuchtigkeit im Körper zu reduzieren.
Meridianbezug: Leber, Niere und Dünndarm.
Wirkung: um Hitze (Fieber, Entzündung) zu reduzieren, Körperflüssigkeit zu unterstützen, Husten zu erleichtern und zähen Schleim zu zersetzen.

Klinische Untersuchungen zeigten, daß dieses Heilkraut die Körperfeuchtigkeit verbessern und den Blutdruck senken kann sowie auch Blutfett reduziert und Urinlassen fördert. Jedoch sollte dieses Heilkraut von Männern mit Samen-Ausfluß infolge Nierenmängel gemieden werden.

In traditioneller Chinesischer Heilkräuterkunde wird die Asiatische Wegerichpflanze auch 'Pflanze vor dem Karren' genannt, weil es am Straßenrand entlang Karren-Spuren gefunden werden kann.

Sowohl die Samen als auch die Blätter werden als Heilkraut benutzt und beide haben ähnliche Funktionen; meist jedoch werden die Samen öfter als Heilmittel benutzt als die Blätter.

Die Heilpflanze wird auch benutzt, um Blut im Urin zu beseitigen, insbesondere im heißem Sommer, wenn Leute eine Tendenz für Harnprobleme zu haben scheinen. Blut im Urin wird häufig mit mühsamen Urinlassen verbunden und da diese Pflanze Urinieren fördert, ist es auch wirksam für dieses Symptom.

Che Qian und Che Qian Zi (die Samen dieser Pflanze), sind ähnlich in bestimmten Wirkungen, doch Che Qian kann auch Hitze vertreiben und entgiften, sowie auch die Lunge reinigen und Schleim zersetzen. Che Qian ist auch gut für Hautausschläge und gegen Husten infolge Lungenhitze (Fieber, Entzündung). Zusätzlich kann frischer Che Qian dazu benutzt werden, um Durchfall infolge feuchter Hitze zu behandeln.

Anzeichen: Schwierigkeiten beim Urinieren, Wassersucht, Durchfall, Gelbsucht, und Husten.
Bemerkung: Da diese Samen sehr klein sind, sollten sie zur Zubereitung in ein Stofftäschchen getan werden oder sie können für den Verbrauch auch zu einem Pulver gemahlen werden.

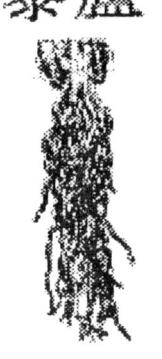

H - 19
Chinesischer Name: Li Lu
(Geisteskrankheit-Gras)
Allgemeiner Name: Schwarzes falsches Germer
(englisch: 'Hellebore').
Familie: Liliaceae.
Wissenschaftlicher Name: Veratrum nigrum L.
(Rhizoma et Radix Veratri Nigri).
Teil benutzt: Wurzelstock.
Dosierung: 1 bis 1,5 Gramm. s. u.
Geschmack/Energie: bitter und scharf/kalt
Meridianbezug: Leber, Lunge, Magen.
Wirkung: Die Hauptwirkung dieser Alkaloide ist eine mukosale Reizung (Anregen der Schleimhäute). Bei oraler Einnahme der Wirkstoffe dieser Heilpflanze, kann es zu Übelkeit und Erbrechen führen. Wenn es in die Nasenhöhlen inhaliert wird, kann es Niesen und Husten verursachen.
Diese Heilpflanze kann den Blutdruck senken und die Herzschlagfrequenz verlangsamen. Dies geschieht wahrscheinlich durch eine vagal-stimulierende Wirkung.
Die Pflanze hat auch antibakterielle Wirkung.
Anzeichen: Epilepsie, Anhäufung von Schleim, Verdauungsstörung; und Schorf (durch äußerliche Behandlung).
Bemerkung: Der Wurzelstock dieser Pflanze enthält mehrere Alkaloide, darunter Jervin, Pseudojervin, Rubijervin, Tienmulilmin und Tienmulilminin.
Dieses Heilmittel wird pulverisiert (Durchschnittsdosis 1.5 bis 3 Gramm) und oral eingenommen, um Emesis (Erbrechen) zu bewirken.
Ein Wasserextrakt von 1 bis 5% dieses pulverisierten Mittels, kann angewandt werden, um Insekten und anderes Kleinst-Ungeziefer zu töten..

H - 20
Chinesischer Name: Pei Lan
(Schwägerin Orchidee).
Allgemeiner Name: (englisch: Boneset).
Familie: Compositae.
Wissenschaftlicher Name:
Eupatorium fortunei Turcz. und
japonicum Thunberg.
(Herba Eupatorii).
Teil benutzt: Halme und Blätter.
Dosierung: 8 Gramm.
Geschmack/Energie: scharf / neutral
Meridianbezug: Lunge und Milz.
Wirkung: um Feuchtigkeit durch aromatischen Geschmack umzuwandeln und Sommerhitze erträglicher zu machen.
Untersuchungen haben auch gezeigt, daß das Heilkraut Pei Lan Grippe und Influenza hemmen kann.
Die Heilkräuter Huo Xiang (H-21) und Pei Lan können zusammendecoctet werden um den Magen zu harmonisieren, und Erbrechen zu erleichtern. Diese Formel ist sehr gut gegen Erbrechen und Leibes-Schwellungen infolge Sommerhitze.
Anzeichen: Kopfschmerzen durch Sommerhitze.
Bemerkung: Verschiedene Sesquiterpine Lactone sind bei dieser Heilpflanze vorgefunden worden. Darunter Eupatolide, Eupaformonin, Eupaformosanin, Michelenolide, Costunolide, Parthenolide und Santamarine.
Es hat sich gezeigt, daß mehrere der Sesquiterpine Lactone a-methylene-Y-lactone moiety enthalten, die den Wachstum von Walker-256-Carcinom und Ehrlich-Ascites-Tumor erheblich einschränken und reduzieren.
Pei Lan hat ein sehr starkes Aroma und kann dadurch Feuchtigkeit im Körper verursachen; zudem ist es ziemlich wirksam gegen Sommerhitze.

H - 21

Chinesischer Name: Huo Xiang (Schwägerin Minze) auch 'aromatisches Bohnenblatt'.
Allgemeiner Name: Koreanische Minze.
Familie: Labiatae.
Wissenschaftlicher Name: Agastache rugosus (Fisch. et Mey) O. Ktze. und Pogostemon cablin (Blanco) Benth. (Herba Agastchis).
Teil benutzt: Halm und Blätter.
Dosierung: 8 (acht) Gramm.
Geschmack/Energie: scharf / geringfügig warm.
Meridianbezug: Milz und Magen.
Wirkung: um Feuchtigkeit umzuwandeln, den Magen zu harmonisieren und um Erbrechen zu erleichtern. Huo Xiang ist scharf, warm und aromatisch, es kann die Milz stimulieren, kann den Magen regeln, die mittlere Körperregion erwärmen, Feuchtigkeit umwandeln, Magenträgheit verbessern und Erbrechen erleichtern. Untersuchungen haben gezeigt, daß Huo Xiang als Verdauungsmittel wirksam ist, Grippe hemmen und Erbrechen erleichtern kann.
Anzeichen: Übelkeit und Erbrechen.

H - 22

Chinesischer Name: Lu Gen (Ried-Wurzelstock).
Allgemeiner Name: Schilfwurzel.
Familie: Gramineae.
Wissenschaftlicher Name: Phragmites communis (L.) Trin. (Rhizoma Phragmitis).
Teil benutzt: Wurzelstock.
Dosierung: 20 Gramm.
Geschmack/Energie: Süß / kalt
Meridianbezug: Lunge, Magen und Nieren.
Wirkung: um Fieber zu reduzieren, Körperflüssigkeit zu produzieren und Urinieren zu fördern.

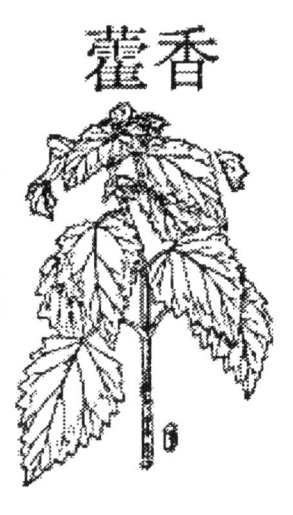

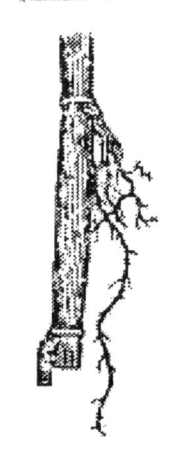

Lu Gen kann Hitze (Fieber) senken, Flüssigkeit produzieren und den Durst löschen.
Anzeichen: Durst, kurzer Strom von Urin, Erbrechen infolge eines fiebrigen Magens, trockener Reizhusten infolge fiebriger Lunge und Lungenkrankheit.

H - 23

Chinesischer Name: Jin Yin Zi - alias: Jin Ying Zi
(Goldene - Quaste Samen oder Kirsch-Gold-Samen.)
Allgemeiner Name: Japanisches Geißblatt.
Familie: Rosaceae.
Wissenschaftlicher Name: Rosa laevigata Michx.
(Fructus Rosae Laevigatae).
Teil benutzt: die reife Frucht.
Dosierung: 7 zu 15 Gramm.
Geschmack/Energie: süß und sauer / neutral
Meridianbezug: Nieren, Milz und Lunge.
Wirkung: um die Nieren zu unterstützen, den Samen zusammenzuziehen und gegen Durchfall.
Klinische Untersuchungen haben gezeigt, daß Jin Yin Zi wirksam ist als ein Verdauungsmittel, zum Hemmen von Gastrointestinal Peristalsis (Magen und Darmbewegung) und um Durchfall einzudämmen. Jin Ying Zi ist hemmend und sollte von jenen mit Verstopfung gemieden werden.
Jin Ying Zi kann mit Qian Shi (H-12) zubereitet werden, um Sperma-Emission und Urinieren zu kontrollieren. Diese Kombination ist besonders nützlich für häufiges Urinieren infolge Nierenmangelhaftigkeit.
Anzeichen: häufiges Urinieren, Enuresis (Bettnässen), chronischer Durchfall, nächtliche Sperma-Emission und Vaginales-Bluten und Ausfluß.

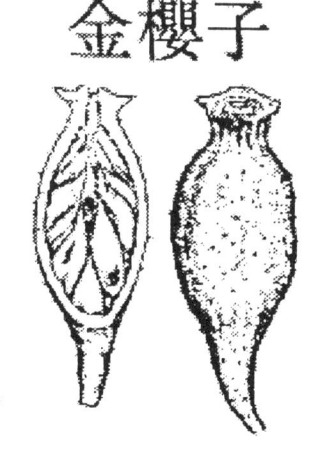

H - 24
Chinesischer Name: Wei Ling Xian
(Heiliger Tempel Wurzel oder
Mächtige Geister Wurzel).
Allgemeiner Name:
Chinesisches Clemantis.
Familie: Ranunculaceae.
Wissenschaftlicher Name: Clemantis
Chinensis Osbeck, Clemantis hexapetala
Pall., und Clemantis manshurica Rupr.
(Radix Clematidis).
Teil benutzt: Wurzel.
Dosierung: 5 bis 10 Gramm.
Geschmack/Energie: scharf / warm
Meridianbezug: Blase.
Wirkung und Anwendung: entfernt Wind
und Feuchtigkeit, erleichtert den Auszug der Heilkräfte durch die
Meridiane und reduziert Schmerzen.
Wei Ling Xian ist ein wirksames Kraut zur Behandlung von Wind -
Kälte Rheuma. Klinische Untersuchungen haben gezeigt, daß Wei
Ling Xian die Gallenblase unterstützt und Gelbsucht reduzieren kann
und, daß es auch ein wirksames Kraut zur Linderung von
Schmerzen und Rheuma/Arthritis ist.
Anzeichen: Rheuma, Gelbsucht, und Oedema (Wasseransammlung,
Wassersucht)
Bemerkung: 15 Gramm dieses Heilmittels in einer Decoction mit
250 Gramm Reisessig, lösen Fischgräten die im Schlund steckengeblieben sind, auf. Das Mittel ist unverträglich mit Tee.

H - 25
Chinesischer Name: Ma Huang
(Bitten für Sorgen) oder (Betäubendes Gelbes Kraut)
Allgemeiner Name: Chinesisches Ephedra.
Familie: Ephedraceae.
Wissenschaftlicher Name: Ephedra Sinica Stapf, Ephedra intermedia
Schrenk et C. A. May, und Ephedra equisetina Bge. (Herba Ephedrae).

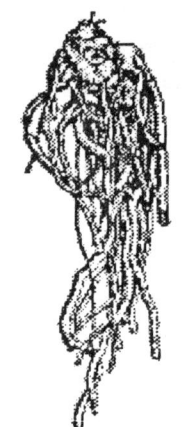

Teil benutzt: trockene Halme.
Dosierung: 6 Gramm.
Geschmack/Energie: scharf und bitter/warm
Meridianbezug: Lunge und Blase.
Wirkung: um Schweiß zu treiben; (wenn roh) Kälte zu vertreiben; und wenn geröstet, Asthma zu überwinden und Urinieren zu fördern.
Klinische Untersuchungen haben gezeigt, daß Ma Huang wirksam ist gegen Asthma; das Urinlassen fördert sowie Grippe hemmen kann Ma Huang enthält Ephedrine, das für seine Wirksamkeit zur Behandlung von Asthma beiträgt.
Anzeichen: Asthma, Oedema (Wasseransammlung) und Hypertension (erhöhter Bluthochdruck, meistens durch Streß; für dieses Symptom muß das Heilmittel mit großer Sorgfalt benutzt werden).
Bemerkung: Die wichtigsten Bestandteile sind Alkaloide, die etwa 1.32% des Gewichts ausmachen. Davon 80 bis 90% I-Ephedrine und der restliche Teil aus: D-Pseudoephedrin, Methylephedrin, D-N-Methylpseudoephedrin und I-Norephedrin besteht.
Ma Huang kann mit Ku Xing Ren (Bittere Aprikosenkerne, H-12) decoctet / zubereitet werden, um seine Wirkung zur Beruhigung von Asthma zu verstärken.
In der Behandlung von Asthma, sollte Ma Huang periodisch intermittierend benutzt werden, insbesondere bei chronischem Asthma, weil ein länger andauernder Gebrauch seine Wirkung reduziert, da der Patient eine Immunität oder Resistenz dazu entwickeln mag. Zusätzlich , kann Ma Huang die Großhirnrinde erregen, was zu Nervosität und Schlaflosigkeit führen kann.
Auch bei Patienten, die an einer gewöhnlichen Erkältung leiden, sollte Ma Huang für die Behandlung benutzt werden, weil Ma Huang ein verhältnismäßig starkes Mittel für Schweißtreiben ist.
Die folgenden Vorsichtsmaßnahmen sollten bei der Benutzung von Ma Huang beachtet werden :

1) Übermäßige Dosierung (normal werden nicht mehr als zwischen 1,5 und 10 Gramm empfohlen);
2) Wenn Ma Huang mit anderen Kräutern decoctet (zubereitet) wird, so sollte es als erstes gekocht werden, damit die auf dem Kochwasser schwimmenden Bläschen entfernt werden können;
3) Patienten mit mangelhafter Körperenergie und übermäßigem Schweiß, sollten Ma Huang meiden.

H - 26
Chinesischer Name: Ma Huang Gen (Gelbe Hanf Wurzel).
Allgemeiner Name: Chinesisches Ephedra
Familie: Ephedraceae.
Wissenschaftlicher Name: Ephedra sinica Stapf und Ephedra intermedia Schrenk et C.A. Mey. (Radix Ephedrae)
Teil benutzt: Wurzel.
Dosierung: 3 bis 10 Gramm.
Geschmack/Energie: Süß / neutral
Meridianbezug: Lunge.
Wirkung: um Schweiß zu kontrollieren.
Anzeichen: übermäßiger Schweiß und Nachtschweiß.
Bemerkung: Ma Huang Gen ist die Wurzel von Ma Huang und produziert gegenteilige Wirkungen.

H - 27
Chinesischer Name: Ren Shen (Mensch-Pflanze)
Allgemeiner Name: Ginseng.
Familie: Araliaceae.
Wissenschaftlicher Name: Panax Ginseng (Radix Ginseng)
Teil benutzt: Wurzel
Dosierung: 5 Gramm.
Geschmack/Energie: Süß und geringfügig bitter/warm
Meridianbezug: Milz und Lunge.
Wirkung: Der Durchschnittschinese benutzt Ginseng als Tonik und

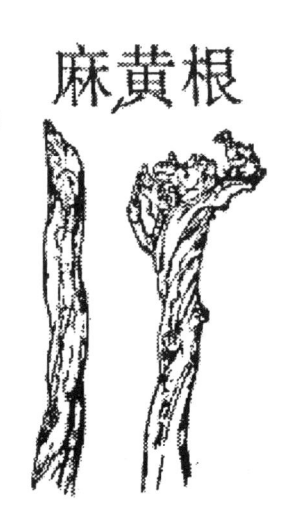

als Medizin, um sterbenskranke Menschen vor dem Tod zu retten. Die reichen Chinesen benutzen es als ein Verjüngungs- und kraftgebendes Mittel. Es verbessert zudem und drastisch die ursprüngliche, körpereigene Energie, hilft gegen Prolaps (Vortreten des Mastdarms oder der Gebärmutter), produziert Körperflüssigkeiten, sichert die Stimmung und geistige Verfassung, stärkt das Gehirn.
Untersuchungen haben gezeigt, daß Ren Shen ein wirksames Herzstärkungsmittel und Anti -Schock-Heilkraut ist. Es kann die Menge der roten Blutzellen erhöhen und adrenokortikale Hormone (Hormone der Nebennierenrinde), Sexualhormone und sexuelle Erregung vermehren und verbessern sowie auch den Blutzucker und Blutfette reduzieren.
Anzeichen: Schwäche nach längerer Krankheit, vaginales Bluten, Diabetes, Prolaps, übermäßiges Herzklopfen und Vergeßlichkeit.
Bemerkung: Ginseng auf chinesisch heißt: "Das innere Wesen des Menschen". Es ist die wertvollste Heilpflanze in China und anderen asiatischen Ländern.
Obwohl der Samen, Blüten und die Pflanzenstiele benutzt werden können, so wird in chinesischen und asiatischen Apotheken hauptsächlich die dickfleischige Rhizome (Wurzel) verwendet.
Außer Protein (Eiweiß) und Carbohydrate, die in den meisten Heilkräutern vorkommen, enthält Ginseng viele wertvolle Substanzen. Unter anderem: Unbeständige Öle (ungefähr 0.05%); Saponins, bekannt als Panaxosid oder Ginsenosid; Antioxydants; Peptide; Polysaccharide, Fettsäuren, Alkohole und Vitamine.

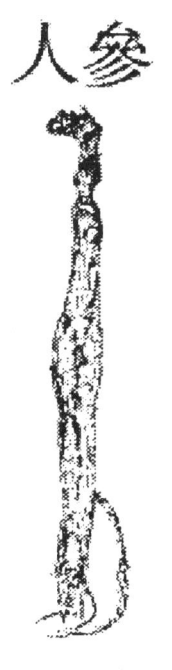

Es gibt drei grundsätzliche Variationen von Ren Shen (Radix Ginseng):
<u>Wildes Ginseng</u>, das in den Bergen der nordöstlichen Chinesischen Provinzen, besonders in Jilin und Heilongjiang gefunden wird;
<u>Roter Ginseng</u>, ist kultiviertes Ginseng das gedampft (in Dampf gekocht) worden ist, um rot zu werden;

Koreanisches Ginseng, das in Korea produziert wird und mit anderen Heilpflanzen verarbeitet wird.
(Goldener Ginseng ist verhältnismäßig selten und sehr teuer! Dies sind fette, gelbliche und meist sehr alte Wurzeln aus Korea.)

Ginseng Pflanzen

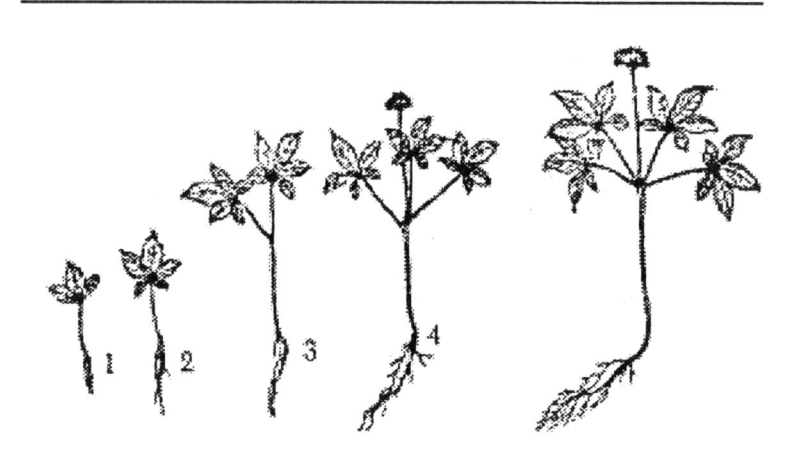

1. im ersten Jahr 2. zweijährig 3. dreijährig
   4. vierjährig 5. fünfjährig

Danach wächst jedes Jahr ein zusätzlicher Zweig, bis die Pflanze sechs Zweige hat. Selten gibt es welche mit sieben Zweige, obwohl die Pflanze sehr alt sein mag. Auch fünfzig und hundert Jahre alte Ginsengpflanzen sind keine große Seltenheit.

Wildes Ginseng schmeckt süß, geringfügig bitter und warm. Es wird meist als Einzelbestandteil benutzt, um die körperliche Energie drastisch zu verbessern, sowie auch die Funktionen der Lunge und der Milz. Es unterstützt den allgemeinen 'Yin', produziert körperliche Flüssigkeiten und verbessert das allgemeine Wohlbefinden; wird auch als eine Erste Hilfebehandlung für Prolaps (Vorfall) benutzt, das durch Bluten verursacht wurde.
Rotes Ginseng hat dieselben Eigenschaften als wildes Ginseng, aber

seine Wirkungen sind schwächer, während Koreanisches Ginseng noch 'wärmer' ist und besonders das 'Yang' (die männliche Sexualkraft) wirksamer verbessert.

Chinesisches Ginseng (Radix Ginseng) beeinflußt die Energie wirksamer als Westliches Ginseng (Radix panacis quinquefolii). Westliches Ginseng ist 'kühler' in Energie und kann auch Flüssigkeiten produzieren; es ist am besten geeignet für Patienten mit hohem Fieber und gleichzeitigem Energiemangel.

H - 28
Chinesischer Name: Xi Yang Shen
(Westliches Ginseng)
Familie: Araliaceae.
Wissenschaftlicher Name: Panax quinque folium Linne. (Radix Panacis Quinquefolii)
Teil benutzt: Wurzel.
Dosierung: 8 Gramm.
Geschmack/Energie: bitter und süß / kühl
Meridianbezug: Lunge und Magen.
Wirkung: Verbessert die Lunge, stärkt die körperliche Energie, nährt den Magen, produziert Körperflüssigkeit und vertreibt Hitze (Fieber, Entzündung).
Anzeichen: Yin Mängel mit interner Hitze, Durst, Husten und Verlust der Stimme (Laryngitis).

西洋參

H - 29
Chinesischer Name: Shan Zha
(Berg-Weißdorn).
Allgemeiner Name: Chinesischer Weißdorn
Familie: Rosaceae.
Wissenschaftlicher Name: Crataegus pinnatifida Bge. var. major N.E.Br.
(Fructus Crataegi).
Teil benutzt: die Frucht.
Dosierung: 10 Gramm.
Geschmack/Energie:sauer/geringfügig warm

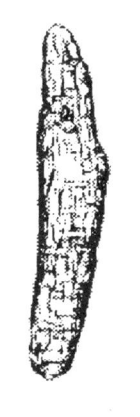

山楂

Meridianbezug: Milz, Magen und Leber.
Wirkung: Die Heilpflanze reduziert den Cholesteringehalts des Blutes durch Erhöhung des Cholesterins Katabolismus (Aufbaustoffwechsel). Dies hilft die Oberfläche der atherosklerotischen Gegend in der Arterienwand zu schrumpfen und glatter zu werden. Es verbessert den Herzkreislauf und erhöht die 86Rb Aufnahme der Herzmuskel durch den erhöhten Blutkreislauf. Dies reduziert Konsumption und schützt gegen myokardial Ischemia (mangelnde Blutzufuhr oder Blutleere in der Herzmuskel). Zusätzliche Wirkungen sind die Erhöhung in myokardialer (Herzmuskel) Kontraktilität und eine Senkung des Blutdrucks. Es wirkt auch als antibakterielles Mittel.

Zudem, um Anhäufungen zu beseitigen, fördert den Energie Strom und löst Blutgerinnsel auf.

Gemäß klinischen Untersuchungen ist Shan Zha ein wirksames Herzstärkungsmittel; es kann das Blut aktivieren, den Blutdruck senken und Blutgerinnsel auflösen. Es ist wirksam als ein Verdauungsmittel, kann fettige Leber behandeln und auch Blutfett reduzieren.

Es wird oft zusammen mit Dang Gui (H-33) und Yi Mu Cao (H-48) benutzt, um Schmerzen im tieferen Unterleib, sowie auch Lochiostasis (Stau in der Gebärmutter) zu behandeln.

Shan Zha ist ein sehr wirksames Mittel für Umwandlung von Nahrungsmitteln und Beseitigung von Stagnation infolge Verdauungsstörung; es ist besonders wirksam für die Beseitigen von Fleischverdauungsstörung.

Chinesen halten es für sehr nützlich gegen träge Nahrungsverarbeitung und Blutstau. Als Medizin wird es gebraucht, um Hypercholesterinemie (Erhöhung des Cholesteringehalts im Blutplasma auf über 200 mg%), Angina Pectoris und hohen Blutdruck (Hypertension) zu behandeln.

Anzeichen: Verdauungsstörung, Ruhrdurchfall, Bruch (Hernia), Blutgerinnung und Unterdrückung von Menses (Monatsblutungen).
Bemerkung: Die aktiven Hauptbestandteile sind Chlorogenic Säure, Caffeic Säure, Citrus Säure, Crataegolic Säure, Maslinic Säure, Ursolic Säure und einige Saponins.

H - 30
Chinesischer Name: Bai Tou Weng. (Weißhäuptiger Mann.)
Allgemeiner Name: Chinesische Pulsatilla. (dt. Küchenschelle)
Familie: Ranunculaceae.
Wissenschaftlicher Name: Pulsatilla Chinensis (Bge.) Regel (Radix Pulsatillae)
Teil benutzt: die ganze Pflanze
Dosierung: 10 bis 18 Gramm.
Geschmack/Energie: bitter/kühl
Meridianbezug: Magen und Dickdarm.
Wirkung:
Die Heilpflanze hat antiamöbiale Wirkung und ist ein wirksames antibakterielles Mittel gegen: Staphylokokken, Streptokokken, Pyozyaneusbakterien, Diphtherie- und Dysenteriebakterien.
Bei einer Konzentration von 2 mg/ml, hat das in der Heilpflanze enthaltene Proanemonin eine anti-trichomonicidale Wirkung (gegen gefährliche Mikroben, die sich meist in den Körperhöhlen des Menschen aufhalten; z.B. Trichomonas vaginalis).
Okinalin und Okinalein haben eine digitalis-ähnliche, myokardiale (Herzmuskel) stimulierende Wirkung. Zusätzlich, ist der alkoholische Auszug der Wurzel ein Beruhigungs- und Schmerzmittel, und hat krampflösende Wirkung.
Um Amöben-Ruhr zu behandeln, ist die Wirkung von Bai Tou Wong besser als die von Emetin und ist weniger toxisch. Die Standarddosis beträgt 15 bis 30 Gramm, die zu einer Decoction gemacht und täglich, 5 bis 7 Tage lang, eingenommen wird. Andernfalls, Auszugstabletten im Gegenwert zu 3 Gramm des Rohmaterials, können in Mengen von bis zu sechs Tabletten pro Tag eingenommen werden.
Bei der Behandlung von neuralgischer Dermatitis (Nervenhautentzündung), wird das frische Blatt der Heilpflanze auf die betroffene, schmerzende Stelle gerieben. Der Rest des Blattes wird auf die schmerzhafte Stelle gelegt und mit Gaze bedeckt, das täglich gewechselt werden soll.

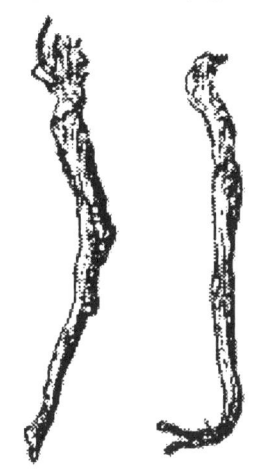

Anzeichen: Ruhr, Nasenbluten und Hämorrhoiden.
Bemerkung: Die wirksamsten Bestandteile der Heilpflanze sind Protoanemonin und Anemonin. Die Heilpflanze enthält außerdem noch Okinalin, Okinalein sowie auch einige Saponine.
Gemäß klinischer Untersuchungen, ist Bai Tou Weng ein wirksames Herzstärkungsmittel und kann auch Durchfall stoppen.

H - 31
Chinesischer Name: Shan Yao (Berg-Medizin).
Allgemeiner Name: Chinesische Süßkartoffel
Familie: Dioscoreaceae.
Wissenschaftlicher Name: Dioscorea opposita Thunb. und Dioscorea batatas Decaisne.
(Rhizoma Dioscoreae und Rhizoma Batatatis).
Teil benutzt: die knollige Wurzel.
Dosierung: 10 bis 30 Gramm.
Geschmack/Energie: Süß / neutral
Meridianbezug: Milz, Magen, Lunge, und Nieren.
Wirkung: um Milz; Magen und die Funktionen der Lunge und Nieren zu stärken.
Anwendung: Gegen Appetitlosigkeit; Müdigkeit; Durchfall; Leukorrhoe, chronischen Husten; Bettnässen; Spermotorrhoea (Samenausfluß aus der Harnröhre, ohne geschlechtliche Erregung), öfteres aber spärliches Urinieren.
Gemäß klinischer Untersuchungen, kann Shan Yao den Blutzucker reduzieren. Es kann auch die Milz verstärken und Durchfall stoppen, insbesondere Durchfall infolge Milzmangel. Zudem hilft es bei Frauen gegen Vaginal-Ausfluß.
Anzeichen: Milzmangel mit schlechtem Appetit; chronischen Durchfall; Samen-Emission; und Diabetes.

H - 32
Chinesischer Name: Jin Qian Cao
(Münze-Gras)
Allgemeiner Name:
Kraut der Gundelrebe.
Familie: Labiatae.
Wissenschaftlicher Name: Glechoma longituba; (Herba Glechoma)
Teil benutzt: die ganze Pflanze.
Dosierung: 15 bis 25 Gramm.
Geschmack/Energie: bitter, scharf/kühl
Meridianbezug: unbestimmt.
Wirkung: um Hitze aufzulösen, Urinieren zu fördern, Husten zu unterdrücken, Schwellungen zu heilen und Vergiftungen entgegenzuwirken.
Untersuchungen haben gezeigt, daß Jin Qian Cao: 1) die Gallenblase unterstützen und Gelbsucht reduzieren kann, 2) Leber-Galle-Produktion und Galle-Ausscheidung fördert, 3) Gallensteine u. Harnsteine auflöst, 4) als Adjuvant (Unterstützer), um Leber- und Gallenblase-Krankheiten zu behandeln 5) fördert Urinieren.
Anzeichen: Gelbsucht, Oedema, Gallensteine, Lungenkrankheit, Husten, Bluterbrechen und Rheumatismus

H - 33
Chinesischer Name: Dang Gui
'Soll zurückkehren' (gemäß Chinesischer Heilkräuterkunde, durch Einnehmen dieses Heilkrautes, sollte die Körperenergie und Gesundheit zurückkehren).
Familie: Umbelliferae.
Wissenschaftlicher Name: Angelica sinensis (D.); (Radix Angelicae Sinensis)
Teil benutzt: die Wurzel.
Dosierung: 10 Gramm.
Geschmack/Energie: süß, scharf / warm

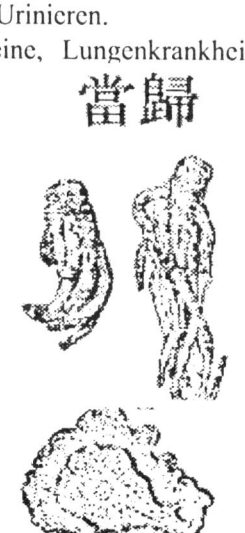

Meridianbezug: Herz, Leber, Milz.
Wirkung: zur Verbesserung des Blutes, regelt die Menstruation und bewirkt Darm-Gleiten (für bessere Verdauung).

Zwei der in diesem Heilkraut enthaltenen Komponente haben entweder eine stimulierende oder einschränkende Wirkung auf den Uterus (Gebärmutter). Die wasserlöslichen und beständigen (nonvolatile) Komponente verursachen Stimulation, während der in Alkohol löslichen Komponent, ein wichtiges Öl mit einem hohen Kochhitzegrad, durch pharmazologische Aktion ein Zurückhalten oder Entspannung des Uterus' verursacht. Dieser Komponent erhöht DNA (Desoxyribonucleinsäure) Synthesis (Aufbau) im Uterusgewebe und erhöht sein Wachstum.

Dang Gui kann die Refraktionszeit des Myokardiums (Herzmuskel) verlängern und den Blutdruck senken.

Es erweitert (dehnt) die Herzkranzgefäße und erhöht den Blutfluß in den Gefäßen. Zudem verlangsamt es die Atmungsrate.

Wegen seines hohen Anteils von Vitamin B 12 als auch der Gehalt von Folinic Säure und Biotin, hat die Heilpflanze eine erstaunlich anregende Wirkung auf die Hämatopiosis (Blutbildung) im Knochenmark. Es zeigt auch eine antiplatelete Aktion, verzögert die Entlassung von 5-Hydroxytryptamine (Gewebehormon) vom Platelet. Andere Wirkungen sind die Senkung des Cholesterins im Blut. Bei Testuntersuchungen mit Tieren, fünf Prozent Dang Gui vermischt mit dem Futter hat die Formation von Atherosklerosis stark reduziert. Zusätzlich hat die Heilpflanze entzündungshemmende, analgesische (schmerzstillende) und anti-bakteriologische Eigenschaften.

Dieses Heilkrautmittel ist sehr populär zur Behandlung von Frauenkrankheiten. Bei unregelmäßiger Menstruation, reguliert es die Blutung, reduziert Schmerzen und entspannt den Uterus. Außerdem hat es einen hämeopatischen Effekt bei der Behandlung von Anämie (Blutarmut), das gewöhnlich beobachtet wird in Fällen von Dysmenorrhea (schmerzhafte Regelblutungen).

Es wird auch angewandt zur Behandlung von Thrombophlebitis (Venenentzündung), Neuralgie (Nervenentzündung) und Arthritis. Ein 25%iges Dang Gui Extrakt wird intravenös direkt in die

Gelenke gespritzt, oder als Nerven-Block, mit erfolgreichem Resultat.

Es ist auch zur Behandlung von chronisch Nephritis (Nierenentzündung), konstriktive Aortitis (zusammenziehende Entzündung der Aorta) und Anämia, besonders perniciouse Anämie (Mangel von roten Blutkörperchen) und Foliksäuremangel-Anämie benutzt worden.

Ebenfalls erfolgreich, bei der Behandlung von Hautkrankheiten, dabei auch exzematose Dermatitis, Neurodermic Dermatitis und Psoriasis (Krätze, Schuppenflechte).

Andere Infektionskrankheiten wie Dysenterie und Hepatitis wurden mit diesem Heilmittel behandelt.

Viele Formeln und Rezepte die Dang Gui enthalten, sind von Chinesischen Apotheken für die Behandlung von weiblichen Krankheiten empfohlen worden. Tabletten gemacht aus Dang Gui Extrakt werden als zwei mal je zwei Tabletten pro Tag verschrieben, zur Behandlung von Dysmenorrhea (schmerzhafte Regelblutung).

Das Heilmittel ist auch erhältlich als Injektion und wird intramuskulär oder intravenös gespritzt.

Anzeichen: Blutmängel und Blutgerinnung, die Unterdrückung von Menses (Monatsblutung) und Unterleibsschmerz verursachen; Rheumatismus und Verstopfung.

Bemerkung: Dies ist eines der populärsten chinesischen Heilkräuter und ist in weitem Gebrauch bei Chinesen und Japanern. Es enthält bedeutende Mengen von Vitamin B 12 und Vitamin E.

Auch Ferulic Säure, Succinic Säure, Nicotinic Säure, Uracil, Adenin, Butylidenephalid, Ligustilid, Flinic Säure und Bionin.

Klinische Untersuchungen haben gezeigt, daß Dang Gui die Leber schützen und die Menstruation regeln kann; zudem zeigten diese Tests, daß das Heilmittel flüchtige Öle und Folin Säure enthält.

Da Dang Gui das Blut gleichzeitig anregen und aktivieren kann, ist es ein sehr wirksames Heilkraut für Frauen. Dang Gui und Shi Du Huang sind zwei der wichtigsten Blutstärkungsmittel in Chinesischer Heilmedizin.

H - 34
Chinesischer Name: Tu Si Zi
(Kaninchen-Seide-Samen).
Allgemeiner Name: (engl. 'Dodder')
Familie: Convolvulaceae.
Wissenschaftlicher Name: Cuscuta chinensis. (Semen Cuscutae).
Teil benutzt: der reife Samen.
Dosierung: 5 bis 10 Gramm.
Geschmack/Energie: scharf und süß / neutral
Meridianbezug: Leber und Nieren.
Wirkung: verbessert die Leber und Nieren, stärkt das Yang und erleichtert Durchfall.
Der Samen dieser Heilpflanze erhöht die Umsatzgeschwindigkeit des Lymphgewebes, verbessert die Immunität des Körpers und den Blutzucker-Metabolismus. Traditionell wurde es auch gebraucht um den Zustand der Leber und Nieren zu verbessern, um die Lebenskraft zu erneuern, die Sehkraft zu verbessern und um einen vorzeitigen Schwangerschaftsabbruch zu verhindern.
Anzeichen: Impotenz, nächtliche Samen-Emission, Durchfall, Hexenschuß, und unsicherer Fötus.
Bemerkung: Tu Si Zi stärkt die Leber und die Nieren, um Hexenschuß und schwache Beine infolge Leber und Nieren Mangel zu behandeln. Es ist ein wirksames Kraut zur Behandlung von Impotenz, und vorzeitigem Samenerguß, sowie Enuresis (Bettnässen) infolge Nierenmangel..

H - 35
Chinesischer Name: Yin Chen Hao
(Immergrüne Spitze oder Alte Wermut Matratze).
Allgemeiner Name: Kraut von virgate Wurmholz, und Kraut von Kapillar-Wurmholz.
Familie: Compositae.
Wissenschaftlicher Name: Artemisia Thunberg. (Herba Artemisiae Capillaris und Herba Artemisiae Scopariae).
Teile benutzt: Sämlinge und Spitzen.

Dosierung: 15 bis 30 Gramm.
Geschmack/Energie: bitter und scharf / geringfügig kalt.
Meridian: Blase.
Wirkung: Yin Chen kann gegen Hepatitis, Cholecystitis Infektion (Gallenblasenentzündung) und Hyperlipemia (Blutkrankheit) angewandt werden.

茵陳蒿

Diese Heilpflanze wird hauptsächlich als Choleretic (Galle anregend) benutzt. Es ist ein Hauptbestandteil in alten Chinesischen Rezepten zur Behandlung von Gelbsucht. Klinische Tests ergaben, daß Yin Chen effektiv ist gegen Gelbsucht, zur Heilung von akuter Hepatitis-Infektion und zur Behandlung von mit Gallenstein-verwandten Krankheiten.
Dieses Heilmittel ist auch wirksam bei der Behandlung von Kernikterus (schwere Schädigung der Nervenkerne) in Neugeborenen.
Wegen seiner wesentlichen Ölbestandteile, ist es ein effektives Antipyretikum (fiebersenkendes Mittel) und hat auch antibakterielle und antivirale Eigenschaften. Zudem wurde bemerkt, daß es den Blutdruck und Cholesterinspiegel senkt und als Anti-Asthmatikum wirkt.
Gegenanzeigen sind Übelkeit, gelegentlich Bauchschmerzen (Abdomina distension) und Schwindelgefühl.
Untersuchungen haben gezeigt, daß Yin Chen Hao 1) die Leber schützt, 2) Transaminase (Abbau von Enzymen) reduziert, 3) die Gallenblase unterstützt und Gelbsucht reduziert, 4) die Leber-Galle-Produktion und Galle-Ausscheidung fördert, 5) als ein allgemein Antiviral-Kraut benutzt wird (es hemmt und schützt vor Bakterienwachstum, wirkt immunisierend) und 6) es wird auch benutzt, als ein Adjuvant Kraut (Unterstützungsmittel mit anderer Heilmedizin), um Leber und Gallenblase-Krankheiten zu behandeln.

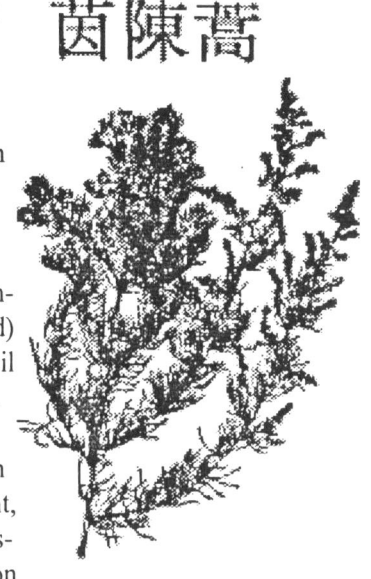

Yin Chen Hao ist insbesondere gut zur Beseitigung von feuchter Hitze in der Leber und Gallenblase; wird oft benutzt, um Feuchte-Hitze-Gelbsucht zu behandeln.
Anzeichen: Akute Gelbsucht und infolge feuchter Hitze; anstekkende Leberentzündung (Hepatitis).
Bemerkung: Pflanzenschößlinge enthalten Scoparon, Chlorogenische Säure, Caffeic Säure, B-Pinene, Capillin, Capillon, Capillene, Capillarin und 4-OH-Acetophenone sowie auch einige wichtige Öle. Scoparon, Chlorogenic Säure und Caffeic Säure zeigten bei Untersuchungen, daß sie eine erstaunlich gute Eigenschaft haben die Galle anzuregen und die Leber gegen CCI Verletzung zu schützen.

H - 36
Chinesischer Name: Wu Zhu Yu (Wu-Zhus Frucht).
Allgemeiner Name: Evodia.
Familie: Rutaceae.
Wissenschaftliche Namen: Evodia rutaecarpa (Juss.) Benth.,E.r. var. officinalis (Dode) Huang, und Evodia rutaecarpa (Juss.) Benth. var. bodinieri (Dode) Huang. (Fructus Evodiae).
Teil benutzt: die (unreife) Frucht.
Dosierung: 5 Gramm.
Geschmack/Energie: scharf / warm
Meridianbezug: Leber, Nieren, Milz und Magen.
Wirkung: um die inneren Regionen zu erwärmen, Kälte zu vertreiben, Erbrechen und Schmerzen zu erleichtern. Wu Zhu Yu ist insbesondere gut zur Erwärmung der Leber und der Milz sowie zur Erleichterung von Schmerzen; es wird häufig benutzt, um Mangelkälte des Magens, Milz und kalte Leber sowie Bruchschmerzen im tieferen Unterleib, wie auch Menstruation-Schmerzen und Kopfschmerzen auf dem obersten

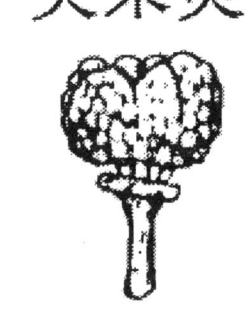

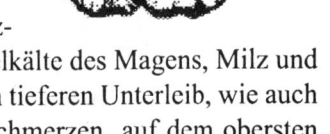

Teil des Kopfes zu behandeln.
Huang Lian (gelbe-Perle-Wurzelstock, H-137) und Wu Zhu Yu können zusammen decoctet werden, um Schmerzen in den Rippen und übermäßige Magensäure zu behandeln sowie Aufstoßen verbunden mit 'Leber-Feuer'.
Wenn oral eingenommen, haben diese Heilpflanze und sein Extrakt eine antiemetische (gegen Brechreiz) Wirkung. Es ist analgesisch (schmerzstillend), kann die Gebärmutter kontraktieren (zusammenziehen), den Blutdruck senken und hat auch antibakterielle Wirkung. Schon seit vieltausend Jahren wird diese Heilpflanze zur Behandlung von Dysenterie (Ruhrdurchfall) angewandt.
Anzeichen: kalter Unterleibsschmerz, Erbrechen, Durchfall, und Kopfschmerzen.
Bemerkung: Die Frucht enthält mehrere Alkaloide, darunter Evodiamine, Rutaecarpine, Wuchuyine und Rutavine. Sie enthält auch die wichtigen Öle Evodene, Evodol und Evodin.

H - 37
Chinesischer Name: Cang Zhu (Grauer Wurzelstock oder Graue Essenz).
Allgemeiner Name:
graue Atractylode (Distel)
Familie: Compositae.
Wissenschaftliche Namen:
Atractylodes lancea (Thunb.) D.C., Atractylodes chinensis (Compositae).
(Rhizome Atractylodis).
Teil benutzt: Wurzelstock.
Dosierung: 5 bis 10 Gramm.
Geschmack/Energie:
scharf und bitter / warm
Meridianbezug: Milz und Magen
Wirkung und Anwendung: Gegen Nieren-Yang Mangel; Impotenz: Spermatorrhoea (Samenausfluß aus der Harnröhre, ohne geschlechtliche Erregung); vorzeitige Ejakulation; Lumbago (Hexenschuß,

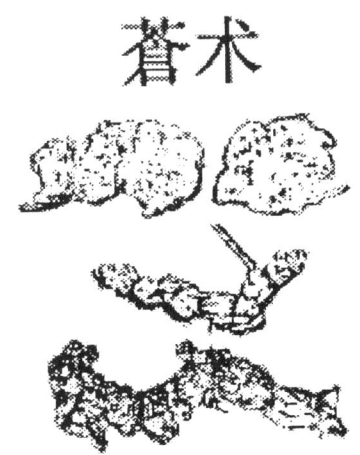

Muskelrheumatismus der Lendengegend); kalte Hände und Füße; Kälte-Empfindlichkeit; rheumatisches Unbehagen wegen 'Windfeuchtigkeit'; spastische Krämpfe und Starre.
Auch gegen Krankheiten von zuviel 'Feuchtigkeit' in Milz und Magen, um Wind zu vertreiben, schmerzende Gelenke und Muskeln, Schwellung und Schmerzen in Beine und Füße, Schwäche zu verbessern und um das Sehvermögen zu schärfen. Auch gegen Durchfall, Übelkeit und Erbrechen; Beklemmung in Brust und Unterleib; Leukorrhoe; Gastroenteritis (Infektion hervorgerufen durch Lebensmittelvergiftung).
Untersuchungen haben gezeigt, daß Chang Zhu den Blutzucker reduzieren kann.
In Versuchskaninchen senkte das Heilmittel den Blutzucker bis zu 40% des ursprünglichen Spiegels nach einer subcutaneouse Injektion eines Wasserextrakts von 6g /kg Körpergewicht. Das Heilmittel hat auch eine beruhigende Wirkung. Eine Überdosis kann jedoch wegen Atemlähmung den Tod verursachen.
Bemerkung: Das Heilmittel dehnt die kleinsten (Kapillaries) sowie auch die großen Blutgefäße; senkt den Blutdruck; heilt Vergeßlichkeit indem es das Gehirn mit Blut durchflutet.
Etwa 1.5 % der Wurzel besteht aus wichtigen Ölen, wovon 20% Atractylon ist, das ein besonderes Aroma hat. Der andere Bestandteil der Öle ist Atractylol.

H - 38
Chinesischer Name: Chai Hu (Hasenohr) oder 'Holz und Gemüse' (so genannt, weil wenn die Wurzeln noch jung und geschmeidig sind, können sie auch als Gemüse gegessen werden, und wenn sie älter sind, werden sie benutzt als Heilkraut und als Brennholz).
Familie: Umbelliferae
Wissenschaftliche Namen: Bupleurum Falcatum, Bupleurum chinense DC. und Bupleurum Scorzonerifolium Willd. (Radix Bupleuri).
Teil benutzt: die Wurzel.
Dosierung: 6 Gramm.
Geschmack/Energie: bitter/geringfügig kalt.

Meridianbezug: Leber, Gallenblase, Perikardium (Herzbeutel), einschließlich dem Brustkorb, der Bauch- und Beckenhohlräume.

Wirkung: Untersuchungen haben gezeigt, daß Chai Hu sechs bedeutende Wirkungen hat: 1) Es kann den Widerstand der Kapillargefäße (der kleinen Blutadern und Venen) verstärken, 2) es schützt die Leber, 3) nützt der Gallenblase und kann Gelbsucht reduzieren, 4) zudem fördert es die Leber-Galle-Produktion und Galle-Ausscheidung, 5) behandelt fettige Leber und 6) kann die vergrößerte Leber und Milz schrumpfen und erweichen.

Chai Hu kann ziemlich kräftig wirken und verteilen; deshalb, wenn es in großen Mengen benutzt wird, mag es auch negative Wirkungen verursachen. Chai Hu ist grundsätzlich ein Yang Kraut und ist als solches sehr flexibel. Es kann mit verschiedenen Kräutern kombiniert werden, um verschiedene Wirkungen zu verursachen. Zum Beispiel, kann Chai Hu mit Ge Gen (Radix Puerariae, H-40) kombiniert werden, um Schwitzen zu veranlassen und die oberflächlichen Regionen zu entspannen; mit Chang Shan (Radix Dichroae, H-15), um Malaria zu heilen; und mit Huang Qi (Radix Scutellariae, H-234), um die oberflächlichen Regionen zu entspannen sowie Hitze (Fieber) zu senken.

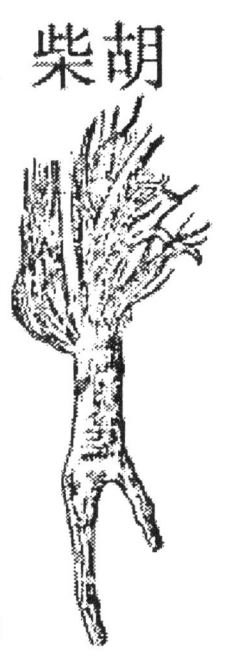

Das Heilmittel ist hauptsächlich ein antipyretisches (fiebersenkendes) Mittel und zeigt eine hemmende Wirkung auf die Körpertemperatur. Es hat sedative (beruhigende), analgesische (schmerzstillende) und antitussive (hustenstillende) Wirkungen. Es wird als antibakterielles und auch Antimalaria-Mittel gebraucht.

Als Anti-Entzündungsmittel, kann Chai Hu die Permeabilitätserhöhung (Durchlässigkeit) in Blutkapillaren hervorrufen durch Histamin oder 5 Hydroxytryptamin (5HT). Als ein Antilipämie-Mittel (gegen Fettanreicherung des Blutes) kann es den Blutcholesterin- und Triglycerol-Spiegel senken. Auch schützt es die

Leberfunktionen und wirkt als ein Choleretika (Gallenfluß fördernd). **Therapeutisch:** Das Heilmittel ist ein effektives Antipyretic (Fiebermittel). Für fast jede febrile Kondition (bakterielle Infektion) bringt die Injektion einer Chai-Hu-Lösung die fiebrige Körpertemperatur innerhalb 24 Stunden, auf normal herunter. Keine Wiederholung wurde beobachtet. Es wird im allgemeinen verschrieben für Kinder und schwangere Frauen, besonders bei Erkältungen, Influenza und Malaria. Zudem wirkt das Heilmittel als Adjuvant (Begleit- oder Unterstützungsmittel) mit anderen Heilkräutern, zur Behandlung von verschiedenen Entzündungskrankheiten.
Anzeichen: Malaria, Rippenschmerz, unregelmäßige Menstruation, und ist sehr wirksam in der Behandlung von Prolaps interner Organe wie z.b. Vorfall des Afters (Mastdarm) und der Gebärmutter.
Bemerkung: Diese Heilwurzel enthält die Saponins Saikosid Ia, Ib und II. Zusätzlich enthält es Bupleu Romol, wesentliche Öle und Pflanzenfette. Die Genins dieser Saikosides sind Produkte mit Sterol Struktur.

H - 39
Chinesischer Name: Jin Yin Hua
(Gold - Silber Blume).
Allgemeiner Name:
Japanisches Geißblatt
(engl.: Japanese Honeysuckle).
Familie: Caprifoliaceae.
Chinesischer Name: Gold - Silber-Blume (so genannt, weil es beide Farben hat).
Wissenschaftliche Namen:
Lonicera japonica Thunb., Lonicera hypoglauca Miq., Lonicera confusa DC., und Lonicera dasystyle Rchd. (Flos Lonicerae).
Teil benutzt: Knospen.
Dosierung: 12 Gramm.

金銀花

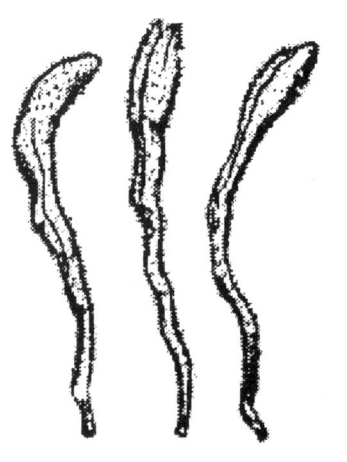

Geschmack/Energie: Süß / kühl
Meridianbezug: Lunge, Magen, Herz und Milz
Wirkung: um Hitze zu vertreiben, Vergiftungen entgegen zu wirken, Blut abzukühlen, sowie Wind und Hitze zu vertreiben. Das Heilmittel hat antibakterielle Wirkung gegen Staphylococcus Aureus, Streptokokken, Pneumokokken, Bazillus Dysenterii, B. Typhoid und Paratyphoid. Es ist auch ein Antiviral-Mittel. Es hat auch antilipämische Wirkung, welches die Fettansammlung in den Gedärmen stört, bzw. verhindert.
Hauptsächlich wird es zur Behandlung von Entzündungen im oberen Atmungsbereich, wie Mandelentzündung und akute Heiserkeit benutzt. Aber auch zur Behandlung von Hauteiterungen, wie Karbunkel und virale Konjunktivitis (Augenbindehautentzündung), Influenza, Lungenentzündung und Mastitis (Brustdrüsenentzündung) angewandt.
Das Heilmittel wird auch bei Blinddarmentzündung verabreicht. 62 bis 93 Gramm der Pflanze wird mit 9 bis 10 Gramm Lakritzewurzel zu einem Gebräu (Decoction) vermischt und getrunken.
Fertige Präparate sind Tabletten die 100 mg Jin Yin Hua enthalten. Die Durchschnittsdosis sind 2 bis 3 Tabletten, alle 4 bis 6 Stunden eingenommen.
Klinische Untersuchungen haben gezeigt, daß Jin Yin Hua fünf bedeutende Wirkungen produzieren kann: Es kann (1) die Leber schützen, (2) Grippe und Influenza hemmen sowie auch (3) Mumps, (4) es reduziert Blutfett und (5) wird als ein antibakterielles Heilkraut benutzt.
Zusätzlich, da dieses Heilkraut auch Lonicerin, Saponin und Inositol enthält, ist es befunden worden, antibakterielle und antivirale Wirkungen zu besitzen. Es wird nun weitgehend benutzt, um gewöhnliche Erkältung, Grippe, Zystistis (Cystitis), Arthritis, Augen- und Kehle-Infektionen und ansteckende Leberentzündung zu behandeln.
Anzeichen: Karbunkel, Ruhr, Halsschmerzen mit Schwellung.
Bemerkung: Die Blütenknospe dieser Pflanze enthält Luteolin, Inositol, Saponin und Chlorogenische Säure. Letzteres ist ein antibakterieller Bestandteil der Heilpflanze.

H - 40

Chinesischer Name: Ge Gen (Ges Wurzel).
Allgemeiner Name: Wurzel der Kudzu Rebe.
Familie: Leguminosae.
Wissenschaftliche Namen: Pueraria lobata (Wild.) Ohwi und Pueraria thomsanii Benth. (Pueraria Thunbergiana; Radix Puerariae).
Teil benutzt: die Wurzel.
Dosierung: 10 bis 25 g.
Geschmack/Energie: süß und scharf / neutral
Meridianbezug: Lunge und Magen.
Wirkung: Diese Heilpflanze kann den koronaren Kreislauf verbessern und den myokardialen (Herzmuskel) Sauerstoffverbrauch reduzieren. Die Glycoside der Pflanze, können muskulöse Entspannung, besonders im linken koronaren Gefäß (die linke Herzkammer) und eine Reduzierung der Herzschlag-Rate bewirken.

Klinische Untersuchungen haben gezeigt, daß Ge Gen:
1) die koronaren Arterien erweitert und Angina-Pectoris verhindern kann, 2) Hitze reduziert und den Blutdruck senkt, 3) den Blutzucker reduziert.

Zusätzlich, nach traditioneller Ansicht, ist Ge Gen gut zur Entspannung der Muskeln, Erleichterung des Masern Ausbruchs, es produziert Körperflüssigkeit und löscht den Durst. Ge Gen kann mit Ma Huang kombiniert werden, um Steifheit im Nacken zu behandeln. Diese Heilpflanze wird von traditionellen Ärzten Chinas benutzt, um pathogenische Faktoren (Krankheitserreger) von den oberflächlichen Muskeln zu vertreiben, um 'Hitze' zu reduzieren, um den 'Yang' zu verstärken, um 'Eruption' (einen Ausbruch, wie bei Masern) und Speichel zu fördern und, um Durstgefühl zu lindern. Tabletten, die von einem Alkoholextrakt der Heilpflanze zubereitet werden, enthalten in 2 Gramm einen Gegenwert zu 1,5 Gramm Rohprodukt der Heilpflanze. Die Standarddosis ist eine Tablette dreimal pro Tag.

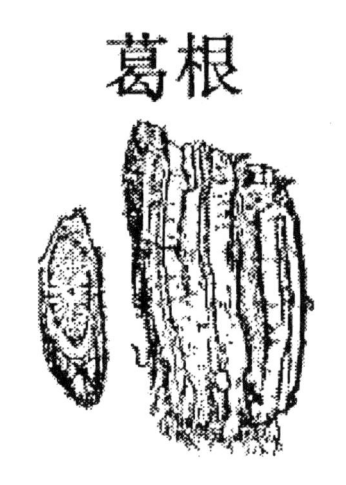

Anzeichen: Masern vor dem Ausbruch, Durchfall, Kopfschmerzen in der Stirne, und steifen Nacken.
Bemerkung: Die aktiven Wirkstoffe dieser Heilpflanze sind: Daidzin, Diadzin-4, 7-Diglucoside, Puerarin und Xylopurarin. Das wirksamste Glykosid der Heilpflanze ist Puerarin. Ein synthetisches Daidzein ist bereits auf dem Markt.

H - 41
Chinesischer Name: Gan Cao (Süße Wurzel). 甘草
Allgemeiner Name: Lakritze
Familie: Leguminosae.
Wissenschaftliche Namen: Glycyrrhiza uralensis Fisch., Glycyrrhiza inflata Bat., Glycyrrhiza Glabra L. (Radix Glycyrrhizae).
Teil benutzt: Wurzel und Wurzelknolle.
Dosierung: 5 Gramm.
Geschmack/Energie: Süß/neutral
Meridianbezug: alle zwölf Meridiane.
Wirkung: Die Heilpflanze reizt die Adrenal-Schale, erhöht die mineralocorticoide Ausscheidung und hat eine entzündungshemmende Wirkung. Sie reduziert hypersensitive Reaktionen und die kapillare Permeabilität.
Gan Cao hemmt auch gastrische Sekretion und Geschwürformation. Als ein starkes Antitoxin (Gegengift), kann es hunderte von giftigen Stoffe aus dem Körpersystem vertreiben. Es ist außerdem ein gutes Mittel gegen Hustenreiz und als Schleimlöser. Orale Einnahme kann Entzündungen der Luft- und Speiseröhre bekämpfen und Hustenreiz reduzieren.
Klinische Untersuchungen haben gezeigt, daß Gan Cao fünf bedeutende Wirkungen produzieren kann:
Es 1) schützt die Leber, 2) produziert adrenokortikale (Nebennierenrinde) Hormone, 3) hemmt Grippe und Influenza, 4) ist wirksam bei Leukämie und 5) reduziert das Blutfett.
Anzeichen: Milz- und Magenschwäche, trockener Reizhusten, Halsschmerzen, akuter (plötzlicher) Unterleibsschmerz, Karbunkel,

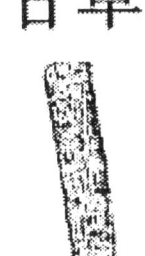

Schwellung, und Vergiftungen.
Bemerkung: Die Pflanze enthält auch kleine Mengen von drei Glycosiden: Liquiritin, Isoliquiritin und neoliquiritin. Bei neueren Untersuchungen konnte eine antiulcerative Substanz genannt FM 100, Licorion und ein Immunosuppressant genannt LX in der Pflanze festgestellt werden. Chinesische Medizintexte beschreiben Gan Cao als ein Mittel, um das 'mittlere JIAO' (Verdauungssystem) zu verbessern, 'Hitze' (Fieber, Entzündung) und giftige Stoffe zu entfernen, die Lunge zu befeuchten und den Husten zu dämpfen, auch Krämpfe und Schmerzen zu lindern. In vielen Formeln und Rezeptmischungen wird Gan Cao als Haupt- oder unterstützendes Heilmittel benutzt. Normale Präparate sind ein Gan Cao Extrakt, das in Portionen von 5 bis 15 ml täglich eingenommen wird; In Tablettenform: drei bis vier pro Tag. Die Droge Biogastron enthält Glycyrrhetic Säure (50 mg pro Tablette), es wird in Mengen von zwei Tabletten pro Tag eingenommen.

H - 42
Chinesischer Name: Xin Yi
(Barbaren-Knospe).
Allgemeiner Name: blühende Magnolie
Familie: Magnoliaceae.
Wissenschaftliche Namen: Magnolia biondii Pamp., Magnolia denudata Desr., und Magnolia liliflora Desr.
(Flos Magnoliae).
Teil benutzt: die getrockneten Knospen
Dosierung: 3 bis 10 Gramm.
Geschmack/Energie: scharf / warm
Meridianbezug: Lunge und Magen.
Wirkung: um Wind zu vertreiben, Kälte zu zerstreuen, und Nasenkanäle zu öffnen.
Anzeichen: dickflüssige nasale Ausscheidung (Rotz), Kopfschmerzen und Nebenhöhlenkatarrh (Stirnhöhlenkatarrh).

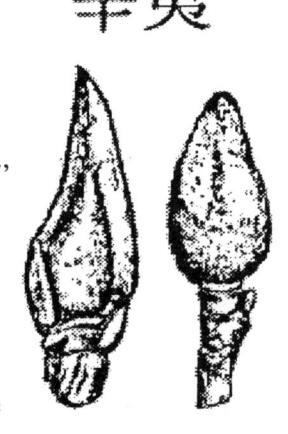

Bemerkung: Xin Yi wirkt auf das Gesicht und besonders auf die Nase, deshalb ist es ein wirksames Heilmittel für Symptome der Nase. Xin Yi kann zusammen mit Huang Qi (Radix Scutellariae, H-234) kombiniert werden, besonders um Symptome der Nase zu behandeln.

H - 43

桑寄生

Chinesischer Name: Sang Ji Sheng (Maulbeeren-Schmarotzer-Kraut).
Allgemeiner Name: Heilkraut des farbigen Mistelzweiges.
Familie: Loranthaceae.
Wissenschaftliche Namen: Loranthus parasiticus (L.) Merr., Viscum coloratum (Kom.) Nakai, und Loranthus gracilifolius (Schult.)
Pharmazeutische Namen: Ramulus Loranthi oder Ramus Loranthi (Sang Ji Sheng) und Herba Visci oder Ramus Visci cum Folio (Hu Ji Sheng).
Teil benutzt: die Zweige.
Dosierung: 10 Gramm.
Geschmack/Energie: bitter/neutral
Meridianbezug: Leber und Nieren.
Wirkung: nährt das Blut, vertreibt Wind, stärkt Sehnen und Knochen, sichert den Fötus, und fördert Milchsekretion bei stillenden Müttern.
Untersuchungen haben gezeigt, daß Sang Ji Sheng sieben bedeutende Wirkungen produzieren kann: Es (1) erweitert die koronaren Arterien (Herzkranzgefäße) und kann Angina-Pectoris verhindern, (2) senkt den Blutdruck durch Verbesserung des Kreislaufs, (3) hemmt Grippe und Influenza, (4) reduziert Blutfett, (5) ist allgemein wirksam für den Kreislauf, (6) erleichtert Schmerz, (7) wird als Anti-rheumatisches Heilkraut benutzt.
Anzeichen: Blutmängel, Hexenschuß, schwache Beine, unsicherer Fötus und Mangel von Milchsekretion.

H - 44

Chinesischer Name: San Qi
'Drei - Sieben-Wurzel' und 'Bergfarbe' (auch so genannt, weil diese Pflanze drei Blätter links und vier rechts hat; und - es kann Geschwüre heilen bzw. ziehen, wie Farbe).
Allgemeiner Name: Pseudo-Ginseng
Familie: Araliaceae.
Wissenschaftlicher Name: Panax Notoginseng (Burk.) F. H. Chen (Radix Notoginseng)
Teil benutzt: die Wurzel.
Dosierung: 8 Gramm.
Geschmack/Energie: Süß und geringfügig bitter / warm.
Meridianbezug: Leber und Magen.
Wirkung: Die Heilpflanze hat eine bedeutende Wirkung auf die Erweiterung der koronaren Gefäße des Kardiovaskularsystems, durch Reduktion des vaskulären Widerstandes. Dies ergibt eine Erhöhung im koronaren Fluß und somit ein Senken des Blutdrucks. Die Heilpflanze reduziert den Sauerstoffverbrauch des Herzgewebes durch indirekte Reduzierung der myokardialen Stoffwechsel-Rate.
Zusätzlich, kann es den gesamten koronaren Kreislauf verbessern.
Die Heilpflanze hat auch eine direkten Wirkung auf das Blut. Es kann die Blutgerinnungszeit beschleunigen und die Wahrscheinlichkeit der Blutgerinnung vermehren. Zudem senkt es den Blutcholesterinspiegel.
San Qi kann Schmerzen erleichtern und Schwellungen reduzieren. Es wird oft benutzt, um Verletzungen zu behandeln. Für beste Ergebnisse, sollte es in Pulverform angewandt werden.
Untersuchungen haben gezeigt, daß San Qi vier bedeutende Wirkungen produzieren kann: Es 1) erweitert koronare Arterien (Herzkranzgefäße), 2) verhindert Angina-Pectoris, 3) erhöht und schützt Blutblättchen (Thrombozyten), und 4) ist ein wirksames Blutgerinnungsmittel (als ein Hämostatika) zum Blutstillen.

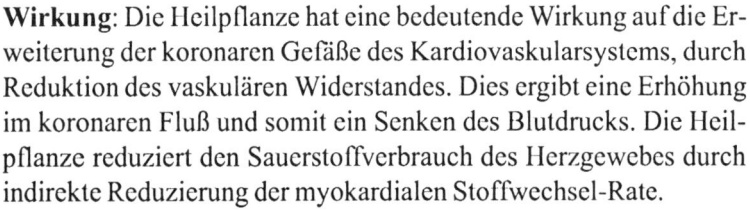

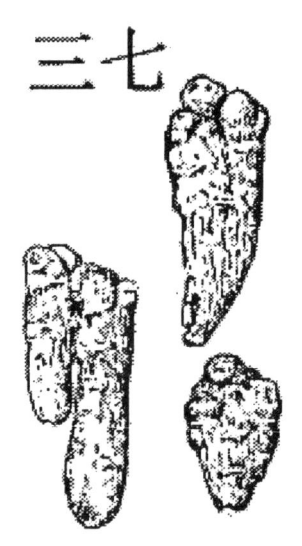

Bemerkung: Die Heilpflanze besteht zu 12% aus Saponins. Diese sind entzogen und identifiziert worden als Arasaponins A,B,C,D, E und R. Nach Wasser-Hydrolysis geben die Saponins Genin Produkte und Zucker ab. Die Genins von Arasaponin sind panaxadiol und panaxatriol.
Chinesische Ärzte benutzten diese Heilpflanze, um Blutungen zu stillen, Blutstaus zu entfernen und um Schmerzen zu lindern. Auch die Behandlung von Blutungskrankheiten hat sich als positiv bewiesen; die Anwendung der Heilpflanze kann Blutung im Falle von Hämoptysis (Bluthusten) und Hämatemesis (Bluterbrechen) halten. Die Wirksamkeit der Heilpflanze zur Senkung von Blutcholesterin ist jedoch noch unter Debatte, da ungenügende Daten existieren, um berichtete Ergebnisse zu bestätigen.
Die Standarddosierung für San Qi ist täglich 1 bis 1.5 Gramm, verabreicht oral, in drei gleichdosierten Einnahmen pro Tag.

H - 45
Chinesischer Name: Da Huang (Größere Gelblichkeit) - oder (Große Gelbe Wurzel)
Allgemeiner Name: Rhabarberwurzel.
Familie: Polygonaceae.
Wissenschaftliche Namen: Rheuma palmatum L., Rheuma tanguticum Maxim. ex Balf., und Rheuma officinale Baill. (Radix Et Rhizoma Rhei).
Teil benutzt: (hauptsächlich) Wurzel und Wurzelstock.
Dosierung: 10 Gramm.
Geschmack/Energie: bitter/kühl
Meridianbezug: Milz, Magen, Perikardium (Herzbeutel), Leber, und Dickdarm.
Wirkung: um Anhäufungen aufzulösen, Feuer (Entzündungen) zu beruhigen, Vergiftungen entgegen zu wirken und um Blutgerinnsel aufzulösen.

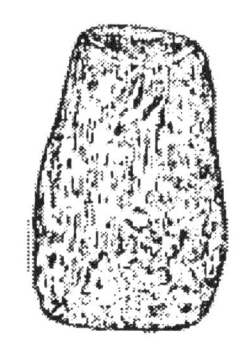

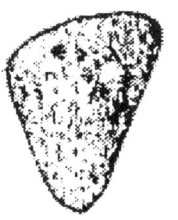

Klinische Untersuchungen haben gezeigt, daß Da Huang sieben bedeutende Wirkungen produzieren kann: es
1) wird als ein wirksames Verdauungsmittel benutzt, 2) ist wirksam für die Förderung von Gastrointestinal Peristalsis (das gesamte innere Verdauungssystem), 3) fördert den Stuhlgang, 4) unterstützt die Gallenblase und kann Gelbsucht reduzieren, 5) erhöht und schützt Blutblättchen, 6) hemmt Grippe/Influenza und 7) behandelt Bakteria.
Zusätzlich enthält Da Huang Anthraquinone Glycoside die dazu beitragen, daß Da Huang auch als Abführmittel benutzt werden kann; aber es enthält auch Tannin, das den Stuhlgang versperrt. Dies erklärt, daß wenn es in kleinen Mengen eingenommen wird, Verstopfung verursachen kann.
Moderne Forschung hat auch enthüllt, daß Da Huang nützliche Bakterien enthält. Darum ist dieses Kraut oft benutzt worden, um ansteckendes, akutes Hepatitis mit Gelbsucht und Verstopfung sowie Unterdrückung von Menstruation infolge Blutgerinnung zu behandeln.
Abgesehen davon, daß es ein starkes und wirkungsvolles Mittel ist, um den Stuhlgang anzuregen, kann dieses Heilkraut auch das Blut anregen, Blutgerinnung entfernen, den Meridian-Energiefluß fördern und zudem entgiftend wirkt. Es ist auch gut gegen Bluterbrechen, Nasenbluten, Unterdrückung von Menstruation und Schwellungen.
Anzeichen: Übermäßige Hitze (Entzündung) im Magen und den Eingeweiden, Nasenbluten, Blutgerinnung, Erbrechen von Blut und Unterdrückung von Menstruation.
Bemerkung: Da Huang und Huang Qin (H-234) können zusammen decoctet werden, um die beruhigende Wirkung von Hitze (Wärme) zu verbessern.
Beide, Da Huang und Fan Xie Ye (folium sennae, H-130), sind kalte Abführmittel. Da Huang produziert eine drastischere Wirkung, während die Stärke von Fan Xie Ye abwechselt mit der Qualität die gebraucht wird sowie auch mit der Methode, die zur Einnahme benutzt wird. Tee hergestellt aus Fan Xie Ye erzielt eine drastischere Wirkung als eine Decoction.

II - 46
Chinesischer Name:
Huang Jing (Gelbe Essenz).
Allgemeiner Name:
(englisch: Sealwort).
Familie: Liliaceae.
Wissenschaftliche Namen:
Polygonatum kingianum Coll. et Hemsl., Polygonatum sibiricum Red, und Polygonatum cyrtonema Hua. (Rhizoma Polygonati).
Teil benutzt: Wurzelstock.
Dosierung: 10 bis 20 Gramm.
Geschmack/Energie: Süß / neutral
Meridianbezug: Milz, Lunge und Magen.

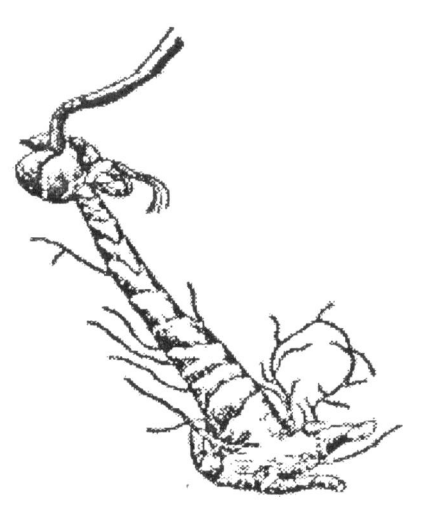

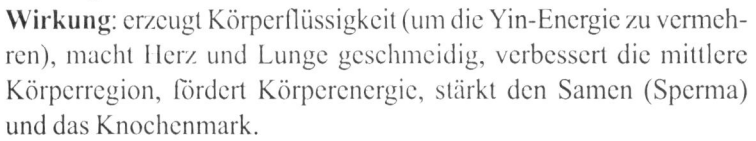

黄精

Wirkung: erzeugt Körperflüssigkeit (um die Yin-Energie zu vermehren), macht Herz und Lunge geschmeidig, verbessert die mittlere Körperregion, fördert Körperenergie, stärkt den Samen (Sperma) und das Knochenmark.
Laboruntersuchungen haben gezeigt, daß Huang Jing fünf bedeutende Wirkungen produzieren kann: es 1) senkt den Blutdruck durch allgemeine Verbesserung, 2) schützt die Leber, 3) behandelt fettige Leber, 4) reduziert Blutzucker und 5) reduziert Blutfett.
Huang Jing ist ein wichtiges Milzstärkungsmittel. Es kann auch die Lunge schmieren (befeuchten) und ist deshalb gut gegen Husten infolge trockener Lunge, allgemeine Lungenmängel, Diabetes, und sonstige Mangelerscheinungen nach Krankheit.
Anzeichen: Yin Mangel, Blutmängel, graues Haar, trockene Kehle, Durst und Diabetes.
Bemerkung: Huang Jing ist klebrig und aus diesem Grund sollte es für einen längeren Zeitraum decoctet (gekocht) werden als die meisten anderen Kräuter, um seine aktiven Bestandteile aus der Wurzel herauszubringen.

H - 47
Chinesischer Name: Xia Ku Cao (Sommer verdorrendes Gras).
Allgemeiner Name: Nagel der Brunelle
(engl.: Fruit Spike of common self-heal).
Familie: Labatae.
Wissenschaftlicher Name: Prunella vulgaris L.
(Spica Prunellae).
Teil benutzt: Ohr der Frucht
Dosierung: 10 bis 30 Gramm.
Geschmack/Energie: geringfügig bitter / kühl
Meridianbezug: Leber und Gallenblase.
Wirkung: Die Heilpflanze besitzt Anti-Krebs-Wirkung und wird zur Hemmung von Krebs-Typ Mouse S-180, Gebärmutterhals-Krebs-14, Schilddrüsen und Brustkrebs sowie gegen Hepatom (Lebertumor) benutzt.
Dieses Heilpflanze hat auch antibakterielle und harntreibende Eigenschaften.
Klinische Untersuchungen haben gezeigt, daß dieses Kraut vier bedeutende Heilwirkungen produzieren kann:
Es kann 1) Hitze (Entzündung) vertreiben und den Blutdruck senken, 2) geschwollene Leber schrumpfen und erweichen sowie auch die Milz verbessern, 3) es behandelt verschiedene Arten von Krebs und 4) behandelt Tuberkulose.
Anzeichen: Kopfschmerzen, Gerstenkorn (Hordeolum), Karbunkel am Kopf, Skrofeln (Lymphknotenentzündung).
Bemerkung: Die wirkungsvollen Bestandteile des Blütenblattes von Prunella Vulgaris sind Saponins und Alkaloide.

H - 48
Chinesischer Name: Yi Mu Cao
(Mutterwohl oder Mutters Heilkraut)
Allgemeiner Name: Sibirisches Herzgespann.
Familie: Labiatae.
Wissenschaftlicher Name: Leonurus heterophyllus Sweet.

(Herba leonuri). 益母草
Teil benutzt: die ganze Pflanze.
Dosierung: 10 Gramm.
Geschmack/Energie:
bitter und scharf / neutral
Meridianbezug: Pericardium
(Herzbeutel) und Leber.
Wirkung: Die Heilpflanze
stimuliert das Zusammenziehen
der Gebärmutter. Diese Wirkung
ist ähnlich wie die von Oxytocin, nur etwas schwächer.
Kleine Mengen von Yi Mu Cao können das Herz anregen, während
größere Mengen das Herz beruhigen. Es ist ein vasodilatatisches
Mittel und kann den Blutdruck reduzieren. Es kann auch die roten
Blutkörperchen hämolieren, sogar mit einer Konzentration von 0.5
bis 1 mg pro ml.
Das Heilmittel regt auch direkt das Atemzentrum an; beides, die
Frequenzrate und die Amplitude werden erhöht. Vagotonie beeinflußt die Anregung nicht.
Der Bestandteil Leonurine stimuliert die Skelettmuskeln, gefolgt von
einer Unterdrückung der neuromuskularen Verbindung, ähnlich einer Curare-Wirkung. Zudem ist Leonurdin ein wirksames Diuretikum
und kann den Urinausfluß um mehr als 200 bis 300% steigern.
Untersuchungen haben gezeigt, daß Yi Mu Cao den Blutkreislauf
aktivieren und den Blutdruck senken kann. Es regelt Menstruation
und kann Kontraktieren der Gebärmutter und Geburtswehen veranlassen. Yi Mu Cao enthält Benzoesäure (ein Antiseptikum).
Anzeichen: Unterleibschmerz infolge Blutgerinnsel nach einer
Geburt, unregelmäßige Menstruation und vaginales Bluten.
Bemerkung: Diese Heilpflanze enthält mehrere Alkaloide, darunter
Leonurin, (0.01% des Pflanzengewichts), Stachydrine, Leonaridine,
und Leonurinine. Zusätzlich Vitamin A, sowie Pflanzenfett und Öle.
Dieses Heilmittel wurde benutzt, um den Blutkreislauf anzuregen
und Blutstau zu entfernen. Es wird auch zur Behandlung von
unregelmäßiger Menstruation und postpartum Blutungen benutzt

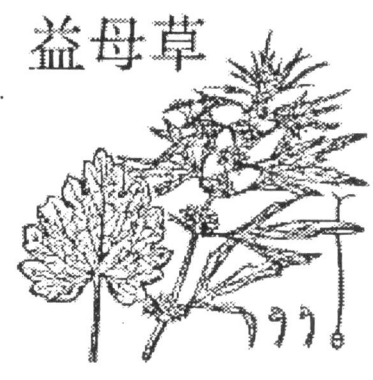

und bringt nach einer Geburt, die Gebärmutter wieder zurück zur normalen Größe.
Es wird verabreicht als Extrakt in Mengen von 5 bis 10 ml pro Tag, oder in Tablettenform - 1 bis 2 am Tag. Zur Behandlung von akuter Nephritis (Nierenentzündung), wird aus der Heilpflanze in Mengen von 30 Gramm ein Tee gemacht und täglich getrunken, um eine diuretische Wirkung zu erzeugen und die Wasseransammlung zu entfernen.

H - 49
Chinesischer Name: Xu Duan (Knochenbruch-Heiler).
Allgemeiner Name: Karde.
Familie: Dipsacaceae.
Wissenschaftlicher Name: Dipsacus asper Wall. (Radix Dipsaci).
Teil benutzt: Wurzel.
Dosierung: 5 bis 10 Gramm.
Geschmack/Energie: bitter und scharf/ geringfügig warm.
Meridianbezug: Leber und Nieren.
Wirkung: Verbessert die Leber und Nieren, verbindet und heilt Sehnen und Knochen, sichert den Fötus. Es ist ein besonders wirksames Heilkraut zur Förderung von Energie und Kreislauf sowie zur Behandlung von Knochenbrüchen und vaginales Bluten; auch um Hexenschuß zu behandeln.
Anzeichen: Hexenschuß, schwache Beine, durchtrennte Sehnen und Frakturen (Knochenbrüche), unsicherer Fötus und vaginales Bluten.

H - 50
Chinesischer Name: Wu Wei Zi (Fünf - Aroma Samen)
Allgemeiner Name: Chinesische Magnolie - Rebe-Früchte.
Familie: Magnoliaceae.
Wissenschaftliche Namen: Schisandra chinensis (Turcz.) Baill. und

Schisandra sphenanthera Rehd.
et Wils. (Fructus Schisandrae).
Teil benutzt: die reife Frucht.
Dosierung: 5 Gramm.
Geschmack/Energie: alle fünf, vorwiegend sauer/warm
Klasse: Kräuter, um Bewegungen zusammenzuziehen und zu sperren.
Meridianbezug: Lunge und Nieren
Wirkung: um (Erhöhung der Yin Energie) Nieren zu wässern, (geblähte) Lunge zusammenzuziehen; es produziert Flüssigkeit, hemmt Schweiß und Durchfall; und zieht den Samen zusammen. Untersuchungen haben gezeigt, daß Wu Wei Zi sieben bedeutende Wirkungen erzielen kann: 1) Es ist wirksam zur Unterdrückung von Husten, 2) ein wirksames Herzstärkungsmittel, 3) als ein Verdauungsmittel, 4) es kann Säure vermehren, 5) Transaminase reduzieren, 6) kann Erregung produzieren und 7) es kann als ein Adjuvant Kraut benutzt werden, um Leber- und Gallenblase Krankheiten zu behandeln.
Wu Wei Zi kann übermäßigen Schweiß kontrollieren und gleichzeitig die Lunge zusammenziehen. Deshalb wird es oft benutzt, um Husten und Asthma infolge Mangel der Lunge zu behandeln. Zusätzlich, wird dieses Heilkraut benutzt, um Körperflüssigkeit zu produzieren und Durst zu löschen. In den letzteren Jahren ist es auch benutzt worden, um Schlaflosigkeit, Vergeßlichkeit und Leberentzündung zu behandeln.
Anzeichen: Asthma und Husten, übermäßiger Schweiß, Nachtschweiß, Durchfall, Samen-Emission, und vaginales Bluten.
Bemerkung: Alle Kräuter und Lebensmittel haben Aromas oder einen bestimmten Geschmack; zum Beispiel schmecken Trauben sauer und süß, schmeckt Ginseng süß und bitter, und grüne Zwiebel schmecken scharf. Doch sehr wenige Lebensmittel oder Kräuter haben die fünf, nämlich - süß, sauer, bitter, scharf und salzig - alle zur gleichen Zeit. Wu Wei Zi ist eine dieser Ausnahmen.

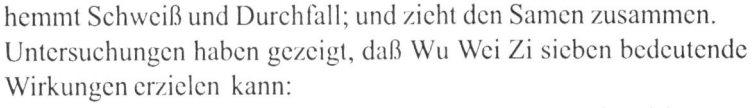

H - 51
Chinesischer Name: Ling Zhi Cao 'Geistiges Pflanzenfleisch' alias: Ling Zhi 'Geistiger Pilz'.
Allgemeiner Name: Lucid ganoderma und glossy ganoderma.
Familie: Polyporaceae.
Wissenschaftliche Namen: Ganoderma lucidum (Leyss. ex.Fr.) Karst, und Ganoderma japonicum (Fr.) Lloyd. (Ganoderma Lucidum Seu Japonicum).
Teil benutzt: die ganze Pflanze.
Dosierung: 2 bis 4 Gramm, als trockenes Pulver.
Geschmack/Energie: Süß / neutral
Meridianbezug: unbestimmt.
Wirkung: um den Gelenken zu profitieren, den Spirit zu schützen, die reine Körperenergie, Sehnen und Knochen zu stärken sowie die Gesichtsfarbe zu verbessern.

Klinische Untersuchungen zeigten, daß Ling Zhi Cao neun Wirkungen produzieren kann: Es 1) ist wirksam gegen Asthma, 2) ist ein wirksames Herzstärkungsmittel, 3) kann die Leber schützen, 4) Transaminase reduzieren, 5) weiße Blutzellen vermehren, 6) Blutblättchen vermehren und schützen, 7) wirkt beruhigend und hemmend, 8) kann Schmerzen erleichtern und 9) Blutfett reduzieren.

Anzeichen: Mängelmüdigkeit, Husten, Asthma, Schlaflosigkeit, Verdauungsstörung, Taubheit, chronische Tracheitis (Luftröhrenentzündung), Bronchialasthma, Leukozytopenie (Blutzusammensetzung), koronare Herzkrankheit (Herzkranzgefäße) und unregelmäßige Herzschläge (Herzrythmusstörungen).

H - 52
Chinesischer Name: She Chuang Zi. (Schlangenbett-Samen)
Allgemeiner Name: Frucht der gewöhnlichen Cnidium.
Familie: Umbelliferae.

Wissenschaftlicher Name: Cnidium Monnieri (L.) Cuss. (Fructus Cnidii).
Teile benutzt: Samen und die reife Frucht.
Dosierung: 3 bis 10 Gramm.
Geschmack/Energie: scharf, bitter/warm
Meridianbezug: Nieren und San Jiao.
Wirkung: zerstört oder vertreibt Würmer (im Körper), trocknet übermäßige Feuchtigkeit im Körper und stärkt das Yang.
Anzeichen: chronisches Tinea (Wurmkrankheit) und Schorf, Ekzem (Juckflechte) besonders am Hodensack, juckende Geschlechtsteile der Frauen und Impotenz.
Bemerkung: Moderne Untersuchungen zeigen, daß She Chuang Zi Sexualhormone produzieren kann. Vom Standpunkt traditioneller Medizin, wird dieses Heilkraut als geringfügig giftig eingestuft.

Ein anderes Kraut, das gut zur Verbesserung sexueller Funktionen ist, ist **Suo Yang**. Der chinesische Namen für dieses Heilmittel heißt 'das Yang zu kontrollieren', wobei sich der bekannte Ausdruck 'Yang' auf den Männer-Penis bezieht. Also ein Heilkraut, um die Aktionen des Penis zu kontrollieren.
Yin Yang Huo ist ebenfalls gut zur Verbesserung sexueller Funktionen. Der Chinesische Name für dieses Kraut bedeutet Sexuelle Pflanze für Ziegen, der von der folgenden Geschichte stammt:
Es war einmal ein Schäfer, der sich fragte, warum seine Ziegen sexuell so aktiv waren. Er begann zu beobachten, was sie fraßen und da bemerkte er, daß sie außer dem gewöhnlichen Futtergras, besonders große Mengen einer Pflanze verzehrten, die er spätere 'sexuelle Pflanze für Ziegen' nannte.
Alle drei Aphrodisiaca-Kräuter helfen die Nieren zu erwärmen und können das Yang stärken, um Impotenz, unfreiwillige Sperma-Emission und vorzeitigen Samenerguß infolge Nieren und Yang Mängel zu behandeln.
Hinsichtlich ihrer Unterschiede ist 1. Suo Yang ein besseres Heilkraut um das Yang zu stärken und den Stuhlgang zu fördern, was wichtig ist zur Behandlung von Verstopfung infolge Yang Mängel;

2. She Chuang Zi ist ein besseres Kraut zum Trocknen von Feuchtigkeit (Schwitzen im Intimbereich) und Zerstörung von Würmern. Deshalb kann es benutzt werden, um Jucken in den Intimbereichen infolge Feuchtigkeit zu behandeln, sowie auch gegen Skabies (Krätze) und sonstige Wundstellen, chronisches Tinea (Fadenpilzerkrankung, nagender Wurm), usw.; und 3. Yin Yang Huo kann sexuelle Hormone schneller produzieren. Es ist auch ein wirksames Heilkraut für Hexenschuß, sowie gegen Arthritis und Rheuma in den Beinen.

H - 53
Chinesischer Name: Suo Yang
(Yang Schranke oder Yang Schleuse).
Allgemeiner Name:
Chinesisches Cynomorium.
Familie: Cynomoriaceae.
Wissenschaftlicher Name:
Cynomorium songaricum Rupr.
(Herba Cynomorii, Caulis Cynomorii)
Teil benutzt: die fleischigen Stämme.
Dosierung: 2 bis 4 Gramm.
Geschmack/Energie: süß/warm
Meridianbezug: Nieren.
Wirkung: zur Stärkung der Nieren und des Yangs, verbessert die Samenproduktion und befeuchtet die Eingeweide.
Anzeichen: Impotenz, Verstopfung infolge Blutmängel; schwache Lenden und Knie.
Bemerkung: Suo Yang verbessert und hilft dem Yang, um Impotenz zu behandeln sowie auch unfreiwillige Emission und vorzeitigen Samenerguß. Einerseits kann man damit auch schwache Lenden und Knie infolge Nieren-Yang Mängel behandeln, zum anderen kann es Trockenheit befeuchten wie z.B. die Eingeweide schmieren und glätten, was wesentlich zur Behandlung von Mangelerscheinungen durch Verstopfung beiträgt.

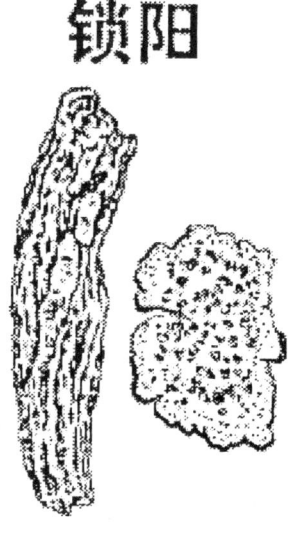

H - 54
Chinesischer Name: Yin Yang Huo (Sex-Pflanze der Ziegen).
Allgemeiner Name: Kraut des Epimedium (dt. Name: Sockenblume).
Familie: Berberidaceae.
Chinesischer Name: Gras für den sexuellen Trieb von Ziegen.
Wissenschaftlicher Name: Epimedium brevicornum Maxim., Epimedium koreanum Nakai und E. sagittatum (Sieb. et Zucc.) Maxim.
Teile benutzt: Hauptsächlich die Blätter, aber auch die Halme oder ganze Pflanze.
Dosierung: 10 bis 15 Gramm.
Geschmack/Energie: scharf/warm
Meridianbezug: Leber und Nieren.
Wirkung: Die wichtigste Wirkung der Pflanze betreffen das kardiovaskulare (Herzkreislauf) System. Es erweitert die Herzkranzgefäße und erhöht so den koronaren Fluß durch den geringeren Widerstand. Es ist zugleich ein Tonikum für das Nieren-Yang; vertreibt auch 'Windfeuchtigkeit' Krankheiten (rheumatische).

Es senkt den Blutdruck und demonstriert dabei eine sehr lange andauernde Wirkung. Bei längerer Anwendung des Heilmittels, kann sich jedoch eine Toleranz (Duldsamkeit) entwickeln.

Das Yin-Yang-Huo-Extrakt hat den Ruf, ein Sexualstimulant für Männer zu sein. Die Heilpflanze wirkt als ein Antitussiv (hustenstillend) und Expectorant (schleimlösend). Die antitussive Wirkung kommt durch eine zentrale hemmende Wirkung. Es hat auch antibakterielle und antivirale Eigenschaften.

Extrakte können das Wachstum von Staphylokokken, Streptokokken und Pneumokokken eindämmen.

Klinische Untersuchungen zeigten, daß Yin Yang Huo den Blutdruck senkt sowie auch Sexualhormone produziert. Wenn die sexuelle Funktion in Männern verbessert werden soll, so haben Blätter eine stärkere Wirkung als die Halme. Um Hypertension

(erhöhten Blutdruck) zu behandeln, kann dieses Heilkraut zusammen mit Huang Bai (Gelbe Rinde, H-258) decoctet werden. Dies ist besonders wirksam gegen hohen Blutdruck für Frauen während der Wechseljahre.
Yin Yang Huo wird auch als ein wirksames Kraut eingesetzt, um kalten und feuchten Rheumatismus sowie Hypertension infolge Nieren-Yang-Mangel zu behandeln.
Anzeichen: Impotenz, Rheumatismus und Hypertension (erhöhter Blutdruck).
Bemerkung: Die wichtigsten Bestandteile sind Glycoside Icariin und Noricariin. Die Heilpflanze enthält auch Ceryl Alkohol und einige wesentliche Öle und Fettsäuren.
Yin Yang Huao wurde als körperaufbauendes Mittel verschrieben; ein 'Yang Unterstützer'. Das Mittel stärkt Muskeln und Knochen, hilft aber auch der Leber und den Nieren. Es wird gewöhnlich zur Behandlung von Angina Pectoris, chronisch Bronchitis und Neurasthenie benutzt. Zudem brachte die Injektion einer 10%igen Yin Yang Huo Lösung, ganz erhebliche Verbesserungen bei der Behandlung von Kinderlähmung.

H - 55
Chinesischer Name: Hong Hua.
(Rote Blume)
Allgemeiner Name: Saflor.
Familie: Compositae.
Wissenschaftlicher Name: Carthamus tinctorius L. (Flos Carthami).
Teil benutzt: Corolla.
Dosierung: 6 Gramm.
Geschmack/Energie: scharf / warm
Meridianbezug: Herz und Leber.
Wirkung: um das Blut zu aktivieren, den Menstruationsfluß zu erleichtern, Blutgerinnsel aufzulösen und Schmerzen zu erleichtern. In kleineren Portionen verursacht das Arzneikraut eine rhythmische Kontraktion der Gebärmutter. Wenn die Dosis

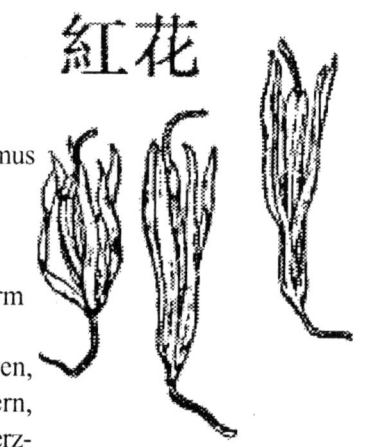

erhöht wird, nimmt auch die Kontraktion zu, bis schließlich ein krampfhafter Zustand eintritt.
In kleineren Mengen stimuliert es das Herz, in größeren hemmt es den Herzschlag.
Klinische Untersuchungen haben gezeigt, daß dieses Kraut die koronaren Arterien (Herzkranzgefäße) erweitern und Angina-Pectoris verhindern kann. Es kann auch das Blut aktivieren (den Kreislauf anregen), den Blutdruck senken und die Menstruation regeln. Zudem können damit verschiedene Typen von Krebs behandelt werden.
Anzeichen: Menstruationsschmerz, Unterdrückung von Menstruation, Schwellung und Lochiostasis (Wochenflußstau).
Bemerkung: Etwa 0.3% der Blütenblätter bestehen aus Glycosid Carthamin. Dies ist eine gelbe Substanz; die Enzyme in den Blüten können die Farbe wechseln indem sie Carthamon und Carthemidin erzeugen. Andere Bestandteile isoliert von der Blüte, beinhalten Neocarthamin und Saflor Gelb, das eigentlich aus vier verschiedenen gelben Stoffen zusammengesetzt ist.
Eine der Heilpflanze entzogene Flüssigkeit verursacht eine Ausdehnung der Herzkranzgefäße, erhöht die Verträglichkeit von Sauerstoffentzug und verlängert so das (Über-)Leben.
Die Heilpflanze reduziert auch den Blutdruck über einen verhältnismäßig langen Zeitraum. Hong Hua verlängert auch die Blugerinnungszeit und beschränkt die gesamte Platelet.
Es reduziert den Blutcholesterin- und Triglycerid-Spiegel. Zudem verursacht es bronchiale Kontraktion.
Diese Heilpflanze ist bekannt dafür den Blutkreislauf zu fördern, Blut-Staus zu entfernen und normale Menstruation wieder herzustellen. Es wird behauptet, daß es besonders effektiv sei, zur Behandlung von Dysmenorhea (schmerzhafte Regelblutungen) und Probleme der Wechseljahre (Menopause). Es wurde auch benutzt zur Behandlung von Angina Pectoris und - um den Kreislauf der Herzkranzgefäße zu fördern.
Bei der Behandlung von Zerebral Thrombose (Gehirndurchblutungsstau) wird das Heilmittel in Form einer 50%igen Lösung, verdünnt mit 10% Glucose Lösung, zur intravenösen Infusion

verabreicht. Hong Hua Injektionsampullen sind auch erhältlich für intramuskulare Verwendung. Die Standarddosis ist 2 ml verabreicht zur Behandlung von neuralgische Dermatitis (schmerzhafte Hautentzündung) oder zur Schmerzlinderung durch Hämatome (Bluterguß) Schwellung.

H - 56　　　　　　　　　　　　白芷
Chinesischer Name:
Chi Shao Yao
Allgemeiner Name: Rote Paeonia (Pfingstrose) Wurzel.
Familie: Ranunculaceae.
Wissenschaftlicher Name:
Paeonia lactiflora Pall.
(Radix Paeoniae Rubra).
Teil benutzt: Wurzel.
Dosierung: 5 bis 10 Gramm.
Geschmack: sauer und bitter / kühl
Meridianbezug: Leber und Milz. 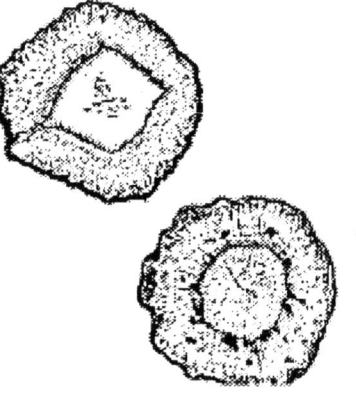
Wirkung: um Blutgerinnsel zu entfernen, Schmerzen zu erleichtern, das Blut zu kühlen, und Schwellungen zu reduzieren.
Klinische Untersuchungen zeigten, daß Chi Shao Yao wirksam ist bei Staus in der Gastrointestinalen Peristalsis (der Magen- und Darmbewegung) sowie auch Grippe und Influenza einschränken kann.
Dieses Heilkraut sollte jedoch von Patienten mit Blutmangel gemieden werden.
Chi Shao Yao wird oft benutzt, um Hitze (Fieber) zu räumen, das Blut zu kühlen und den Kreislauf anzuregen, Blutgerinnsel aufzulösen, Schwellungen zu reduzieren, Schmerzen zu erleichtern, sowie Wunden und Geschwüre zu behandeln.
Anzeichen: Unterdrückung von Menses (Monatsblutungen) infolge Blutgerinnung, Unterleib-Staus bei Frauen, Unterleibsschmerzen, Schmerzen in den Rippen, Nasenbluten, Ruhr mit Blut im Stuhl, Gerstenkorn und Karbunkel.

II - 57
Chinesischer Name: Bai Zhi
(Weißes Würzelchen)
Allgemeiner Name: Engelwurz.
Familie: Umbelliferae.
Wissenschaftliche Namen: Angelica dahurica (Fisch. ex Hoffm.) Benth. et Hook. f., Angelica dahurica (Fisch. ex Hoffm.) Benth. et Hook. f. var.; und Taiwaniana (Boiss.) Shan et Yuan. (Radix Angelicae Dahuricae).
Teil benutzt: Wurzel.
Dosierung: 5 Gramm.
Geschmack/Energie: scharf / warm
Meridianbezug: Lunge, Magen und Dickdarm.
Wirkung: Die Heilpflanze hat antipyretische (fiebersenkende) und analgesische (schmerzstillende) Wirkungen. Es ist auch antibakteriell. Eine Decoction dieser Heilpflanze kann das Wachstum von Eschesichia coli (Kolonbazillus), B. dysenteriae (Ruhr-Bazillus) und den Typhoid-Bazillus hemmen.

Klinische Untersuchungen zeigten, daß Bai Zhi Erregung verursachen kann, zugleich aber auch ein sehr wirksames Heilkraut zur Erleichterung von Schmerzen ist. Zusätzlich enthält Bai Zhi wesentliche Öle, Protein (Eiweißstoffe), Karbohydrate und Pflanzenfett, so daß es bereitwillig von Insekten verzehrt wird. Es kann auch Hohlräume öffnen und den Abfluß von Eiter bewirken. Es wird oft benutzt, um Rhinitis (chronischer Katarrh der Nasenschleimhäute), Nebenhöhlenkatarrh, Karbunkel und Brandwunden zu behandeln.
Anzeichen: Kopfschmerzen, Zahnschmerz, Schmerzen im knochigen Kamm der Augenhöhlen, Nebenhöhlenkatarrh, Austreten von Blut aus dem After und Jucken.
Bemerkung: Bai Zhi wird im Klassischen Heilkräuterbuch als eines der Heilmittel für die Obere Klasse beschrieben. Die ganze Pflanze enthält wichtige Öle und die Wurzel verschiedene furocoumarine Ableitungen. Darunter sind 0.2% Byak-angelicin, 0.2% Byak-Angelocol sowie Oxypeucedanine, Imperatorin,

Isoimperatorin, Phellopterin, Xanthotoxin, Marmesin, Scopoletin, Neobyakangelicol, etc.
Es wurde festgestellt, daß das Derivativ Byak-angelicin die Herzkranzgefäße erweitert und somit den koronaren Kreislauf verbessert.
Bai Zhi wurde in traditioneller Medizin benutzt, um Zahn- und Kopfschmerzen zu behandeln. Äußerlich, zur Behandlung von Mastitis (Brustdrüsenentzündung) und Wundinfektion.

H - 58
Chinesischer Name: Bai Ji
(weiße Orchidee)
Allgemeiner Name:
Amethyst-Orchidee.
Familie: Orchidaceae.
Wissenschaftlicher Name:
Bletilla striata (Thunb.) Reichb.
(Rhizoma Bletillae).
Teil benutzt: die Wurzelknolle.
Dosierung: 10 bis 20 Gramm.
Geschmack/Energie:
bitter/neutral
Meridianbezug: Leber, Lunge, Magen.
Wirkung: stillt Blutungen, zieht die (geblähte) Lunge zusammen, fördert den Muskelbau und heilt Fleischwunden.
Das Heilmittel besitzt eine hämostatische (blutstillende) Wirkung, verlängert Leukozyte und Platelet Aggregation. Es wird auch benutzt zur Behandlung von Hämaturie (Blut im Harn) und Blutspucken. Klinische Untersuchungen zeigten, daß Bai Ji vier Wirkungen erzeugen kann: 1) es kann die Blutblättchen vermehren und schützen, 2) es ist ein wirksames Gerinnungsmittel, 3) es ist ein antituberkulotisches Kraut und 4) es kann Blutungen (als ein Hämostat) stillen.
Es hat auch antibakterielle und antivirale Eigenschaften, die

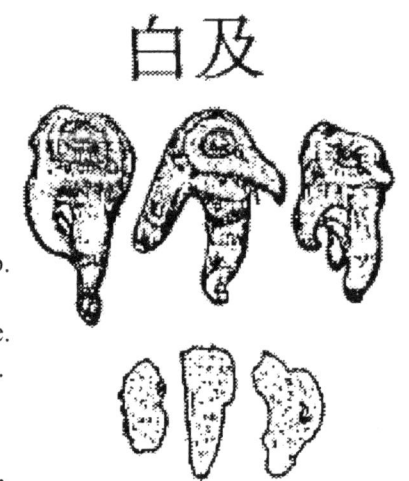

man bei allen Blutungen anwenden kann.
Die Durchschnittsdosis ist: Reine pulverisierte Wurzelknolle 1 bis 3 Gramm; gekocht 3 bis 9 Gramm, zu einem Pulver zerrieben. Oder 2% Extrakt als Plasmasubstitut, oder als Tablette mit 0.3 Gramm Wirkstoff.
Anzeichen: Bluterbrechen, Bluthusten, Nasenbluten, Geschwüre und Lungentuberkulose.
Bemerkung: Die getrocknete Wurzel von Bletilla Striata enthält Gelatine und wichtige Öle.
Für äußerliche Anwendung, sollte das Heilmittel pulverisiert und mit Sesam-Öl gemischt, angewandt werden. Es wirkt emollient (auflösend) bei Abszesse und andere Hautentzündungen; wirkt sehr blutstillend bei offenen Wunden.
Innerlich ist es sehr wirksam bei Magen- oder Lungenblutungen.

H - 59
Chinesischer Name: Bai Wei
(Weiße Rose)
Allgemeiner Name: Weiße Rose.
Familie: Asclepiadaceae.
Wissenschaftliche Namen: Cynanchum atratum Bge.; C. versicolor Bge.
(Radix Cynanchi Atrati).
Teil benutzt: die Wurzel.
Dosierung: 4 bis 12 Gramm.
Geschmack/Energie: bitter und salzig/kühl
Meridianbezug: unbestimmt.
Wirkung: um das Yin zu unterstützen, Hitze zu vertreiben und das Blut zu kühlen.
Anwendung: Gegen extreme und langdauernde Leiden von übermäßiger Hitze; Husten, wegen 'Hitze' in der Lunge, durch Yin-Mangel; schmerzhafter, heißer oder wenig Urin.
Bemerkung: Bai Wei enthält Cynanchol.

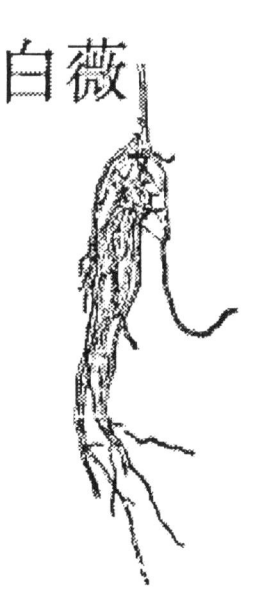

H - 60
Chinesischer Ausdruck: Bai Zhu
Allgemeiner Name:
Weiße Atractylode.
Familie: Compositae.
Wissenschaftlicher Name:
Atractylodes macrocephala Koidz.
(Rhizoma Atractylodis).
Teil benutzt: Wurzelstock.
Dosierung: 3 bis 10 Gramm.
Geschmack/Energie: süß, bitter/warm
Meridianbezug: Milz und Magen.
Wirkung und Anwendung:
verbessert die körperliche Energie, stärkt die Milz, trocknet übermäßige Feuchtigkeit und Oedema, kontrolliert den Schweiß.
Anzeichen: Milzschwäche, schlechter Appetit, Oedema (Wasseransammlung), übermäßiger Schweiß.
Bemerkung: Klinische Untersuchungen zeigten, daß Bai Zhu die Leber schützen, das Urinieren fördern und den Blutzucker reduzieren kann. Das Heilmittel wirkt beruhigend auf den unruhigen Fötus.

H - 61
Chinesischer Name: Qing Pi (grüne Schale)
Allgemeiner Name Apfelsinenschale.
Familie: Rutaceae.
Wissenschaftliche Namen:
Citrus reticulata Blanco, Citrus tangerina Hortorum et Tanaka, Citrus unshiu Marcovitch, Citrus sinensis (L.) Osbeck-wilsonii Tanaka.
(Pericarpium Citri Reticulate.
Viride und Fructus Aurantii

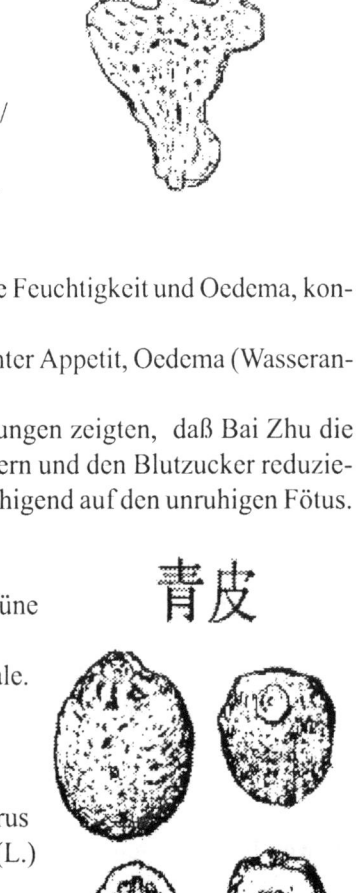

Immaturus.)
Teile benutzt: Schale der unreifen Frucht, auch die Frucht.
Dosierung: 5 Gramm.
Geschmack/Energie: bitter und scharf/warm
Meridianbezug: Leber und Gallenblase.
Wirkung: zerstreut Energiestau und sonstige Ansammlungen; fördert den Energiefluß und erleichtert Schmerzen.
Anzeichen: Geschwollene und schmerzende Brust, Hernia-(Bruch-) Schmerz im Unterleib.
Bemerkung: Dieses Heilkraut besteht aus der Schale einer unreifen Apfelsine. Es ist ein wirksames Mittel zur Förderung des Energieumlaufs, um Energiestau in der Leber und Gallenblase zu erleichtern, um die Leber für die Erleichterung von Schmerz zu entspannen, um Energie und Staus aufzulösen. Es ist ein starkes Heilmittel zur Förderung des Energiekreislaufs und wird oft benutzt, um Schmerzen in der Brust und Rippen, Verdauungsträgheit und übermäßigen Energieandrang zu behandeln.

H - 62
Chinesischer Name: Qing Hao (Immergrün)
Allgemeiner Name: Südliches Holz
Wissenschaftlicher Name: Artemisia annua L. und Artemisia apiacea Hance. (Herba Artemisiae Chinghao).
Teil benutzt: Wurzelstock.
Dosierung: 6 Gramm.
Geschmack/Energie: bitter / kühl
Meridianbezug: Leber und Nieren.
Wirkung: um Sommerhitze zu erleichtern, sowie Hitzewallungen und ein Hitzegefühl, das von den Knochen zu kommen scheint.
Anzeichen: Malaria, Hitzegefühle und Skabies (Krätze).
Bemerkung: Untersuchungen zeigten, daß dieses Heilkraut auch Grippe hemmen kann. Es ist ein aromatisches Kraut.

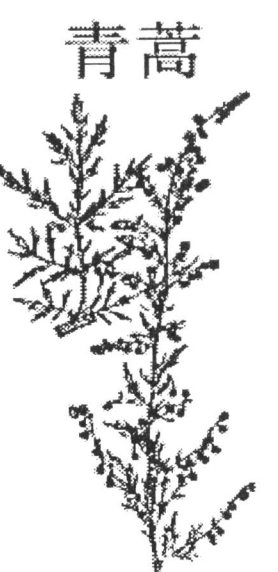

Es ist gut für warme Krankhe
ten in ihren späteren Stadiei
Hitzegefühle nachts und Kält(
gefühle morgens.

H - 63

Chinesischer Name:
Xuan Shen ('Dunkler Ginseng
weil die Wurzel aussieht
wie dunkler Ginseng.)
Allgemeiner Name:
Braunwurz (engl.: Figwort)
Familie: Scrophulariaceae.
Wissenschaftlicher Name
Scrophularia Ningpoensis Hemsl. (Radix Scrophulariae).
Teil benutzt: knollige Wurzel.
Dosierung: 10 Gramm.
Geschmack/Energie: bitter und salzig/kühl
Meridianbezug: Lunge und Nieren.
Wirkung: klärt Hitze, wässert das Yin (erhöht die Yin Energie), reduziert Feuer (Entzündungen), entgiftet und löst Stockungen auf.
Anzeichen: heiße Krankheiten, Skabies (Krätze), Halsschmerzen und Schmerzen in der Kehle, Skrofeln (Lymphknotenentzündung) und Karbunkel.
Bemerkung: Klinische Untersuchungen zeigten, daß dieses Kraut das Blut kühlen und den Blutdruck senken kann, auch durch Tönung (Stärkung) und, es kann den Blutzucker reduzieren.

H - 64
Chinesischer Name: Mu Xiang.
(Holzaroma)
Allgemeiner Name: Costus Wurzel
Familie: Compositae.
Wissenschaftlicher Name: Aucklandia lappa Decne, und Saussurae lappa Clarke.

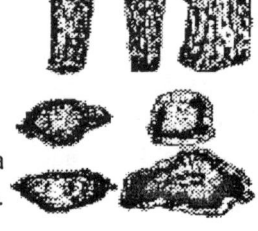

(Radix Aucklandiae und Radix Saussureae).
Teil benutzt: die trockene Wurzel.
Dosierung: 6 Gramm.
Geschmack/Energie: scharf / warm
Meridianbezug: Lunge, Leber, und Milz.
Wirkung: um den Energieumlauf zu fördern, Schmerzen zu erleichtern und Ansammlungen (Staus) zu beseitigen.
Klinische Untersuchungen zeigten, daß dieses Heilkraut wirksam ist zur Förderung des Gastrointestinal Peristalsis (Magen und Darmbewegung), es kann für die Gallenblase nützlich sein sowie Gelbsucht reduzieren; kann auch die Leber-Galle-Produktion und Galle-Ausscheidung fördern.
Mu Xiang ist ein verhältnismäßig starkes Kraut zur Erleichterung von Energiestagnation im Magen und den Eingeweiden. Es wird oft benutzt, um schlechten Appetit, Verdauungsstörung, Unterleibsanschwellung und -schmerzen zu behandeln. Es kann zusammen mit Huang Lian (H-137) benutzt werden, um Durchfall und Tenesmus (ständiger schmerzhafter Stuhl- oder Harndrang) infolge feuchter Hitze zu behandeln.
Anzeichen: Unterleibschwellung und Schmerzen, Durchfall und Ruhr.

H - 65
Chinesischer Name: Xiao
Allgemeiner Name: Fenchel.
Familie: Umbelliferae.
Chinesischer Name: Fenchel.
Wissenschaftlicher Name:
Foeniculum vulgare Mill. (Fructus Foeniculi).
Teil benutzt: die reife Frucht.
Dosierung: 2 bis 5 Gramm.
Geschmack/Energie: scharf/warm
Meridianbezug: Leber, Nieren, Milz, Magen.
Wirkung: Reguliert und balanciert das Qi; es ist analgesisch (schmerzstillend); stomachic (gut für den Magen); und Carmativ

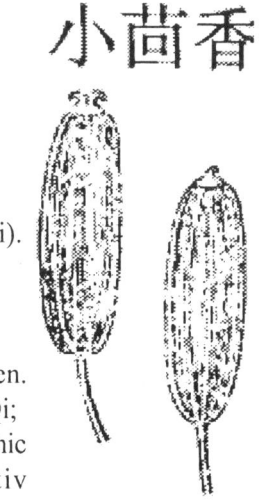

(Blähungstreibend). Fördert den Energiefluß, zerstreut Ansammlungen, wärmt den Unterleib und erleichtert Schmerzen.

H - 66
Chinesischer Name: Ding Xiang.
(T-Form Aroma)
Allgemeiner Name: Gewürznelken.
Familie: Myrtaceae.
Wissenschaftlicher Name: Eugenia caryophyllata Thunberg (Caryophyllus aromaticus L.) (Flos Caryophylli).
Teil benutzt: die Knospen.
Dosierung: 2 bis 5 Gramm.
Geschmack/Energie: scharf/warm
Meridianbezug: Lunge, Milz, Magen, Nieren.
Wirkung: Ein Tonikum für die Yang-Energie, um Energie zu beruhigen, Milz und Nieren zu erwärmen und Schmerzen zu erleichtern.
Anzeichen: Schluckauf, Erbrechen, Milz und Nierenkälte-Mangel, sowie kalter Unterleibsschmerz.
Bemerkung: Klinische Untersuchungen zeigten, daß Ding Xiang wirksam ist zur Förderung der Verdauung und der Gastrointestinalen Peristalsis. Es erwärmt Milz und Magen, ist auch gut für kalten Magen und Schluckauf infolge Kälte. Das Öl der Nelke ist ein gutes Lokal-Anästhetic; dieses Heilgewürz fördert den Kreislauf.

H - 67
Chinesischer Name:
Chou Wu Tong (Stinkender-Sonnenschirm-Baum)
Allgemeiner Name:
gabelförmiges Clerodendron
Familie: Verbenaceae.
Wissenschaftlicher Name: Clerodendron trichotomum Thunb (Folium Clerodendri Trichotomi).
Teil benutzt: die zarten, weichen

Blätter und Zweige; die Wurzel.
Dosierung: 10 bis 20 Gramm.
Geschmack/Energie: bitter und süß / kühl
Meridianbezug: Leber
Wirkung: Wenn intravenös injektiert, senkt das Heilmittel den Blutdruck. Diese Heilpflanze zeigte bessere Wirkung die renal Hypertension (Veränderung der Nieren) in Versuchstieren (Hunde und Ratten) zu senken. Nach 3 bis 10 Tagen fortgesetzter Behandlung wurde eine 57.4%ige Verringerung des Blutdrucks festgestellt. Das Heilmittel hat auch sedative (beruhigende), analgesische (schmerzstillende) und entzündungshemmende Wirkung. Klinische Untersuchungen zeigten, daß Chou Wu Tong ein wirksames Heilkraut zur Erleichterung von Schmerzen, ein Anti-Rheuma Mittel und allgemein auch wirksam zur Reduzierung des Blutdrucks ist.

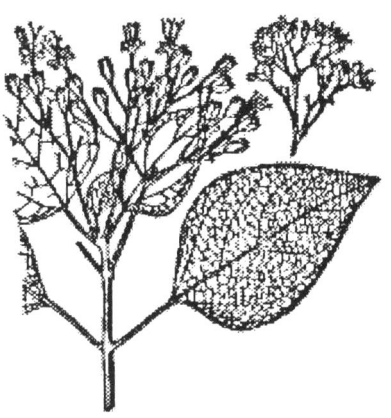

Traditionelle chinesische Medizin verschreibt dieses Heilmittel, um 'Wind' zu vertreiben, 'Feuchtigkeit' zu entfernen und um den Blutdruck zu senken.

Heute wird es hauptsächlich gebraucht, um Hypertension (hohen Blutdruck) zu behandeln. Bei täglicher Anwendung 4 bis 5 Wochen lang, hatte der Patient einen erheblich niedrigeren Blutdruck. Die tägliche Dosis ist 9 bis 16 g, geteilt in Portionen von drei bis viermal über den Tag verteilt einnehmen.

Chu Wu Tong wird auch als Mittel gegen Malaria angewandt.

Anzeichen: Blut im Stuhl, Unterdrückung von Urinieren, Arthritis, Hexenschuß und Schmerzen in den Beinen, Hypertension (hoher Blutdruck).

Bemerkung: Diese Heilpflanze senkt den Blutdruck besonders wirkungsvoll, wenn die zur Heilung benutzten Blätter geerntet wurden bevor die Pflanze in Blüte kommt. Sie (die Blätter) sollten

ganz kurz über geringer Hitze gekocht werden. Die Wurzeln wirken ebenfalls gegen hohen Blutdruck.
Die Blätter dieser Pflanze enthalten das Glycoside Clerodendrin und Acacetin-7-Glucurono-(1, 2)-Glucoronide, sowie auch Alkaloide und einige bittere Substanzen. Es enthält auch Clerodendromin A und B, Mesoinositol und Clerodolone.

H - 68
Chinesischer Name: Ku Shen
(Bitterer Ginseng)
Allgemeiner Name: Bittere Sophora.
Familie: Leguminosae.
Wissenschaftlicher Name:
Sophora flavescens Ait.
(Radix Sophorae Flavescentis).
Teil benutzt: die Wurzel.
Dosierung: 6 bis 12 Gramm.
Geschmack/Energie: bitter/kühl
Meridianbezug: Herz, Milz, Nieren.
Wirkung: klärt Hitze und Feuchtigkeit, hilft dem Wasserhaushalt des Körpers, vernichtet Würmer im menschlichen Körper und erleichtert Jucken.
Anzeichen: Durchfall, Ruhr, Schwierigkeiten beim Urinieren, Skabies und Trichomonas vaginalis (Brennen oder Jucken der Scheide).
Bemerkung: Klinische Untersuchungen zeigten, daß Ku Shen drei Wirkungen produzieren kann: 1) Es kann Urinieren fördern, 2) es kann zur Behandlung für verschiedene Typen von Krebs angewandt werden, und 3) es kann als antibakterielles Heilkraut benutzt werden.
Obwohl Ku Shen gut für viele Symptome ist, so wird es meist nur zur äußerlichen Anwendung benutzt, weil es kalt und bitter, und innerlich sogar schädlich für schwache Patienten sein kann.
Wenn Ku Shen für internen Verbrauch benutzt wird, so wird es gewöhnlich mit anderen Kräutern kombiniert, wie z.B. Mu Xiang (H-64), Gan Cao (H-41), Dang Gui (H-33) und Chi Shao Yao

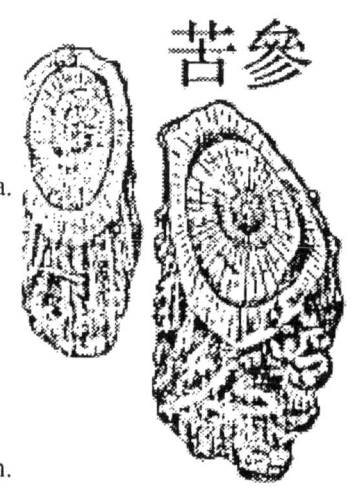

(H-56). Alle werden in diesem Buch besprochen.
Bei äußerlicher Anwendung wird Ku Shen oft benutzt, um damit Ekzeme, Furunkeln und Karbunkeln sowie auch, um Genitales-Jucken bei Frauen zu behandeln.

H - 69
Chinesischer Name: Ku Lian Pi
(bittere Chinabeere Baumrinde)
Allgemeiner Name: Chinabeere Baumrinde.
Familie: Meliaceae.
Wissenschaftlicher Name: Melia toosendan
(Sieb. et Zucc.) Melia azedarach L.
(Cortex Meliae).
Teil benutzt: weiße Wurzel Rinde.
Dosierung: 10 bis 15 Gramm.
Geschmack/Energie: bitter/kühl
Meridianbezug: unbestimmt.
Wirkung: vertreibt und zerstört Würmer im menschlichen Körper.
Anzeichen: Spulwürmer und Hakenwürmer.

H - 70
Chinesischer Name: Suan Zao Ren
(Saure Dattel)
Allgemeiner Name: Jujube
Familie: Rhamnaceae.
Wissenschaftlicher Name:
Ziziphus spinosa Hu.
(Semen Ziziphi Spinosae).
Teil benutzt: der Kern.
Dosierung: 10 Gramm.
Geschmack/Energie: Süß / neutral
Meridianbezug: Herz, Leber und Gallenblase.

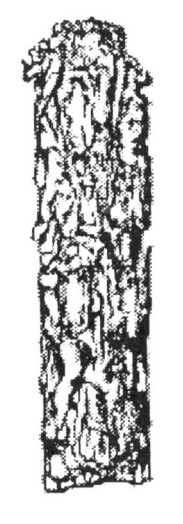

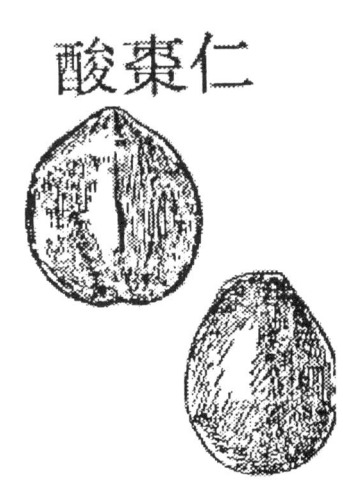

Wirkung: schützt das Herz, beruhigt die Nerven, kontrolliert Schwitzen und produziert Körperflüssigkeit. Untersuchungen zeigten, daß Suan Zao Ren beruhigen und hemmen kann. Es kann auch benutzt werden, um Schlaflosigkeit zu behandeln, indem es das Blut und die Leber nährt.
Anzeichen: Schlaflosigkeit, Herzklopfen, Vergeßlichkeit, und Schweißmangel.

H- 71
Chinesischer Name: Xi Xin
(Fein und scharf)
Allgemeiner Name:
Chinesischer wilder Ingwer.
Familie: Aristolochiaceae.
Wissenschaftlicher Name: Asarum heterotropoides Fr. Schmidt var. mandshuricum (Maxim.) Kitag und Asarum sieboldii Miq. (Herba Asari).
Teil benutzt: den Wurzelstock
Dosierung: 5 Gramm.
Geschmack/Energie: scharf / warm
Meridianbezug: Herz, Lunge, Leber, Nieren.
Wirkung: um Kälte und Wind zu vertreiben. Es fördert den Wasserfluß, und öffnet verstopfte Hohlräume im Körper.
Anzeichen: Kopfschmerzen infolge Windfeuchtigkeit, Asthmas, Husten und Rheuma.
Bemerkung: Klinische Untersuchungen zeigten, daß Xi Xin ein wirksames Kraut zur Erleichterung von Schmerzen ist und wesentliche Öle enthält. Da Xi Xin ein verhältnismäßig starkes Kraut ist, ist es gut zur Öffnung von Hohlräumen und um Schmerz zu erleichtern. Es zerstreut Windkälte im Herz und besonders in den Nieren. Es wird meistens benutzt, um Kopfschmerzen infolge der gewöhnlichen Erkältung zu behandeln, Körperschmerzen und nasaler Stau infolge äußerlicher Einwirkung und Yang Mangel sowie Fieber mit intensiver Empfindlichkeit vor Kälte.

H- 72
Chinesischer Name: Tai Zi Shen. 'Fürst Ginseng' (weil die Wurzel einem dicken Fürsten ähnlich sieht). 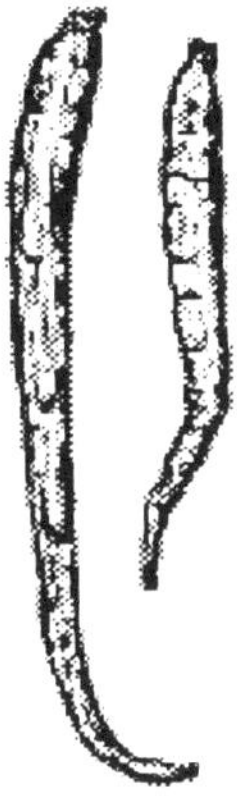
Allgemeiner Name: Wurzel der Falschen Sternmiere
Familie: Caryophyllaceae.
Wissenschaftlicher Name: Pseudostellaria heterophylla (Miq.) Pax ex Pax et Hoffm. (Radix Pseudostellariae).
Teil benutzt: die knollige Wurzel.
Dosierung: 6 bis 10 Gramm.
Geschmack/Energie: süß und bitter/ geringfügig warm.
Meridianbezug: Milz und Lunge.
Wirkung: Klinische Untersuchungen zeigten, daß dieses Kraut auch wirksam ist zur Behandlung verschiedener Arten von Krebs.
Tai Zi Shen tönt die Energie, um Ermüdung und Kurzatmigkeit zu behandeln. Es kann auch den Yin verbessern, Körperflüssigkeit produzieren und krankhaften Durst löschen
Anzeichen: Energiemangel von Milz, Magen und Lunge, allgemeiner Energiemangel, Kurzatmigkeit, Asthma, Husten und Durst.

H - 73
Chinesischer Name: Niu Xi (Kuh-Knie) 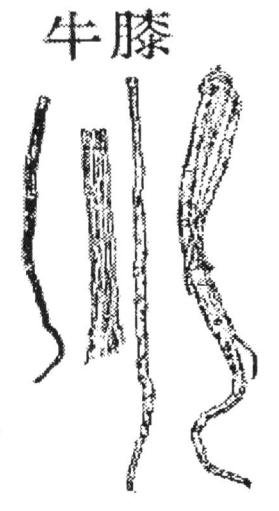
Allgemeiner Name: Bidens (Zweizahn) Amarant und Wurzel vonZwei-Zahn Achyranthes.
Familie: Amaranthaceae.
Wissenschaftlicher Name: Achyranthus bidentata Bl. (Radix Achyranthus Bidentatae).
Teil benutzt: die Wurzeln.
Dosierung: 5 bis 10 Gramm.
Geschmack/Energie: bitter und sauer / neutral

Meridianbezug: Leber und Nieren.
Wirkung: fördert den Blutkreislauf, löst Blutgerinnsel auf und erleichtert den Menstruationsfluß (mit dem rohen Heilkraut); es ist ein Stärkungstonikum für Leber und Nieren (mit dem verarbeiteten Heilmittel), nährt Sehnen und Knochen und wirkt harnfördernd; auch gegen Urethritis (Entzündung der Harnröhre).
Anzeichen: Unterdrückung der Menstruation, Unterleibsobstruktion, Kopfschmerzen infolge Leberentzündung, Schmerzen in den Knochen.
Bemerkung: Klinische Untersuchungen zeigten, daß dieses Heilmittel durch Verbesserung des Kreislaufs den Blutdruck senken kann.

H - 74
Chinesischer Name: Gou Ji.
(Hunde-Rückgrat)
Allgemeiner Name:
Wurzelstock des ostasiatischen Baumfarns
Familie: Dicksoniaceae
Wissenschaftlicher Name:
Cibotium barometz (L.) J. Sm.
(Rhizoma Cibotii).
Teil benutzt: Wurzelstock.
Dosierung: 5 bis 25 Gramm.
Geschmack/Energie: bitter, süß / warm
Meridianbezug: Leber und Nieren.
Wirkung: tönt die Leber und Nieren, stärkt die Lenden und Beine, vertreibt Wind und Feuchtigkeit.
Dieses Kraut ist wirksam zur Behandlung von Schmerzen im Rücken infolge Anhäufung von Kälte und Feuchtigkeit. 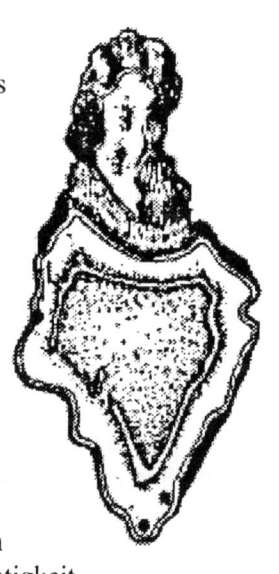
Anzeichen: Hexenschuß, schwache Beine, Enuresis (unfreiwilliges Urinieren, Bettnässen), häufiges Urinieren, weißlicher Scheide-Ausfluß, chronische Geschwüre.

H - 75
Chinesischer Name: Gou Teng
'Hakenzweige' (weil dieses Heilkraut Dornen hat, wie Haken).
Allgemeiner Name: Gambir
Familie: Rubiaceae
Wissenschaftliche Namen: Uncaria rhynchophylla (Miq.) Jacks, Uncaria macrophylla Wall., Uncaria hirsuta Havil., Uncaria sinensis (Oliv.) Havil. und Uncaria sessilifructus Roxb.
(Ramulus Uncariae Cum Uncis und Rhynchophylla.)
Teil benutzt: die Zweige.
Dosierung: 10 Gramm.
Geschmack/Energie: Süß / geringfügig kalt
Meridianbezug: Leber und Perikardium.
Wirkung: Als Beruhigungsmittel und Antikonvulsiv (Anti-Schüttelkrampf-Mittel) wird die Heilpflanze benutzt, um Epilepsie in Kindern zu behandeln. Bei Erwachsenen, wird es als ein Anti-Spasmatikum (Krampfmittel) und als Beruhigungsmittel angewandt.

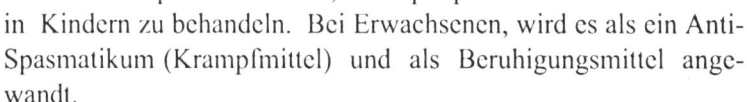

In Traditioneller Chinesischen Medizin, wurde es während des 8. Schwangerschaftsmonats benutzt, um fötale Bewegung und postpartum (Nachwehen-) Krämpfe zu reduzieren. Es hat einen antispasmatischen Effekt auf die glatten Muskeln.

Die Heilpflanze senkt auch den Blutdruck. Es hat einen Dreiphasen-Effekt: Erst ein frühes Absinken des Blutdrucks, gefolgt durch eine schnelle Rückkehr zum ursprünglichen Niveau und dann eine allmähliche zweite Senkung, die für eine längere Periode anhält.

Gou Teng wird bei pädiatrischen, fieberhaften Zuckungen und Schüttelkrämpfen, in einer Dosis von 6 bis 15 Gramm, präpariert zu einer Decoction, verabreicht. Gegen Hypertension (hohen Blutdruck) wird es in Mengen von 6 bis 9 Gramm als Decoction verabreicht.

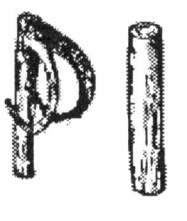

Die Heilpflanze wird in Tablettenform zu 5 bis 10 mg totaler Alkaloide hergestellt. Die Durchschnittsdosis ist 10 bis 20 mg pro Tag.
Anzeichen: Zuckungen in Kindern, Schwindelanfall, Kopfschmerzen, Fieber und Zuckungen.
Bemerkung: Die aktiven Bestandteile dieser Heilpflanze sind Alkaloide. Diese sind: Rynchophyllin, Isorhynchophyllin, Corynoxein, Isocorynoxein, Crynanthein, Hirsutin und Hirsutein.
Klinische Untersuchungen zeigten, daß dieses Kraut Angstzustände und hohen Blutdruck reduzieren kann; es beruhigt und hemmt, wirkt gegen Epilepsie und Zuckungen. Gou Teng ist ein ideales Mittel für leichte Fälle von Zuckungen zu Beginn der Krankheit.
Dieser Heilpflanze wurde in klassischer Medizin zugeschrieben, daß es die Fähigkeit habe 'Hitze' zu vertreiben, Hyperfunktion der Leber und 'endogenen Wind' (körpereigenen Wind) zu vermindern. Auch, um Schwindelanfall, Zittern und Zuckungen zu reduzieren.

H - 76
Chinesischer Name: Zhu Ling.
'Schweine Pilz'
Allgemeiner Name:
Umbellate Pore Fungus.
Familie: Polyporaceae.
Wissenschaftlicher Name:
Polyporus Umbellatus (Pers.)
Teil benutzt: der Pilzkern (fungus nucleus).
Dosierung: 10 Gramm.
Geschmack/Energie:
Süß / neutral
Meridianbezug: Nieren, Blase.
Wirkung: Untersuchungen zeigten, daß dieses Heilmittel das Urinieren fördert.
Anzeichen: vermindertes Urinieren, Oedema (Wasseransammlung), Beri-Beri, Harnanstrengungen und Scheide-Ausfluß..

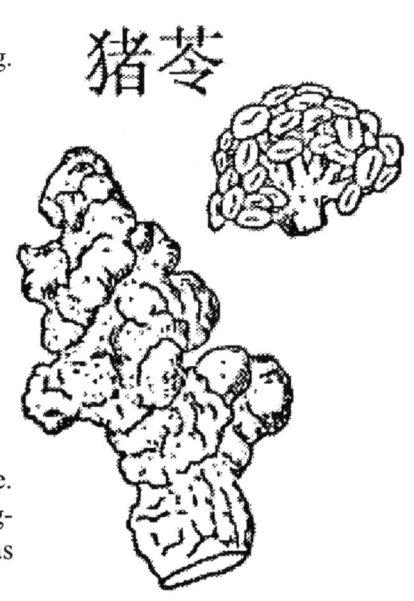

H - 77
Chinesischer Name: Chuan Wu Tou. Krähenkopf von Si Chuan
Allgemeiner Name: Eisenhut
(engl.: monks hood).
Familie: Ranunculaceae.
Wissenschaftliche Namen:
Aconitum chinense Paxton
und Aconitum carmichaeli Debx.
(Radix Aconiti). 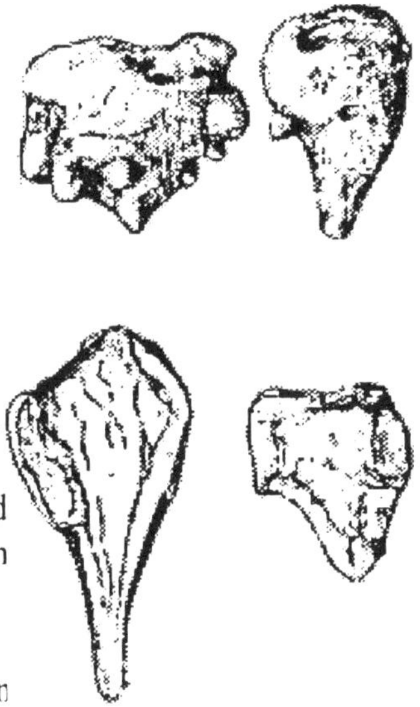
Teil benutzt: die knollige Wurzel.
Dosierung: 4 Gramm.
Geschmack/Energie: scharf / heiß
Meridianbezug: Milz, Nieren, Herz.
Wirkung: um Wind und Feuchtigkeit
zu entfernen, erwärmt die Meridiane,
vertreibt Kälte und lindert Schmerzen.
Anzeichen: Akute rheumatische
Schmerzen, Krämpfe in Armen und
Beinen, Lähmung der Glieder, Zucken
und Benommenheit sowie kalte (ohne
Fieber) Kopfschmerzen.
Bemerkung: Klinische Untersuchungen
zeigten, daß dieses Heilkraut wirksam
ist zur Erleichterung von Schmerzen. Doch es ist äußerst giftig,
wenn es roh benutzt wird. Es muß also decoctet (gekocht) werden, um für den Gebrauch sicher genießbar zu sein.

H - 78
Chinesischer Name: Bai Bu. (Hundert Teile)
Allgemeiner Name: Wilder Spargel.
Familie: Stemonaceae.
Wissenschaftliche Namen: Stemona sessilifolia (Miq.) Miq, Stemona japonica (Bl.) Miq., und Stemona tuberosa Lour.
(Radix Stemonae).
Teil benutzt: die knollige Wurzel.

Dosierung: 5 Gramm.
Geschmack/Energie: süß und bitter / geringfügig warm.
Meridianbezug: Lunge.
Wirkung: Die Heilpflanze und ihre Alkaloiden können Erregung des Atemzentrums unterdrücken und so den Hustenreflex hemmen.
Sie haben auch antituberkulöse, antibakterielle und antifungale Wirkung. Untersuchungen zeigten, daß Bai Bu wirksam ist zur Unterdrückung von Husten. Es ist auch ein Antituberkulose-Heilmittel und zerstört Würmer im Körper
Die allgemeine Dosis beträgt 6 bis 18 Gramm..
Anzeichen: Husten infolge eines ermüdenden körperlichen Defekts, Lungentuberkulose, Chronisch-Bronchitis und Keuchhusten.
Bemerkung: Die Wurzel enthält die Alkaloide Stemonin, Stemonidin, Isostemonidin, Protostemonin u. a.

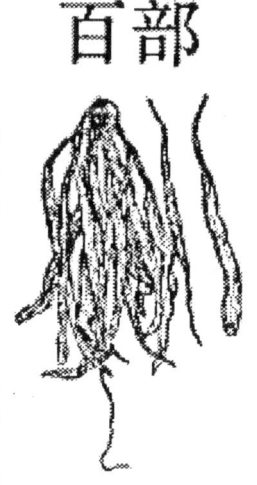

百部

H - 79
Chinesischer Name: Gu Sui Bu.
(Knochenbruch Heilmittel)
Allgemeiner Name:
Wurzel der Glücks-Drynaria.
Familie: Polypodiaceae.
Wissenschaftlicher Name:
Drynaria fortunei (Kunze)
und Drynaria baronii (Christ)
(Rhizoma Drynariae).
Teil benutzt: der Wurzelstock.
Dosierung: 5 bis 10 Gramm.
Geschmack/Energie: bitter/warm
Meridianbezug: Leber und Nieren.

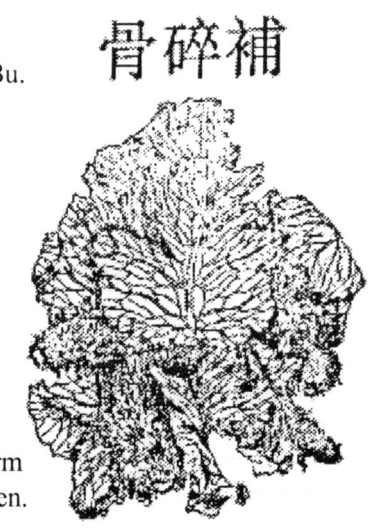

骨碎補

Wirkung: Dieses Kraut tönt die Nieren, um chronischen Durchfall infolge eines Nierenmangel zu behandeln. Zusätzlich kann es das Blut (Kreislauf) aktivieren und gebrochene Knochen wieder verbinden. Deshalb wird es benutzt, um Knochenbrüche sowie Schmerzen in Sehnen und Knochen zu behandeln.
Anzeichen: Knochenbruch, Hexenschuß, Nierenmangel mit Klingeln in den Ohren (Tinnitus).

H - 80
Chinesischer Name: Yuan Zhi. 'Lange Entschlossenheit' (so genannt, weil geglaubt wird, daß man durch den Gebrauch dieses Heilkrauts Entschlossenheit entwickelt, die einen langen Weg geht).
Allgemeiner Name:
verlassene Kreuzblume
Familie: Polygalaceae.
Wissenschaftliche Namen:
Polygala tenuifolia Willd. und Polygala sibirica L. (Radix Polygalae).
Teil benutzt: die Wurzel.
Dosierung: 5 Gramm.
Geschmack/Energie:
bitter, scharf / warm
Meridianbezug: Herz und Nieren.
Wirkung: um das Gemüt zu beruhigen, Intelligenz zu verbessern, Schleim zu zersetzen (aufzulösen) und Hohlräume zu öffnen.
Anzeichen: Schlaflosigkeit, Herzklopfen, Vergeßlichkeit, Husten mit übermäßigem Schleim, Karbunkel und Halsschmerzen.
Bemerkung: Klinische Untersuchungen zeigten, daß dieses Heilkraut wirksam ist als ein schleimlösendes Mittel und auch beruhigend und hemmend wirken kann. Es enthält Saponin, das als schleimlösend bekannt ist.

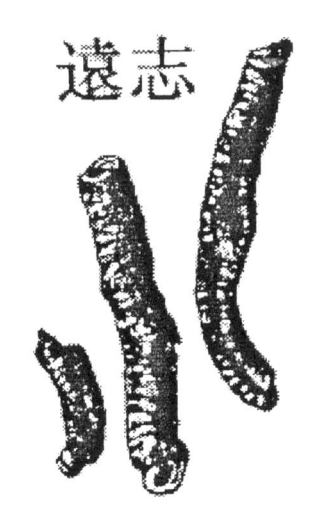

H - 81

Chinesischer Name: Jue Ming Zi; Cao Jue Ming. 'Entscheidender Erhellungs-Samen' (so genannt, weil es das Sehvermögen schärft.

决明子

Allgemeiner Name: Cassia Samen.
Familie: Leguminosae.
Wissenschaftlicher Name: Cassia obtusifolia L. und Cassia tora L.
Teil benutzt: der reifen Samen.
Geschmack/Energie: salzig / neutral
Meridianbezug: Leber und Nieren.
Wirkung: Jue Ming reduziert das Cholesterin im Blut und verhindert die Bildung von atherosclerotic Plaque (Verkalkungsflecken) in der Arterienwand. Es wirkt auch antihypertensiv (Blutdrucksenkend), antibakteriell und laxativ (abführend). Gastrointestinale Störungen wie Übelkeit, Blähungen im Abdomen und leichter Durchfall sind die gewöhnlich dazu beobachteten Seiteneffekte.

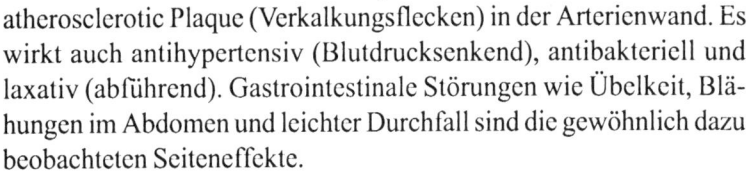

Ursprünglich wurde das Heilmittel benutzt um 'Hitze' von der Leber zu entfernen, zur Verbesserung der visuellen Acuität (Sehkraft) und als Abführmittel. Auch moderne Ärzte benutzen das Heilkraut, um damit Hypercholesterinämie (erhöhter Cholesteringehalt im Blutplasma, über 200mg%) und hohen Blutdruck zu behandeln.

Zudem wird es zur Behandlung von Vaginitis gebraucht. Mit einem Wasserextrakt der Heilpflanze werden täglich für 15 bis 20 Minuten die Vulva und Vagina gewaschen. Dies zehn Tage lang.

Anzeichen: Kopfschmerzen infolge heißer Leber (Leberentzündung), Amaurosis (Sehschwäche, Blindheit), geschwollene Augen, trockener Stuhlgang mit Verstopfung.

Bemerkung: Diese Heilpflanze enthält viele wirksame Substanzen, darunter Chrysophenol, Emodin, Aloemodin, Rhein Physcion, Obtusin, Aurantio-Obtusin, Chysobtusin, Rubrofusarin, Norrubrofusarin und Toralacton. Emodin ist der Bestandteil für die abführende Wirkung dieser Heilpflanze.

Untersuchungen zeigten, daß dieses Kraut allgemein wirksam ist zur Senkung des Blutdrucks.

H - 82
Chinesischer Name: Fang Feng. 'Wind-verhinderndes-Kraut'
Allgemeiner Name: Fang Feng.
Familie: Umbelliferae.
Wissenschaftlicher Name:
Ledebouriella divaricata (Turcz.)
(Radix Ledebouriellae).
Teil benutzt: die Wurzel.
Dosierung: 5 Gramm.
Geschmack/Energie:
scharf / geringfügig warm.
Meridianbezug: Blase, Leber,
Lunge, Milz und Magen.
Wirkung: Untersuchungen zeigen,
daß Fang Feng wirksam ist zur Erleichterung von Schmerzen sowie als anti-rheumatisches Heilmittel. Fang Feng ist auch gut gegen übermäßigen Schweiß infolge oberflächlicher Mangelhaftigkeit und zur Verhinderung der gewöhnlichen Erkältung.
Anzeichen: Windfeuchtigkeit-Rheuma.

H - 83
Chinesischer Name: Da Feng Zi.
'Großer Aussatz-Samen'
Allgemeiner Name: Chaulmoogra.
Familie: Flacourtiaceae.
Wissenschaftlicher Name:
Hydnocarpus Hainanensis;
Hydnocarpus anthelmintica Pierre.
Teil benutzt: der reife Samen.
Dosierung: 2 bis 4 Gramm.
Geschmack/Energie: scharf / heiß
Wirkung: Traditionelle Chinesische
Medizin empfiehlt es, um (durch nur äußerliche Anwendung) 'Wind' und 'Feuchtigkeit' zu vertreiben sowie toxische (giftige) Stoffe von Geschwüren zu entfernen.
Da Feng Zi ist toxisch! Darf nur äußerlich angewandt werden!

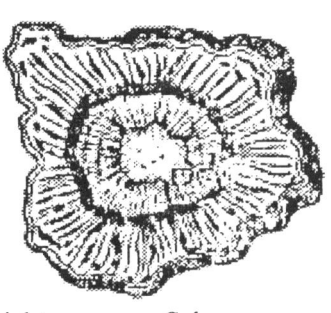

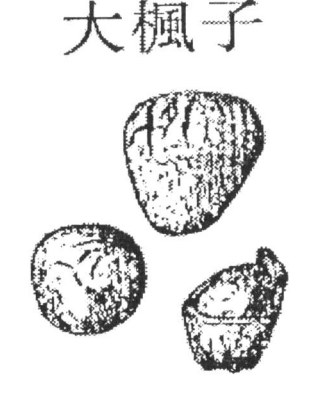

Anzeichen: Skabies (Krätze), Geschwüre und Aussatz.
Bemerkung: Die Samen dieser Pflanze enthalten Hydnocarpus Öl, Hydnocarpic Säure, Chaulmoogric Säure und Gorlic Säure. Da Feng Zi ist toxisch (giftig)! Nur für äußerliche Anwendung geeignet!

H - 84
Chinesischer Name: Xu Chang Qing
Allgemeiner Name: Schwalbenwurz.
Familie: Asclepiadaceae.
Wissenschaftlicher Name:
Pycnostelma Paniculatum; Cynanchum paniculatum (Bge.) Kitag.
(Radix Cynanchi Paniculati).
Teil benutzt: Wurzel und Wurzelstock, oder die ganze Pflanze mit Wurzel.
Dosierung: 3 bis 10 Gramm.
Geschmack/Energie: scharf / warm
Wirkung: Die Heilpflanze ist ein Beruhigungs- und Schmerzmittel, mit einer sehr langen Wirkungsdauer.
Die Wirkungen auf das Kardiovaskulär-system (Herzkreislaufsystem) schließen eine Verlangsamung der Herzpuls-Rate, eine Erhöhung des PQ-Abstandes (Überleitungszeit im EKG), Verbesserung des myokardialen Kreislaufs und eine Senkung des Blutdrucks mit ein. Zusätzlich senkt es den Cholesterinspiegel des Blutplasmas und zeigt auch einige antibakterielle Eigenschaften.
Xu Chang Qing wird in Chinesischer Volksmedizin benutzt, um 'Wind' zu vertreiben, Schmerzen zu erleichtern und Diurese (Harnausscheidung) zu veranlassen. Hauptsächlich jedoch, um rheumatisches Arthritis zu behandeln und dabei die Schmerzen zu erleichtern. Auch in Fällen von chirurgischen Wunden, Trauma (Verletzung durch Gewalteinwirkung), Zahnschmerzen und Dysmenorrhea (schmerzhafte Regelblutungen). Es ist auch zur Behandlung von Mastitis (Brustdrüsenentzündung), Hautentzündungen wie Ekzem (Juckflechte), Neurodermatitis (nervöse Hautentzündung), anstek-

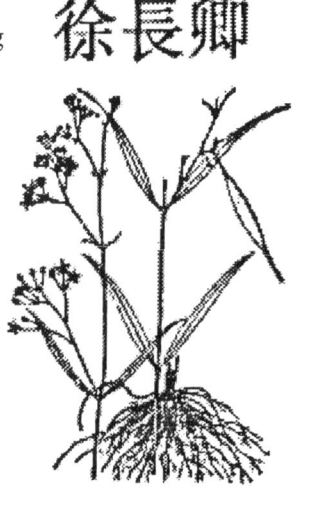

kender Hautentzündung und Schindeln benutzt worden. Die Standard Zubereitung der Heilmittels ist 30 zu 60 g der Heilpflanze (oft in Pulverform) zu einer Decoction gemacht oder mit Wein extrahiert für orale Verwendung; der Auszug kann auch äußerlich angewandt werden, um dort Schmerzen zu erleichtern.
Anzeichen: Magenschmerz, Zahnschmerz, Rheuma-Schmerzen, Unterleibsschmerz während Menstruation, chronisch Tracheitis (Luftröhrenentzündung) und Hautentzündung.
Bemerkung: Diese Heilpflanze enthält Paeonol, Glycoside und organische Säuren.
Klinische Untersuchungen zeigten, daß Xu Chang Qing wirksam ist zur Erleichterung von Schmerzen und ein antirheumatisches Heilmittel ist. Es ist toxisch und sollte vorsichtig von jenen mit Schwächen und Mängel benutzt werden.

H - 85
Chinesischer Name: Lui Jinu.
Allgemeiner Name:
Kraut des mannigfaltigen Wermuts.
Familie: Compositae.
Wissenschaftlicher Name:
Artemisia anomala S. Moore und
Siphonostegia chinensis Benth.
(Herba Artemisiae Anomalae).
Teil benutzt: die ganze Pflanze
Dosierung: 5 bis 10 Gramm.
Geschmack/Energie: bitter / warm
Meridianbezug: Herz und Milz.
Wirkung: aktiviert das Blut, erleichtert Schmerzen und die Menstruation.
Anzeichen: Unterdrückung von Menstruation, Schmerzen infolge Blut-Gerinnsel und Verletzungen.

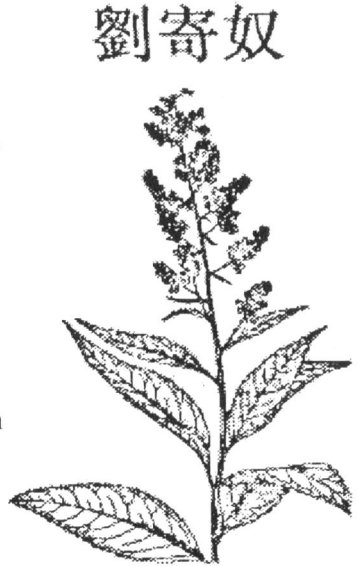

H - 86
Chinesischer Name: Du Zhong.
Allgemeiner Name: Eucommia Rinde.
Familie: Eucommiaceae.
Wissenschaftlicher Name: Eucommia Ulmoides Oliv. (Cortex Eucommiae).
Teil benutzt: die Rinde.
Dosierung: 6 Gramm.
Geschmack/Energie: süß und bitter / warm
Meridianbezug: Leber und Nieren.
Wirkung: Tönt die Leber und Nieren, stärkt die Sehnen und Knochen, sichert den Fötus. Klinische Untersuchungen zeigten, daß Du Zhong den Blutdruck senken und Blutfett reduzieren kann.
Anzeichen: Hexenschuß, ungewöhnlich starke Fötus Bewegungen, Nierenmängel, Kopfschmerzen, Schwindelanfall und schwache Beine.

H - 87
Chinesischer Name: Ban Xia.
'Mitte-Sommer'
Allgemeiner Name: Pinellia Wurzel.
Familie: Araceae.
Wissenschaftlicher Name:
Pinellia ternata (Thunb.)
Pharmazeutischer Name:
Rhizoma Pinelliae
Teil benutzt: der Wurzelstock.
Dosierung: 8 Gramm.
Geschmack/Energie: scharf / warm
Meridianbezug: Milz und Magen.
Wirkung: Die Heilpflanze ist ein Anti-Emetika (verhindert Erbrechen und Übelkeit), wahrscheinlich infolge seiner Hemmungswirkung auf den CTZ (Chemorezeptive Auslöser Zone) Reflex. Die Haupt-anti-emetische Substanz ist temperaturwiderstandsfähig

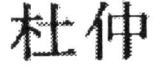

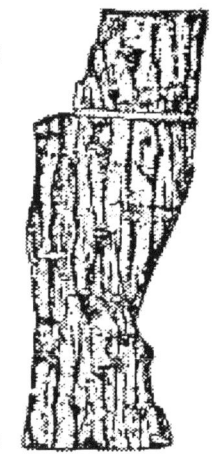

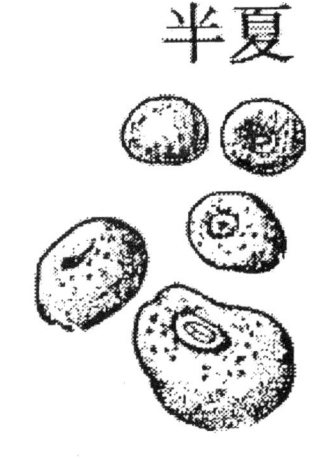

und wurde aus organischen Lösungsmitteln isoliert. Die vollständige Struktur ist noch nicht identifiziert worden. Diese Heilpflanze hat auch hustenstillende und schleimlösende Wirkungen. Es hat kardiahemmende Wirkung und ist ein Gegenmittel gegen Strychninvergiftung.

Traditionelle Chinesische Medizin benutzte diese Heilpflanze, um Feuchtigkeit wegzunehmen und Schleim aufzulösen sowie den ansteigenden Widerstand gegen den Fluß von Qi zu glätten und Erbrechen zu verhindern. Äußerlich wird es auf Wunden angewandt, um heilende und schmerzlindernde Wirkung zu erzielen.

Anzeichen: Asthma, Husten, Erbrechen und für äußerliche Anwendungen bei Karbunkeln und Schwellungen.

Bemerkung: Die Knolle enthält wesentliche Hauptöle, l-Ephedrin, Cholin und mehrere Aminosäuren.

Untersuchungen zeigten an, daß Ban Xia wirksam als schleimlösendes Mittel ist und Erbrechen erleichtern kann.

Ban Xia in seiner rohen Form ist toxisch; es kann Halsschmerz verursachen, geschwollene Zunge und Heiserkeit. Deshalb darf es intern nur nach seiner Verarbeitung eingenommen werden. Nachdem es decoctet wird, werden seine giftigen Wirkungen wesentlich reduziert. Nichtsdestotrotz, sollten schwangere Frauen dieses Kraut nur mit großer Sorgfalt benutzen.

H - 88
Chinesischer Name: Ren Dong Teng 'Winter-tolerierender Zweig'
Allgemeiner Name: Geißblatt Zweig.
Familie: Caprifoliaceae.
Wissenschaftlicher Name: Lonicera japonica Thunberg. (Caulis Lonicerae).
Teil benutzt: die belaubten Zweige.
Dosierung: 11 bis 33 Gramm.
Geschmack/Energie: süß / kühl
Meridianbezug: Herz und Lunge.
Wirkung: säubert und entgiftet, öffnet die Passagen der Meridiane.

Klinische Untersuchungen zeigten, daß dieses Kraut wirksam ist für verschiedene Arten von Krebs.
Anzeichen: Fieber bei warmen Krankheiten, Ruhr mit Blut im Stuhl, ansteckende Hepatitis (Leberentzündung), Karbunkel und Schmerzen in Sehnen und Knochen.

H - 89
Chinesischer Name: Nu Zhen Zi.
'Wintergrün' oder 'Keuschheits-Samen'
Allgemeiner Name: Wachsbaum.
(eine Art der Rainweide)
Familie: Oleaceae.
Wissenschaftlicher Name: Ligustrum lucidum Ait. (Fructus Ligustri Lucidi).
Teil benutzt: reife Frucht, Rinde und Blätter, s.u.
Dosierung: 10 bis 15 Gramm.
Geschmack/Energie: süß und bitter / neutral
Meridianbezug: Leber und Nieren.
Wirkung: Das Heilmittel ergab eine Anzahlerhöhung der Leukozyte. Es ist ein Kardiatonikum und Diuretikum. (Herzstärkung- und Wasserabführendes Mittel). Außerdem hat es antibakterielle Eigenschaften.

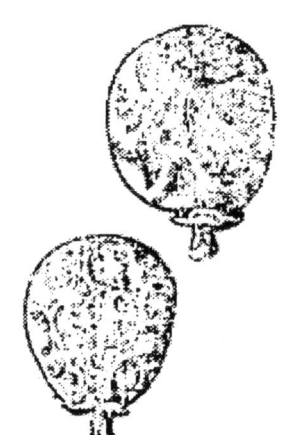

Nu Zhen wird zur Behandlung von Leukopenie, chronisches Bronchitis und akute Dysenterie (Ruhr) angewandt.

Das Chinesische Pharmacopoeia empfiehlt es auch zur Verbesserung der Nierenfunktion, zur Wiederherstellung der Lebensessenzen, zur Nährung der Leber und, um die Sehkraft zu verbessern.

Klinische Untersuchungen zeigten, daß dieses Kraut ein wirksames Herzstärkungsmittel ist. Zusätzlich tönt Nu Zhen Zi die Nieren und schärft das Sehvermögen. Es ist ein wirksames Heilmittel gegen Schwindelanfall, Klingeln in den Ohren (Tinnitus) und vorzeitig ergrauendes Haar infolge Leber und Nieren Mängel.

Das Heilmittel wird meist als Decoction (Gebräu/Suppe) verarbeitet und eingenommen. (Entweder 60 Gramm der Rinde oder 90 Gramm

der Blätter.) Diese Decoction wird dreimal täglich getrunken für einen Zeitraum von zehn Tagen.
Anzeichen: Leber-Nieren-Yin-Mangel, Schwindelanfall, Samen (Sperma) Emission und Herzklopfen.
Bemerkung: Die Frucht dieser Pflanze enthält Glycoside Nuzhenide, Oleanolic Säure und Ursolic Säure.

H - 90
Chinesischer Name: He Huan Hua.
'Sitzung - blühendes Glück'.
Allgemeiner Name: Seidenbaum Blüte.
Familie: Leguminosae.
Wissenschaftlicher Name: Albizzia Julibrissin Durazz. (flos Albiziae).
Teil benutzt: Blume oder Knospe.
Dosierung: 3 bis 10 Gramm.
Geschmack/Energie: süß / neutral
Meridianbezug: Herz und Milz.
Wirkung: entspannt die Leber, regelt die Energie und sichert die Stimmung.
Anzeichen: Belegte (verschleimte) Brust, Schlaflosigkeit, Vergeßlichkeit, Wind-Feuer-Augenkrankheit, Sehstörung, Halsschmerzen, Karbunkel und Verletzungen durch Unfall.

H - 91
Chinesischer Name: Lian Hua.
Allgemeiner Name: Lotos Blüte.
Familie: Nymphaceae.
Wissenschaftlicher Name:
Nelumbo nucifera Gaertn.
(Flos Nelumbinis).
Teil benutzt: die Blüte.
Dosierung: 5 bis 10 Gramm.
Geschmack/Energie: bitter und süß / warm
Meridianbezug: Herz und Leber.

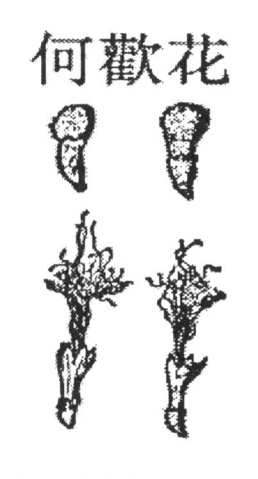

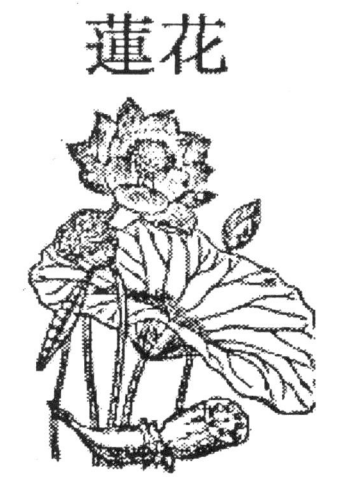

Wirkung: aktiviert das Blut, stoppt Blutungen, befreit von Feuchtigkeit und Wind.
Anzeichen: Erbrechen von Blut infolge Verletzungen; Ekzema und Karbunkel.

H - 92
Chinesischer Name: Pu Huang. 'Katzenschwanz Pollen'.
Allgemeiner Name: Rohrkolben Pollen
Familie: Typhaceae.
Wissenschaftlicher Name: Typha angustifolia L., Typha orientalis Presl. (Pollen Typhae).
Teil benutzt: Pollen.
Dosierung: 3 bis 10 Gramm.
Geschmack/Energie: süß / neutral
Meridianbezug: Leber, Milz, und Perikardium (Herzbeutel).
Wirkung: um Blutgerinnsel aufzulösen (wenn benutzt frisch); und Blutungen zu stoppen (wenn durch Rösten getrocknet benutzt). Die Heilpflanze senkt den Cholesterinspiegel durch Hemmen der Darmaufnahme von Cholesteral-Diät, oder der Re-absorbation von biliarem Cholesterin. Dies hilft, die Entwicklung von Atherosklerosis zu verhindern. Ihre direkte Wirkung auf das kardiovaskular System schließt auch ein Verlangsamen der Herzschlag Frequenz, eine Verbesserung im koronaren Kreislauf und ein Senken des peripheren Blutdrucks mit ein.
Klinische Versuche haben auch gezeigt, daß die Heilpflanze die Darm- und Gebärmutter Muskeln kontraktiert. Es wirkt als Hämostatikum, durch Reduzierung der Blutgerinnungszeit. Zusätzlich wirkt es als ein entzündungshemmendes Mittel. Diese Heilpflanze wurde in traditioneller Medizin benutzt, um stagnierendes Blut und den Kreislauf zu mobilisieren. Es wird heute benutzt zur Behandlung von Hypercholesterinämie, Angina Pectoris, exudative

Ekzem (Schleimhauterkrankungen, wie z. B. Milchschorf), Geburtsbluten und Hämatemesis (Bluterbrechen) sowie, um Hämaturie (Blutharnen) zu halten.
Anzeichen: Menstruation-Schmerz; Schmerzen infolge Verletzungen die Blutungen verursachen; Halsschmerzen und sonstige Blutungen.
Bemerkung: Die wirksamen Bestandteile sind Isothamnetin, A-Typhasterol und Oligosaccharid.
Klinische Untersuchungen zeigten, daß Pu Huang ein wirksames Gerinnungsmittel ist und Blutung (als ein Hämostat) halten kann. Zusätzlich ist Pu Huang gut für unregelmäßige Menstruation, akuten Schmerz im tieferen Unterleib und Schwindelanfall.

H - 93
Chinesischer Name: Ju Hua.
'September-Blüte'
Allgemeiner Name:
Maulbeere-blätterige Chrysantheme.
Familie: Compositae.
Wissenschaftlicher Name:
Chrysanthemum morifolium Ramat.
(Flos Chrysanthemi).
Teil benutzt: trockener Blütenstand.
Dosierung: 8 Gramm.
Geschmack/Energie: süß und bitter / kühl
Meridianbezug: Lunge, Leber und Nieren.
Wirkung: Klärt pathogenen Schweiß, Hitze in Leber und entgiftet
Anzeichen: Augenkrankheiten, Schmerzen in den Ohren, Schwindelanfall, Karbunkel, Schwellungen, Kopfschmerzen infolge Windhitze.
Bemerkung: Es wird geschätzt, daß es in China mehrere hundert Arten dieser Pflanze gibt. Jedoch, nur die vier folgenden werden gewöhnlich als Heilkräuter benutzt: Süßes Ju Hua, welches gelblich ist und benutzt wird, um Wind zu vertreiben und Fieber zu reduzieren; weißes Ju Hua das als Tee getrunken und benutzt wird, um die Leber zu reinigen und das Sehvermögen zu schärfen; aromatisches Ju Hua, das weiß und aromatisch ist und benutzt wird, um Schwindelanfall

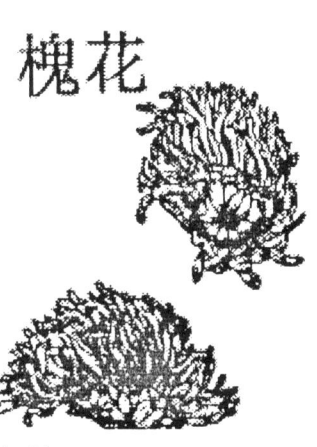

und Zuckungen bei warmen bzw. heißen Krankheiten zu behandeln; und das wilde Ju Hua, das benutzt wird, um Hitze zu räumen und zu entgiften.

H - 94
Chinesischer Name: Mei Gui Hua.
Allgemeiner Name: Rose.
Familie: Rosaceae.
Wissenschaftlicher Name: Rosa Rugosa Thunb.
(Flos Rosae Rugosae).
Teil benutzt: die Blume.
Dosierung: 3 bis 6 Gramm.
Geschmack/Energie: Süß und geringfügig bitter / warm
Meridianbezug: Leber und Milz.
Wirkung: um die körperliche Energie zu regeln, Energie-Stau zu lösen, das Blut zu harmonisieren und Blutgerinnung aufzulösen.
Anzeichen: Schmerzen in der Leber und im Magen, Windrheuma, Bluterbrechen, Bluten im Mund, unregelmäßige Menstruation, vaginalen Ausfluß, Ruhr, Mastitis (Brustdrüsenentzündung) und Schwellungen.

H - 95
Chinesischer Name: Ji Guan Hua.
Allgemeiner Name: Hahnenkamm.
Familie: Amaranthaceae.
Wissenschaftlicher Name: Celosia cristata L. (Flos Celosiae Cristatae)
Teil benutzt: Blütenstand.
Dosierung: 5 bis 10 Gramm.
Geschmack/Energie: süß / kühl
Klassen: Kräuter, um Schwitzen zu veranlassen und um das Blut zu regeln.
Meridianbezug: Leber und Nieren.

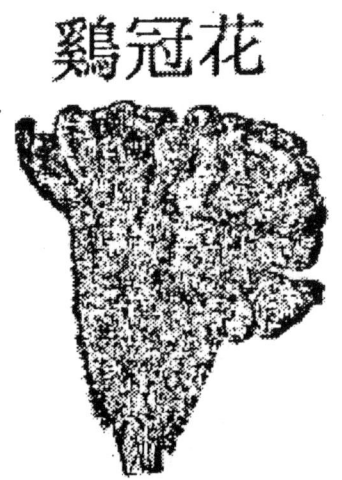

Wirkung: kühlt das Blut, stoppt Blutungen.
Anzeichen: blutende Hämorrhoiden, Bluterbrechen, Bluthusten, Blut im Urin, Vaginales Bluten und Ausfluß.

H - 96

Chinesischer Name: She Gan.
'Stechende Trockenheit'
Allgemeiner Name: Brombeeren-Lilie oder Leopard Blume
Wissenschaftlicher Name: Belamcanda chinensis (Iridaceae).
(Rhizoma Belamcandae).
Teil benutzt: der Wurzelstock und der Stiel.
Dosierung: 3 bis 10 Gramm.
Geschmack/Energie: bitter / kühl
Meridianbezug: Lunge und Leber.
Wirkung und Anwendung: Antipyretisch (fiebersenkend); als Antidote (entgiftend); Expektorant (schleimlösend); antiphlogistisch (entzündungshemmend) für die oberen Atemwege.
Auch um Blut zu verteilen und Schwellungen zu reduzieren. Untersuchungen zeigten, daß dieses Heilkraut sehr wirksam ist als ein schleimlösendes Mittel und Grippe hemmen kann.
Anzeichen: Halsschmerzen mit Anschwellung, Bronchitis, Husten, Karbunkel.
Bemerkung: Das rohe Heilmittel ist leicht toxisch..

H - 97

Chinesischer Name:
Dan Shen. 'Roter Ginseng'
(weil es rot und wie Ginseng geformt ist).
Allgemeiner Name: Purpur Salbei
Familie: Labiatae.

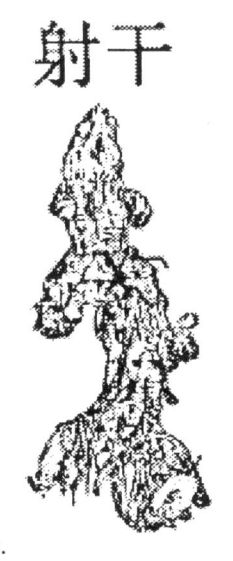

Wissenschaftlicher Name:
Salvia miltiorrhiza Bge.
(Radix Salviae Miltiorrhizae).
Teil benutzt: die Wurzel.
Dosierung: 10 Gramm.
Geschmack/Energie: bitter / geringfügig kalt.
Meridianbezug: Herz und Leber.
Wirkung: Der Dan Shen Auszug hat einen hemmenden Effekt auf das Leitungssystem des Herzens, das zu einer verlangsamenden Herzschlagfrequenz führt.
Die Heilpflanze hat eine schützende Wirkung gegen akute myokardiale Ischämie (plötzlich auftretende Blutleere oder mangelnde Blutzufuhr in den Herzmuskeln).
Das Dan-Shen-Extrakt kann die peripheren Blutgefäße erweitern, was zu einer Senkung des Blutdrucks führt. Es kann auch den Cholesterin- und Triglicerid (Fettsäure-) Spiegel im Blut reduzieren und wird daher auch als Anti-Cholesterin-Mittel benutzt.
Die Heilpflanze wirkt schmerzlindernd und beruhigend. Ihr Wasserextrakt kann die Schlafzeit verlängern, die von Chloralhydrat- oder Barbitursäurepräparaten (Schlafmittel) veranlaßt wird.
Dan-Shen-Extrakt bzw. die Komponente Tanshinone I und IIA haben eine einschränkende oder hemmende Wirkung auf viele Bakterien. Das alkoholische Extrakt des Heilmittels oder Tanshinol hat eine besonders bemerkenswerte, hemmende Wirkung auf das Wachstum des Tuberkulose Bazillus.
Traditionelle Chinesische Ärzte verschrieben dieses Heilkraut, um das Herz und die Nerven zu stabilisieren, das Blut zu 'erleichtern' und, um 'träges' Blut zu entfernen.
Mehr moderne Gebräuche schließen die Behandlung von Angina Pectoris, zerebrale Atheriosklerose (Arterienverkalkung im Gehirn), diffuse intravaskuläre Blutgerinnung (eine in den Blutgefäßen sich

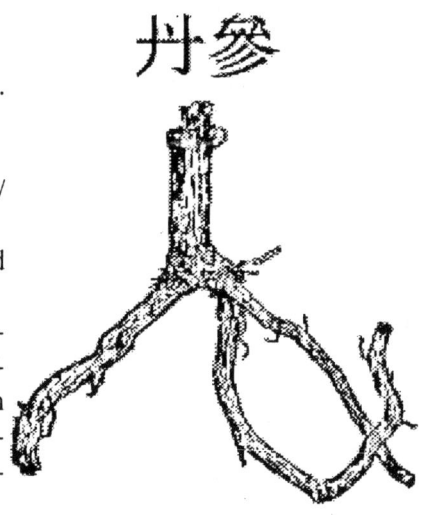

ausbreitende Thrombose) und Thrombophlebitis (Venenentzündung) mit ein. Andere Gebräuche sind die Behandlung von Leberentzündung, akute chirurgische Infektionskrankheiten, Mastitis (Brustdrüsenentzündung), Erysipelas (Wundrose), Otitis Media (Mittelohrentzündung), Mandelentzündung und Knochenmarkinfektion.

Untersuchungen zeigten, daß dieses Kraut sieben Heilwirkungen produzieren kann. Es kann: 1) die koronaren Arterien erweitern und somit Angina-Pectoris verhindern, 2) den Blutkreislauf aktivieren und den Blutdruck senken, 3) die Leber schützen, 4) Leber und Milz erweichen und (geschwollene) schrumpfen, 5) rote - und 6) weiße Blutzellen vermehren, 7 Erregung hemmen und beruhigen.

Anzeichen: unregelmäßige und mangelhafte Menstruation, abnormales Bluten aus der Scheide, Unterleibs-Blockierungen und Staus, Schlaflosigkeit.

Bemerkung: Die Heilpflanze enthält mehrere Ketone und alkoholische Ableitungen, einschließlich Tanshinone, Cryptotanshinone, Isocryptotanshinone, Miltirone, Tanshinol und Salviol.

II - 98
Chinesischer Name: Chui Pen Cao.
'Steinnagel' oder 'Weinende Teller Pflanze'
Familie: Crassulaceae .
Wissenschaftlicher Name: Sedum Sarmentosum Bge. (Herba Sedi Sarmentosi).
Teil benutzt: die ganze Pflanze.
Dosierung: 50 Gramm.
Geschmack/Energie: leicht, süß und geringfügig sauer / kühl.
Meridianbezug: unbestimmt.
Wirkung: vertreibt Hitze, entgiftet, wirkt abschwellend und unterstützt den Wasserhaushalt des Körpers.
Anzeichen: Brandwunden, Karbunkel, Schlangenbiß und Krebsschwellungen, insbesondere bei Leberkrebs.

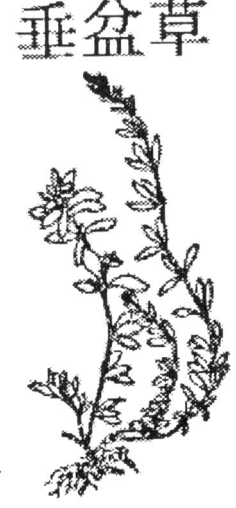

H - 99
Chinesischer Name: Huai Hua
Allgemeiner Name:
Japanischer Pagoda-Baum.
Familie: Leguminosae.
Wissenschaftlicher Name:
Sophora Japonica L. (Flos Sophorae).
Teil benutzt: die Knospen.
Dosierung: 6 bis 15 Gramm.
Geschmack/Energie:
bitter / geringfügig kalt.
Meridianbezug: Leber und Dickdarm.
Wirkung: beruhigt Hitze, kühlt das Blut, und stoppt Blutungen. Untersuchungen zeigten, daß dieses Kraut vier Wirkungen produzieren kann:
1) Es kühlt das Blut und kann den Blutdruck reduzieren, 2) es kann den Widerstand der Blutkapillaren Gefäße verstärken, 3) es ist ein wirksames Gerinnungsmittel, und 4) es ist allgemein wirksam zur Reduzierung des Blutdrucks.
Anzeichen: Hämorrhoiden, Ausscheidung von Blut aus dem After, Blut im Urin, Nasenbluten, und Ruhr.

H - 100
Chinesischer Name: Mi Meng Hua.
'dicht-bedeckte Blume'.
Allgemeiner Name:
Schmetterling-Busch. (Buddleja)
Familie: Loganiaceae.
Wissenschaftlicher Name:
Buddleja officinalis Maxim.
(Flos Buddlejae).
Teil benutzt: die getrockneten Blumen oder Knospen.
Dosierung: 3 bis 10 Gramm.

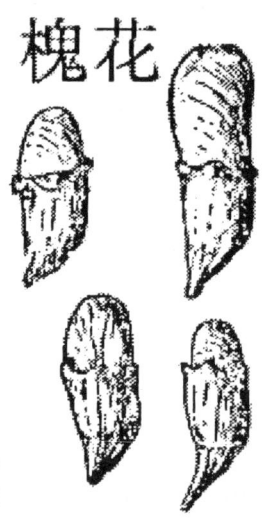

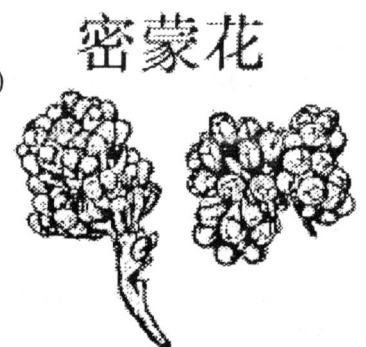

Geschmack/Energie: süß / kühl
Meridianbezug: Leber.
Wirkung: um Wind auszuweisen, Blut zu kühlen; befeuchtet die Leber. Mi Meng Hua nährt das Blut und schärft das Sehvermögen. Es ist auch gut für Patienten mit Leber-Nieren-Yin-Mangel und Hitze.
Anzeichen: 'pinkeye' (englisch f. Rotauge) mit Schwellung, wässerige Augen und Amaurosis (Sehfehler: optische Schrumpfung).

H - 101
Chinesischer Name: Jie Geng.
'feste und gerade Wurzel'
Allgemeiner Name: Kikio Wurzel.
Familie: Campanulaceae.
Wissenschaftlicher Name: Platycodon grandiflorum (Jacq.) A. DC.
(Radix Platycodi).
Teil benutzt: die Wurzel.
Dosierung: 6 Gramm.
Geschmack/Energie: scharf und bitter / geringfügig warm.
Meridianbezug: Lunge.
Wirkung: Platycodin hat eine schleimlösende Wirkung durch Reizung der Schleimhaut und verursacht eine Erhöhung von Bronchialsekretion. Es senkt den Cholesteringehalt im Blut durch das Stimulieren der hepatischen- und biliären (Leber und Galle) Ausscheidung von Cholesterin und Galle-Säuren.
Die Heilpflanze senkt den Blutzucker und wirkt als ein antibakterielles Mittel. Zusätzlich ist beobachtet worden, daß es beruhigende sowohl als auch fiebersenkende Wirkungen hat.
Die Heilpflanze wird von traditionellen chinesischen Ärzten benutzt, um Schleim aus der Lunge zu vertreiben, und um sie zu 'durchlüften'. Selbst klinische Untersuchungen zeigten eindeutig, daß dieses Kraut als Schleimlöser wirksam ist.

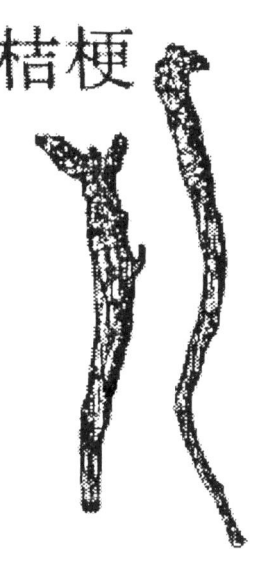

Es wird auch benutzt, um Halsschmerzen zu erleichtern und Eitervertreibung zu fördern. Es ist als 'Jie Geng Komplex'-Tablette auf dem Chinesischen Apothekermarkt. Die Standarddosis in dieser Form ist ein bis zwei Tabletten pro Tag.

Anzeichen: Halsschmerz, Heiserkeit, Husten und übermäßiger Schleim, Abszeß der Lunge, suppurative Pneumonie (eiternde Lungenentzündung) und Lungen-Gangräne.

Bemerkung: Das Jie Geng ist die Wurzel der Pflanze. Der bedeutendste Bestandteil der Wurzel ist das Saponin Platycodin. Bei Hydrolyse, gibt das Saponin Platycodigenin und Polygalacid Säure.

H - 102
Chinesischer Name: Xuan Fu Hua.
(Gelbe Sternwarte)
Allgemeiner Name: Innula Blume.
Familie: Compositae.
Wissenschaftlicher Name:
Inula Japonica Thunb. (Flos Inulae).
Teil benutzt: die Blüte der Blume.
Dosierung: 3 bis 10 Gramm.
Geschmack/Energie: salzig / warm
Meridianbezug: Lunge, Milz, Magen und Dickdarm.
Wirkung: gegen zuviel Schleimbildung; um Husten, Aufstoßen, Übelkeit und Erbrechen zu unterdrücken, Erregungsenergie und Asthma zu beruhigen.
Anzeichen: Husten, Asthma und Schluckauf.
Bemerkung: Die Blüten sollten beim Kochen in ein Säckchen getan werden, damit die Fasern der Blüten nicht mit dem Heiltrunk getrunken werden. Xuan Fu Hua ist geringfügig toxisch.

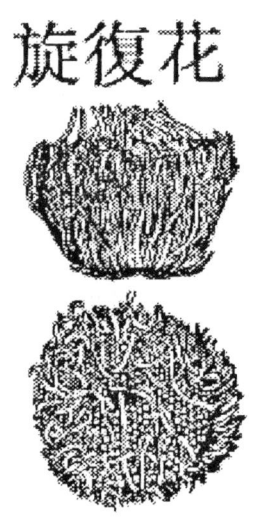

H - 103
Chinesischer Name: Qian Ri Hong.
'Tausend-Tage rote Blume'
Allgemeiner Name:
Blume von Globeamaranth. (Kugelblume)
Familie : Amaranthaceae.
Wissenschaftlicher Name:
Gomphrena globosa L. (Flos Gomphrenae).
Teil benutzt: der Blütenstand
oder die ganze Pflanze.
Dosierung: 3 bis 10 Gramm (Blüte),
15 bis 30 Gramm (ganze Pflanze).
Geschmack/Energie: süß / neutral
Meridianbezug: unbestimmt.
Wirkung: um Leber zu säubern,
Stau zu zerstreuen, Husten zu erleichtern,
Asthma zu behandeln und das Blut zu kühlen. 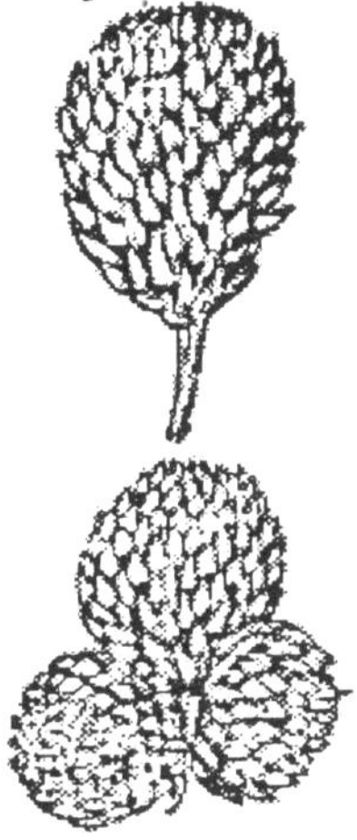
Anzeichen: Kopfschmerzen, Husten, Ruhr, Keuchhusten, Skrofeln (Lymphknotenentzündung), Geschwüre, Augenschmerzen (infolge heißer Leber), Kopfschmerzen durch Hypertension (Bluthochdruck), Chronisches Tracheitis (Luftröhrenentzündung).

H - 104
Chinesischer Name: Zi Wan.
(Purpur-weiche Wurzeln)
Allgemeiner Name:
Purpur Aster.
Familie: Compositae.
Wissenschaftlicher Name:
Aster tataricus L.f.
(Radix Asteris).
Teil benutzt: Wurzel.
Dosierung: 8 Gramm.
Geschmack/Energie:
bitter/warm

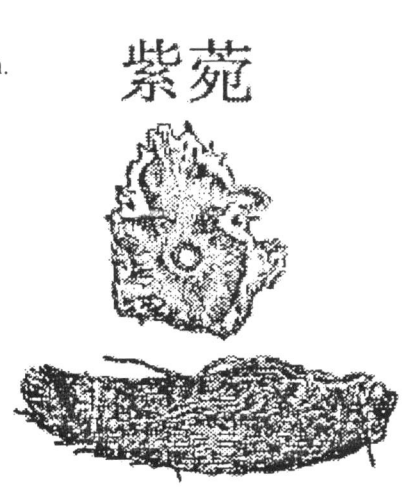

Meridianbezug: die Lunge.
Wirkung: um die Lunge zu erwärmen und Schleim auszuweisen; es unterdrückt Husten und erleichtert Asthma.
Anzeichen: Husten infolge Windkälte, Asthma, Bluthusten.
Bemerkung: Klinische Untersuchungen zeigten, daß dieses Kraut als schleimlösendes Mittel wirksam ist. Es enthält Flavonone, das zum einen auf das Kardiovaskulär System wirkt und zum anderen Blutungen stillen, Husten unterdrücken und Schleim ausweisen kann.

H - 105
Chinesischer Name: Xiang Si Zi
Wissenschaftlicher Name: Abrus Precatorius L.
Teil benutzt: der Samen, aber auch die Blätter als Tee.
Wirkung: Diese Heilpflanze wird im 'Ben Cao Kong Mu' als ein anti-emetisches (gegen Brechreiz) Mittel aufgeführt. Es wird auch als Expektorant (schleimlösend) und als Parasitizid angewandt.
Bemerkung: Verschiedene Alkaloide sind im Samen gefunden worden, darunter L-Abrin, Precatorin, Hypaphorin, Trogonelin, Cycloarterenol, Squalene und 5-B-Cholanic Säure

H - 106
Chinesischer Name: Tie Xian Cai
Wissenschaftlicher Name: Acalypha Australis L.
Dosierung: Es wird in Tablettenform (0.4 g/Tablette) in einer Dosis von 4 Tabletten, viermal am Tag verabreicht.
Wirkung: Es hat antibakterielle Wirkung gegen Staphlococci, Dysenterie (Ruhr), Typhoid (eine Form von Typhus) Bazillus und Pseudomonas Pyozyaneus (Stäbchenbazillus, verzögert Wundheilung, oft im Darm, erzeugt Entzündung der Gallen- und Harnwege). Es hat einen Versiegelungseffekt der die mucosalen Membrane (Schleimhäute) schützt. Es hat auch anti-asthmatische Wirkung.
In chinesischer Volksmedizin wird die Pflanze benutzt als Antipyretikum (fiebersenkendes Mittel), Detoxicant (Entgifter), Antidysenteretic (gegen Durchfall, Ruhr) und als hämostatisches

(Blutgerinnungs-) Mittel.
Bemerkung: Die Pflanze enthält Alkaloide Acalyphin, Tannin Säure und Gallic Säure. Es wird als Präparat in Tablettenform (0.4 g/ Tablette) in einer Dosis von 4 Tabletten, viermal am Tag verabreicht.

H - 107
Chinesischer Name: Xue Shang Yi Zhi Goa
Wissenschaftlicher Name: Aconitum Brachypodum Diels
Wirkung: Die Wurzel und Aconitin haben eine analgesische (schmerzstillende) Wirkung. Der Beginn der Wirkung ist langsam, doch von langer Dauer. Diese Pflanze wird hauptsächlich als Schmerzmittel benutzt, aber auch um den Blutkreislauf anzuregen und um Schwellungen zu verringern. Oft auch, um Unfall- und arthritische Schmerzen zu lindern. Kontraindikation bei Schwangerschaft oder für Kinder ist angebracht.
Bemerkung: Diese Heilpflanze enthält Bullatin A, B, D und Aconitin.

H - 108
Chinesischer Name: Cao Wu
Wissenschaftlicher Name: Aconitum Kusnezoffii Reichb.
Wirkung: Die darin enthaltenen Alkaloide wirken analgesisch (schmerzstillend) und beruhigend. Sie haben eine vagal-anregende Wirkung die den Herzschlag reduzieren und eine Vasadilatation (Gefäßdehnung) der Herzkranzgefäße bewirken.
Sie haben auch eine lokale anästhetische (lokale Betäubung) Wirkung, besonders auf die mucosalen Membrane (Schleimhäute), aber mit nur geringer Tiefenwirkung.
Der große chinesische Chirurg, Hua Tuo (145 bis 203 nach Christi) benutzte schon damals ein berühmtes anästhesisches Rezept, in dem er Cao Wu und Datura Stramonium mit Wein zusammenmischte und den Patienten gegen Operationsschmerzen verabreichte.
Bemerkung: Die Hauptbestandteile der Heilpflanze sind: Alkaloide Hypaconitin, Aconitin, Mesaconitin und Talasitamin. Andere Bestandteile deren Struktur nicht erläutert ist, waren bei Labor-

untersuchungen ebenfalls darin vorgefunden worden. Sie sind toxisch! Eine Überdosis ergibt Parasthesias (Selbstvergiftung), trockenen Mund, Sprach- und Seeschwierigkeiten, Bradykardi (verlangsamte Herztätigkeit), Abfallen des Blutdrucks und in extremen Fällen - Koma!

H - 109
Chinesischer Name: Sha Shen
Wissenschaftlicher Name: Adenophora Terraphylla (Thunb.) Fisch
Teil benutzt: die Wurzel
Wirkung: Die Wurzel enthält Saponins, die für etwa 4 Stunden einen expektoranten (schleimlösenden) Effekt haben. Das Heilmittel ist hoch-hämolytisch und sogar bei einer Verdünnung von 1: 40, kann es die Blutzellen schnell auflösen (hemolysieren). Es stimuliert myokardial Kontraktion (regt die Herzmuskel an) und hat auch antibakterielle Wirkung. Das chinesische Pharmakopoe (Arzneibuch) empfiehlt Sha Shen als Expektorant (schleimlösendes Mittel) zur Behandlung von Bronchitis und Keuchhusten.

H - 110
Chinesischer Name: Suo Luo Zi 'Sieben Blätter Baum'
Wissenschaftlicher Name: Aesculus Chinensis Bge.
Teil benutzt: der Samen
Wirkung: Bei Laboruntersuchungen (mit Ratten) hat sich gezeigt, daß Escin eine zehnfache Erhöhung des Adrenokortikotropes Hormons (ACTH) und eine 20fache Erhöhung des Plasma Corticosteron Spiegels verursacht. Escin produziert eine entzündungshemmende Wirkung. Diese Wirkung zeigte sich nicht in adrenectomisierten oder hypophysectomizierten Versuchstieren.
Bemerkung: Der Samen enthält von 20 bis 31% Fett-Säuren. Aesculus hippocastanum wächst in der Jiangxi Provinz. Es enthält eine Zusammensetzung von Saponin und Escin, die nach einer Enzym-Hydrolyse, Protoscigenin, Barringtogenol C und deren Variationen produzieren.

H - 111
Chinesischer Name: Long Ya Cao
Wissenschaftlicher Name: Agrimonia Pilosa Ledeb.
Wirkung: In der Medizin des Chinesischen Volkes wird dieses Heilkraut benutzt zur Vertreibung von Taenia (Bandwurm). Es ist inzwischen bekannt geworden, daß die taeniazidische Wirkung hauptsächlich durch Agrimophol, welches rasch aufgenommen wird im Körper eines Parasiten, wo es lähmend direkt auf dessen Nervensystem wirkt. Es beschränkt im Parasit auch Glycogenolysis, indem es auf den aerobic und anaerobic Metabolismus wirkt. Das Heilkraut ist sehr effektiv gegen T. solium.
Es ist tricomonasidal und kann Schistosomiasis (Wurmkrankheiten) und Malaria plasmodium (Malariaerreger) einschränken. Es hat auch hämostatische (blutgerinnende-) Wirkung, jedoch ist der genaue Mechanismus dieser Wirkung noch nicht erforscht. Zudem ist es ein Mittel gegen Staphylokokken, E. coli (Kolonbakterien), Pyozyaneusbakterien (Eiterbakterien), Dysenterie (Ruhr) und dem Typhoid (eine Form von Typhus) Bazillus.
Dosierung: Standardpräparate sind 0.1g Agrimopholtabletten. Die Dosis für Erwachsene ist 8 Tabletten nüchtern eingenommen, gefolgt nach einer Stunde mit einer Dosis MgS04.
Die Dosis für Kinder 25 mg /pro Kg Körpergewicht. Das Heilmittel ist auch als Agrimonin Injektion-Lösung, 20mg/2ml, für intramuskulare Anwendung zu gebrauchen.
Therapeutische Anwendung: Die Heilpflanze wird in der Behandlung von Taeniasis (Bandwurm) mit 95%iger Wirksamkeit benutzt. Es wird auch zum Stillen von Blutungen, wie Hemoptysis oder Hämatemesis angewandt. 20 mg Agrimonintabletten werden als Hämostatik benutzt, ein bis drei Tabletten täglich. Es kann auch zur Behandlung von Wundinfektionen und gegen Furunkeln benutzt werden.
Bei der Behandlung von Vaginal Trichomoniasis, wird eine 200% Wasser-Decoction zum Waschen der entzundenen Gegend benutzt. Mit dieser Decoction kann auch eine Gaze befeuchtet werden und in der Vagina - drei bis vier Stunden pro Tag, sieben Tage lang getragen werden.

Bemerkung: Das aktive Prinzip dieses Mittels ist Agrimophol. Die Pflanze enthält auch Agrimonin, Agrimolid, Vitamin C und K, sowie größere Mengen von Tanninsäure.

H - 112
Chinesischer Name: Chun Pi 'Himmelsbaum'
Wissenschaftlicher Name: Ailanthus Altissima (Mill) Swingle
Wirkung: Das Heilmittel hat eine antidiarrheale (gegen Durchfall) Wirkung, wahrscheinlich wegen seines Tannin Gehalts. Es zeigt auch eine cathartic Effekt wegen seines Inhalts von Resin und Öle. Es ist hämostatisch, emetisch und hat antibakterielle Funktionen. Chun Pi entspannt die Muskeln. Die Wirkung ist ähnlich zu der, die ein Raucher empfindet während er Tabak raucht. Gegenanzeigen sind manchmal Übelkeit und Brechreiz, Schwindelgefühl.
Es wird vor allem gegen Durchfall (diarrhea und dysenteria), und Magengeschwüre benutzt und als hämostatisches (Blutgerinnung-) Mittel. Es ist auch benutzt worden, um Gonorrhoe (Geschlechtskrankheit) und Leucorrhoe (Blutkrankheit) zu behandeln.
Bemerkung: Dieses Heilmittel enthält Amarolid, Ailanthon und Afzelin. Der Baum von welchem dieses Heilkraut genommen wird, stammt ursprünglich aus China und wird auch "Himmelsbaum" oder 'Chinesischer Sumac' genannt. Er wurde 1751 nach England und um 1800 nach USA ausgeführt.

H - 113
Chinesischer Name: Mu Tong
Wissenschaftlicher Name: Akebia Quinata (Lardizabalaceae) Dcne.
Dosierung: Im allgemeinen werden die Stiele in einer Dosis von 4 bis 9 Gramm, als Hauptbestandteil einer Mischung eines populären chinesischen Heilmittels das auch Mu Tong, Dan Zhu Ye und Lakritzenwurzel enthält, eingenommen.
Wirkung und Anwendung: Diese Pflanze hat eine diuretische (harnfördernde) Wirkung, eine myokardial (Herzmuskel) Anregung und antibakterielle Wirkung. Auch für Abszesse auf der Zunge und

im Mund; Schlaflosigkeit; Unruhe; dunkler und spärlicher Urin; schwieriges und schmerzhaftes Urinieren; Schmerzen und Schwellung in Füße und Beinen; ungenügend Stillung.

Dieses klassische chinesische Heilmittel wird im "Der göttliche Ackersmann" beschrieben als ein Mittel, das gegen intensive 'Hitze' wirkt.

Es wird auch gebraucht, um akute Urethritis (Entzündung der Harnröhre) und nephrotisches Oedema (Nierenkrankheit) zu behandeln sowie Obstruktion von Brustdrüsen bei stillenden Müttern.

Bemerkung: Alle vier Spezies dieser Heilpflanzen haben dieselbe chemische Zusammensetzung und Wirkung. Sie enthalten Aristolochic Säure und Thesaponin akebin, welches durch Hydrolyse das Produkt Akebigin produziert; auch Hederagonin und Oleanolic Säure.

Die Gebrauchsdosis des Heilmittels sollte jedoch 15 g pro Tag nicht überschreiten.

H - 114
Chinesischer Name: Ba Jiao Feng
Wissenschaftlicher Name: Alangium Chinense (Lour.) Harms
Teil benutzt: die Wurzel
Dosierung: Ba Jiao Feng wird als Adjuvant (Begleit- oder Verstärkungsmittel) bei Anästhesie benutzt. Auch bei Lokalanästhesie, wie mit Procain, um bessere Entspannung der Muskeln zu gewährleisten. Dosis 0.3 bis 0.6 mg /kg

Dieses Heilkraut wird auch zur Behandlung von rheumatischen Arthritis benutzt. Für diesen Zweck, 3 bis 6 Gramm der Wurzel in einer Decoction. Kontraindikation bei Schwangerschaft.

Wirkung: Die Alkaloide sind der Hauptbestandteil dieser Heilpflanze und haben eine Curare-ähnliche Blockierungseffekt auf die NMJ. Diese Wirkung kann Gegenanzeigen auslösen bei Neostigmin (ein synthetisches Anregemittel). Die Alkaloide bewirken eine myokardiale (Herzmuskel) Stimulierung, erhöhen die Zusammenziehungsfähigkeit und können Fibrillation auslösen. Sie können auch den Blutdruck erhöhen. Intravenöse Behandlung mit den Alkaloiden verursachen anfangs eine Stimulierung des Atmungssystems, gefolgt von einer Depression, die hauptsächlich durch die Depression der Atmungsmuskeln ausgelöst wird. Eine ähnliche Wirkung sieht man an CNS. Die Alkaloiden dringen rasch in die Gehirnblutbarriere, verursachen CNS Stimulation gefolgt von Depression.

Bemerkung: Der aktive Bestandteil dieser Wurzel ist das Alkaloide Dlanabasin oder Neonicotin.

In anderen Spezies der Alangium Pflanze, Alamarckii, sind verschiedene zusätzliche Alkaloide gefunden worden. Sie sind: Cephaelin, Emetin, Psychotrin, Tubulosin, Isotubulosin, Demethyltubulosin, Demethylpsychotrin, Alangicin, Deoxytubulosin, Demethylcephaelin, Alamarckin, Alangimarckin und Ankorin. Auch das Glucosid Alangisid ist dabei festgestellt worden.

H - 115
Chinesischer Name: Ze Xie
Wissenschaftlicher Name: Alisma Orientalis
Dosierung: Das Heilmittel wird in einer Dosis von 3 bis 12 Gramm in Form einer Decoction verabreicht.

Wirkung: Ze Xie wird benutzt als effektives Diuretic (harntreibendes Mittel) für die Entfernung von ödemaischer Flüssigkeit (Wasseransammlung im Gewebe).

Klinische Tests zeigten, daß das Heilmittel den Cholesterin Spiegel senkt, eine beschützende häpatische (die Leber betreffend) Funktion hat und die urinare Ausscheidung von Natrium, C1 (Kohlenstoff) und Urea (Harnstoffe) bewirkt.

Diese klinischen Tests bewiesen ein besseres Ergebnis die Hypercholesterämie (den erhöhter Cholesteringehalt im Blutplasma) zu senken als mit Hypertriglycerid. Die subjektiven Symptome wurden verbessert.

Es wurde auch gebraucht gegen Oedema (Wasseransammlung, W-Stau) bei Nierenversagen.

Bemerkung: Die Hauptbestandteile sind Alisol A und B, Alisol monoacetat und das wesentliche Hauptöl Epialisol Alisma

H - 116
Chinesischer Name: Da Suan (Knoblauch)
Wissenschaftlicher Name: Allium Sativum
Teil benutzt: die Knolle
Dosierung: Zur Behandlung von Trichomoniasis (Infektion mit quälendem Juckreiz im Intimbereich) wird der Saft von Knoblauch ins Badewasser getan, oder die betroffene Stelle, meistens die Vagina, wird öfters mit einer Knoblauch Lösung gewaschen für eine Dauer von sieben bis zehn Tage.
Intravenöse Infusion einer Da Suan Lösung hat man auch zur Behandlung von Larynx Karzinom (Kehlkopfkrebs) angewandt.
Äußerlich wird Knoblauch gebraucht, um Clavus (Hühnerauge) aufzulösen und, um Furunkel und Karbunkel zu heilen. Gaze wird mit einer 10%igen Knoblauchlösung getränkt und auf die suppurative (eiternde) Wunde gelegt.
Wirkung: Die Heilpflanze (die Knoblauchknolle) hat eine antibakterielle Wirkung gegen Staphylokokken, E.coli, Typhoid und Paratyphoid, Dysenterie, Diphtherie Bazillus und Pneumokokken. Es ist auch effektiv gegen den Tuberkulose Bazillus. Es hat antiplasmodiale Wirkung, besonders gegen Amöbe (Blutkrankheit). Es wird behauptet auch Anti-Krebseigenschaften zu haben. Bei einer Untersuchung von 4000 Menschen in China zeigte sich, daß bei denen die in den letzten 20 Jahren in ihrer Diät täglich am meisten Allium enthielt, die geringste Anzahl von Magenkrebs vorkam.
Da Suan verringert den Gehalt von Cholesterin und Lipoproteine im Blut, reduziert Plasma Fibrinogen, verlängert die Blutkoagulierungszeit und verhindert Atheosklerosis (Arterienverkalkung).
In Indien, 432 Überlebende von Herzanfällen erhielten täglich frischen Knoblauch für 3 Jahre. Die Knoblauchesser hatten 32% weniger Wiederholung eines Herzanfalls und 45% weniger Sterbefälle als die Patienten ohne diesen Knoblauchzusatz in ihrer Diät.
Es hat auch eine antithrombotische (verhindert Blutgerinnung, Blutstau) Wirkung. Ein Extrakt aus dieser Pflanze genannt Ajoene, verhindert Platelet Aggregation. (getrockneter Knoblauch hat diese

Eigenschaft nicht!) Es wird vermutet, daß Ajoene einschränkend wirkt, auf die Aussetzung des Bindegewebebehälters der Platelet Membrane.
Es wurde auch beobachtet, daß K. den Blutzucker senkt und die phagocytic Aktivität der Leukozyten stimuliert. Es regt auch gastric Sekretion und gastrische Motilität (Magensaftbildung und die Magenfunktion) an. Zudem hat es auch entzündungshemmende Eigenschaften.

Therapeutisch: Knoblauch ist schon seit langem gebraucht worden um microbiale Infektionen und Krankheiten zu heilen, wie bakterielle und amöbiale Dysenteria (Ruhr).
Rektale Infusion (Darmeinlauf) eines 5 bis 10% Extrakts in Verbindung mit oraler Einnahme, erzielt meist ein hervorragendes Ergebnis in akuten und auch chronischen Fällen. Da Suan wird in chinesischer Medizin auch zur Behandlung von Keuchhusten, Tuberkulose, epidemische Enzephalitis (Gehirnentzündung), Cholera, Oxyuris und Taenia Infektionen (Entzündungen durch Würmer in den Gedärmen) benutzt.

Bemerkung: Der aktive Hauptbestandteil der Knolle ist Allicin, eine Form wesentlicher Öle, die etwa 1.5 % des Bestandteils der Pflanze ausmachen. (Eine gelbliche Flüssigkeit mit starkem Geruch und veränderlich unter Hitze). DA SUAN enthält auch andere Substanzen wie Allistatin und Glucominol. Von den wesentlichen Ölen dieser Pflanze, wurde ein antibakterieller Hauptbestandteil: Neoallicin, isoliert. Dies ist ein Diallylthiosulfonat, das nun in chemischen Labors synthetisch hergestellt werden kann.

H - 117
Chinesischer Name: Sha Ren 'Paradies Samen'
Wissenschaftlicher Name: Amomum Xanthioides
Teil benutzt: Der natürliche Standort dieser Heilpflanze ist in Süd-China und Indochina. Der Pflanzenteil der zu Heilzwecken benutzt wird, ist der Samen.
Natürliche Eigenschaft: Scharf, warm
Anziehung: Milz, Magen, Nieren

Dosierung: 2 - 4 Gramm
Wirkung: Trocknend, (bei feuchtem Überschuß in Milz und Magen); stomachisch (gut für den Magen); verdauungsfördernd; carminativ (gegen Blähung); Dekongestant (gegen das Völlegefühl bei Übersättigung); und als Beruhigungsmittel für den unruhigen Fötus.
Außer den bereits erwähnten Wirkungen, hilft dieser Heilmittelsamen auch gegen Druckgefühl in Brustkorb und Unterleib; gegen Durchfall; Dyspepsie (Durchfall im Säuglingsalter); Übelkeit und Erbrechen während der Schwangerschaft.

H - 118
Chinesischer Name: Zhi Mu
Wissenschaftlicher Name: Anemarrhena Asphodeloides Bge.
Teil benutzt: der Wurzelstock
Dosierung: Das Heilmittel wird generell in einer Dosis von 12 Gramm verschrieben, in Verbindung mit 4,5 Gramm von Huang Lian (Gelbe-Perle-Wurzelstock, Nr. H-137), als Decoction, um Diabetes Mellitus und akute Infektionskrankheiten zu heilen.
Wirkung: Medizinische Texte aus Nordchina berichten, daß diese Heilpflanze den Blutzucker verringern kann, durch Erhöhung des Metabolismus von Glucose im Körper und den Glykogen Synthesis in der Leber.
Das Heilmittel hat auch antibakterielle Eigenschaften und senkte die Körpertemperatur von Tieren, die mit Escherichia coli (Kolonbakterien) inokuliert wurden.
Das klassische Heilkräuterbuch 'Der himmlische Ackersmann' zeigt, daß Zhi Mu hauptsächlich gebraucht werden sollte, um Trockenheit im Mund und 'Durst' zu behandeln. Es entfernt bösartiges Qi und Oedema Flüssigkeit und heilt die Unvollständigkeit des Qi.
Bemerkung: Die Rhizome (Wurzelstock) enthält Saponin und Mucus Substanzen. Die Teile der Heilpflanze die über Grund wachsen, enthalten auch Glucosides Mangiferin und Isomangiferin.

H - 119
Chinesischer Name: Shan Long Zhi
Wissenschaftlicher Name: Anisodus Tanguticus (Maxim.) Pasch.
Wirkung: Shang Long Zhi hat eine ähnliche Wirkung auf das Cardiovascularsystem, wie Atropin. Es kann den Herzschlagrythmus beschleunigen und den zerebralen Kreislauf. Zudem hat es beruhigende und anti-convulsive Wirkungen auf das zentrale Nervensystem und ist der Hauptbestandteil in dem uralten chinesischen 'Anästhesie Rezept'. Es beeinschränkt den Cortex und regt das Atmungssystemzentrum an.
Bei Tierversuchen wurde bemerkt, daß es Zittern reduziert. Das Heilmittel hat auch periphere Wirkungen. Der Bestandteil Scopolamin, das stärker ist als Anisodamin und Anisodin, kann Darmkrämpfe lösen. Es erweitert die Pupillen, reduziert den Speichelfluß und bekämpft organophosphorouse Intoxikation (Vergiftung).
In chinesischer Volksmedizin wurde diese Heilpflanze als Mittel gegen Krämpfe eingesetzt, als analgesisches (schmerzstillendes) Mittel und zur Erleichterung von Blutstasis (Blutstau). Neuere Verwendungszwecke sind: Die Behandlung gegen Schock durch akute Infektionskrankheiten und Intoxikation (Vergiftungen); gegen Zerebral Thrombose und akute Entzündung des Rückenmarkstrangs; als ein Adjuvant bei Anästhesie, zusammen mit den gebräuchlichen Anästhesiemitteln. Anisodamin und Anisodin können eine analgesische und eine zerebral einschränkende Wirkung verursachen, während sie wiederum die Atmung anregen.
Anisodamin und Anisodin, in Verbindung mit 1% Procain, wird gebraucht als Lokal-Anästhesie in den Augen, sowie zur Behandlung von Retinal-Krampf und Zentral-Retinitis (Netzhautentzündung). Auch zur Behandlung des Biliaren- (Galle) Kanals oder Duadonal- (Magen) Krampf.
Bemerkung: Die aktiven Hauptbestandteile enthalten in diesem Heilkraut sind Hyoscyamin, Scopolamin, Anisodamin und Anisodin, welche cholinergische blockende Alkaloide sind.
Das Heilmittel ist ziemlich toxisch und hat denselben adversen Effekt wie andere cholinergische Blockiermittel, inklusive Trockenheit des Mundes, Gesichtsrötung, Dilatation der Pupillen, ver-

schwommene Vision und Probleme mit Wasserlassen und dem Stuhlgang.

H - 120

Chinesischer Name: Bing Lang (Betel Palme)
Wissenschaftlicher Name: Areca Catechu L. (Palmae)
Teil benutzt: die Betel Nüsse (Samen)
Natürliche Eigenschaft: Scharf und bitter; warm.
Anziehung: Magen, Dickdarm
Dosierung: Die Dosis für Erwachsene ist 80 bis 100 Gramm (50 bis 60 g für Kinder); es wird zu einer Decoction gemacht und bei leerem Magen eingenommen; 1,5 Std. danach wird eine Dosis MgSO eingenommen, um die gelähmten Parasiten aus den Gedärmen zu spülen. Es hat eine 90% Wirksamkeit bei der Behandlung von Schweine-Taenia.
Wirkung: Das darin enthaltene Alkaloid Arecholin kann den Taenia (Bandwurm) paralysieren, besonders Taenia solium. Der Kopf und Teile des Parasiten (Ungeziefers) werden frei, lösen sich von der Wand der Gedärme und kann dann mit einem cathartischen Mittel ausgereinigt werden. Das Heilmittel kann auch Ascaris, Fluke und Oxyuris (versch. Würmer) lähmen, es ist jedoch nicht ganz so stark gegen diese Organismen. Zudem hat es antivirale und antifungale Eigenschaften. Es ist cholinergisch; das Alkaloide ist ein muscarinic Agonist (Schleimhautanreger) und kann die Darmfunktion und den Darmsaftfluß erhöhen. Es verlangsamt den Herzschlag und senkt den Blutdruck. Auch gegen Schwellungen in Füße und Beine. Es ist auch wirksam gegen Malaria.
Das Heilmittel wird auch zur Behandlung von Taeniasis (Erkrankung an Bandwurm) benutzt.
Bemerkung: Die Samen enthalten mehrere Alkaloide (0.35 bis 0.7% des totalen Inhalts.) Die wichtigsten aktiven Bestandteile sind cholinergische Mittel: Arecolin, Arecolidin, Guvacolin und Guvacin.

H - 121
Chinesischer Name: Tian Nan Xing
Wissenschaftlicher Name: Arisaema Consanguineum (Schott)
Wirkung: Der große chinesische Arzt, Ben Cao Gang Mu beschreibt dieses Heilmittel als ein sehr effektives Mittel zur Behandlung von Tetanus, Epilepsie und Neuralgie. Es wird oft auch als Beruhigungsmittel und als Expektorant (Schleimlöser) benutzt. Als Anti-Krampfmittel, werden 3 bis 9 Gramm von dieser Pflanze zu einer Decoction als Standarddosis verabreicht.
Bei Tierversuchen zeigte das Heilmittel seine Wirkung gegen durch Strychnin verursachte Krämpfe.
Mit 15 bis 45 Gramm zubereitet zu einer Decoction, wird Tian Nan Xing auch als Mittel gegen Krebs gebraucht. Diese Zubereitung soll täglich als Tee eingenommen werden. Es wird auch als Weinextrakt verschrieben und kann ebenso äußerlich angewandt werden, besonders im Uterus Cervix (Gebärmutterhals).
Bemerkung: Wegen seiner hohen Toxizität, wird nur besonders präpariertes oder geröstetes Tian Nan Xing in den chinesischen Apotheken verschrieben. Es enthält Alkaloiden und Saponin. Toxische Wirkung verursachen den Verlust von Tast- und Geschmacksgefühl, erhöhte Speichelabsonderung, Pharyngen Oedema und in besonderen Fällen auch den Verlust der Stimme. Nach Absetzen der Anwendung ebben diese Wirkungen wieder ab.

H - 122
Chinesischer Name: Qing Gao
Wissenschaftlicher Name: Artemisia Annua L.
Wirkung: Laboruntersuchungen in China ergaben, daß Artemisinin wirksam ist gegen Plasmodium vivax (Malariaverursacher) und Plasmodium falciparum, besonders die asexuale Form (Typ). Die orale Einnahmedosis für Artemisinin in Mäusen mit Malaria, war 89.64 mg/kg. Im Durchschnitt verschwanden nach 2 bis 3 Tagen die Plasmodien (Malariaerreger) aus dem infizierten Blut.
Bei klinischen Untersuchungen mit Patienten die 1 Gramm Artemisin pro Tag erhielten, war das Ergebnis eine Erfolgsrate von 95%

(gerechnet mit dem Verschwinden des Plasmodia) innerhalb 20 Stunden.
Artemisinin beeinflußt weder die Experythrozyte noch die sexuelle Form des Plasmodiums. Der Mechanismus der Wirkung wird vermutet als eine Blockade des Plasmodiums-Gebrauchs von den erythrocyten Eiweiße des (Patient)-Körpers und somit 'verhungert' das Plasmodium buchstäblich zu Tode.
Artemisinin ist auch sehr effektiv zur Einschränkung der Schistosomiasis (Wurmkrankheit). Der synthetische Analog von Artemisinin, Artemeter, ist besonders wirksam in diesem Bereich.
Die intestinale (Darm-)Absorption ist nicht vollständig. Nach Aufnahme wird dieses Mittel verteilt in der Körperflüssigkeit und dringt in die Blutlaufbahn des Gehirns. Das Halbleben des Mittels ist ca. 4 Stunden. Es wird hauptsächlich im Körper metabolisiert und ausgeschieden durch den Urin.
Bemerkung: Insgesamt können 25 abzweigende Mittel von dieser Substanz gewonnen werden.

H - 123
Chinesischer Name: Ai Yie
Wissenschaftlicher Name: Artemisia Vulgaris L.
Dosierung: Das Heilpflanzen-Mittel wird dreimal täglich in Form einer 0,75 ml Kapsel eingenommen. Es kann aber auch in den Larynx (Kehlkopf) gesprüht werden, mit einer Dosis von je 0.1 ml pro Sprühstoß.
Wirkung: Zur Behandlung von Chronisch-Bronchitis, Hypersensitivität und Entzündungen. im Oralbereich.
Bei Untersuchungenn, mit Ai Yie Öl bei einer Konzentration von 0.5ug/ml in ein Bad zur Entspannung der Muskulatur, zeigte eine Wirksamkeit im gleichen Verhältnis wie 0.125 ug/ml Isoproterenol.
Es kann bronchiale Konstriktion bekämpfen, die hervorgerufen wurden durch Acetylcholin oder Histamin. Die Wirkung hält verhältnismäßig lange an.
Das Heilmittel hat auch antibakterielle Wirkung.
Bemerkung: Sieben wesentliche Öle werden der getrockneten

Artemisia Vulgaris entzogen: Terpinenol-4, B-Caryophyllene, Artemisia Alkohol, Linalool, Camphorae, Borneol und Cineol oder Eucalyptol. Die Wirkung dieser Öle ist: antiasthmatisch, hustenstillend und schleimlösend.

H - 124
Chinesischer Name: Sha Yuan Zi
Wissenschaftlicher Name: Astragalus Complanatus R. Br.
Dosierung: Das Heilmittel wird in einer Dosis von 8 bis 14 Gramm zu einer Decoction gemacht, verabreicht.
Wirkung: In traditioneller chinesischer Medizin wird dieses Heilmittel zur Stärkung der Leber und der Nieren benutzt. Es verbessert auch die Sehkraft.
Bemerkung: Dieses Heilkraut enthält Glucoside Astragalin und zwei zusätzliche Bestandteile: Canvanin und Homoserin.

H - 125
Chinesischer Name: Si Ye Xiao Chai
Wissenschaftlicher Name: Berberis Poiretii Schneid
Wirkung: Berberin, ein Alkaloide aus dieser Heilpflanze entnommen, hat eine negative inotropische (die Schlagstärke oder Kontraktionskraft der Herzmuskel beeinflussende) Wirkung. Es kann die funktionale Refraktionszeit der Pappilarmuskeln erhöhen und reduziert bedeutsam die atrial Rate.
Bei Tests mit Versuchstieren (Meerschweinchen) wurde festgestellt, daß Berberin die ventrikulare (Herzkammer) Fibrillationsschwelle erhöht und auch die potentielle Dauer (APD) sowie die Refraktionszeit des isolierten Pappilarmuskelgewebes.

H - 126
Chinesischer Name: Ya Dan Zi
Wissenschaftlicher Name: Brucea Javanica (Simaroubaceae)
Pflanzenteile als Heilmittel: die Früchte.

Anziehung: die großen Gedärme.
Wirkung und Anwendung: Chronische Amoebic Dysenterie (Amöbenruhr); intermittierende Dysenterie (öfters auftretender Durchfall), antipyretisch (fiebersenkend).
Dosis: Malaria - 7 bis 12 Früchte, dreimal am Tag 5 bis 7 Tage lang; Dysenterie - 10 bis 15 Früchte, dreimal am Tag für 7 Tage lang;
Bemerkung: Das Heilmittel hat eine sehr effektive antiseptische Wirkung gegen Amoebic und Malaria Bazillus, Darm Parasiten und vaginalen Entzündungen.
Dosierung von Präparate: Zur Behandlung von amöbialer Dysenterie (Ruhr), akute und chronische Amöbiasis. Eine Kapsel (als Präparat) enthält 10 bis 15 Kernchen von Ya Dan Zi und wird dreimal täglich, oral eingenommen; sieben bis zehn aufeinanderfolgende Tage lang.
Das Heilmittel kann auch durch eine rektale Perfusion eingeführt werden. 20 Kernchen werden zerrieben, in einer 100 bis 200 ml 1% NaHCO für 2 bis 3 Stunden getan und in den After eingeführt; entweder täglich oder jeden zweiten Tag.
Zur Behandlung von Malaria wird eine Kapsel mit 10 Kernchen dreimal täglich geschluckt. Am dritten Tag wird die Dosis halbiert und die Behandlung für weitere zwei Tage fortgesetzt. Die Wirkung ist gleichzusetzen mit Quinin.
Um Warzen und Clavas (Hühneraugen) zu behandeln, werden die Kernchen zerrieben und mit Wasser zu einer Paste gemacht, dann auf die Warze oder Clavas geschmiert.
Um Zervikalkanal- (Unterleib-) oder Rektal-Karzinom (Mastdarm-Krebs) zu behandeln: Fünf bis zehn Prozent Ya Dan Zi Öl wird direkt in das Krebsgewebe injiziert (gespritzt). Die Dosis hängt von der Größe des Krebsgeschwürs ab.
Wirkung: Neuere Untersuchungen haben gezeigt, daß Brucein Alkaloide starke Antiprotozoen (Mittel gegen tierische Einzeller, sogenannte 'Urtierchen') sind.
Frühere chinesische Schriften zeigen, daß Yatanin oder die totalen Alkaloiden, bei einer Konzentration von 1 : 20 000, Amöben in Laborgefäßen tötet. Eine antibakterielle Wirkung konnte nicht beobachtet werden.

Tests mit Ya Dan Zi, um amöbische Dysenterie (Ruhr) in Hunden zu kurieren, zeigte erstaunliche Resultate. Die Amöben verschwanden schon vollständig am zweiten Tag nach Anwendung des Mittels. Das Heilmittel hat auch antimalaria Eigenschaften. Seine Alkaloide können das Wachstum und die Vermehrung von Plasmodien einschränken. Es ist auch anthelmintisch (wurmvertreibend) gegen Trichnosis, Ascariasis und Oxyuriasis.
Bei Tierversuchen wirkte es auch gegen Warzen und Krebs. Ya Dan Zi Öl hat eine vernichtende Wirkung auf Ehrlich Ascites Zellen und beschränkt das Wachstum von S-37 und S-180 Sarkomas (bösartige Geschwulste).
Bemerkung: Neun Bestandteile sind von dieser Frucht isoliert worden. Darunter sind sieben: Alkaloide Brucein A, B, C, D, E, F und G; die anderen sind Bruceolide und Brusatol. Alle neun haben antiamebialle Wirkung, während Brucein D und Brusatol auch Anti-Krebsmittel sind.
Eine Oleic Säure, das Ya Dan Zi Öl, wurde aus der Frucht isoliert, es hat ebenfalls Anti-Krebs-Wirkung. Auch das Glucosid Yatanosid ist im Samen der Pflanze vorhanden.

H - 127
Chinesischer Name: Dao Dou
Wissenschaftlicher Name: Canavalia Gladiata
Dosierung: Es wird in einer Dosis von 7 bis 12 g in einer Decoction verabreicht, oder zu Pulver zermahlen und oral eingenommen.
Wirkung: Traditionelle chinesische Medizin berichtet, daß dieses Heilmittel die Viscera (Eingeweide) 'wärmt' und das üble Qi unterdrückt.
Bemerkung: Etwa 20% dieses Heilmittels besteht aus Canavalin, Canavanin und Urease. Andere Substanzen sind vom Samen isoliert worden, darunter Gibberelin A21 und A22, Canavalia Gibberelli I und Canavalia Gibberellia II.

H - 128
Chinesischer Name: Huo Ma Ren (Hanf)
Wissenschaftlicher Name: Cannabis Sativa (Cannabinaceae)
Pflanzenteile als Heilmittel: Samen u.a. (siehe unter Wirkung).
Anziehung: Milz, Magen, die großen Eingeweide.
Dosierung: Die normale Dosis zur Behandlung sind 9 bis 15 Gramm der Samen.
Wirkung und Anwendung: Bei dieser Pflanze kann alles benutzt werden. Der Stamm ist diuretik (harnfördernd); das Öl ist beruhigend für trockene Kehle; die männlichen Blüten gegen menstruale Beschwerden; die weiblichen Blumen sind leicht toxisch, stimulieren das zentrale Nervensystem, können zur Behandlung bei Unregelmäßigkeiten der Nerven benutzt werden. Wenn zuviel davon benutzt wird, so meldet der Chinesische Arzt Li Shi Zhen, verursacht die weibliche Blüte Halluzinationen und einen unsicheren Gang.
Das Heilmittel ist im Klassischen Heilkräuterbuch aufgeführt als ein mildes Purgativ, das die Darmschleimhäute anregt und dadurch eine erhöhte (Sekretion) Schleimbildung und Peristalsis (Bewegung des Magens und der Därme) auslöst. Es wurde daher oft gebraucht, um Verstopfung bei kranken und älteren Menschen zu heilen.
Bemerkung: Die Frucht enthält Pflanzenfett, Vitamin B1 und B2, Muscarin und Cholin. Es enthält auch mehrere aktive Substanzen, wie Trigonellin, 1(d) - Isoleucin Betaine, Cannabinol, Tetrahydrocannobinol und Cannabidiol.
Wegen seiner hohen Bestandteile von Muscarin, kann die Einnahme einer größeren Dosis von Huo Ma Ren zu cholinergischer Intoxikation führen, die sich als Übelkeit, Übergeben, Durchfall und Krämpfe auswirkt.

H - 129
Chinesischer Name: Ji Cai
Wissenschaftlicher Name: Capsella Bursa-Pastoris
Wirkung: Die Heilpflanze hat hämostatische (Blutgerinnung fördernde), antihypertensive (Blutdruck senkende) und chyluriatische

(Trübung des Harns) Wirkung. Bei der Behandlung von Nephritis (Nierenentzündung), Oedema (Wasseransammlung) und Hämaturie (Blutharnen), wird die Dosis, 15 bis 60 Gramm, zu einer Decoction gemacht, eingenommen.
Bemerkung: Die getrocknete Pflanze enthält Bursic Säure, Alkaloide, Vitamin A, Cholin, Citric Säure, K+ Bursilat.

II - 130
Chinesischer Name: Fan Xie Ye
Wissenschaftlicher Name: Cassia Angustifolia (Leguminosae)
Pflanzenteile als Heilmittel: das Blattwerk.
Anziehung: Dickdarm
Wirkung: 0,5 - 1 Gramm-Dosis ist laxativ (leicht abführend); eine 1 - 3 Gramm-Dosis wirkt kathartic (abführend - reinigend); 4 - 8 Gramm sind purgativ (stärkere Abführung, wird besonders dann benutzt, um vorher behandelte bzw. abgetötete Würmer auszuscheiden). Eine Dosis über 5 Gramm kann Übelkeit, Magenschmerzen und Erbrechen verursachen.
Bemerkung: Einige Glycoside sind von dieser Heilpflanze isoliert worden, darunter Sennoside A und B, C und D, Aloeemodin, Dianthron Glucosid, Rhein Monoglucosid, Rhein, Kaempferin und Myricyl Alkohol. Die Pflanze enthält auch einen 0.85 bis 2.86% Anthraquinon Auszug. Aloeemodin und Rhein sind starke Abführmittel.

H - 131
Chinesischer Name: Ye Ju
Wissenschaftlicher Name: Chrysanthemum Indicum L.
Dosierung: Die Heilpflanze wird in Tablettenform zu je 2.4 Gramm hergestellt; als Injektionsampulle zu 2g/2ml, als Extrakt von 20g/ml, und als Sirup von 2g/ml.
Wirkung: Das alkoholische Extrakt (aber nicht das Wasserextrakt), hat eine antihypertensive (gegen erhöhten Blutdruck) Wirkung die anfangs langsam ist, aber von langer Dauer. Diese Wirkung ge-

schicht nicht durch eine zentrale, sondern durch eine antiadrenergische (nervenberuhigende) und vasodilatorische (Blutgefäßerweiternde) Wirkung auf die peripheralen (umgebenden) Gefäße. Es zeigt auch antibakterielle Wirkung.
Die traditionelle Anwendung dieser Heilpflanze ist, damit bestimmte hypertensive (Bluthochdruck) Symptome, wie Kopfschmerzen, Insomnia (Schlaflosigkeit) und Schwindelgefühle zu behandeln. Außerdem weitläufig in Gebrauch zur Behandlung von Grippe, Influenza und Entzündung der 'inneren' Membrane, wie z.B. Hirnhautentzündung.
Bemerkung: Diese Heilpflanze enthält verschiedene wichtige Öle, darunter Apinene, Limonene, Carvone, Cineol, Camphore und Borneol. Es enthält auch drei Glucoside: Chrysanthinin, Chrysanthemaxanthin und Yejuhualactone.

H - 132
Chinesischer Name: Rou Gui (Chinesischer Zimt)
Wissenschaftlicher Name: Cinnamomum Cassia (Lauraceae)
Pflanzenteile als Heilmittel: Rinde von großen Bäumen.
Anziehung: Leber, Nieren, Milz.
Dosis: 1 bis 5 Gramm
Wirkung: Die Heilpflanze hat antibakterielle und vasodilatorische (Blutgefäßerweiternde) Wirkung. Es wird angewandt gegen intensive Hitze (Fieber, Entzündung) und um krankhaften Durst zu löschen. Gegen Yang-Mangel in Nieren und Milz; kalte Hände und Füße; Magenschmerzen; Appetitlosigkeit; gegen Schwäche nach längerer Krankheit, Blut- und Energiemangel; Dysmenorrhoea (schmerzhafte Regelblutung).
Bemerkung: Diese Zimtrinde ist als Medizin pharmazeudynamisch unterschiedlich von der Rinde der jüngeren Stämmchen benutzt für diaphoretische (schweißtreibende) Wirkung.
Die Zweige dieser Pflanze enthalten Cinnamic Aldehyde, Cinnamyl Acetate.

H - 133
Chinesischer Name: Da Ji (Tiger Distel)
Wissenschaftlicher Name: Cirsium Japonicum (Compositae)
Natürlicher Standort: China, Japan, Vietnam.
Pflanzenteile als Heilmittel: Die ganze Pflanze.
Anziehung: Leber.
Dosis: 10 bis 15 Gramm.
Wirkung und Anwendung: Hämostatisch (blutstillend), 'kühlt' das Blut. Gegen Blutspuken, Bluterbrechen, Nasenbluten und Blut im Urin; Menorrhagia (zu lange dauernde Regelblutung). Es wird auch als purgatives (abführendes-) und diuretisches (harnförderndes-) Mittel angewandt.
Bemerkung: Wirkt auch gegen hohen Blutdruck.
Äußerlich, werden die pulverisierten Blätter auf rauhe, schuppige Hautentzündung gelegt. Die Wurzel enthält Euphorbon und Euphorbia A,B, C, und Alkaloide.

H - 134
Chinesischer Name: Zhi Qiao
Wissenschaftlicher Name: Citrus Aurantium
Wirkung: Schmeckt bitter und sauer; kann die gastrointestinale Peristalsis (Kontraktion der Gedärme) erhöhen. Zusätzlich stimuliert es die uterine Kontraktion. Es wird benutzt zur Behandlung von Verdauungsstörungen und um milde Ptosis des Uterus (Senkung der Gebärmutter) zu korrigieren.
Bemerkung: Die Frucht enthält verschiedene wesentliche Öle und Flavone.

H - 135
Chinesischer Name: Yi Ren
Wissenschaftlicher Name: Coix Lacryma-Jobi
Wirkung: Diese Heilpflanze hat Antikrebs-Wirkung. Es kann das Wachstum von mouse S-180, Yoshida Sarcoma und Ehrlich Ascites Zellen eindämmen. Es wird auch angewandt bei Lungen- und

Gebärmutterhalskrebs und Chorionic Epithelioma (bösartige Geschwulste).
Bemerkung: Die aktiven Hauptbestandteile der Samen von Coix Lachryma sind A, B-Sitosterol, Pflanzenfette und Amino Säure.

H - 136
Chinesischer Name: Ya Zhi Cao
Wissenschaftlicher Name: Commelina Communis L.
Wirkung: Die Heilpflanze hat eine antibakterielle Wirkung. Es ist ein antipyretisches (fiebersenkendes) Mittel und besitzt diuretische (harntreibende) und antiödemische (Wasseransammlung lösende) Eigenschaften. Die Heilpflanze wird zur Behandlung der gewöhnlichen Grippe und gegen Influenza benutzt. Es wird in Portionen von 60 Gramm in einer Decoction, drei bis fünf Tage lang eingenommen. Es wurde als antipyretisches (fiebersenkendes) Mittel bei nichtinfektiösem Fieber angewandt. Auch um Aszites (Wassersucht), Oedema (Wasseransammlung) und Hordeolum (Gerstenkorn, Abszeß der Liddrüsen) zu behandeln.
Bemerkung: Die Heilpflanze enthält Awobanin, Flavocommelitin und Flavocommelin.

H - 137
Chinesischer Name: Huang Lian
Wissenschaftlicher Name: Coptis Chinensis
Dosierung: Gewöhnliche Präparate dieses Heilmittels sind Berberine Tabletten (50 bis 100 mg), verabreicht in einer Dosis von ein bis drei Tabletten täglich. Eine Berberine Injektionslösung (HCl Salz) ist verfügbar in der Stärke von 2mg/2ml, oder 50 mg/2 ml für intramuskulare Anwendung.
Wirkung: Diese Heilpflanze ist ein antibakterielles Mittel. Es wird behauptet, daß die Pflanze den carbohydratischen Metabolismus (Stoffwechsel) von Bakterien hemmen kann. Diese hemmende Wirkung kann bekämpft werden durch Vitamin B 6, Vitamin PP und Histidin. Berberine kann auch die Protein (Eiweiß) Synthese

(Zusammensetzung) der Bacteria eindämmen. Es kann sich verbinden mit Nuclei Säure, um das Wachstum der Bakterie zu unterbrechen.
Die Heilwurzel hat auch antivirale und antiprotozoale (Gegenmittel für Kleinstlebewesen im Körper) Wirkung. Es verbessert das Immunsystem und den phagozytischen Prozeß (Freßzellen, die Fremdkörper und Mikroben aufnehmen bzw. 'fressen'). Es ist ein antitoxisches (Entgiftungs-) und entzündungshemmendes Mittel. Es kann auch den Abfall des Blutdrucks verursachen, durch eine muscarinic (ähnlich wie Pilzvergiftung) stimulierende Wirkung und Einschränkung der cholinesterase Aktivität. Außer daß es eine antiarrythmische (unregelmäßige Herztätigkeit) Wirkung hat, ist es auch ein Choleretikum (Gallefördernd).
Es wird zur Behandlung von Infektionskrankheiten benutzt, besonders bei Dysenterie, Keuchhusten, Diphtherie, Lungenentzündung, Scharlach, Typhusfieber, akute Konjunktivitis (Augenbindehautentzündung), Otitis media (Mittelohrentzündung), Chirurgische Wundentzündungen, Septicemia (Blutvergiftung), Hepatitis (ansteckende Leberentzündung), Trichomonal Vaginitis (Juckreiz, Brennen der Scheide) und ausbrechende Dermatitis (Hauterkrankung). Es wird auch als ein antihypertensives (Blutdruck-senkendes) Mittel gebraucht.
Bemerkung: Im Verhältnis zu seinem Gewicht, besteht die Rhizome (Wurzelstock) zu 7 bis 9% aus Berberin, welches der wirksamste Bestandteil der Heilpflanze ist. Zusätzlich enthält die Pflanze geringe Mengen von Coptisine, Urbenbine, Worenine, Palmatine, Jatrorrhizine und Columbamine.

H - 138
Chinesischer Name: Fu Sheng Zi Jin
Wissenschaftlicher Name: Corydalis Decumbens (Thunb.) Pers.
Dosierung: Gewöhnlich wird es in einer Decoction von 5 bis 7.5 Gramm verabreicht.
Wirkung: Diese Heilpflanze ist wirksam, um Schmerzen im tief-

liegenden Gewebe, wie Neuralgie und Knochenbrüche zu lindern. Es besitzt auch antihypertensive (Blutdrucksenkende) und antirheumatische Eigenschaften. Eine Überdosis kann jedoch zu Rückenmarkerregung und Krämpfe führen.
Bemerkung: Die wirksamen Hauptbestandteile dieser Pflanze sind Protopine, Bulbacapnine und D-Tetrahydropalmatine.

H - 139
Chinesischer Name: Yan Hu Suo
Wissenschaftlicher Name: Corydalis Remota
Wirkung: Wie Morphin, so üben die Yan Hu Suo Alkaloide eine analgesische Wirkung aus, indem sie das retikulare Aktivierungssystem im Gehirn einschränken. Sie sind jedoch weniger intensiv als Morphium. Fortgesetzter Gebrauch wird eine Verträglichkeit erzeugen und wird weniger zu einer Querverträglichkeit mit Morphium führen.
Die Alkaloide haben eine sedative, beruhigende und hypnotische Wirkung und sind synergistisch (sich gegenseitig unterstützend) mit Barbiturate (Schlafmittel aus Salze der Barbitursäure). Sie verzögern auch die myokardiale Kontraktion (Herzmuskelaktivität), verlangsamen den Herzschlag und erhöhen den koronaren (Herzkranz) Fluß.
Dosierung: Chinesische Pharma-Firmen haben verschiedene Präparate aus den Yan Hu Suo Alkaloide zum Gebrauch als Analgesikum (Schmerzmittel) hergestellt. Zu erhalten sind 30mg-Tabletten, die alle diese Alkaloiden enthalten; eine 10%ige Tinktur verschrieben in einer Dosis von 5ml täglich, und eine Ampulle für subcutaneouse (unter der Haut) Injektion. Zusätzlich wird die Medizin in Pulverform verschrieben, 3 bis 9 Gramm, eingenommen mit Flüssigkeit.
Bemerkung: Ungefähr 0.65% der Heilpflanze besteht aus Alkaloide, wovon mehr als zehn als phenanthan Ableitungen identifiziert wurden. Die wichtigsten sind: D-Coridaline, DL-Tetrahydropalmatine und Corydalis II, I, J, K und L. Alle haben analgesische (schmerzlindernde) Wirkungen, wovon dl-tetrahydropalmatine die stärkste ist.

H - 140
Chinesischer Name: Huang Lu
Wissenschaftlicher Name: Cotinus Coggygria L.
Wirkung: Chinesische Tradition verschreibt dieses Heilmittel zur Vermeidung von 'Feuchtigkeit' und 'Hitze', und als fiebersenkend.
Bemerkung: Die Heilpflanze enthält Myricetin, Myricitin, Fisetin und Fustin.

H - 141
Chinesischer Name: Ba Dou
Wissenschaftlicher Name: Croton Tiglium L.
Teil benutzt: Samen
Wirkung: Ba Dou hat eine drastische Wirkung und ist sehr toxisch (giftig). Es wurde daher nicht für Patienten des gehobenen Bürgerstandes empfohlen.
Die Heilpflanze kann eine drastische Abführung herbeiführen durch Erregung der gastrointestinalen Mucosa (Darmschleimhaut). Es ist sehr giftig und karzinogenisch. Wird hauptsächlich in Veterinärmedizin angewandt.
Bemerkung: Der Samen dieser Heilpflanze enthält 53 bis 57% Öle und 18% Eiweiß. Die Öle bestehen aus Croton Resin, Phorbol, und Crotonic Säure A und D. Elf verschiedene dieser Öle mit karzinogenischer Substanz sind davon isoliert worden. Der Samen enthält auch Croti, ein Glycosid genannt Crotonoside, sowie einige Alkaloide.

H - 142
Chinesischer Name: Tian Gua
Wissenschaftlicher Name: Cucumis Melo L.
Wirkung: Die Heilpflanze verursacht nach oraler Einnahme Emesis (Erbrechen), wegen ihrer Reizung der gastrischen Mucosa (Darmschleimhaut). Sie hat jedoch keinen emetischen Effekt, wenn es parenteral (durch Injektion) verabreicht wird.
Es wurde beobachtet, daß das Heilmittel die hepatische (Leber-)

Funktion verbessert und Glucogenesis (Zuckerproduktion) erhöht. Das Heilmittel hat eine schützende Wirkung gegen CC14 Intoxikation. Es reduziert Jaundice (Gelbsucht) und ist wirksam zur Behandlung von toxischer Hepatitis.
In Traditioneller Chinesischer Medizin benutzt man diese Heilpflanze, um Brechreiz zu produzieren, zur Behandlung bei Drogenvergiftung, aber auch zur Behandlung von toxischer oder chronischer Hepatitis und Leberzirrhosis.
Bemerkung: Es enthält Elaterin oder Melotoxin und Cucurbitacin B und E.

H - 143
Chinesischer Name: Nan Gua Zi (Kürbis)
Wissenschaftlicher Name: Cucurbita Moschata
Wirkung: Cucurbitin wirkt hauptsächlich auf die Eier und Teile der Taenia (Bandwurm). Es wird deshalb auch selten alleine benutzt, sondern meist zusammen mit Bing Lang (H-120).
Das alkoholische Extrakt dieser Kombination kann Taenia (Würmer) innerhalb 40 bis 60 Minuten töten. Ein Wasserextrakt von 1: 4000 kann auch Ascaris und Oxyuria (Würmerarten) vernichten. Es wurde gemeldet, daß diese Heilpflanze auch junge und erwachsene Arten von Schistosomiasis (Saugwürmer im menschlichen Körper) einschränken und vernichten kann.
Dosierung: Zur Behandlung gegen Taeniasis (Bandwurmentzündung) werden 20 bis 120 Gramm der pulverisierten Heilkräutersamen eingenommen, gefolgt ein bis zwei Stunden später, mit einer Dosis der kathartischen (abführenden) $MgSO_4$. Meist wird es zusammen mit Bing Lang verabreicht und erzielt eine Heilungsrate von 95%.
Bemerkung: Der wichtigste Bestandteil im Samen dieser Heilpflanze ist Cucurbitine. Die Samenkörner enthalten auch eine große Menge Pflanzenfett, Eiweiß und Urease. Es gibt bereits synthetisches Cucurbitin, um das natürliche für Heilzwecke zu ersetzen.

H - 144
Chinesischer Name: Yu Jin (Wilder Turmeric)
Wissenschaftlicher Name: Curcuma Aromatica (Zingiberaceae)
Pflanzenteile als Heilmittel: Wurzeln.
Anziehung: Herz, Lunge, Leber.
Dosis: 5 bis 10 Gramm.
Wirkung: Hämostatisch (Blutgerinnung), löst aber auch Blutgerinnsel, 'kühlt' das Blut, nährt und regt die Gallenblase an.
Anwendung: Gegen Druck und Schmerzen in der Brust; bei halber Bewußtlosigkeit; Trauma-Schock; Hysterie; akute und scharfe Schmerzen im Brustkorb; Amenorrhea (Ausbleiben der monatlichen Regel); Dysmenorrhea (schmerzhafte Regelblutung); Bluterbrechen; Blut im Urin und Nasenbluten; Gelbfieber.
Die Öle von Yu Jin stimulieren das Zusammenziehen der Gallenblase und erhöhen die Ausscheidung von Galle.
Dies ist eines der Heilmittel, die zweierlei Wirkung auf Blut haben: Blutungen stoppen und auch Blutgerinnsel auflösen.
In chinesischer Volksmedizin wird diese Heilpflanze benutzt um den Kreislauf anzuregen, Blut-Stasis (Blutstaus) zu entfernen, den Kreislauf des Qi zu fördern, Depressionen zu bekämpfen, die 'Hitze' vom Herz zu entfernen, um die Gallenblase wiederzubeleben und zu normalisieren und, um Gelbsucht zu heilen. Es wurde zudem gemeldet, daß diese Heilpflanze sogar Gallensteine auflösen kann.
Bemerkung: Etwa 6% der Heilpflanze besteht aus wesentlichen Öle. Die wichtigsten Bestandteile dieser Öle sind L-Curcamene (65.5%), Sesquiterpene (22%) und Camphene (0.8%).

H - 145
Chinesischer Name: Xiang Fu
Wissenschaftlicher Name: Cyperus Rotundus L.
Wirkung: Das Wasserextrakt dieser Heilpflanze hat eine hemmende Wirkung auf den Uterus (Gebärmutter) und verursacht damit eine Entspannung des Uterus bei schwangeren und nicht schwangeren Frauen; zugleich hilft es gegen Schmerzen. Die Heilwurzel kann

Gastric- und Speichelsekretion anregen, sowie die Motilität (Bewegung) des Magens erhöhen. Es hat auch antibakterielle Wirkung.
Therapeutisch wird das Heilmittel gebraucht, um Dysmenorrhea und andere Unregelheiten der Menstruation zu behandeln. In der chinesischer Pharmacopoeia wird es als 'Leberglättendes' Mittel beschrieben, um den Kreislauf des Qi zu regulieren, Menstruation zu regulieren und um Schmerzen zu lindern.
Bemerkung: Etwa 1% vom Gewicht der Heilwurzel besteht aus wesentlichen Öle. Der Hauptbestandteil dieser Öle sind A- und B-Cyperene (30 bis 40%), A- und B-Cyperol (40 bis 49%) und Cyperoone (0.3%)

H - 146
Chinesischer Name: Yuan Hua
Wissenschaftlicher Name: Daphne Genewa S.
Wirkung: Das Heilmittel erhöht die Kontraktion der Gebärmutter. Wenn es während der Schwangerschaft zu früh eingenommen wird, kann es den Fötus vergiften und eine Abortion (Abgang) herbeiführen. Die Heilpflanze hat auch antitussive (hustenstillende) und expektorante (schleimfördernde) Wirkungen. Zudem ist es ein antibakterielles Mittel und ein Parasitizid, besonders bei Ascaris (Würmer). Es hat auch diuretische (harntreibende), analgesische (schmerzstillende) und krampflösende Eigenschaften.
Dieses Heilmittel wurde auch dazu benutzt um einen Schwangerschaftsabbruch herbeizuführen, durch Injektion in die Vagina oder in die amniotische Flüssigkeit. Es ist auch ein schleimlösendes Mittel zur Behandlung von Chronisch-Bronchitis.
Zusätzlich, zur Behandlung von Malaria,; als ein Anthelmintic (Wurmmittel) gegen Ascaris und zur Behandlung von Hautentzündungen. Ebenfalls als Mittel gegen Zahnschmerzen.
Dosierung: Das Heilmittel ist in China als Präparat für eine Injektion von 80 ug/2ml, für intrauterine oder intraamniotische Methode verfügbar.
Bemerkung: Die Blütenknospe der Heilpflanze enthält verschie-

dene flavone Glycoside. Die hydrolizierten (wasserlöslichen) Produkte der Glucoside sind Genkwanin, Apigenin, Hydroxygenkwanin und Yuanhuaacin I.
Die Heilpflanze enthält auch ölige Substanzen, die sehr giftig sind.

H - 147
Chinesischer Name: Qu Mai
Wissenschaftlicher Name: Dianthus Superbus
Wirkung: Die Öle dieser Heilpflanze haben antipyretische (fiebersenkende) und diuretische (harntreibende) Wirkung. Das Heilmittel wird benutzt, um Entzündungen der Harnröhre zu behandeln und Strangurie (schmerzhaftes Harnlassen) zu erleichtern.
Die Heilpflanze zeigt auch antibakterielle und antikarzinome (Anti-Krebs) Wirkungen. Gemischt mit $CaCO_3P$, genießt es den Ruf, wirkungsvoll bei der Behandlung von Esophagean- (Speiseröhren-) und Rektal-Krebs zu sein.
Bemerkung: Qu Mai ist der getrocknete, obere (über der Erde gewachsene) Teil der Dianthus Superbus oder Dianthus chinensis Pflanze. Es enthält Dianthus-saponin; die Blüte enthält wesentliche Öle. Der wichtigste Komponent der Öle ist Engenol.

H - 148
Chinesischer Name: Bai Xian Pi
Wissenschaftlicher Name: Dictamnus Dasycarpus Turcz.
Wirkung und Therapeutischer Anwendung: Das Heilmittel ist bekannt für seine antifungale (anti-Pilz) Wirkung. Es zeigt auch antipyretische (fiebersenkende) Effekte.
Es wird zur Behandlung von Dermatitis (Hautentzündung), Psoriasis (Schuppenflechte) und Hautjucken benutzt.
Es ist auch wirksam zur Behandlung von Icteric Hepatitis (Leberentzündung).
Dosierung: Die angewandte Durchschnittsdosis ist 3 bis 10 Gramm.
Bemerkung: Bai Xian Pi ist die getrocknete Wurzelrinde von Dictamnus Dasycarpus Turcz. Verschiedene Substanzen sind aus

der Rinde gewonnen worden. Diese sind unter anderem: die Alkaloide Dictamnine, Skimmianine, Y-Fragarine, Preskimmianine und Isomaculosidine; Limonin und Obakinone; Fraxinellone; Psoralen, Aurapten und Bergapten sowie Saponins und wesentliche Öle.

H - 149
Chinesischer Name: Chuan Shan Long
Wissenschaftlicher Name: Dioscorea Nipponica Makino
Wirkung: Die Saponin Komponente dieses Heilmittels haben eine entzündungshemmende Wirkung, ähnlich wie Cortisol. Es hat auch antitussive (hustenstillende), expektorante (schleimlösende) und antiasthmatische Wirkungen.
In traditioneller Medizin wurde dieses Heilmittel benutzt, um 'Wind' zu vertreiben und 'Feuchtigkeit' zu enden; um den Blutkreislauf zu fördern, Schmerzen zu lindern, Auswurf von Schleim und Husten zu kontrollieren.
Es wird behauptet, daß es auch wirksam ist zur Behandlung von arthritischen Schmerzen, rheumatisches Endokarditis (Entzündung der Herzinnenhaut), Sciatic Neuralgie und Chronisch-Bronchitis.
Dosierung: Das Mittel ist verfügbar in Tablettenform, als Tinktur und zur Injektion.
Zur Behandlung von Chronisch Bronchitis: 0.5 g Tabletten werden verschrieben bei einer Dosis von viermal täglich. Für andere Krankheiten, wird eine Tinktur von 60 Gramm in 500ml Wein zubereitet, die in Portionen von 10 bis 15 ml während den Behandlungstagen eingenommen werden.
Die durchschnittliche Injektionsdosis ist 2ml pro Ampulle, welche gleichzustellen ist mit 1 Gramm des rohen Produktes. Die normale Dosis ist einmal täglich, eine 2 bis 4ml intramuskulare Injektion.
Bemerkung: Die Wurzel enthält Dioscin, welches bei Hydrolisis von Diosgenin und Trillin erzeugt wird.

H - 150
Chinesischer Name: Guan Zhong
Wissenschaftlicher Name: Dryopteris Crassirhizoma Nakai
Wirkung: Die Pflanze hat antibakterielle Wirkung gegen Meningokokken, Homophiles Influenza und Bazillus Dysenterie. Es ist auch ein antivirales und antifungales (Anti-Virus und Anti-Pilz) Mittel. Es regt die Gebärmutter und die weiblichen Sexhormone an und hat abortifaciente (abtreibende) Wirkungen. Zudem ist es hämostatisch (Blutgerinnungsfördernd).
Therapeutische Anwendungen: Die Heilpflanze wird gegen Ascariasis, Oxyuriasis (Wurmentzündungen) und Hakenwurm-Infestation benutzt. Gewöhnlich wird es in Portionen von 15 Gramm, kombiniert mit Wu Mei (H-202) und Tai Huang in Flüssigkeit gemischt, zweimal am Tage zu trinken eingegeben.
Es ist auch ein prophylaktisches und heilendes Mittel gegen Influenza und kann zusätzlich benutzt werden, um übermäßige Blutungen bei Menstruation oder postpartum (nach der Entbindung) zu stoppen.
Bemerkung: Der Name 'Guan Zhong' wird für über 59 Pflanzenarten angewandt, die in den verschiedenen Gebieten Chinas wachsen.
Die Substanzen, die diesen Pflanzen entnommen werden sind unterschiedlich. Die Hauptbestandteile von Dryopteris sind Filmarone, Filixic Säure, Albaspididin, Flavaspidin, Dryocrassin, 9 (11)-Fernene und Diploten.

H - 151
Chinesischer Name: Han Lian Cao
Wissenschaftlicher Name: Eclipta Prostrata
Pflanzenteile als Heilmittel: die ganze Pflanze.
Anziehung: Leber und Nieren.
Dosis: 10 bis 15 Gramm.
Wirkung: Ein Tonikum für das Yin; für das Nieren-Yin; kühlt das Blut; ist hämostatisch (Blutgerinnung) und astringent (stopfend).
Anwendung: Gegen Leber-Yin Mangel: verschwommene Sicht, Schwindelgefühl, Kopfschmerzen; Gegen Nieren-Yin Mangel: Spermatorrhoea (Sperma-Ausfluß ohne sexueller Erregung, besonders beim Wasserlassen oder während des Stuhlgangs); frühes

Ergrauen der Haare. Blutungen durch Yin-Mangel: Blut im Speichel, Urin oder Galle; Menorrhagia (zu lange dauernde Regelblutung).
Therapeutische Anwendung: Nach dem chinesischen Pharmacopoeia, wirkt diese Heilpflanze hauptsächlich, um das Blut zu 'kühlen' und Blutungen zu stoppen. Meist wird es in Mengen von 30 Gramm in Form einer Decoction eingegeben. Dies wird verschrieben zur Behandlung von Hämaturia, Blutspucken, Duodenal- (Magen) und Gebärmutter-Blutungen. Das Heilmittel kann auch äußerlich zur Behandlung von Ekzema oder Blutungen angewandt werden.
Bemerkung: Ein Extrakt aus der frischen Heilpflanze auf die Skalphaut, kann den Haarwuchs fördern; innerlich eingenommen, dunkelt es ergrautes Kopfhaar, Bart und Augenbrauen.
Die Pflanze besteht aus wesentlichen Ölen, Tannin Säure, Saponin, Wedolactone, Demethyl wedolactone, A-Tertiary Menthol, Nikotin und Ediptin.

H - 152
Chinesischer Name: Di Jin Cao
Wissenschaftlicher Name: Euphorbia Humifusa Willd
Wirkung: Es hat antibakterielle Wirkung gegen Diphtherie, Staphilococci, Streptokokken, Pseudomonas Pyocyanea, Typhus, Parathyphoid, Dysenterie, E. coli und Keuchhusten Bazillus. Das Heilmittel hat auch eine detoxikante (entgiftende) Wirkung und ist besonders effektiv gegen das Diphtherie-Toxin.
Therapeutische Anwendung: Als eine Decoction mit Tie Xian Cai (H-106), zu je 12 Gramm, ist es ein wirksames Mittel zur Behandlung von Dysenterie (Ruhrdurchfall). Die Heilpflanze wird auch zur Behandlung anderer gastroinfektioneller Krankheiten benutzt, als Antipyretikum (fiebersenkendes Mittel) und gegen nichtinfektiöse Diarrhea (Durchfall). Es wird auch als hämostatisches (blutstillendes) Mittel gebraucht und, um Hämaturia, Hämatemesis und Hemopthsis unter Kontrolle zu bringen.
Bemerkung: Die Hauptbestandteile sind Tannin- und Gallicsäuren.

H - 153
Chinesischer Name: Xu Sui Zi
Wissenschaftlicher Name: Euphorbia Lathyris L.
Wirkung: Diese Heilpflanze wird als Diuretikum zur Entfernung von Oedema (Wasseransammlung) benutzt, um Blut Stasis (Blut-Staus) zu eliminieren und massige Ansammlungen aufzulösen.
Bemerkung: Der Samen dieser Heilpflanze enthält die folgenden steroidähnliche Zusammensetzung: Euphorbiasteroid, 7-Hydroxylathyrol, Lathyrol Diacetate Benzoate, Lathyrol Diacetate Nicotinate, Euphol, Euphorbol, Euphorbetin, Isoeuphorbetin, Esculetin und Daphnetin.
Andere Heilpflanzen im Genus 'Euphorbia' die ebenfalls in chinesischer Medizin angewandt werden sind u.a.: **Euphorbia Kansui (Guan Sui)** Die Wurzel enthält a-euphol, Trirucallol, a-euphorbol, Kansuinine A und Kansuinine B. Die beiden letzteren sind steroider Abstammung und sehr giftig.

H - 154
Chinesischer Name: Hui Xiang
Wissenschaftlicher Name: Foeniculum Vulgare Mill
Wirkung: Das Heilkraut hat antibakterielle Wirkung gegen Salmonella typhi, Cholera, E. coli, Diphtherie, Pest, Tuberkulose, Staphylokokken und Pneumokokken (Lungenentzündung). Es hat entzündungshemmende Eigenschaften und reduziert die Körpertemperatur (Fieber). Es verbessert die Immunität des Körpers gegen verschiedene Krankheiten. Es hat beschützende häpatische Wirkungen und ist ein effektives Choleretic (Gallesaft-anregendes Mittel).
Beim Kardiovaskularsystem (Herzkreislaufsystem) kann es Vasodilation (Ausdehnung der Blutgefäße) produzieren und hat eine hypotensive Wirkung. Es ist ein Diuretic und Antiemetic; die letztere Wirkung geschieht durch Einschränkung der Chemo-Auslöser (Verursacher) Zone.
Therapeutische Anwendung: Zur Behandlung von beginnender Influenza und Grippe, wird das Heilmittel in Portionen von 9 bis 16

Gramm zu einer Decoction verarbeitet, verabreicht. Es wird auch gebraucht zur Behandlung von Enzephalitis, Hepatitis, Karbunkel und Tuberkulose.
Bemerkung: Die Heilpflanze enthält wesentliche Öle, darunter: Anethol, D-Fenchone, Methylchavicol und Anisaldehyde.

H - 155
Chinesischer Name: Zhi Zi (Gardinie)
Wissenschaftlicher Name: Gardenia Jasminoides (Rubiaceae)
Dosis: 5 bis 10 Gramm.
Wirkung: Die Heilpflanze ist ein wirksames Choleretikum (gallefördernd). Das Wasserextrakt der Frucht, (gardenoside und gardenin) kann den Gallenfluß anregen und den Bilirubin- (gelbrötlicher Gallenfarbstoff) Spiegel des Blutes reduzieren. Es zeigt sedative (beruhigende), hypnotische, antikonvulsante (krampflösende) antibakterielle und anthelmintische (Wurmvertreibende) Eigenschaften. Es wurde festgestellt, daß es das Fieber für einen längeren Zeitraum senken kann. Es senkt auch den Blutdruck; wahrscheinlich durch die Wirkung auf das medullar sympathetische Zentrum (Marksubstanz der Nieren). Es ist ein Hemostatikum (Blutgerinnungsmittel); äußere Anwendungen produzieren eine entzündungshemmende Wirkung. Zusätzlich kann es gastrische Sekretion (Schleimbildung in den Gedärmen) und Durchfall einschränken.
Therapeutische Anwendungen: Es wird hauptsächlich zur Behandlung von akuter Hepatitis angewandt. Es kann aber auch äußerlich auf Unfallwunden angewandt werden, um analgesische, antibakterielle und hämostatische (blutstillende) Wirkung zu erzeugen. Eine Paste aus dieser Heilfrucht mit Mehl und Wein, kann als Umschlag benutzt werden gegen Verstauchungen, Zerrungen, Quetschungen und Abszesse. Auch sehr wirksam bei Verletzungen zu Sehnen, Bänder, Gelenke und Muskeln.
Bemerkung: Die Frucht enthält folgende wesentliche Hauptbestandteile: Gardenin, Gardenoside, Shanzhiside, Usolic-Säure, Crocin und Crocetin.

H - 156
Chinesischer Name: Tian Ma
Wissenschaftlicher Name: Gastrodia Elata (Orchidaceae)
Pflanzenteile als Heilmittel: Rhizome (Wurzelstock).
Anziehung: Leber.
Wirkung: Diese Heilpflanze hat antikonvulsive (krampflösende) und analgesische (schmerzlindernde) Wirkungen. Zusätzlich fördert es den Kreislauf der Herzkranzgefäße und den zerebralen Blutfluß des Gehirns und senkt den periphalen (äußeren Kreislauf) Blutdruck.
Therapeutische Anwendungen: Diese Heilpflanze ist sehr nützlich das 'üppige Yang' der Leber zu dämpfen und ist sehr wirksam gegen Schwindelgefühl und Benommenheit bei Leberentzündung. Es beruhigt auch den inneren Wind, bringt Erleichterung bei Krämpfen und Ohnmacht.
Es wird besonders benutzt, um das Taubgefühl und Krämpfe der Gliedmaßen zu behandeln. Teils auch effektiv, um bei Gesichtskrämpfen und bei Trigeminus Neuralgie (plötzliche Schmerzen durch Niesen oder Gähnen), Erleichterung zu bringen.
Dosierung: 5 bis 10 Gramm.
Zur Injektion kann auch eine Lösung zubereitet werden. Jede Ampulle enthält 2ml (gleichbedeutend zu 5 Gramm des rohen Produktes); die Durchschnittsdosis ist 2 bis 4 ml, durch intramuskulare Injektion.
Bemerkung: Die wirkungsvollen Bestandteile dieser Heilpflanze sind Vanillyl Alkohol, Vanilin, Vitamin A und kleine Mengen von Glycoside und Gastrodin.

H - 157 (fällt aus, siehe Nr. H-156)

H - 158
Chinesischer Name: Qin Jiu
Wissenschaftlicher Name: Gentiana Macrophylla Pall
Wirkung: Das Heilmittel wird zur Behandlung von Rheumatismus und Fieber eingesetzt; zudem fördert es Diurisis (Ausscheidung von Harn). Es ist ein bekanntes Antipyretikum (fiebersenkendes

Mittel), ist analgesisch (schmerzlindernd) und hat entzündungsbekämpfende Wirkung. Gentianin ist doppelt so stark als Aspirin. Seine entzündungshemmende Eigenschaft kommt von der Stimulierung (Reizung) der adrenokortikotropischen Hormonausscheidung der Nebenniere, welches eine erhöhte Ausscheidung von Corticosteron bewirkt.
Bemerkung: Die Heilwurzel enthält wesentliche Öle und verschiedene Alkaloide, darunter Gentianine, Gentianidin und Gentianol.

H - 159
Chinesischer Name: Zao Jia
Wissenschaftlicher Name: Gleditsia Sinensis Lam
Wirkung: Die aktiven Hauptbestandteile dieser Heilpflanze sind Flavonoiden (Enzyme) die eine Anti-Krebs Wirkung haben. Es wird benutzt um Mouse S-180, Speiseröhrenkrebs, Brustkrebs und Gebärmutterhalskrebs einzudämmen.

H - 160
Chinesischer Name: Chuan Jin Pi
Wissenschaftlicher Name: Hibiscus Syriacus (Radix)
Teil benutzt: Dieses Heilmittel ist die trockene Rinde der Hibiskus Syriacus Pflanze, welche auch Saponarin enthält.
Therapeutische Anwendungen: Es wird hauptsächlich benutzt, um 'Feuchtigkeit' und 'Hitze' zu vertreiben; um Dysenterie (Ruhr) und Diarrhea (Durchfall), Gelbfieber, Ekzem, Tinea (Würmer) und Skabies (Krätze) zu behandeln.
Es wurde auch verschrieben als Pestizid und gegen Juckreiz.

H - 161
Chinesischer Name: Mai Ya (Gerste)
Wissenschaftlicher Name: Hordeum Vulgare (Gramineae)
Pflanzenteile als Heilmittel: getrocknete, gekeimte Sprößlinge.
Anziehung: Milz, Magen.

Dosierung: Die Durchschnittsdosis ist 10 bis 40 Gramm zu einer Decoction gemacht und in drei aufeinanderfolgenden Tagen einnehmen.

Wirkung: Appetitanregend, unterdrückt Laktation (Produktion von Milch in den weiblichen Brustdrüsen, nach beendeter Geburt).

Therapeutische Anwendung: Wegen seiner Bestandteile von digestiven (Verdauungs-) Enzymen, kann dieses Heilmittel bei der Verdauung von Karbohydrate und Eiweiß sehr hilfreich sein.

Es wird gegen Appetitlosigkeit und Verdauungsstörungen benutzt.

Dieses Mittel wird auch für Säuglinge verschrieben, die während dem Säugen Milch ausspucken.

Bemerkung: Die Heilpflanze hat abortive Eigenschaften, welche die Kontraktion während einer Kindesgeburt fördern.

Die Frucht enthält einige Enzyme, darunter Invertase, Amylase und Proteinase. Zusätzlich enthält es Pflanzenfette, Vitamin B und C, Maltose und Dextrose.

H - 162

Chinesischer Name: Lu Cao

Wissenschaftlicher Name: Humulus Scandens

Wirkung: Lu Cao wirkt sehr effektiv gegen den Tuberkulose Bazillus, sowie auch Diphtherie, Typhus Bazillus und Staphylokokken.

Es hat auch antipyretische (fiebersenkende) und diuretische (harnfördernde) Wirkung.

Therapeutische Anwendung: Traditionelle chinesische Medizin verschreibt das Heilmittel zur Behandlung von Tuberkulose, gegen Ruhr und Entzündungen wie Zystitis (Blasenentzündung), Mastitis (Brustdrüsenentzündung) und Tonsillitis/Angina (Mandelentzündung).

Bemerkung: Diese Pflanze enthält Humulone, Lupulone, Asparagin, Choline und Luteolin.

H - 163
Chinesischer Name: Mao Dong Qing
Wissenschaftlicher Name: Ilex Pubescens
Wirkung: Die hauptsächliche Wirkung dieser Heilpflanze beeinflußt die koronare Vasodilatation (Herzkranzgefäßerweiterung). Es reduziert den Herzschlag und den Sauerstoffverbrauch der Herzmuskel. Der Beginn der Wirkung ist langsam, doch die Dauer der Wirkung ist lang. Laboraufzeichnungen zeigen das die Zusammensetzung von 3,4-Dihydroxyacetophenone den Verlauf nach innen effektiv blockiert und die Untätigkeit von schnellem Herzkranz und Potassium Austausch in der Herzmuskel verzögert.
Therapeutische Anwendung: Diese Heilpflanze wird zur Behandlung von Angina Pectoris, akuten myokardia Infarkt, zerebraler Thrombose und Thrombophlebistis (Venenentzündung) eingesetzt.
Dosierung: Präperation des Heilmittels sind Tabletten gleichwertig zu 6 Gramm des Rohproduktes, in dieser Form 5 bis 10 Tabletten über den Tag eingenommen. Eine Decoction ist ebenfalls verfügbar, es enthält 120 Gramm Rohmaterial pro Packung.
Bemerkung: Die Heilpflanze enthält Flavone und Ursolic Säure. Die Wurzel einer verwandten Spezies enthält sieben kristalline Stoffe. Diese sind Zusammensetzungen wie 3,4-Dihydroxyacetophenone, Hydroquinone, Scopoletin und Vomiflioll. Die pharmazeutischen Wirkungen einige dieser Stoffe wurden bislang nicht im Labor untersucht.

H - 164
Chinesischer Name: Feng Xian Hua
Wissenschaftlicher Name: Impatiens Balsamina L.
Therapeutische Anwendung: Feng Xian Hua wird zur Behandlung von Arthritis und gegen Schmerzen angewandt.
Bemerkung: Dieses Heilmittel enthält Gentisic Säure, Ferulic Säure, P-coumaric Säure, Sinapic Säure, Caffeic Säure, Scopoletin und Lawsone.

H - 165
Chinesischer Name: Bai Mao Gen
Wissenschaftlicher Name: Imperata Cylindrica
Wirkung: Das Heilmittel hat eine diuretische (harnfördernde) und hämostatische (blutstillende) Wirkung. Es ist auch ein antibakterielles Mittel.
Therapeutische Anwendung: Es wurde benutzt um Hitze zu entfernen sowie Sekretion (Drüsenabsonderung) und Harnförderung bei akuten und chronischen Glomerulonephritis (Entzündung in den Gefäßknäuel der Nierenrinde) anzuregen. Es wird auch zur Behandlung von akuter toxischer Hepatitis und gegen Masern bzw. Röteln angewandt.
Dosierung: Es wird in einer Decoction aus 250 bis 500 Gramm des Heilmittels verabreicht.
Bemerkung: Einige Stoffe sind in dieser Heilwurzel gefunden und untersucht worden, unter anderem Cylindrin und Simiarenol.

H - 166
Chinesischer Name: Ma Lan Zi
Wissenschaftlicher Name: Iris Pallasii Var. Chinesis
Wirkung: Es wird zur Hemmung von Gebärmutterhals-Krebs, Mouse U-14 Krebs, Hepatom (Lebertumor), Lymphatic Sarkoma und Ehrlich Karzinom angewandt.
Bemerkung: Der Hauptbestandteil dieses Heilmittels ist Irisquinone, welches Antikrebs-Eigenschaften hat.

H - 167
Chinesischer Name: Da Qing Ye
Wissenschaftlicher Name: Isatis Tinctoria (Crucifereae)
Pflanzenteile als Heilmittel: Blätter.
Anziehung: Herz, Magen.
Dosis: 7 bis 15 Gramm.
Wirkung: Antipyretisch (fiebersenkend); antiphlogistisch (entzündungshemmend); antidotisch und antiseptisch (keimwidrig).

Das Heilmittel hat einen antibakterielle Wirkung gegen Staphylokokken, Pneumokokken und Meningokokken (Neisseria Meningitis). Es ist ein antivirales Mittel, besonders wirksam gegen den Influenza Virus. Es hat antipyretische, entzündungshemmende und choleretische (gallefördernde) Eigenschaften. Es ist auch festgestellt worden, daß es die phagozytische Aktivität der Leukocyten vermehrt. Es kann die glatten Muskeln der Gedärme entspannen, aber die Gebärmuttermuskeln zusammenziehen.

Therapeutische Anwendung: Das Heilmittel wird zur Behandlung akuter Parotitis (Mumps), obere Lungenentzündung, Enzephalitis, Hepatitis, Lungen-Abszeß, Durchfall und akute Gastroenteritis (infektiöse Lebensmittelvergiftung) benutzt.

Bemerkung: Es ist ein wirksames Vorbeugungsmittel bei chronischer Enzephalitis; das Heilmittel unterdrückt oder tötet eine Vielzahl von schädlichen Keimzellen.
Das Blatt dieser Pflanze enthält das Glycosid Indikan und Isatan B. Bei Auflösung entsteht aus Indokin Indoxyl, das wiederum oxidiert und die Zusammensetzung indigo (blau) färbt.

H - 168
Chinesischer Name: Gao Ben
Wissenschaftlicher Name: Ligusticum Jeholense
Wirkung: Gao Ben ist ein schweißtreibendes Mittel. Es vertreibt 'Kälte' und 'Wind', wirkt gegen Kopfschmerzen und zur Behandlung von Dermatitis (Hautentzündung).
Bemerkung: Diese Heilpflanze enthält Nothosmyrnol.

H - 169
Chinesischer Name: Chuan Xiang
Wissenschaftlicher Name: Licusticum Wallichii Franch
Wirkung: Das Heilmittel erhöht die myokardiale Kontraktionsfähigkeit und verlangsamt den Herzschlag; Vagotonie hat darauf keinen Einfluß. Zudem verbessert es den Herzkreislauf und reduziert den Sauerstoffverbrauch in der Herzmuskel.

TMP (Thymidin-5-monophosphat) ist dabei ein wichtiger Bestandteil, das diese Wirkung erzeugt.
Andere Wirkungen beobachtet sind auch die Vasodilatation (Erweiterung) der periphalen (äußeren) Blutgefäße und Senkung des Blutdrucks. Die Alkaloiden (oder auch TMP alleine) können den Widerstand in den Blutgefäßen verringern, mit dem Ergebnis eines besseren Kreislaufs in der Aorta sowie auch in den Armen und Beinen.
Das Chuan Xiang Extrakt wirkt als ein Antiatherosclerosikum (Mittel gegen Atherosklerose) und Anticholesterinemia (reduziert den Cholesteringehalt im Blut) Mittel. Es hat auch eine kontraktierende (zusammenziehende) Wirkung auf die Gebärmutter. Zusätzlich verlängern die Bestandteile der Pflanze, die durch Schlafmittel induzierte Schlafdauer und reduzieren den stimulierenden Effekt von Kaffein.
Therapeutische Anwendung: Chinesische Heilkräuterkunde besagt, daß diese Heilpflanze den Fluß des Qi in Gang bringt, den Kreislauf fördert, Blutstaus entfernt und Schmerzen lindert.
Es wird zudem angewandt zur Behandlung von Schlaganfall, Kopfschmerzen und gegen das Ausbleiben der Monatsregel (Amenorrhea).
Bei der Behandlung von Angina Pectoris, hat TMP einen Wirkungseffekt von 88% ergeben.
Für diese Behandlung sollten 100 bis 200 mg einer Dilution der Pflanze durch intravenöse Injektion verabreicht werden.
Chuan Xiang wird auch zur Behandlung von Zerebraler Ischämie (Mangelnde Blutzufuhr zum Gehirn) benutzt.
Bei klinischen Tests mit 545 Patienten, ergab TMP eine 80 bis 90% ige Verbesserung in der akuten Phase von Zerebraler Ischämie.
TMP Injektionen von 40mg/2ml wurden dazu angewandt.
Bemerkung: Drei Alkaloide sind in dieser Heilpflanze festgestellt worden: Tetramethylpyrazin (TMP), Leucylphenylalanine anhidride und Perlolyrine. Die Pflanze enthält zudem mehrere wesentliche Öle.

H - 170
Chinesischer Name: Bai He
Wissenschaftlicher Name: Lilium Tenuifolium (Fisch).
Wirkung und Therapeutische Anwendung: Traditionelle chinesische Medizin empfiehlt diese Heilpflanze, um die Lungen zu 'befeuchten' und Husten zu stillen, um Streß abzubauen und die Verdauung zu fördern. Es wurde auch festgestellt, daß es den Leukolyt-Bestand erhöht.

H - 171
Chinesischer Name: Wu Yao
Wissenschaftlicher Name: Lindera Strychnifolia
Therapeutische Anwendung: Das Heilmittel wird hauptsächlich benutzt, um den Kreislauf des Qi (Körpergase) zu fördern und gegen Schmerzen.
Dosierung: Die Durchschnittsdosis ist 6 bis 9 Gramm als Tee zubereitet
Bemerkung: Die wirksamen Bestandteile sind wesentliche Öle, darunter: Lindestrene, Linderane, Linderine, Linderalactone, Isolinderalactone, Isofuranogermacrene, Linderoxide, Lindestrenolide und Neolinderalactone.

H - 172
Chinesischer Name: Shan Ji Jiao
Wissenschaftlicher Name: Litsea Cubeba
Wirkung: Die darin enthaltenen aktiven Öle Citral und Linalool entspannen und lockern die Bronchialmuskeln und bewirken ein expektorantes (schleimlösendes) Ergebnis.
Therapeutische Anwendung: In traditioneller chinesischen Medizin wird diese Heilpflanze zur Behandlung von Chronisch-Bronchitis und gegen bronchiales Asthma angewandt
Dosierung: Fertigprodukte sind 0.05 ml Kapseln und eine Nasal-Spray.
Bemerkung: Die aktiven Öle sind Citral und Linalool.

H - 173
Chinesischer Name: Gou Ji Zi
Wissenschaftlicher Name: Lycium Chinense Mill
Wirkung und Therapeutische Anwendung: Die Wirkung der Frucht schließt auch eine erhöhte Anzahl der Leukozyten (dabei auch Lymphozyten), eine Erhöhung unspezifizierter Immunität und Stimulierung der Gewebeentwicklung mit ein.
Chinesische Ärzte verschreiben dieses Mittel, um Muskeln und Knochen zu stärken, um die Leberfunktion zu schützen, die Lebenskraft zu erneuern und die Sehkraft zu stärken. Es wird auch behauptet, daß ein Wasserextrakt aus diesem Heilmittel den Blutdruck reduziert und das Herz anregt.
Bemerkung: Die Frucht der Pflanze enthält Betaine (0.1% des Gewichts), Zeaxanthin, Physalein und verschiedene Vitamine, darunter auch Karotin, Nikotin Säure und Vitamin C.

H - 174
Chinesischer Name: Di Gu Pi   (Chinesische Wolfsbeere)
Wissenschaftlicher Name: Lycium Chinense Mill. (Solanacea)
Teil benutzt: Die getrocknete Wurzelrinde von Lycium Chinense Mill.
Anziehung: Lunge, Nieren.
Wirkung und Anwendung: Antipyretisch (fiebersenkend); refrigerant (kühlend); antitussiv (hustenstillend). Gegen Krankheit der Hitze in den Lungen: Asthma, Husten, Blut im Speichel; Blut im Urin; Fieber. Bei klinischen Untersuchungen wurde festgestellt, daß dieses Heilmittel den Blutzuckerspiegel senkt. Die Spitzenwirkung wurde 3 bis 4 Stunden nach der oralen Einnahme beobachtet; die Dauer der Wirkung ist 7 bis 8 Stunden. Weniger effektiv ist das Heilmittel bei subcutaneöser Injektion.
Andere Wirkungen sind die Senkung des Blutdrucks, doch diese Wirkung ist von nur kurzer Dauer. Es kann auch den Cholesterinspiegel des Blutes senken, ist aber weniger wirkungsvoll den Triglycerid-Spiegel zu senken.
Das Heilmittel hat antipyretische (fiebersenkende) Eigenschaften und kann die Gebärmutter durch Kontraktion zusammenziehen.

Außerdem hat es antibakterielle und antihypertensitive Wirkung.
Therapeutische Anwendung: Das Heilmittel wird gewöhnlich in einer Dosis von 9 bis 12 Gramm (in Decoction) zur Behandlung von Diabetes Mellitus verschrieben. Ein Decoctionextrakt (Gebräu oder Suppe) von 30 g/100ml wird als tägliche Dosis gegen Hypertension (erhöhter Blutdruck) verschrieben. In Mengen von 30 g als Tee zubereitet, wirkt es auch zur Behandlung von Malaria.
Bemerkung: Die Wurzel enthält Cinnamische Säure, Betaine und andere organische Säuren.

II - 175
Chinesischer Name: Shi Suan
Wissenschaftlicher Name: Lycoris Radiata
Wirkung: Galanthamin und Lycorin sind Cholinesterase Hemmer, aber weniger effektiv als Physostigmin. Sie verstärken die Skelettmuskelkontraktion. Sie hemmen CNS und haben eine beruhigende und hypnotische Wirkung. Diese Alkaloide haben auch schmerzstillende Wirkung und ersetzen die Wirkung von Morphin. Die Heilpflanze regt auch die Sekretion der Pituitar-Drüse (Schleimdrüse) und den Adrenalin Cortex (Nebennierenrinde) an. Dies wiederum erhöht die antidiuretischen Hormone und Corticosteron Produktion. Es hat auch entzündungshemmende Wirkung und reizt die Gebärmutter zur Kontraktion. Der Emetische-Effekt (Brechreiz) ist etwas geringer als der von Morphium.
Therapeutische Anwendung: Dieses Mittel wurde zur Behandlung von Kinderlähmung, Muskelschwäche und rheumatischen Arthritis eingesetzt.
Dosierung: Die üblichen Präparate sind 5mg Galanthamintabletten und werden zu je zwei Tabletten pro Tag verschrieben. Galanthamin kann auch intramuskulär injiziert werden mit einer Lösung von 1 bis 2.5mg/ml, bei einer Gesamtdosis von 2.5 bis 10mg.
Bemerkung: Diese Heilpflanze enthält mehr als 10 verschiedene Alkaloide, darunter: Galanthamin, Lycoremin, Lycorin, Lycramin, Lycorenin, Tazettin, Pseudolycorin, Dihydrolycorin, Homolycorin, Lycoridicin und Lycoricidinol.

H - 176
Chinesischer Name: Bo Luo Hui
Wissenschaftlicher Name: Macleaya Cordata
Wirkung: Die Heilpflanze hat antiplasmodiale (gegen Parasiten im menschlichen Körper) Wirkung und ist sehr effektiv gegen Trichomonas der Vagina.
Es ist ein antibakterielles Mittel, ist wirksam gegen Gram-positiv und Gram-negativ Bakterien sowie auch Spirochäten. Laboruntersuchungen und Tests haben gezeigt, daß die gesamten Alkaloiden dieser Pflanze einen starken Hemmungseffekt haben gegen: Staphylokokken, Pneumokokken, Escherichia Coli und Dysenterie Bazillus.
Die Pflanze ist auch larvicidal, besonders gegen Fliegenlarven.
Therapeutische Anwendung: Die Heilpflanze wird hauptsächlich zur Behandlung von vaginaler Trichomoniasis (Brennen oder Jukken der Scheide) und gegen Cervix Ulceris (Geschwür im Gebärmutterhals). Eine Decoction (Gebräu/Suppe) oder Extrakt (aus 25 Gramm) soll lokal angebracht werden oder zur Ausspülung der Vagina, bzw. als Suppositorium (Zäpfchen oder torpedoförmiger Einführzapfen) in den Gebärmutterhals eingeführt werden. Dauer der Behandlung: 7 Tage.
Die Heilpflanze wird auch zur Behandlung von Thyroid-Karzinom (Schilddrüsenkrebs) und Zervikalkanal-Karzinom (Gebärmutterhalskrebs) benutzt.
Es wird verschrieben gegen verschiedene Infektionskrankheiten, darunter Lungenentzündung, Mandelentzündung und Chronisch-Bronchitis.
Bemerkung: Mehr als 10 Alkaloide sind in dieser Heilpflanze festgestellt worden, wobei in der Frucht die höchste Qualität vorhanden ist. Die Alkaloiden sind: Sanguinarin, Oxysanguinarin, Ethoxysanguinarin, Protopin, Allocryptopin, Chelerythrin, Coptisin, Berberin, Corysamin, Ethoxychelerythrin, Chelilutin, Chelirubin, Bocconin und Bocconolin.

H - 177
Chinesischer Name: Hou Po (Magnolia)
Wissenschaftlicher Name: Magnolia Officinalis
Pflanzenteile als Heilmittel: die Rinde.
Anziehung: Milz, Magen, Lunge, Dickdarm.
Dosis: 6 bis 10 Gramm.
Wirkung und Anwendung: Gegen Unwohlsein wegen Überfluß von 'Feuchtigkeit' in Milz und Magen; Druck und Schmerzen im Unterleib; Beklemmung in der Brust, zuviel Schleim in den Bronchien, Kurzatmigkeit.
Der bittere Geschmack der Rinde regt die Speichelbildung und Magensäfte an sowie die Reflexe der intestinal Peristalsis (Gedärme). Ein Tee gemacht aus dieser Heilrinde kann auch die Kontraktion des Uterus (der Gebärmutter) verbessern.
Die Alkaloide in Hou Po haben einen neuromuskulären Blockeffekt und entspannen die Muskeln. Sie senken auch den Blutdruck; diese Wirkung kommt aber nicht durch die Freisetzung der Histamine, die gewöhnlich durch Tubocurarin verursacht wird.
Zusätzlich hat das Heilmittel einige antibakterielle Eigenschaften.
Bemerkung: Die wirksamen Bestandteile befinden sich in der Rinde als Öle und einige Alkaloide. Die wichtigsten Öle sind Machiolol, Magnolol, Tetrahydromagnolol, Isomagnolol und Konokiol. Die Alkaloide sind Magnacurarin und Tubocararin.

H - 178
Chinesischer Name: Chuan Lian
Wissenschaftlicher Name: Melia Azedarach L. (Ku Lian) und Melia Toosendan
Wirkung: Chuan Lian kann in Parasiten Krämpfe auslösen, dadurch löst sich ihr Griff in den inneren Darmwänden. Es verbessert auch die Kontraktion des 'Wirt'-Darms. Das Ergebnis ist die Ausscheidung der Parasiten von den Gedärmen. Zudem hat das Heilmittel auch antibakterielle Wirkung.
Therapeutische Anwendung: Diese Pflanzen wurden in China bereits seit Jahrtausenden als Entwurmungsmittel benutzt.

Das Heilmittel wird klinisch benutzt, um Ascaris (normaler Eingeweidewurm), Oxyuriasis (Wurmkrankheit durch Einbohren der Würmer in die Darmwand), Trichuris (Gefährliche Wurmart, meist Massenbefall) und Hakenwürmer zu vertreiben. Das Heilmittel wird auch zur Behandlung von Hautkrankheiten, wie Sarkoidose (Hauttumore) und Ringwurm-Krankheit verschrieben.
Eine Wasserlösung mit dem Heilmittel wird benutzt, um die betroffene Fläche zu reinigen, danach mit einem Pulver oder Salbe aus Ku Lian Pi (H-69) behandelt.
Dosierung: Präparate sind ein Sirup, bestehend aus 2.5 Gramm des Rohmaterials/ml; dies wird Morgens auf nüchternem Magen, in Mengen von 35 bis 40 ml eingenommen.
Das Mittel ist auch in 25 mg Tabletten verwendbar in Mengen von acht bis zehn Tabletten (morgens) für Erwachsene.
Bemerkung: Die Wurzelrinde und die Frucht enthalten mehrere Komponente dessen Strukturen identifiziert worden sind. Toosendanin ist der wichtigste Hauptbestandteil. Ebenfalls vorhanden sind: Kulinone, Methylkulonate, Melianol, Melianotriol, Melialacton, Azadiarachtin, Nimbolin A und B, Fraxinella, Gedunin und Cycloencalenol.

H - 179
Chinesischer Name: Shan Dou Gen
Wissenschaftlicher Name: Menispermum Dahuricum
Wirkung: Klinische Untersuchungen von 20 Patienten, die mit einer Dosis von 50 mg l-Stepholidin während einer 3-monatigen Periode behandelt wurden, zeigten erhebliche Erleichterung von Kopfschmerzen und Schlaflosigkeit. Die Patienten berichteten auch, daß die Symptome von Alpträumen und Konzentrationsschwäche erheblich reduziert worden sind.
Bemerkung: Diese Heilpflanze enthält mehrere Alkaloide, die Anzahl ist abhängig von der Region in der diese Heilpflanze wächst. Diese Alkaloide sind: Dauricin, Daurinolin, Dauricolin, Dauricinolin, Stepharin Stepholidin, Magnoflorin, Menisperin, Sinomenin,

Acutumin und kleine Mengen von Tetradin. Die Blätter der Pflanze enthalten Acutomin.

H - 180
Chinesischer Name: Bo He
Wissenschaftlicher Name: Mentha Arvensis L.
Wirkung: Menthol kann die Magen- und Darmbeweglichkeit anregen. Es fördert die Vorwärtsbewegung des Inhalts und vertreibt Gas. Es stimuliert auch das zentrale Nervensystem, erweitert die Blutgefäße des Kreislaufs und fördert die Schweißdrüsenfunktion. Bei lokaler Anwendung auf Haut und Schleimhaut, produziert es ein kühlendes Gefühl. Es kann auch die Außenschicht der Haut langsam penetrieren und dadurch die Durchblutung dieser lokalen Region fördern.
Therapeutische Anwendung: Chinesische Ärzte benutzen dieses Heilmittel auch, um 'Wind' und 'Hitze' zu vertreiben.
Dosierung: Es wird oral, als Wasserextrakt eingegeben in Mengen von 3 bis 5 ml, zwei oder dreimal am Tag, um Unbehagen im Bauch zu behandeln.
Eine Mentholsalbe wird auf die Haut gerieben, um Kopfschmerzen oder einfache Erkältung zu lindern.
Bemerkung: Diese Pflanze enthält die wesentlichen Öle Menthol, Menthon und Menthol Acetat.

H - 181
Chinesischer Name: He Ye
Wissenschaftlicher Name: Nelumbo Nucifera (Gaertn)
Wirkung: Das Heilmittel wird in den Sommermonaten gegen Hitzeerschöpfung verabreicht. Es wird behauptet, daß es die Körperenergie erhöht, besonders die der Abwehrkräfte.
Reis gewickelt in He Ye - Blätter, wird während der Sommermonate, besonders in Süd-China, zu den Mahlzeiten serviert.
Die Alkaloide dieses Heilpflanzenblattes haben eine entspannende Wirkung auf die Muskeln.

Bemerkung: Das Blatt der Pflanze enthält einige Alkaloide, darunter: Nuciferin, Roemerin, O-Nornuciferin, Anonain, Lirodenin, Dihydronuciferin, Pronuciferin, Anneparin, N-Methylcoclaurin und N-Methylisococlaurin.

H - 182
Chinesischer Name: Mai Dong
Wissenschaftlicher Name: Ophiopogon Japonius
Wirkung: Mai Dong verbessert den Herzkreislauf, es produziert eine strophanthinaähnliche, hemmende Wirkung auf Na-k ATP-ase (sog. Natriumpumpe; wichtiger energieliefernder Organismus) und erhöht die myokardiale Kontraktibilität. Es wurde auch beobachtet, daß es die Toleranz zu Sauerstoff-Deprivation erhöht, langsam den Blutdruck erhöht und antibakterielle Eigenschaften hat.
Therapeutische Anwendung: Diese Heilpflanze wird in China als Yin-Unterstützer benutzt, um die Lunge zu 'glätten' und Husten zu stoppen.
Dosierung: Es wird meist als eine Decoction von 10 ml, gleichwertig mit 15 g Rohmaterial, dreimal täglich mehrere Monate lang eingenommen. Das Heilmittel ist auch zu einer Injektionslösung gemacht worden, mit 2 ml gleichwertig zu 4 Gramm Rohmaterial. Es kann intramuskular oder intravenös gespritzt werden.
Bemerkung: Die wichtigsten Bestandteile der Wurzel von Mai Dong sind: B-Sitosterol, Stigmasterol und Ophipogenin B.

H - 183
Chinesischer Name: Zi Qi
Wissenschaftlicher Name: Osmunda Japonica
Therapeutische Anwendung: Es wird als anthelmintisches (Entwurmungs-) Mittel angewandt und, um Entzündung der Speicheldrüse zu behandeln.
Bemerkung: Diese Pflanze hat einige steroidähnliche Substanzen, darunter Ponasteron A, Ecdysteron, Custeodysin und Ecdyson.

H - 184
Chinesischer Name: Bai Shao
Wissenschaftlicher Name: Paeonia Lactiflora Pall
Wirkung: Bai Shao erhöht die Anzahl der Leukozyten, darunter auch die Lymphozyten. Es hat krampflösende, beruhigende, schmerzstillende und fiebersenkende Eigenschaften. Es wurde auch beobachtet, daß es die Herzkranzgefäße (Koronar-Dilatation) und die Kreislaufblutgefäße (Peripheral Vasodilatation) erweitert.
Therapeutische Anwendung: In Traditioneller Chinesische Heilmedizin, wird diese Heilwurzel benutzt, um die Überfunktion der Leber zu kontrollieren und zu 'erweichen', um Schmerzen zu stillen und um das Blut zu verbessern.
Es wird meist auch mit anderen Heilmitteln angewandt, um Frauenkrankheiten zu behandeln, übermäßige Menstruation einzudämmen und Unterleibsschmerzen zu lindern.
Bemerkung: Diese Heilwurzel enthält verschiedene Glukoside, darunter Paeoniflorin, Oxypaeoniflorin, Albiflorin und Benzoylpaeoniflorin. Auch sind einige wesentliche Hauptöle vorhanden.

H - 185
Chinesischer Name: Mu Dan
Wissenschaftlicher Name: Paeonia Suffruticosa
Wirkung: Die Heilwurzel wirkt antimikrobial gegen E. coli (Kolonbakterien), Thyphoid- (Ruhr) und Parathyphus-Bazillen, Staphylococcus Aureus, Streptococcus Hämolyticus, Pneumokokken (Typhus-, Pestbakterie, Milzbrandbazillus) und Cholera Vibrio.
Es ist ein Anti-Entzündungsmittel. Ein 70%iges Alkoholextrakt aus Mu Dan hat eine erstaunliche Wirkung auf Schwellungen und reduziert die capillare Permeabilität. Ein Wasserextrakt dieses Heilmittels kann sehr effektiv die Schwellung arthritischer Gelenke reduzieren.
Es ist antihypertensiv (senkt den meist durch Streß erhöhten Blutdruck), schmerzlindernd, beruhigend und hat krampflösende Wirkung. Bei Laborversuchen mit Tieren übte es einen fieber-

senkenden Effekt bei mit Typhoid infizerten Tieren aus.
Therapeutische Anwendung: Dieses Heilmittel wird auch gegen Blinddarmentzündung verschrieben. Es ist auch effektiv zur Behandlung von Dysenterie (Ruhr), mit einer 50%igen Decoction hatte es einen Heilerfolg von 28 aus 29 Fällen.
Dosierung: Zur Behandlung von Hypertension (Bluthochdruck), soll eine Dosis von 15 bis 18 g gemacht zu einer Decoction, täglich eingenommen werden. Die tägliche Dosis kann auf bis zu 50 g erhöht werden, vorausgesetzt, es treten keine Nebenwirkungen ein. Zur Behandlung von allergischen Rhinitis (Allergie-Schnupfen, Katarrh der Nasenschleimhaut), bewirken 50 ml einer 10%igen Decoction, abends 10 Tage lang eingenommen, ein hervorragendes Resultat.
Bemerkung: Die Rinde dieser Heilpflanze enthält wichtige Öle und verschiedene Glykosiden, darunter Paeonolide, Paeonoside, Paeonol, Paeoniflorin, Astragalin, Paeonin und Pelargonin.

H - 186
Chinesischer Name: Mu Tou Hui
Wissenschaftlicher Name: Patrinia Heterophylla Bge.
Wirkung: Hemmt Leukämie und Gebärmutterhals-Krebs.
Bemerkung: Der aktive Hauptbestandteil dieser Heilpflanze ist ein Öl, das Anti-Krebs-Wirkung besitzt.

H - 187
Chinesischer Name: Bai Jiang
Wissenschaftlicher Name: Patrinia Scabiosaefolia Fisch.
Wirkung: Es hat beruhigende und antibakterielle Wirkungen und kann die Funktion der Leber beschützen. Ungünstige Wirkungen sind eine geringe Atemdepression und leichter Stuhlgang.
Therapeutische Anwendung: Klinische Untersuchungen haben gezeigt, daß diese Heilpflanze wirksam ist zur Behandlung von Schlaflosigkeit, die durch Neurasthenie (Erschöpfung) oder akuter Entzündung verursacht wurde.

Bemerkung: Diese Heilpflanze enthält wesentliche Öle und das Glycoside Patrinoside.

H - 188
Chinesischer Name: Xiang Jai Pi (Bande Liu)
Wissenschaftlicher Name: Periploca Sepium Bge.
Therapeutische Anwendung: Xiang Jai Pi wird in Chinesischer Volksmedizin als ein Antirheumatikum sowohl wie auch als ein Kardiotonikum (Herz-Stärkungsmittel) benutzt. Es wird auch verschrieben, um Knochen und Muskelgewebe zu stärken.
Dosierung: Das Heilpflanzenmittel wird oral, mit einfachem Periplocin in Tablettenform bei einer Konzentration von 10 mg pro Tablette verabreicht. Die normale Dosis ist zwei Tabletten.
Bemerkung: Der wichtige Bestandteil der Heilpflanze ist Periplocin, ein Herz-Glucoside. Die Wurzel der Pflanze enthält 0.02% Periplocin. Auf Hydrolisis, ergibt Periplocin, zwei Zucker und ein Genin, Periplogenin.
Xiang Jai Pi enthält auch Glycoside K, ein Glukoside mit drei Zuckerstoffen, und Glycoside h, welches ein Glucoside mit fünf Zuckerstoffen ist.

H - 189
Chinesischer Name: Qian Hu
Wissenschaftlicher Name: Peucedanum Terebinthaceum (Fish).
Wirkung: Qian Hu ist ein wirksames Antitussiv (hustenstillendes Mittel) und wirkt schleimlösend. Verabreichung des Mittels an Versuchstiere, vermehrte die Sekretion im Atemweg. Es hat eine lange Wirkungsdauer. Die Heilpflanze hat antibakterielle Wirkung und ist auch gegen den Grippe-Virus wirksam.
Therapeutische Anwendung: Diese Heilpflanze wurde in chinesischer Volksmedizin als ein Antitussiv (Hustenmittel) und als schleimlösendes Mittel benutzt sowie auch, um 'Wind' und 'Hitze' zu vertreiben.
Bemerkung: Die Wurzel enthält wesentliche Hauptöle, Nodakenetin

und das Glycoside Nodakenin, Decursidin, Umbelliferone und Pencordin.

H - 190
Chinesischer Name: Qian Niu
Wissenschaftlicher Name: Pharbitis Hederacea
Wirkung: Pharbitin ist ein sehr wirksames Abführmittel. In Traditioneller Chinesischer Medizin wird behauptet, daß kleine Mengen der Heilpflanze Stuhlgang verursachen können, während große Mengen wasserähnlichen Durchfall produzieren würden. Es wirkt durch Reizen der Darmschleimhaut, zunehmender Sekretion (Schleimerzeugung) und Peristalsis (Darmbewegung). Der Beginn der Abführmittel-Wirkung geschieht ungefähr 3 Stunden nach oraler Einnahme. Nach Absorbierung in die Blutbahn, erreicht der wichtige Heilpflanzenbestandteil die Niere und wirkt auf die Nierenröhre, um einen harntreibende Wirkung durch Reduktion der röhrenförmigen Wiederaufsaugung zu produzieren. Dieses Heilpflanze kann auch Schmarotzer, Ascaris (Spulwurm) und Taenia (Bandwurm) von den Eingeweiden säubern. Es wird gewöhnlich benutzt, um Verstopfung und Oedema (Wasseransammlung) zu behandeln.
Dosierung: Die normale Dosis ist 3 bis 6 Gramm.
Bemerkung: Die Heilpflanze enthält das Glycoside Pharbitian. Der unreife Samen enthält mehrere Substanzen genannt: Giberellin I, II, III, IV, V, VI. Die Hydrolyse-Produkte von Pharbitin sind Pharbilic Säure und fünf Zucker.

H - 191
Chinesischer Name: Jin Deng Lang
Wissenschaftlicher Name: Physalis Francheti
Wirkung: Der Auszug der Heilpflanze hat antibakterielle Wirkungen, hemmende Wirkung auf den Ruhr Bazillus und Staphylokokken. Die Heilpflanze stimuliert myokardiale (Herzmuskel) Kontraktion und verursacht Vasokonstriktion (Verengung der Gefäße), welches

einen Anstieg des Blutdrucks zu Folge hat.
Hystonin kann auch eine Konstriktion (Zusammenziehung) der Gebärmutter verursachen. Es hat eine schnellbeginnende Wirkung, aber eine kürzere Dauer als Oxytocin.
Therapeutische Anwendung: Diese Heilpflanze wird benutzt, um akute Mandelentzündung, Halsschmerzen und Kehlkopfentzündungen in Kindern zu behandeln. Es wird in einer Lösung mit einem Gegenwert von einem Gramm Rohmaterial pro Milliliter vertrieben, zur Benutzung für intramuskuläre Injektion.
Traditionelle Chinesische Medizin verschrieb diese Frucht auch, um Geburtswehen einzuleiten.
Bemerkung: Die Heilpflanze enthält kleine Mengen von Alkaloide, Vitamin C, Physalien, Physalin A, B und C, plus Hystonin.

H - 192
Chinesischer Name: Hua Shan Sen
Wissenschaftlicher Name: Physochlaina Infundibularis Kuang
Wirkung: Diese Alkaloide sind cholinergische Hemmstoffe, die eine entspannenden Wirkung auf die Bronchialmuskeln und eine dämpfende Wirkung auf das zentrale Nervensystem haben.
Die Gegenanzeigen und toxische Wirkung dieser Heilpflanze und ihre Alkaloide (meist nur bei Überdosierung) sind ähnlich zu denen von Atropin und Scopolamine. (Trockenheit der Schleimhäute, Erregungszustände, möglicherweise auch Herzrasen)
Bemerkung: Es enthält ungefähr 0.26%-Alkaloide, einschließlich Hyocyamine, Scopolamine, Scopoletin und Scoplin.

H - 193
Chinesischer Name: Shang Lu
Wissenschaftlicher Name: Phytolacc Acinosa Roxb.
Wirkung: Diese Heilwurzel wirkt schleimlösend und antitussiv (hustenstillend). Es hat harntreibende, antibakterielle und entzündungshemmende Wirkungen.
Bemerkung: Die Wurzel enthält Phytolacine, Phytolaccatoxin,

Oxyristic Säure, Jaligonic Säure und Saponins.

H - 194
Chinesischer Name: Bian Xu
Wissenschaftlicher Name: Polygonum Aviculare L.
Wirkung: Die Heilpflanze hat harntreibende, antibakterielle und wurmvertreibende Wirkungen.
Therapeutische Anwendung: In TCM Kliniken wird die Heilpflanze benutzt, um Urethritis (Entzündung der Harnröhre), Lithiasis (Steinbildung in Nieren oder Galle) und Chylurie (Trübung des Harns) zu behandeln. Es ist auch wirksam gegen Ruhr und Parotitis (Mumps, Ziegenpeter und andere Virusinfektionen der Ohrenspeicheldrüse) und kann auch als ein Anti-Askariasis-Mittel (gegen Spulwurm) benutzt werden.
Dosierung: Es wird als Decoction in einer Dosis von 30 Gramm eingenommen. Es ist auch verfügbar als Sirup, der in einer Tagesdosis von 50 ml, zwei bis dreimal eingenommen wird.
Bemerkung: Die Bestandteile dieser Heilpflanze sind das Glycoside Aviculrin, Caffeic Säure, Chlorogenic Säure und Vitamin-E.

H - 195
Chinesischer Name: Zi Shen
Wissenschaftlicher Name: Polygonum Bistorta L.
Wirkung: Hemmt Mouse S-180 (Eine Krebskrankheit, bösartiges Geschwulst)
Bemerkung: Der wichtigste Wirkstoffe der Wurzel von Polygonum bistoria sind B-Sitosterol und Tannin.

H - 196
Chinesischer Name: Hong Cao
Wissenschaftlicher Name: Polygonum Orientale L.
Therapeutische Anwendung: Die Heilpflanze hat antibakterielle Wirkung. Es wurde in Traditioneller Chinesischer Medizin benutzt,

um 'Hitze' wegzunehmen und Infektionen (Entzündungen) zu behandeln.
Bemerkung: Diese Pflanze enthält Orientin, Vitexin, Isovitexin, Isoorientin und Plastoquinone-9.

H - 197
Chinesischer Name: Da Qing Ye oder Qing Dai
Wissenschaftlicher Name: Polygonum Tinctorium Lour
Wirkung: Die Heilpflanze hat antibakterielle Wirkung und ist besonders wirksam gegen Staphylokokken, Pneumokokken und Meningokokken. Es ist auch ein antivirales Mittel, wirksam gegen den Grippe-Virus. Es hat fiebersenkende, entzündungshemmende und choleretische (Galle anregende) Eigenschaften. Es wurde auch beobachtet, daß es die phagozytische Aktivität von Leukozyten erhöht.
Therapeutische Anwendung: Diese Heilpflanze wird benutzt, um akute Parotitis (Mumps etc. Virusinfektion der Ohrenspeicheldrüse), Erkrankung der oberen Atemwege, Enzephalitis (Gehirnentzündung), Hepatitis (Leberentzündung), Abszeß in der Lunge, Ruhr und akuten Gastroenteritis (Magen-Darm-Katarrh) zu behandeln.
Kürzlich wurde versucht, mit dieser wundersamen Heilpflanze die HIV-Virusinfektion (AIDS) zu behandeln, aber bis zum Schreiben dieser Notizen (Februar 1997) waren noch keine neuen Befunde bzw. neue Ergebnisse freigegeben worden.
Bemerkung: Das Blatt der Pflanze enthält das Glycosides Indican und Isatan B. Bei Hydrolyse ergibt sich Indican Indoxyl, das wiederum oxydiert und das Kompositum Indigo ergibt.

H - 198
Chinesischer Name: Zhi Shi (Trifoliat Orange)
Wissenschaftlicher Name: Poncirus Trifoliata (Rutaceae)
Pflanzenteile als Heilmittel: die unreife Frucht.
Anziehung: Milz, Magen.

Dosis: 5 bis 10 Gramm.
Wirkung und therapeutische Anwendung: Reguliert die innere Energie; stomachic; Antidiarretikum (gegen Durchfall, Ruhr); Expektorant (schleimlösend).
Zhi Shi ist mit Erfolg benutzt worden, um Prolaps (Heraustreten, Vorfall) der Gebärmutter oder des Mastdarms zu behandeln. Wenn Magen und Milzstagnation die Verstopfung verursachen, dann reinigt dieses Heilmittel bis zur vollständigen Entleerung der Eingeweide.
Untersuchungen haben auch gezeigt, daß dieses Heilmittel erfolgreich ist, einen erweiterten oder aufgeblähten Magen wieder zu schrumpfen.
Bemerkung: Mehrere Substanzen sind von dieser Frucht isoliert worden. Darunter Poncirin, Limonin, Imperatorin, Bergapten, Neohesperidin, Citrifoliol, Myrcene und Camphen.

H - 199
Chinesischer Name: Ma Chi Xian
Wissenschaftlicher Name: Portulacca Oleracea L.
Wirkung: enthält antibakterielle Substanzen, ist wirksam gegen Escherichia Coli (stäbchenförmige Kolonbakterien), Proteusbakterie, Ruhr, Typhus und Parathyphus.
Die Heilpflanze kann Vasokonstriktion (Verengung der Gefäße) verursachen, stimuliert somit die Gebärmutter- und Darmmuskelkonstriktion und ist auch ein harntreibendes Mittel. Zudem fördert es Wundheilung.
Therapeutische Anwendung: Chinesische Kräutermedizin benutzte dieses Heilpflanze, um 'Hitze', 'Feuchtigkeit und giftige Substanzen wegzunehmen und um Blutungen zu stillen.
Therapeutisch wird es zur Behandlung akuter, bakterieller Ruhr, Keuchhusten, Enteritis (Entzündung des Dünndarms), Blinddarmentzündung, Ascaris- (Würmer) und Hakenwürmeraustreibung benutzt. Es ist auch erfolgreich eingesetzt worden, um postpartum (nach der Geburt-) Blutung zu halten.
Bemerkung: Die Heilpflanze enthält große Mengen von Kalium-

Salze und mehrere Catecholamines, wie z.b. Norepinephrine, Dopamine und Dopa. Auch vorhanden sind Vitamine E, B, PP, und C. Der Vitamin E-Gehalt, war mit 40 E/g (Einheiten pro Gramm) am höchsten.

H - 200
Chinesischer Name: Wei Ling Cai
Wissenschaftlicher Name: Potentilla Chinensis Ser.
Wirkung: Die Heilpflanze hat antibakterielle, antiamöbe und antitrichomonale Wirkung. Es hilft zur Muskelentspannung, besonders der Bronchial- und Darmmuskeln.
Therapeutische Anwendung: Diese Heilpflanze wird hauptsächlich bei der Behandlung von Amöben-Ruhr, Trichomonas vaginalis und Tuberkulose, das die Lymphknoten des Halses verwickeln, benutzt.
Dosierung: Für internen Gebrauch werden täglich 45 bis 60 Gramm des Heilmittels, das mit Wein oder Wasser extrahiert wird, getrunken.
Äußerlich, im Fall von Trichomonas vaginalis, wird die Decoction dieser Heilpflanze benutzt, um damit die angesteckte Scheide zu waschen.
Bemerkung: Die bedeutendsten Bestandteile der Pflanze sind Tannin, Protein, Vitamin C und Ca 2+ Salze.

H - 201
Chinesischer Name: Shang Xing
Wissenschaftlicher Name: Prunus Armeniaca L.
Wirkung: Das Enzym Amygdalase und Pepsin vom Magensaft können Amygdalin hydrolysieren (auflösen, zersetzen), um eine kleine Quantität von Cyanic Säure (HCN) zu produzieren, welches das Atemzentrum reflexiv stimuliert und einen Beruhigungseffekt produzieren kann. Dies wiederum produziert die antitussive (hustenstillende) und anti-asthmatischen Wirkungen der Heilpflanze. Die Bittermandel enthält auch große Mengen pflanzlicher Fette,

welche die Eingeweide schmieren und somit eine abführende Wirkung verursachen.
Bemerkung: Prunus Armeniaca (Bittermandel) enthält das Glucoside Amygdalin und das Enzym Amygdalase.

H - 202
Chinesischer Name: Wu Mei
Wissenschaftlicher Name: Prunus Mume Sieb.
Wirkung: Die Heilpflanze kann eine Kontraktur in den Muskeln von Darm- und Gallenblaseparasiten auslösen, entspannt aber auch gleichzeitig die Gallengänge. Daher ist es ein nützliches Mittel zur Säuberung von Ascaris (Würmer) aus Gallengängen und Eingeweide. Es hat antibakterielle Wirkung gegen Escherichia coli (Stab-Bakterien im unteren Darmbereich), Ruhr-Bazillus, Typhus und Cholera. Zusätzlich, ist es ein antifungales Mittel (gegen Pilz).
Therapeutische Anwendung: Diese Heilpflanze wird gewöhnlich benutzt, um bilare Ascariasis (Würmer im Gallengang, s.o.) und Hakenwurm (in den Gedärmen, s.o.) zu behandeln. Es wird in einer Tagesdosis von 15 bis 30 Gramm, zu einer Decoction gemacht und zweimal täglich eingenommen.
Die Wirkungsrate ist 75 %.
Eine abwechselnde Behandlung besteht aus 45 Gramm kombiniertes Wu Mei mit Huang Pei und Tai Huang in einer Decoction. Es wird auch zur Behandlung von Cholezystitis (Gallenblasenentzündung) und Gallensteinkrankheit benutzt.
Bemerkung: Die Frucht enthält das Glucoside Prudomenin, Malic Säure und Succine Säure.

H - 203
Chinesischer Name: Bu Gu Zhi
Wissenschaftlicher Name: Psoralea Corylifolia
Wirkung: Coryfolinin kann eine beachtliche koronäre vasodilatatorische (blutgefäßerweiternde) Wirkung produzieren und erhöht die myokardiale Kontraktion. Es hat antibakterielle, so-

wohl als auch Anti-Krebs Wirkung. In 'vitro' kann die Heilpflanze isolierte glatte Muskelpräparate kontraktieren, aber in 'vivo' entspannt es die Bronchialmuskeln. Dieses Heilmittel kann die Blutgerinnungszeit verkürzen (ist blutstillend) und produziert eine lichtempfindliche Wirkung, um die Pigmentierung zu stimulieren.
Therapeutische Anwendung: Chinese Volksmedizin benutzt es, um das 'Yang' der Niere zu beleben und die Milz zu erwärmen. Es wird als auch als Abtreibungsmittel benutzt und um frühe Fruchtbarmachung zu verhindern.
Es wurde auch zur Behandlung von Neurosen (paranoide Erlebnisreaktion, Angstzustände, Depression etc.), männliche Impotenz und häufige nocturale Emission (Bettnässen) benutzt.
Dosierung: Die Dosis von 3 bis 6 Gramm zu einer Decoction.
Bemerkung: Die bedeutendsten Bestandteile dieser Pflanze sind: Psoralen, Isopsoralen, Coryfolin, Corylifolinin, Bavachinin und d-Backuchiol.

H - 204
Chinesischer Name: Lu Xian Cao
Wissenschaftlicher Name: Pyrola Rotundifolia L.
Wirkung: Das Heilmittel hat antibakterielle Wirkungen gegen Staphylococcus Aureus, Dysentarie (Ruhr-) Bazillus, Typhoid-Bazillus (eine thyphusähnliche Erkrankung) und Pyrogene (Fiebererregender-) Bazillus.
Die minimale Hemmungskonzentration rangiert von 12.5 bis 50 mg/ml.
Auszüge der Heilpflanze können myokardiale Kontraktion vermehren und eine antiarrythmische Wirkung ausüben. Es hat eine vasodilatorische (blutgefäßerweiternde) Wirkung und senkt den Blutdruck. Das Heilmittel hat auch hämostatische (blutstillende) Wirkung.
Therapeutische Anwendung: Auszüge der Heilpflanze können oral oder durch intravenöse Infusion zur erfolgreichen Behandlung von Lungenentzündung verabreicht werden. Das Heilmittel wird auch in Fällen von Darm- und Harnwegentzündungen, besonders bei pädiatrischen-(Kinder-)Durchfall und akuter Ruhr angewandt.

Es wird ebenfalls zur Behandlung von Leberentzündung und als ein antirheumatisches Mittel benutzt.
Bemerkung: Die Pflanze enthält mehrere Glucoside, einschließlich Arbutin, Homoarbutin und Isohomoarbutin. Andere Substanzen schließen Chimapillin und Monotropein mit ein.

H - 205
Chinesischer Name: Shi Wei
Wissenschaftlicher Name: Pyrrosia
Therapeutische Anwendung: Es ist harntreibend und wird zur Behandlung von Harnwegentzündungen und Urolithiasis / Nephrolithiasis (Nierensteinkrankheit) benutzt. Zusätzlich kann es angewandt werden, um Blutungen zu stillen.
Bemerkung: Die Heilpflanze enthält Isomangiferin und Diplotene.

H - 206
Chinesischer Name: Shi Jun Zi
Wissenschaftlicher Name: Quisqualis Indica
Wirkung: Die Heilpflanze wirkt auf Parasiten (im menschlichen Körper) durch Produktion einer anfänglichen Anregung, gefolgt von Lähmung der Parasiten. In Fällen von Ascariasis und Oxyuriasis (Wurmkrankheiten), ist eine 70 bis 80 %ige Heilungsrate erzielt worden.
Therapeutische Anwendung: Die Heilpflanze hat einen mildsüßen Geschmack, passend für den Gebrauch bei der Behandlung von Kindern. Bei erwachsenen Patienten jedoch, ist die wurmabtreibende Wirkung verhältnismäßig schwach. Es wird deshalb bei Erwachsenen in Verbindung mit anderen Präparaten benutzt.
Dosierung: Das Kalium Quisqualate wird in einer Dosis von 0.025 bis 0.125 Gramm verabreicht. Die SHI JUN ZI Kerne werden in Mengen von 1 Gramm für Kinder zwischen den Altern von drei bis fünf, und 3.5 Gramm für Sechs- bis Achtjährige verabreicht.
Bemerkung: Die aktiven Hauptbestandteile der Frucht sind Quisqualic Säure und Trigonellin.

H - 207
Chinesischer Name: Lou Lu
Wissenschaftlicher Name: Rhaponticum Uniflorum L.
Wirkung: Das wirkende Mittel der Heilpflanze ist ein Öl, welches Anti-Krebs- Eigenschaften besitzt.
Es behandelt Hepatoma (Lebertumor), Magen - und Brustkrebs.

H - 208
Chinesischer Name: Da Huang
Wissenschaftlicher Name: Rheum Officinale Baill.
Wirkung: Diese Heilpflanze ist ein wirksames Abführmittel. Die Hydrolyse-Produkte der Glucoside Emodin und Sennidin, sind die wichtigsten Bestandteile. Sie stimulieren die großen Eingeweide und erhöhen die Bewegung des Inhalts zum After, wo es beim Stuhlgang ausscheidet.
Die Heilpflanze ist als Antispasmotikum (Mittel gegen Spasmen im Magen-, Darm- und Gefäßsystem, in Bronchien-, Gallen- und Harnwegen) ungefähr viermal wirksamer als Papaverin (ein Opiumalkaloid).
Therapeutische Anwendung: Die therapeutischen Anwendungen dieser Heilpflanze sind sehr breit und lassen sich auf jedem Gebiet der Medizin anwenden. Entweder als ein bedeutendes Heilmittel oder als Adjuvant (Unterstützendes Mittel). Es wird auch in kleinen Mengen benutzt; 0.05 zu 0.2 Gramm, um chronischen Durchfall, Verdauungsstörung und akute Darminfektion, wie z.B. Blinddarmentzündung und Bauchfellentzündung, Ileitus (eine gefährliche Darmkrankheit) und akute hepatische Gelbsucht zu behandeln. Es ist auch wirksam zur Gallenstein-Beseitigung und zur Behandlung von Cholezystitis (Gallenblasenentzündung).
Bemerkung: Die bedeutendsten Bestandteile, die von dieser Heilpflanze isoliert wurden, sind das Glycosid rhein-8-monoglucoside, Physcion Monoglucoside, Aloeemodin Monoglucoside, Emodin Monoglucoside, Chrysophenol Monoglucoside, die Sennoside A, B, und C. Rheuma Tannic Säure, Gallische Säure, und Calechin sind auch gegenwärtig.

H - 209
Chinesischer Name: Ba Li Ma
Wissenschaftlicher Name: Rhododendron Molle G. Don
Wirkung: Diese Heilpflanze verlangsamt die Herzpuls-Rate. Der Bestandteil Rhomotoxin senkt auch den Blutdruck. Andere Eigenschaften der Heilpflanze sind ihre schmerzlindernde Wirkung und die Fähigkeit, verschiedene Haushaltsinsekten zu vertreiben, bzw. zu töten
Therapeutische Anwendung: Ba Li Ma wird in der Behandlung von Tachykardie (Herzrasen, Steigerung der Herzfrequenz über 100 Kontraktionen pro Minute), Herzklopfen und Hypertension (erhöhte Spannung, erhöhter Blutdruck) benutzt. Es kann als ein Adjuvant für betäubende Mittel verwendet werden und wird auch als Insektizid (Insektengift) benutzt.
Dosierung: Die Verwendung des Heilmittels schließt eine Rhomotoxintablette (0.25 mg) mit ein, die in einer Dosis von 2 zu 3 Tabletten pro Tag oral eingenommen wird. Intramuskuläre Injektion kann mit einer Einspritzungsampulle von 1 mg/l angewandt werden.
Bemerkung: Die bedeutenden aktiven Bestandteile von Ba Li Ma sind: Rhomotoxin, Rhomedotoxin und Asebotoxin.

H - 210
Chinesischer Name: Wu Bei Zi (Chinesischer Nußbaum)
Wissenschaftlicher Name: Rhus Chinensis
Teile benutzt als Heilmittel: Die harten, runden Exkretionen an den Blättern und Stengeln, die dort deponiert wurden von der Larve der Blattlaus 'Melaphis chinensis'.
Anziehung: Lunge, Nieren, Dickdarm.
Wirkung: Zusammenziehend für Lunge und Dickdarm; es ist antipyretisch (fiebersenkend) und hämostatisch (Blutgerinnungsmittel).
Infolge der großen Menge von Tannin-Säure, übt dieses Mittel seine hauptsächliche Wirkung durch einen zusammenziehenden Effekt auf das Protein (Eiweiß) an der schützenden Membrane der Darmschleimhaut aus, indem es Gerinnung verursacht. Zusätzlich

versiegeln die Tannin-Eiweiße die beschädigten Blutgefäße, halten somit die Blutung und hemmen den Ausscheidungsvorgang in der Schleimhaut.
Therapeutische Anwendung: Es wird hauptsächlich zur Behandlung chronischer Darmentzündungen, Hämatochezia (Bluterbrechen), Proktitis (Mastdarmentzündung), Hautentzündungen und blutende Wunden benutzt. Auch gegen chronischen Husten; chronische Diarrhoea (Ruhr) und Dysentarie (Durchfall); überhöhtes Schwitzen; blutende Hämorrhoiden und Stuhl; Spermatorrhoea (Samenausfluß ohne geschlechtliche Erregung).
Zudem wirkt es gegen 'Giftigkeit' und 'Feuchtigkeit'.
Dosierung: Die Standarddosis für dieses Heilmittel ist 2 bis 6 Gramm (manche Schriften sagen: 1 bis 3 Gramm), zu einer Decoction gemacht und oral verabreicht. Es wird aber auch äußerlich angewandt, um Blutungen zu stillen.
Bemerkung: Wu Bei Zi ist der Auswuchs, der von einem Insekt auf dem Blatt des Rhus Chinensis produziert wird.
Zwischen 50 zu 70% vom Inhalt des Heilmittels ist Gallotannin oder Gallotanninsäure. Zusätzlich enthält es etwas Gallic Säure, Harz, Wachs und Polysaccharides.

H - 211
Chinesischer Name: Bi Ma
Wissenschaftlicher Name: Ricinus Communis L.
Wirkung: Rizinus-Öl, ein gewöhnliches sehr bekanntes Abführmittel, wird vom Samen der Rizinuspflanze extrahiert. Das Öl ist ein Triglycerid von Ricinoleic-Säure, das nach dem Einnehmen, aufgelöst in den Röhren des gastrointestinalen Gebietes ist, um Ricinoleic Säure zu bilden. Die Letztere reizt die Darmwand und produziert somit die gewünschte kathartische (abführende) Wirkung.
Bemerkung: Die bedeutendsten Substanzen, die vom Samen dieser Pflanze isoliert wurden, sind Ricinin und Fettsäuren, Ricinolein, ungefähr 80 zu 85%, Olein und Stearin. Eine kleine Menge von Isoricinoleic Säure ist vorhanden sowie eine sehr kleine Menge von Cytochrome-C.

H - 212
Chinesischer Name: Qian Cao
Wissenschaftlicher Name: Rubia Cordifolia L.
Wirkung: Hämostatisch kürzen die Bestandteile dieser Heilpflanze die Blutgerinnungszeit; sie sind antibakteriell, antitussiv (hustenstillend), expektorant (auswurffördernd) und stimulieren die Kontraktion der Gebärmutter.
Dosierung: In 3 - 9 Gramm für eine Decoction; 15 Gramm als äußerliche Anwendung.
Bemerkung: Die wichtigen Bestandteile dieser Heilpflanze sind Rubierythrinic Säure, Alizarin, Purpurin, Pseudopurpurin.

H - 213
Chinesischer Name: Zhu Mao Cai
Wissenschaftlicher Name: Salsola Collina Pall.
Wirkung: Die Dauer der antihypertensive (blutdrucksenkende) Wirkung der Heilpflanze ist lang. Sie dauert von sieben bis zu 30 Tage, nachdem die Behandlung beendet worden ist. Es hat direkte und indirekte zentrale vasodilatorische (Blutgefäßerweiternde) Hemmungseffekte.
Therapeutische Anwendung: Die Heilpflanze wird zur frühen Behandlung von Hypertension (Bluthochdruck) benutzt.
Dosierung: Die normale Dosierung ist eine Decoction oder Tee, aus 30 bis 60 Gramm der Heilpflanzenbestandteile.
Bemerkung: Die aktiven Bestandteile sind Salsoline, Salsolidine und Betaine. Die Pflanze enthält auch einige organische Säuren und Zucker.

H - 214
Chinesischer Name: Guang Dou Gen (Tauben Erbse)
Wissenschaftlicher Name: Sophora Subprostrata
Pflanzenteile als Heilmittel: die Wurzeln.
Anziehung: Herz, Lunge.
Wirkung: Antipyretisch (fiebersenkend); antidotisch (Gegengift);

antiphlogistisch im Atmungskanal (entzündungshemmend). Die Heilpflanze ist hochwirksam gegen den Tuberkulose Bazillus, Staphylokokken, Epidermophytia (Pilzkrankheiten) und Candida Albicans (eine weiße Sproßpilzkrankheit). Die Heilsubstanz hat einen anti-arythmischen Effekt (wirkt gegen die Unregelmäßigkeit der Herztätigkeit) infolge der zentralen Wirkung. Sie hat auch antiasthmatische Eigenschaften und ist besonders effektiv gegen Histamin-verursachtes Asthma.

Die Heilpflanze ist ein Anti-Krebs-Mittel und fördert Leukozytose (Vermehrung der weißen Blutkörperchen zur körpereigenen Bekämpfung von Infektion). Es ist ein hervorragendes Gegengift für natürliche innere Gifte (z. B. Entzündungen), die der Körper erzeugt hat.

Therapeutische Anwendung-Dosis: In der Behandlung von Leukopenie, sollten jeden Tag 200 bis 400 mg Gesamtmenge der Alkaloide intramuskular gegeben werden.

Zur Behandlung von Gebärmutter zervikalen Ulceration (Geschwüre im Gebärmutterhals) oder chronischen Zervizitis (chronische Entzündung der Schleimhaut des Gebärmutterhalskanals), wird das Pulver der gesamten Alkaloide benutzt, als ein Spray direkt auf die vereiterte Geschwürfläche und 10 Tage lang aufgetragen.

Zur Behandlung von bakterieller Ruhr und Enteritis (Entzündung des Dünndarms), werden die Alkaloide in einer Dosis von zwei Tabletten (0.3 Gramm pro Tablette) pro Tag eingenommen.

Bemerkung: Die Heilwurzel besteht aus Alkaloide, darunter Matrine, Oxymatrine, Anagyrine und Methylcytisine. Die Wurzel enthält auch nonalkaloide Substanzen darunter Sophoranon, Sophoranochromen, Sophoradin und Daidzein.

H - 215
Chinesischer Name: Tou Hua Qian Jin Teng
Wissenschaftlicher Name: Stephania Cepharantha Hayata
Wirkung: Die Heilpflanze und ihre Alkaloide haben einen entzündungshemmenden Effekt, um Schwellungen zu reduzieren. Sie haben auch antipyretische (fiebersenkende) und schmerzlindernde Wirkung.

Bemerkung: Alkaloide identifiziert in dieser Heilpflanze beinhalten Cepharanthin, Isotetrandrin, Cycleanin, Cepharanolin, Berbamin, Cepharamin und Homoaromolin.

H - 216

Chinesischer Name: Ma Qian Zi
Wissenschaftlicher Name: Strychnes Wallichiana Steud
Wirkung: Dieses Heilmittel hemmt Renshaw Zellen, die interneuronal Zellen des Rückenmarks. Dies resultiert in einer Erhöhung der zentralen Nervensystems-Reflex-Anregung. Die Heilpflanze stimuliert den Cortex, das zunehmende Visions-, Gehör- und Geruchssensationen verursacht.
Therapeutische Anwendung: Klinische Tests mit dem Strychnin-Nitrat haben gezeigt, daß eine Verbesserung im Zustand der Patienten eintrat, die von Kinderlähmung, Ischias-Neuralgie und Neurasthenie gelitten haben.
Dosierung: Die Standarddosis ist eine Lösung mit 1 bis 3 mg des Heilmittels unter die Haut gespritzt.
Bemerkung: Der Samen enthält ungefähr 2 bis 5% Alkaloide. Die hauptsächlichen sind Strychnine und Brucine. Es enthält auch kleine Mengen von Vomicine, Peudostrychnine, Pseudobrucine, N - Methylsecpseudobruci und Novacine.

H - 217

Chinesischer Name: Dang Yao
Wissenschaftlicher Name: Swertia Chinensis (Bge.) Franch
Wirkung: Die Heilpflanze hat eine beschützende Wirkung auf die Leber und ist effektiv gegen CCl 4- verursachte Verletzungen. Es ist ein Choleretic (Gallesekretion fördernd) und kann die hepatische (Leber) Funktion verbessern. Frauen reagieren auf dieses Heilmittel besser als Männer.
Therapeutische Anwendung: Klinisch wird die Heilpflanze zur Behandlung von akuter Ikterus-Hepatitis (Leberfunktionstörung) und chronische Leberkrankheiten eingesetzt.

Dosierung: Das Heilmittel wird allgemein in Tabletten-Form verabreicht, die zu je fünf Tabletten, zweimal am Tag eingenommen werden.
Bemerkung: Diese Heilpflanze enthält die Glukoside Swertiamarin und Swertsin, Homorentin, Isovitexin, Bellidifolin, Methylbellidifolin, Methylswertianin und Decussatin.

H - 218
Chinesischer Name: Pu Gong Ying
Wissenschaftlicher Name: Taraxacum Mongolicum Hand-Mazz.
Wirkung: Die Heilpflanze hat antibakterielle Wirkung gegen Staphylococcus Aureus, Streptococcus Hämolyticus Blutkrankheit, Typhoid (Thyphus ähnliche Krankheit) Bazillus, Dysenterie (Ruhr-) Bazillus, Tuberkulose und die meisten Grampositiv Bakterien.
Es hat anti-spirochätische (Gegenmittel für Blutkrankheit durch Borrelie, Blutparasiten) und anti-virale Wirkungen (hemmt das Wachstum von Viren).
Therapeutische Anwendung: Zur Behandlung von epidemischer Parotitis (Mumps, Virusinfektion der Ohrspeicheldrüse) wird die Heilpflanze zerrieben und mit Wasser zu einer Paste gemacht, die dann äußerlich auf die entzundenen Drüsen aufgetragen wird.
Im Fall von Mastitis (Brustdrüsenentzündung), werden 31 Gramm des Heilmittels decoctet mit Wasser oder gemischt mit Wein und getrunken. Es wird auch zur Behandlung von Hepatitis und Entzündung der oberen Atemwege, wie Tonsillitis (Mandelentzündung) und Laryngitis (Heiserkeit) angewandt.
Bemerkung: Die Heilpflanze enthält Taraxasterol, Taraxerol, Taraxacerin, Taraxacin und die Vitamine A, B und D.

H - 219
Chinesischer Name: He Zi
Wissenschaftlicher Name: Terminalia Chebula
Pflanzenteile als Heilmittel: die Früchte.
Anziehung: Lunge, die großen Eingeweide.

Dosis: 3 bis 8 Gramm.
Wirkung: Astringent (zusammenziehend); antidiarrhötisch (gegen Ruhr und Durchfall); hämostatisch (fördert Blutgerinnung).
Es wird angewandt, um Anus Prolaps zu behandeln, Asthma und Husten wegen 'leeren' Lungen; Leukorrhoe (Ausfluß); Menorrhagia (zu lange dauernde Regelblutung).
Es ist zudem ein Anti-Spasmodikum (gegen Krampfmittel).
Bemerkung: Die wirksamsten Hauptbestandteile der Frucht von Terminalia Cheba Retz sind Chebulinic Säure, Corilagin, Terchebin, Chebulin und Quinin Säure.

H - 220
Chinesischer Name: Ma Wei Lian
Wissenschaftlicher Name: Thalictrum Glandulissimum
Wirkung: Die pharmazeulogische Wirkung dieser Pflanze ist ähnlich der von Huang Lian. Die wirksamen Bestandteile sind wahrscheinlich Berberin oder Palmatin, welche als antibakterielle Mittel wirken.
Traditionelle Chinesische Medizin besagt, daß die Heilpflanze 'Hitze' und 'Feuchtigkeit' entfernt.
Therapeutische Anwendung: Es wird benutzt, um Influenza zu bekämpfen, Kindsfieber, Masern / Röteln und Malaria.
Dosierung: Die gewöhnliche Dosis ist 2 bis 6 Gramm in einer Decoction.
Bemerkung: Die Heilpflanze enthält Berberin, Palmatin, Jatrorhizin, Thalictrin, Thalidasin, Thalicarpin und Saponaretin.

H - 221
Chinesischer Name: Ce Bai Ye
Wissenschaftlicher Name: Thuja Orientalis
Wirkung: Die Heilpflanze hat eine hämostatische Wirkung und verkürzt die Gerinnungszeit des Blutes.
Es ist antitussiv (hustenstillend) und schleimlösend, verursacht bronchodilatation (Bronchienerweiterung) durch einen zum Teil

anti-cholinergischen Effekt. Es hat antibakterielle Eigenschaften, macht potent (kräftigt) und entspannt die glatten Muskeln.
Die gewöhnlich negativen Effekte, die von dieser Pflanze produziert werden, sind Schwindelgefühl, Übelkeit und Erbrechen sowie Appetitlosigkeit. In seltenen Fällen, mag es auch Oedema (Wasseransammlung) und Überempfindlichkeit verursachen.
Therapeutische Anwendung: Diese Heilpflanze wird gewöhnlich angewandt, um uterine (Uterus) und duadenale (Magen) Blutungen zu stillen und blutigen Stuhl. Es steht in Tabletten-Form und Einspritzung-Lösung zur Verfügung, sowohl auch als Tinktur oder Alkoholextrakt.
CE BAI YE wurde bei Chronisch-Bronchitis und Keuchhusten benutzt. Es wird auch gelobt, wirksam in der Behandlung von Tuberkulose zu sein. Für diese Behandlungen, werden 30 Gramm der frischen Blätter mit einer Tasse Wasser gekocht, reduziert zu 100ml und gemischt mit 10 ml Honig. Diese Decoction wird dem Patienten in Dosen von 15 bis 20 ml, dreimal täglich verabreicht.
Das Glykosid Quercitrin hat eine entzündungshemmende Wirkung. Es kann auch die Oedemanschwellung (Wasseransammlung) in den Extremetösen (Arme und Beine) hemmen, das durch Proteineinspritzung verursacht wurde. Außerdem, wird das Heilkraut auch für äußerliche Anwendung auf Brandwunden oder Schwellung empfohlen. Für äußerliche Anwendung, werden 8 bis 15 Gramm des groben Heilkrautes decoctet und dann auf die Schwellung gelegt.
Bemerkung: Der Zweig dieser Heilpflanze enthält das Glykosid Quercitrin und andere, wie z.B. Pinipicrin und Thuzone, dazu einige wesentliche Öle.

H - 222
Chinesischer Name: Ci Ji Li
Wissenschaftlicher Name: Tribulus Terrestris L.
Wirkung: Das Wasserextrakt hat eine leicht hyposensitive (drucksenkende) und diuretische (harntreibende) Wirkung. Es wird als ein Anticonvulsant (Anti-Krampfanfall-Mittel) benutzt und, um die Sehschärfe zu verbessern.

Dosierung: Es wird in Mengen von 5 bis 7 Gramm als Decoction verabreicht. Vorsicht bei Schwangerschaft ist geboten.
Bemerkung: Diese Heilpflanze enthält die Glykoside Tribulosid und Stragalin. Zwei Alkaloide wurden darin festgestellt, Harman und Harmin.

H - 223
Chinesischer Name: Gua Lou
Wissenschaftlicher Name: Trichosanthes Kirilowi Maxim
Wirkung: Gua Lou erweitert die koronaren Gefäße und vermehrt myokardiale Toleranz zu Sauerstoffverlust. Es ist auch schleimlösend und ein wirksames Abführmittel.
Klinische Untersuchungen mit dieser Heilpflanze bei intravenöser Infusion haben kein bedeutungsvolle Toxidität gezeigt. Gelegentlich ist ein milder blutdrucksenkender Effekt, etwas Kältegefühl und Kopfschmerzen berichtet worden.
Therapeutische Anwendung: Traditionelle Chinesische Medizin verschreibt diese Heilpflanze, um 'Hitze' wegzunehmen, Schleim zu reduzieren, Erleichterung gegen ein beklemmendes Gefühl in der Brust und, als ein Abführmittel, um Verstopfung zu beseitigen..
Es wird auch zur Behandlung von Angina Pectoris benutzt.
Wasserauszüge von der Heilpflanze sind in Tablettenform gemacht worden, die in einer Dosis von vier Tabletten durch den Tag, für eine Periode von einem Monat gegeben wird.
Die Heilpflanze ist als ein Antitussiv (hustenstillendes Mittel) benutzt worden und als Schleimlöser. Auch zur Behandlung von akuter Mastitis (Brustdrüsenentzündung).
Bemerkung: Die Heilpflanze enthält Saponin, organische Säuren und Resin (Harz).

H - 224
Chinesischer Name: Ma Bian Cao
Wissenschaftlicher Name: Verbena Officinalis L.
Wirkung: Die Heilpflanze zeigt antiplasmodiale (gegen Malaria)

Wirkungen. Es ist ein antibakterielles Mittel, wirksam gegen Staphylokokken, Dysenterie (Ruhr), Diphtherie und Spirochetes (durch Borellis erzeugtes Fieber, Feldfieber). Es ist ein Gegengift gegn das Diphtherie-Toxin.
Das Heilmittel hat analgesische (schmerzlindernde) und entzündungshemmende Eigenschaften. Zudem wurde festgestellt, daß es die Koagulation (Blutgerinnung) fördert.
Therapeutische Anwendung und Dosierung: Zur Behandlung von Malaria, wird dieses Heilmittel in einer Menge von 60 Gramm decoctet und dreimal täglich eingegeben, für eine Dauer von 3 bis 7 Tage lang. Einnahme während Schwangerschaft sollte jedoch vermieden werden. Es soll auch darauf hingewiesen werden, daß dieses Heilmittel wirksam ist gegen P. vivax (Plasmodium vivax, Malaria Erreger).
Chinesische Medizin empfiehlt die Heilpflanze auch zur Behandlung von Diphtherie, Schistosomiasis (Wurmerkrankungen) und Dysenterie (Ruhr).
Bemerkung: Die Pflanze enthält die Glykoside Verbenalin und Verbenalol, Adenosin, Tannin und etliche Öle.

H - 225
Chinesischer Name: Liao Ge Wang
Wissenschaftlicher Name: Wikstroemia Indica C. A. Mey
Wirkung: Die Heilpflanze hat antibakterielle Wirkung, besonders gegen Staphylokokken, Streptokokken und Aneumococci.
Therapeutische Anwendung: In chinesischer Volksmedizin, wurde diese Heilpflanze benutzt, um 'Hitze' und toxische Substanzen zu vertreiben, den Kreislauf zu aktivieren und Blutstaus zu entfernen. Ebenfalls um Diurese (Harnausscheidung) zu erzeugen und Oedema (Wasseransammlung im Gewebe) zu reduzieren. Therapeutische Anwendungen schließen auch Behandlung von rheumatischem Arthritis, Lepra, Bronchial Asthma, Keuchhusten, Amöben-Ruhr und Abszesse mit ein.
Im Gegensatz zu der gewöhnlicheren Bazillus-Ruhr, besteht bei Amöben Ruhr am Anfang kein Fieber. Es sind kleine Abszesse im

Dickdarm, die zu regelrechten Geschwüren werden und Darmperforation (Darmdurchbruch) verursachen können.
Dosierung: Die Standardpräparate sind Tabletten aus dem Extrakt der Heilpflanze (T. enthält 0.22 g) die in einer Dosis von drei Tabletten pro Tag eingenommen werden.
Eine Injektionslösung gleichwertig zu 3g / 2ml ist ebenfalls verfügbar für intramuskuläre Injektion.
Bemerkung: Die Wurzel und Wurzelrinde enthalten Wikstroemin, Hydroxygenkwanin, Daphnetin und acidic resin (Harz-Säure).

H - 226

Chinesischer Name: Cang Er Zi
Wissenschaftlicher Name: Xanthium Sibiricum Patr.
Wirkung: Diese heilende Frucht hat antibakterielle und antitussive (hustenstillende) Eigenschaften. Es hat eine anregende Wirkung auf die Atemwege und kann den Blutdruck sowohl als auch den Blutzuckerspiegel senken.
Therapeutische Anwendung: Das Heilmittel hat große Wirkung gegen Kopfschmerzen, um 'Wind' und 'Feuchtigkeit' zu vertreiben, zur Behandlung von Paresthesias (fast lähmende Muskelschwäche) und nekrotische (absterbende) Muskeln. Es wird auch gebraucht, um hypersensitives Rhinitis (Nasenkatarrh oder Schnupfen, auch verursacht durch Allergie), neurotische (nervlich bedingt, meist verursacht durch eine Aufregung) Kopfschmerzen und rheumatisches Arthritis zu behandeln. Es ist effektiv gegen Schmerzen der Extremitäten (Arme und Beine), Sciatic Neuralgie (Ischias), Ekzem, Pruritis (Hautjucken), chronische Sinusitis (Stirnhöhlenentzündung), Otitis Media (Mittelohrentzündung) und Parotitis (Entzündung der Ohrspeicheldrüse, wie z.B. Mumps und Ziegenpeter).
Bemerkung: Die Frucht enthält das Glykosid Xanthostrumarin, die Alkoholauszüge Xanthanol und Isoxanthanol, das Pflanzenfett Xanthium, sowie einige Proteine (Eiweiß), Alkaloide und Vitamine.

H - 227
Chinesischer Name: Liang Mian Zhen
Wissenschaftlicher Name: Zanthoxglum Nitidum
Therapeutische Anwendung: Diese Heilwurzel wird als Analgesikum (schmerzstillendes Mittel) benutzt. Traditionelle chinesische Ärzte verschreiben es auch, um den Kreislauf des Blutes und das 'Qi' zu verbessern.
Bemerkung: Die Wurzel der Heilpflanze enthält Nitidin, Oxynitidin und Vitexin.

H - 228
Chinesischer Name: Hua Jiao
Wissenschaftlicher Name: Zanthoxylum Bungeanum Maxim.
Wirkung und therapeutische Anwendung: Die Heilpflanze tötet Ascaris (Würmer im Eingeweide), lindert Bauchschmerzen verursacht durch Ascari (Würmer) oder Obstruktion (Verstopfung).
In Chinesischer Volksmedizin wird es benutzt, um die viskeralen (die inneren) Organe zu 'erwärmen', um Schmerzen zu lindern und um 'Feuchtigkeit' zu entfernen.
Bemerkung: Mehrere Substanzen sind von der Pericart (Zentrum der Heilwurzel) isoliert worden, darunter Estragol, Citronellol, Phellandrene und das bedeutende Öl Zanthoxylene.
Die Rinde der Pflanze enthält auch Kimianin, Magnoflorin und Xanthoplanin; T-Ragarin und Dictamnin, und das wesentliche Öl Xantoxylen.

H - 229
Chinesischer Name: Yu Mi Xu   (Indianer Mais)
Wissenschaftlicher Name: Zea Mays
Pflanzenteile als Heilmittel: die Fruchtknoten und Staubgefäße der jungen Blüten; die Maiskolben (der 'Seide'-Bart) der ausgereiften Kolben.
Wirkung und Anwendung: Die Heilpflanze hat diuretische (harnproduzierende), antihypertensive (gegen erhöhten Blutdruck) und

choleretische, die Galleabsonderung anregende Wirkung. Es wird angewandt gegen chronisch Nephritis (Nierenentzündung); um Wasseransammlung zu entfernen und zur Behandlung von Hypertension (hohen Blutdruck) sowie chronische Cholecystitis (Gallenblasenentzündung) durch Gallensteine.
Bemerkung: Laborforschung hat gezeigt, daß dieses Heilmittel auch sehr wirksam ist bei der Auflösung von Gallensteine; es senkt den Blutdruck und den Zuckergehalt im Blut.
Yu Mi Xu ist die getrocknete Art von Zea Mays. Es enthält Glukoside (1.15%), Saponin (3.18%), Fett (2.5%) und Wesentliche Hauptöle (0.12%), Cryptoxanthin, Vitamin C und K.

H - 230
Chinesischer Name: Gan Jiang   (Ingwer)
Wissenschaftlicher Name: Zingiber Officinale
Pflanzenteile als Heilmittel: getrocknete Rhizome (Wurzelstock).
Anziehung: Herz, Lunge, Milz, Magen, Nieren.
Wirkung und Anwendung: Die Pflanze erzeugt ein wärmendes Gefühl; es regt die Yang-Energien an; löst Schleim auf; ist appetitfördernd und anti-emetisch (gegen Brechreiz). Diese Heilpflanze kann die Säfte des Magens und der Peristalsis (Umgebung) verbessern. Es wird benutzt, um die normalen Funktionen des Magens wieder herzustellen und den 'Wind' zu vertreiben.
Dosierung: Die Standarddosis ist 3 bis 9 Gramm
Bemerkung: Die frische Wurzel wird angewandt als Mittel gegen Erkältung, Magenerkältung, Übelkeit und Fischvergiftung. Auch die getrockneten Rhizome (Wurzelknollen) der Pflanze enthalten wesentliche Öle und Amino Säuren.

H-231
Chinesischer Name: Cong Bai   (Frühlingszwiebeln)
Wissenschaftlicher Name: Allium Fistulosum
Natürliches Herkunftsland: Nordchina, Mongolei, Sibirien.
Pflanzenteile als Heilmittel: Die weißen Stiele und Wurzeln. Nur

die frische Pflanze!
Anziehung: Lunge, Magen.
Wirkung: Diaphoretic (schweißtreibend); Appetitanregend, antiseptisch (Desinfektionsmittel).
Anwendung: Erkältung und Windgefrierung; Magenschmerzen.
Dosis: 5 bis 10 Gramm.
Bemerkung: Eine Paste aus dieser frischen Pflanze gemischt mit Honig wird benutzt als Heilsalbe gegen Abszesse und eiternde Geschwüre; eine Decoction mit frischer Ingwerwurzel und rohem Zucker, ist sehr effektiv gegen Erkältung und Windgefrierungen.

H-232
Chinesischer Name: Yi Zhi Ren   (Schwarzer Kardamon)
Wissenschaftlicher Name: Alpina Oxyphylla
Natürliches Herkunftsland: Südchina.
Pflanzenteile als Heilmittel: Der Samen.
Anziehung: Milz, Nieren.
Wirkung: Tonikum für das Nieren-Yang; stärkt Knochen und Sehnen; hemmt übermäßiges Urinieren; ist antidiarrhetisch (gegen Durchfall); Astringent (Stopfmittel); stomachic (gut für den Magen).
Anwendung: Gegen Nieren-Yang Mängel; Impotenz; frühzeitige Ejakulation; zu oftes Urinieren; zügelloses Urinieren (Bettnässen); 'kalte' Milz Symptome; Durchfall; übermäßige Speichelbildung; Kälte und Schmerzen im Unterleib.
Dosis: 3 bis 10 Gramm.

H-233
Chinesischer Name: Ma Dou Ling
Wissenschaftlicher Name: Aristolochia Debilis
Natürliches Herkunftsland: Nordchina, Japan.
Pflanzenteile als Heilmittel: die Früchte.
Anziehung: Lunge, die großen Eingeweide.
Wirkung: Antitussiv (hustenstillend); expectorant (schleimlösend).
Anwendung: Gegen Husten wegen zuviel 'Hitze' in der Lunge; zuviel

Schleimbildung; unregelmäßige Atmung; Asthma; Bronchitis; chronischen Husten; Blut im Hustenschleim.
Dosis: 3 bis 10 Gramm.
Bemerkung: leicht toxisch.

H-234
Chinesischer Name: Huang Qi
Wissenschaftlicher Name: Astragalus Membranaceus
Natürliches Herkunftsland: Nordchina, Mongolei, Mandschurien.
Pflanzenteile als Heilmittel: Wurzeln.
Anziehung: Milz, Lunge.
Wirkung: Verbessert die Energie; ist diuretisch (harnfördernd); hemmt übermäßiges Schwitzen; fördert die Eiterung der Abszesse.
Anwendung: Gegen Energiemangel; Müdigkeit; Prolaps des Mastdarms oder der Gebärmutter; übermäßiges Schwitzen ohne ersichtlichen Grund; hartnäckige Abszesse; Gesichtsschwellung; Diabetes.
Dosis: 8 bis 15 Gramm.
Bemerkung: Die Heilwurzel ist kardiotonik; senkt den Blutdruck und den Blutzucker; verbessert den Kreislauf.

H-235
Chinesischer Name: Ru Xiang   (Mastic Baum)
Wissenschaftlicher Name: Boswellia Carterii
Pflanzenteile als Heilmittel: Die soliden Harzausscheidungen unter der Rinde.
Anziehung: Herz, Leber, Milz.
Wirkung: Fördert das 'Qi'; ist analgesisch (schmerzlindernd); antitussiv (hustenstillend); fördert das Wachstum der Muskeln.
Anwendung: Amenorrhoea (Ausbleiben der Monatsregel); Dysmenorrhoea (schmerzhafte Monatsregel); Verletzungen; Schmerzen im unteren Rücken; 'Windfeuchtigkeit' Unwohlsein. Äußerlich wird es angewandt gegen hartnäckige Abszesse, Karbunkel und Geschwüre.
Dosis: 3 bis 6 Gramm.

H-236
Chinesischer Name: Gan Lan (Chinesische Olive)
Wissenschaftlicher Name: Canarium Album
Natürliches Herkunftsland: Südostchina, Indochina.
Pflanzenteile als Heilmittel: die Früchte.
Anziehung: Lunge, Magen.
Wirkung: Antipyretisch (fiebersenkend); Antidotisch (entgiftend); antiphlogistisch (zur Behandlung von Entzündungen; astringend (kontraktierend; zusammenziehend).
Anwendung: Gegen alle Symptome von übermäßiger 'Hitze' in Magen und Lunge; Pharyngitis (Entzündung der Rachenschleimhaut).
Dosis: 5 bis 10 Gramm.
Bemerkung: Die Früchte werden langsam gekaut und geschluckt, um Fischgräten die im Schlund festsitzen, aufzulösen. Das Heilmittel ist ein gutes Gegengift bei Fischvergiftung und allergischen Reaktionen.

H-237
Chinesischer Name: Quing Xiang Zi (Wachtel Gras)
Wissenschaftlicher Name: Celosia Argentea
Pflanzenteile als Heilmittel: Samen.
Anziehung: Leber.
Wirkung: Antipyretisch (fiebersenkend) und antiphlogistisch (entzündungshemmend) zur Leber; astringent in Konjunktivitis (Augenbindehautentzündung).
Anwendung: Gegen hohen Blutdruck und alle begleitenden Augenprobleme.
Dosis: 6 bis 15 Gramm.
Bemerkung: Neuerdings wurde eine neue Decoction gegen hohen Blutdruck angewandt: Diese Heilpflanze mit Chrysantheme und Prunella Vulgaris zu mischen.

H-238
Chinesischer Name: Mu Gua   (Chinesische Quinze)
Wissenschaftlicher Name: Chaenomeles Lagenaria (Rosaceae)
Natürliches Herkunftsland: Nördliches China; Indien, Taiwan.
Pflanzenteile als Heilmittel: die Frucht.
Anziehung: Leber, Milz.
Wirkung: Antirheumatisch, antispasmisch, astringent (stopfend), analgesisch (Schmerzstillend), stomachisch (magenschützend).
Anwendung: Gegen Rheumatismus und Arthritis; Schwellung der Füße und Beine; schwacher unterer Rücken und Knie; Magenkrämpfe durch Diarrhoea (Ruhr) und Erbrechen; schmerzende Beine, Krämpfe.
Dosis: 3 bis 10 Gramm.
Bemerkung: Besonders wirksam für Krämpfe in den Waden.

H-239
Chinesischer Name: Rou Cong Rong
Wissenschaftlicher Name: Cistanche Salsa
Natürliches Herkunftsland: Nordchina, Mongolei, Sibirien.
Pflanzenteile als Heilmittel: die fleischigen Stämme.
Anziehung: Nieren, Dickdarm.
Wirkung: Tonikum für das Nieren-Yang; demulcentes Laxativ (linderndes Abführmittel); Aphrodisiac (den Geschlechtstrieb steigerndes Mittel).
Anwendung: Gegen Nieren-Yang-Mangel; Impotenz; Spermatorrhoea (Samenausfluß, ohne Erregung); frühzeitige Ejakulation; Lumbago (Hexenschuß, Muskelrheumatismus der Lendengegend); schwache Knochen und Sehnen; Verstopfung wegen zu trockener Därme.
Dosis: 10 bis 15 Gramm.
Bemerkung: Verbessert das Yin sowohl wie auch das Yang; senkt den Blutdruck.

H-240

Chinesischer Name: Chen Pi (Mandarin Orange)
Wissenschaftlicher Name: Citrus Reticulata (Rutaceae)
Natürliches Herkunftsland: Südostchina, Taiwan, Vietnam.
Pflanzenteile als Heilmittel: Rinde der Frucht
Anziehung: Milz, Lunge.
Wirkung: reguliert Energie; fördert die Verdauung, schleimlösend, hustenstillend, antiemetic.
Anwendung: Energiestagnation in Milz und Magen; Bauchschmerzen und Druck; Übelkeit und Erbrechen. Gegen Dyspepsie (Durchfall bei Säuglingen) usw.; Beklemmung in der Brust, Husten, Stagnierung durch zuviel Schleim.
Dosis: 3 bis 8 Gramm.
Bemerkung: Die Rinde enthält Vitamin A, B, und C. Die weißen Fasern der Schale sind die besten Teile als Schleimlöser. Die Samen der Frucht wirken schmerzstillend.

H-241

Chinesischer Name: Bai Qian
Wissenschaftlicher Name: Cynanchum Stauntoni (Asclepiadaceae)
Natürliches Herkunftsland: Südchina.
Pflanzenteile als Heilmittel: die Blätter.
Anziehung: Lunge.
Wirkung: antitussiv (hustenstillend); expektorant (schleimlösend); antiemetic (gegen Brechreiz).
Anwendung: Gegen Husten; zuviel Schleim; akutes Asthma.
Dosis: 3 bis 6 Gramm.

H-242

Chinesischer Name: Bei Xie (Süßkartoffel)
Wissenschaftlicher Name: Dioscorea Hypoglauca (Lange Yam)
Natürliches Herkunftsland: Die chinesischen Provinzen Sichuan, Henan und Hubei.
Pflanzenteile als Heilmittel: die Knolle (die Süßkartoffel).

Anziehung: Leber, Magen.
Wirkung: Diuretikum (harnfördernd); vertreibt 'Wind-Feuchtigkeit' Symptome.
Anwendung: gegen trüben Urin; Urethritis (Entzündung der Harnröhre); Leukorrhoe; Schmerzen durch 'Windfeuchtigkeit': steife Gelenke, schmerzende Muskeln, Schmerzen und Steifheit im unteren Rückgrad und den Knien.
Dosis: 10 bis 15 Gramm.

H-243
Chinesischer Name: Shi Di (Japanische Persimone)
Wissenschaftlicher Name: Diospyros Kaki
Natürliches Herkunftsland: China, Japan, Vietnam, Ostindien.
Pflanzenteile als Heilmittel: der Stiel.
Anziehung: Magen.
Wirkung: Reguliert die Magen- und Milzenergie; dämpft Schluckauf und Husten.
Anwendung: Gegen Schluckauf.
Dosis: 4 bis 6 Gramm.
Bemerkung: Für bestes Ergebnis gegen Schluckauf, gebrauche man das Heilmittel zusammen mit etwas Nelkenpulver und frischen Ingwer. Die reife, trockene Frucht ist appetitfördernd und astringent (kontraktierend); der Saft der frischen unreifen Frucht senkt den Blutdruck und wird gegen Hypertension (Bluthochdruck) angewandt.

H-244
Chinesischer Name: Long Nao Xiang (Kampher Baum)
Wissenschaftlicher Name: Drybalanops Aromatica Borneo
Natürliches Herkunftsland: Malaysia.
Pflanzenteile als Heilmittel: Das ausgelaufene Harz des Baumes
Anziehung: Herz, Milz, Lunge.
Wirkung: Resuscitiv (wiederbelebend); antipyretisch (fiebersenkend); analgesisch (schmerzstillend); antispasmodisch (krampflösend).
Anwendung: Gegen Bewußtlosigkeit, Zuckungen und Krämpfe;

Äußerlich gegen Abszesse und Geschwüre; Ringelflechte; Augenbindehautentzündung; Schleimhautentzündung der Nase; Husten.
Dosis: 0,18 bis 0,35 Gramm.
Bemerkung: Die analgesischen und antipyretischen Eigenschaften machen dieses Heilmittel ein hervorragendes äußerliches Mittel gegen Abszesse und Geschwüre, Wunden und eiternde Wunden sowie gegen Halsschmerzen.

H-245
Chinesischer Name: Pi Pa Ye
Wissenschaftlicher Name: Eriobotry Japonica (Rosaceae)
Pflanzenteile als Heilmittel: die Blätter.
Anziehung: Lunge, Magen.
Wirkung: Antitussiv (Hustenstillend); expektorant (schleimlösend); antiemetic (gegen Brechreiz).
Anwendung: Gegen Husten durch zuviel Hitze in der Lunge; Schwierigkeit mit dem Atmen; chronisches Aufstoßen; Übelkeit und Erbrechen; krankhaftes Durstgefühl.
Dosis: 10 bis 15 Gramm.

H-246
Chinesischer Name: Long Yan Rou (Longan Frucht)
Wissenschaftlicher Name: Euphoria Longan (Sapindaceae)
Natürliches Herkunftsland: Südchina, Japan.
Pflanzenteile als Heilmittel: Das getrocknete Fleisch der Früchte.
Anziehung: Herz, Milz.
Wirkung: Als Kardiatonikum (Herz-Tonik); Beruhigungsmittel; Blut-Tonikum und zur besseren Verdauung.
Anwendung: Gegen Herz- und Milzschwächen; Vergeßlichkeit; Schlaflosigkeit; Herz-Palpitation (Herzklopfen); Schwäche und Müdigkeit wegen Blutmängel.
Dosis: 10 bis 15 Gramm.
Bemerkung: Die Samenkörner werden zu einem Pulver gemahlen und äußerlich angewandt auf Abszesse, Geschwüre und Wunden.

H-247
Chinesischer Name: Si Gua Luo
Wissenschaftlicher Name: Luffa Cylindrica (Cucurbitaceae)
Natürliches Herkunftsland: China, Indochina, Philippinen, Japan.
Pflanzenteile als Heilmittel: Die Fasern der vollgereiften Frucht.
Anziehung: Lunge, Magen, Leber.
Wirkung: Antirheumatisch; reinigt die Meridianbezüge; ist analgesisch (schmerzlindernd) und hämostatisch (blutstillend).
Anwendung: Gegen rheumatische Schmerzen in Gelenken und Sehen; Schmerzen in Brust/ Brustkorb; schmerzhafter Brusttumor.
Dosis: 5 bis 10 Gramm.
Bemerkung: Das Fleisch der Frucht wird in China als kühlende Nahrung benutzt.

H-248
Chinesischer Name: Dong Kui Zi   (Farmers Tabak)
Wissenschaftlicher Name: Malva Verticillata
Natürliches Herkunftsland: Südchina, Indochina.
Pflanzenteile als Heilmittel: Samen.
Anziehung: Dickdarm und Dünndarm.
Wirkung: Diuretikum (harnfördernd); fördert Laktation (Erzeugung von Milch in der weiblichen Brust nach der Entbindung).
Anwendung: Gegen Schwierigkeiten beim Harnlassen; Urethritis (Entzündung der Harnröhre); Schwellung; nicht genügend Milch für den Säugling; geschwollene und schmerzende Brüste.
Dosis: 5 bis 15 Gramm.
Bemerkung: Fördert auch die Laktation bei bruststillenden Müttern.

H-249
Chinesischer Name: Zhu Ye (Bambus)
Wissenschaftlicher Name: Phyllostachys (Genus)
Natürliches Herkunftsland: Zentral China, Japan.
Pflanzenteile als Heilmittel: die Blätter.

Anziehung: Herz, die kleinen Intestin (Gedärme).
Wirkung: Antipyretisch (fiebersenkend); diuretisch (harnfördernd); antispasmatisch.
Anwendung: Gegen körperliche Hitze; krankhaften Durst; leichtes gereizt sein; Abszesse im Mund; dunklen und wenig Urin, wegen zu großer Hitze.
Dosis: 10 bis 15 Gramm.
Bemerkung: Die frischen Blätter sind wirksamer gegen Hitzesymptome im Magen, Herz und die Körperteile darüber; getrocknete Blätter sind besser für diuretische (harnfördernde) Zwecke.

H-250

Chinesischer Name: Tao Ren   (Pfirsich)
Wissenschaftlicher Name: Prunus Persica (Rosaceae)
Natürliches Herkunftsland: China, Europa, Amerika.
Pflanzenteile als Heilmittel: der innere Kern der Steine.
Anziehung: Herz, Leber, großen Gedärme.
Wirkung: Fördert den Kreislauf; löst Blutgerinnsel; wirkt als Laxative (Abführmittel); ist Emollient (erweichendes Mittel) und antitussiv (hustenstillend).
Anwendung: Gegen Amenorrhoe (Ausbleiben der Monatsregel); Dysmenorrhoe (schmerzhafte Regelblutung); Nachgeburtswehen/Bauchschmerzen; Blutgerinnsel-Stau; Blutdurchsickerung aus heilenden Wunden oder Köperöffnungen; Verletzungen; Schmerzen und Druck im Brustkorb; Verstopfung wegen trockener Gedärme.
Dosis: 5 bis 10 Gramm.
Bemerkung: Diese Kerne sind auch wirksam gegen hohen Blutdruck und chronische Blinddarmentzündung; eine zu hohe Dosis ist jedoch toxisch.

H-251

Chinesischer Name: Fu Pen Zi   (Blaubeeren)
Wissenschaftlicher Name: Rubus Coreanus
Natürliches Herkunftsland: Zentral China, Europa.

Pflanzenteile als Heilmittel: die unreifen Beeren.
Anziehung: Leber, Nieren.
Wirkung: Eine Tonikum für Nieren; astringent (zusammenziehend).
Anwendung: Nierenschwäche; Impotenz, Spermatorrhoea (Samenausfluß, ohne geschlechtliche Erregung); zu frühzeitige Ejakulation; zügelloses Harnlassen; Bettnässen.
Dosis: 5 bis 10 Gramm.
Bemerkung: Das Heilmittel verbessert die Sehkraft, bei Leber und Nieren Mangelsymptome.

H-252
Chinesischer Name: Hai Zao (Gulf Seekraut)
Wissenschaftlicher Name: Sargassum Fusiforme
Natürliches Herkunftsland: An der Küste von China und Japan.
Pflanzenteile als Heilmittel: Die ganze Pflanze.
Anziehung: Leber, Magen, Nieren.
Wirkung: Expektorant (schleimfördernd); Diuretikum (harnfördernd); zerteilt Kropfschwellungen.
Anwendung: Gegen geschwollene Lymphdrüsen; Kropf; besonders zähen, klumpigen Schleim.
Dosis: 6 bis 12 Gramm.
Bemerkung: Die Heilpflanze enthält 0,2% Jod und ist schon seit Jahrhunderten zur Behandlung von Jodmangel-Krankheiten eingesetzt worden.

H-253
Chinesischer Name: Ban Zhi Lian
Wissenschaftlicher Name: Scutellaria Barbata
Natürliches Herkunftsland: China, Japan.
Pflanzenteile als Heilmittel: die ganze Pflanze.
Anziehung: (nicht festgestellt).
Wirkung: Antipyretisch (fiebersenkend); Antidote (Gegengift); Diuretikum (harnfördernd); hämostatisch (Blutgerinnung); reduziert Schwellungen.

Anwendung: Gegen Abszesse und Geschwüre; giftige Schlangenbisse; Geschwüre in Magen und Lunge; bei Krebs in Lunge, Magen oder Eingeweide.
Dosis: 10 bis 30 Gramm.
Bemerkung: Dieses Heilmittel wurde entdeckt nach Li Shi Zhens Zeit (Ming Dynastie); seine natürliche Anziehung wurde damals nicht festgelegt; es ist jedoch inzwischen festgestellt worden, daß es sehr wirksam gegen bestimmte Krebskrankheiten ist.

H-254
Chinesischer Name: Xiao Mai (Weizen)
Wissenschaftlicher Name: Triticum Aestivum
Natürliches Herkunftsland: Nördliche Hemisphäre.
Pflanzenteile als Heilmittel: die reifen Körner.
Anziehung: Herz.
Wirkung: Beruhigend, Herztonikum.
Anwendung: Schlaflosigkeit; Hypertension (Bluthochdruck).
Dosis: 15 bis 30 Gramm.
Bemerkung: Das unreife Getreide wird verschrieben, um übermäßiges Schwitzen einzudämmen.

H-255
Chinesischer Name: Gou Teng (Morgenstern)
Wissenschaftlicher Name: Uncaria Rhynchophylla
Natürliches Herkunftsland: Zentral China.
Pflanzenteile als Heilmittel: Stiele.
Anziehung: Leber, Perikardium (Herzbeutel).
Wirkung: Beruhigt die Leber; ist antipyretisch (fiebersenkend); und antispasmatisch bei nervlichen Kinderkrankheiten.
Anwendung: Gegen aufsteigende Krankheit des Leber-Yang; Druck und Schmerzen im Kopf; Schwindelgefühl; verschwommene Sicht; Körperhitze; Konvulsion (klonischer Krampfanfall) und Spasmen in Kindern; Ohnmacht und Konvulsion während dem sechsten, siebten und achten Monat der Schwangerschaft.

Dosis: 5 bis 10 Gramm.
Bemerkung: Das Heilmittel erweitert die Kapillaries (feinsten Blutgefäße) und andere Blutgefäße; es wird nun auch benutzt, um den Blutdruck zu senken.

H-256
Chinesischer Name: Zi Hua Di Ding (Wilde Chinesische Violet)
Wissenschaftlicher Name: Viola Yedoensis
Natürliches Herkunftsland: China, Indochina, Japan, Indien.
Pflanzenteile als Heilmittel: Die ganze Pflanze.
Anziehung: Herz, Leber.
Wirkung: antipyretisch (fiebersenkend); antidotisch (entgiftend); antiphlogistisch (Mittel zur Behandlung von Entzündungen).
Anwendung: Gegen Abszesse und Furunkeln, Geschwüre und Eiteransammlungen.
Dosis: 5 bis 10 Gramm.
Bemerkung: Der Saft der frischen Pflanze wird äußerlich auf Abszesse getan. Der Saft der ganzen Pflanze (frische) wird auf giftige Schlangenbisse als Gegengift angewandt.

H-257
Chinesischer Name: Da Zao (Chinesische Jujube)
Wissenschaftlicher Name: Ziziphus Jujuba
Natürliches Herkunftsland: China, Japan, Indien, Afghanistan.
Pflanzenteile als Heilmittel: die Früchte.
Anziehung: Milz.
Wirkung: Tonikum für Milz und Magen; Nährstoff; beruhigend.
Anwendung: 'Leert' Milz und Magen; wirkt gegen Energiemangel, Müdigkeit, Hysterie.
Dosis: 3 bis 5 Früchte.
Bemerkung: Diese heilende Frucht wird zu vielen stärkeren Mitteln als ein metabolismischer Dämpfer verabreicht, um deren Wirkung zu verlangsamen und zu verlängern.

H-258
Chinesischer Name: Huang Bai
Pharmazeutischer Name: Cortex Phellodendri
Wissenschaftlicher Name: Phellodendrom amurense (Amur Korkbaum) oder Phellodendrom chinense (Chinesischer Korkbaum)
Natürliches Herkunftsland: Nordostchina und Provinz Sichuan.
Pflanzenteile als Heilmittel: die getrocknete Rinde des Korkbaums.
Anziehung: Nieren und Eingeweide.
Wirkung: Vertreibt üble Hitze; trocknet üble Feuchtigkeit und entfernt giftige Substanzen.
Anwendung: 1) Gegen Durchfall, Gelbsucht, Schwächesyndrome, abnormale Menstruation, vaginaler Ausfluß.
Dosis: 4,5 bis 9 Gramm in einer Decoction
2) Kanthus-Erosion (Augenwinkelverfall), Augenentzündung, Geschwüre im Mund (Oralbereich) und Brandwunden.
Dosis: Äußerlich mit der nötigen Menge des pulverisierten Heilmittels behandeln.
Bemerkung: Huang Bai eignet sich hervorragend als Adjuvant (Unterstützungsmittel) bei Decoctions.

Fertigpräparate

Je nach Zusammensetzung, Herstellungsverfahren und Indikation, werden die Rezepte als Präparate von verschiedenen chinesischen Heilmittelfirmen angeboten. Tonikums und Flüssigkeiten zum einnehmen oder einreiben, als Pillen oder Tabletten und Kapseln, Pflaster zum aufkleben, Paste und Cremes zum auftragen, sowie auch als Boli oder in Wachskugeln verpackt angeboten. Diese Verpackungsmethode in Wachskugeln bietet den empfindlichen Mischungen einen hervorragenden Schutz gegen Licht- und Umwelteinflüsse. Man muß diese Wachsschale öffnen bzw. entfernen und die darin befindliche Masse kleinschneiden und gründlich kauen, oder in heißem Tee oder Wasser auflösen und trinken.

Pharmakologische Wirkgruppen

Gruppe A
Medikamente zur Aufrechterhaltung normaler Körperfunktionen und zum Ausgleich von Defiziten (Mängel). Unterstützen hauptsächlich die Vitalität und ergänzen die Yang-Orbes.

Gruppe B
Medikamente zur Harmonisierung der individuellen, spezifischen struktiven Energie (Xue) ergänzend mit Medikamenten der Gruppe H, die Xue und Qi bewegen. Lösen Stockungen und Staus es Xue; wirken bei gestörter Regel sowie Hämatom und Thrombosegefahr. Haupteinsatzeffekt sind Staus in Brust und Unterleib, auch nach Geburten; sowie Blutungen aus Körperöffnungen, Wunden und gynäkologischen Blutungen.

Gruppe C
Medikamente zur Tonisierung des Gewebes, um das Entweichen von Säften (Xue) und unkontrollierten Verlust von Energie (Vitalität) zu verhindern. Bewirken Kontraktion von Hautporen, um unkontrollierte

Schweißabsonderung zu hemmen sowie zur Aufrauhung der Eingeweide bei Diarrhoe, Blutungen aus dem Uterus, fluor albus (Leukorrhoe - vaginaler Ausfluß), Samenverlust, unbeherrschter Urinabgang sowie Organsenkungen, Mastarm- und Uterusvorfall (Prolaps) und Hernia (Bruch).

Gruppe D
Medikamente mit Wirkung auf die Innenorbes und bei klimatischen Exzessen (algor = Kälte); mit Symptomen wie Diarrhoe, Bauchschmerzen, Kältegefühl im Abdomen, Appetitlosigkeit sowie blassem und zyanotischen Gesicht. Rasche Ermüdung, spontane Schweißausbrüche und Schüttelfrost sind erste Anzeichen.

Gruppe E
Medikamente mit kühlender Wirkung. Bei innerer Hitze und Hitze des Orbis hepatikus (Leber). Symptome wie Fieber, Durst, gerötete und geschwollene Augenregion, gelbe trockene Zunge und blutiger Auswurf zählen zu den Erkennungszeichen. Das Präparat wirkt auch bei Stauungen und lokale Schwellungen sowie Wundinfektion, Halsinfektion und Karbunkeln.

Gruppe F
Medikamente mit expektorativer (schleimvertreibender) und emetischer Wirkung. Vertreiben toxische Stoffe aus dem Magen und den Atemwegen. Steigern weiterhin die physiologische Reaktion der Körperreflexe.
Kontraindikation: unmittelbar vor oder nach Geburt; bei Greise, Kleinkinder oder geschwächte Patienten, chronische Kurzatmigkeit; auch bei Blutungen aus Magen oder Lunge.

Gruppe G
Medikamente zur Regulierung der Flüssigkeitausscheidung. Regulieren die Urinausscheidung bei ungenügender Diurese sowie zügelnd bei Polyurie. Vorsicht bei Yin- und Xue-Mangel.

Gruppe H
Medikamente zur Harmonisierung der aktiven Energie Qi. Aktivieren den Fluß der Energien bei äußeren und inneren Beschränkungen. Typische Symptome sind: Verschleimung, trüber Urin, heller Stuhl, Verdauungsstillstand, Beklemmung auf der Brust, stechender Schmerz im Unterbauch, Husten und Regelstörungen.

Gruppe I
Medikamente der orbes cardialis (Herz-Orbis) und hepaticus (Leber-Orbis). Wirken beruhigend auf den Sitz der konstellierenden Kraft (shen) im orbis cardialis. Symptome sind: Nervösität, Herzklopfen, Schlaflosigkeit, Schreckhaftigkeit und Krämpfe bis hin zur Tobsucht.

Gruppe J
Medikamente zur Regulierung und Verteilung körperlicher Feuchtigkeit. Wirken hauptsächlich auf den orbis renalis. Erste Anzeichen für dementsprechende Störungen sind: Völlegefühl in der Leibesmitte, gespannter Abdomen, Übelkeit, saures Aufstoßen, Durchfall oder stockender Stuhlgang, Appetitlosigkeit, fader Mundgeschmack, erhöhter Speichelfluß sowie weißer, klebriger und verdickter Zungenbelag. Achtung: Diese aromatischen Arzneien zerstreuen aktive Energie und verbrauchen struktive Energie. Bei übermäßig langer Anwendung kommt es zu Erschöpfungserscheinungen.

Gruppe K
Medikamente zur Stützung bei äußeren Affektionen des orbis pulmonalis und orbis cardialis. Unterstützen die Funktionen der Haut (Teil des orbis pulmonalis) und die in ihr verlaufenden Leitbahnen (Teil des orbis cardialis). Gefahr droht jedoch durch die Öffnung bei Schwächen im Yang oder Yin. Defizitäre struktive Energien müssen immer mit ausgeglichen werden!

Gruppe L
Medikamente zur Darmentleerung bei Obstipation und zur Flüssigkeitsregulierung. Dienen der einmaligen Darmentleerung. Ihre Wirkung kann so heftig sein, daß sich eine wiederholte Anwendung

verbietet. Strenge Kontraindikationen sind Schwangerschaft, Rekonvaleszenz und allgemeine Schwächezustände.

Gruppe M
Medikamente zur Behandlung akuter Blockierungen des Energiezuflusses. Dieses sehr aromatische Arzneimittel leitet blockierte Energieflüsse ab. Derartige Blockierungen zeigen sich zuerst in Bewußtlosigkeit oder hohem Fieber. Darf nur kurzzeitig angewendet werden. Kontraindiziert nach größeren Blutungen.

Gruppe N
Medikamente bei Störungen der orbes lienalis, stomachi oder vesicalis mit schleimigen Auswurf als Hauptsymptom. Direkte Störungen der oben genannten Orbes oder der Steuerungseinheit orbis renalis machen sich häufig in Husten und schleimigen Auswurf bemerkbar. Die hierzu benutzten Arzneien dienen hauptsächlich zur Behandlung chronischer Formen. Akute Störungen sind den Arzneien der Gruppe F zugeordnet.

Gruppe O
Medikamente zur Unterstützung der Verdauung. Dient nur der Unterstützung der normalen Verdauungsfunktion. Andere Ursachen für Verdauungsstörungen müssen vorher ausgeschlossen oder gleichzeitig mitbehandelt werden. Typische Symptome sind: Appetitlosigkeit, Sodbrennen, saures Aufstoßen und Übelkeit.

Gruppe P
Medikamente zum Ausgleich von Assimilationsstörungen. Sollen zusammen mit Medikamenten angewendet werden, die orbes lienalis und stomachi stützen. Sie helfen hauptsächlich bei Appetitlosigkeit, Schluckauf, Brechreiz, Verstopfung und andere Verdauungsstörungen.

Präparate

P-1
Wu Ji Bei Feng Wan
Wu Chi Pai Feng Wan
Anwendung: Krämpfe und Spannungszustände in Unterleib und Brust, Schmerzhafte und stockende Menstruation, Harnträufeln, Fluor albus (weißlicher Ausfluß), periodisches Fieber und Nachtschweiß.
Zusammensetzung: Medikamente aus Gruppe A, B, C, E, H.
Zusammensetzung: A - Colla Cornu Cervi Testudinis, Carapax Amydae, Radix Ginseng, Radix Astragali, Radix Angelicae sinensis, Radix Paeoniae lactiflorae, Radix Asparagi, Radix et Rhizoma Rehmanniae viride praeparatae, Cornu Cervi, Rhizoma Batatatis, Radix Glycyrrhizae, Gelatina nigra; B - Rhizoma Ligustici, Radix Salviae miltiorrhizae; C - Vagina ovorum Mantidis, Semen Euryalis; E - Rhizoma Rehmanniae viride, Radix Stellariae; H - Rhizoma Cyperi; I - Concha Ostreae.
Wirkung: Diese Heilmittel wirken zusammen, um die Energieflüsse (xue) zu beleben und Störungen zu beseitigen. Sie wirken beruhigend auf den Orbis hepaticus und helfen bei Krämpfen im Unterleib und Spannungszuständen in den Brüsten. Einige dieser Heilmittel helfen bei Schwäche des yin renalis, bei Temperaturerhöhung und Neigung zu Nachtschweiß. Ihre Wirksamkeit ergänzt sich gegen Harnträufeln sowie auch gegen Fluor albus.
Gegenanzeige: Vorsicht bei Schwäche des Orbis lienalis!
Dosierung: 2 x täglich den Inhalt eines Bolus mit Wasser einnehmen.

P-2
Ginseng Essenz
Zusammensetzung: Gruppe A - Radix Ginseng
Anwendung: Zur Stärkung der körperlichen Abwehr, Aufbaumittel bei Schwächezuständen, Qi und Yang stärkend.
Wirkung: reguliert die Aktivität des zentralen Nervensystems, verbessert den Blutkreislauf, greift regulierend in die Steuerungssysteme des Blutdrucks ein und fördert die Biosynthese z.B. von Eiweiß-

bausteinen, beschleunigt Stoffwechsel und wirkt positiv auf den Blutbildungsvorgang.
Gegenanzeige: nicht bekannt
Dosierung: Täglich 3 mal 1 bis 2 ml mit etwas Flüssigkeit, eine halbe Stunde vor den Mahlzeiten.

P-3
Shen Rong Bian Wan

Zusammensetzung: Medikamente aus Gruppe A, D, J.
A - Radix Gineng, Cornu cervi, Fructus Lycii, Cortex Eucommiae, Fructus Psoraleae, Herba Epimedii, Semen Psoraleae, Radix et Rhizoma Rhemanniae praeparatae, Radix Morindae; D - Flos Caryophylli, Cortex Cinnamomi; J - Fructus Amomi; + Hippocampus.
Anwendung: Nachlassen der geistigen Leistungsfähigkeit, Altersschwäche, zur Rekonvaleszenz, Impotenz, Neigung zu kalten Extremitäten, Menstruationsstörungen.
Wirkung: Dieses Medikament besitzt eine eindrucksvolle Mischung defizitausgleichender Substanzen; dabei kommen hauptsächlich Wirkstoffe zum Einsatz, die eine Schwäche des yang-renalis wieder ausgleichen.
Dieses Defizit zeigt sich z.B. durch Impotenz, schwache Lenden und Beine, Frösteln und kalte Extremitäten.
Gegenanzeige: nicht einnehmen bei Hypertonie (Bluthochdruck) und Schwangerschaft.
Dosierung: 2x täglich 10 Tabletten mit leicht gesalzenem Wasser einnehmen.

P-4
Yang Xin Ning Shen Wan

Zusammensetzung: Medikamente aus Gruppe A, B, G, H, I, K.
A - Radix Ginseng, Radix Codonopsitis, Rhizoma Atractylodis macrocephalae, Fructus Jujubae, Fructus Euphoriae; B - Radix Salviae miltiorrhizae; G - Poria, Rhizoma Dioscorae; H - Pericarpium Aurantii; I - Radix Polygalae; K - Rhizoma Acori Gramminei.

Anwendung: Bei Müdigkeit, leichte Erschöpfbarkeit, Schlaflosigkeit, Vergeßlichkeit, übermäßiges Schwitzen und spontane Schweißausbrüche, Appetitlosigkeit, Verdauungsträgheit und Bronchialverschleimung.
Dosierung: 3 x täglich 1 Bolus.

P-5
Liu Wie Di Huang Wan
Zusammensetzung: Medikamente aus Gruppe A, C, E, G.
A - Radix Rehmanniae praeparatae, Rhizoma Batatatis; C - Fructus corni; E - Cortex Moutan; G - Rhizoma Alismatis, Poria.
Anwendung: Bei Nieren- und Harnwegbeschwerden, Miktionsstörungen, Nachtschweiß, periodisches Fieber, fluor albus (Leukorrhoe - vaginaler Ausfluß), unfreiwilliger Samenverlust.
Gegenanzeige: Nicht zusammen mit Zwiebeln, Knoblauch, Rettich oder Muschelfleisch einnehmen.
Dosierung: 3 x 8 - 16 Pillen täglich mit etwas Wasser vor dem Essen einnehmen.

P-6
Nan Bao
Zusammensetzung: Medikamente aus Gruppe A, B, C, D, E, G.
A - Radix Ginseng, Cornu Cervi, Radix et Rhizoma Rehmanniae praeparatae, Gelatina nigra, Radix Angelicae sinensis, Cortex Eucommiae, Semen Cuscutae, Fructus Lycii, Fructus Psoraleae, Caulis Cistanchis, Semen Foenugraeci (Trigunella), Radix Dipsaci, Radix Glycyrrhizae, Radix Astragali, Rhizoma Atractylodis macrocephalae, Radix Paeoniae lactiflorae, Herba Epimedii, Radix Morindae, Radix Ophiopogonis, Caulis Cynomorii; B - Radix Achyranthis; C - Fructus Corni, Fructus Rubi; D - Cortex Connamomi, Radix Aconiti; E - Rhizoma Rehmanniae viride, Radix Scrophulariae; G - Poria, Rhizoma Curculiginis; + Hippocampus.
Anwendung: Gegen Impotenz, Unfruchtbarkeit, ejaculatio praecox (zu frühzeitige Ejakulation), Frösteln, mangelnde Lebenswärme,

schmerzhafte Glieder, Muskelschwäche, geringe Belastbarkeit.
Wirkung: Die Schwerpunkte dieses Mittels liegen auf der Ergänzung und Vermehrung von Struktivpotential sowie auf der Kräftigung des Yang renale und der Erwärmung des Orbis renalis.
Gegenanzeige: Nicht anwenden bei Schwangerschaft.
Dosierung: 2 x täglich 2 bis 3 Kapseln.

P-7
Chung Hwa (Immergrün Pillen)
Zusammensetzung: Medikamente aus Gruppe A, I.

A - Penis otariae, Radix polygoni multiflori, Cortex Eucommiae, Caulis Cynomorii, Radix Ginseng, Caulis Cistanchis, Gecko gecko, Cornu cervi; I - Fossilia ossum Mastodi; + Hippocampus.

Anwendung: Allgemeine Muskel- und Gelenkschwäche, Kraftlosigkeit, Impotenz, ejaculatio praecox (frühzeitige Ejakulation), häufiger Harndrang, schmerzhafte und kalte Lenden und Knie, Kurzatmigkeit.
Wirkung: Die Substanzen dieses Heilpräparats wirken sämtlich einem Defizit des Yang renale entgegen. In ihrer Zusammenstellung ergänzen sie sich gegenseitig in ihrer Wirkungsweise und stärken so unter anderem in besonderem Maße die Manneskraft. Fossalia ossum Mastodi unterstützt Radix Ginseng in seiner Wirkung.
Gegenanzeige: Nicht anwenden bei Diarrhoe.
Dosierung: täglich 3 x 2 Pillen.

P-8
Kwei Ling Chi
Zusammensetzung: Medikamente aus Gruppe B, D, F, I, J.
A - Radix Ginseng, Cornu cervi, Fructus Lycii, Radix et Rhizoma Rehmanniae viride praeparatae, Caulis Cistanches, Caulis Cynamorii, Cortex Eucommiae, Semen Cuscutae, Fructus Psoraleae, Herba Epimedii, Radix Glycyrrhizae, Radix Asparagi; B - Squama Mantitis, radix Achyrantis Bidentatae; D - Flos Caryophylli; F - Sal tostus; I - Concha Haliotidis; J - Fructus Amomi (Xanthiodis).

Anwendung: leichte Erschöpfbarkeit, Rekonvaleszenz, Vergeßlichkeit mit zunehmenden Alter, Sehschwäche, Hörschwäche, Impotenz, kalte Hände und Füße, Kurzatmigkeit.
Dosierung: 1 bis 2 Kapseln täglich mit lauwarmen Wasser.

P-9
Zho Kwei Pills
Zusammensetzung: Medikamente aus Gruppe A, B, C, G.
A - Radix et Rhizoma Rehmanniae praeparatae, Fructus Lycii, Semen Cuscutae, Gelatina Testudinis carapacis, Colla cornu cervi, Rhizoma Batatatis; B - Radix Achyranthis; C - Fructus Corni; G - Poria.
Anwendung: Potenzschwäche, ejaculatio praecox, Antriebsarmut, Ohrensausen, Schwindelanfälle, Brüchigkeit der Knochen.
Dosierung: 3 x täglich 6 bis 8 Tabletten nach den Mahlzeiten mit warmen Wasser einnehmen.

P-10
Zuang Yao Jian Shen Wan
Zusammensetzung: Medikamente aus Gruppe A, B, C.
A - Semen Cuscutae chinensis, Fructus Lycii, Raunus Loranthi parasiticus, Fructus Ligustri, Rhizoma Cibotii barometz; B - Caulis et Radix Millettiae reticulata; C - Fructus rosae laevigatae.
Anwendung: Muskelschwäche im Bereich des Rückens, Lenden und untere Extremitäten, nachlassende sexuelle Leistungsfähigkeit, häufiger Harndrang, Harnträufeln, ejaculatio praecox.
Gegenanzeige: nicht einnehmen bei fieberhafter Erkältungskrankheit.
Dosierung: 2 - 3 mal täglich eine Verschlußkappe voll zusammen mit warmen Wasser einnehmen.

P-11
Cing Liang Yu
(Universal Balsam, pflanzliches Analgetikum)
Zusammensetzung: Medikamente aus Gruppe D, K, N.

D - Cortex Cinnamomi; K - Camphora; N - Herba Menthae; + Minzöl, + Eucolyptusöl, + Nelkenöl, + Paraffinium.
Anwendung: Muskelschmerzen, Kopfschmerzen, Neuralgie, Juckreiz, Insektenstiche, Erkältung, Grippe und zur Schmerzlinderung bei Gichtanfällen.
Wirkung: Durch den hohen Anteil an ätherischen Substanzen führt dieses Balsam zur besseren Durchblutung, wirkt schmerzlindernd und juckreizstillend.
Dosierung: Der Balsam wird direkt auf die Haut sparsam aufgetragen und leicht einmassiert.

P-12
Shui Cho Yeow (externes Analgetikum)
Zusammensetzung: Medikamente aus Gruppe K und N.
K - Camphora; N - Herba Menthae; + Eucolyptusöl, + Lavenderöl, + Radix et Ramulus Gaultheriae, + Thylsalicylat Äthyl, + Paraffinium Liquid.
Anwendung: Neuralgie, Ischias, Hexenschuß, Muskelhartspann (Myogelose, knoten- oder wulstartige Muskelverhärtung), Kopfschmerzen, Zahnschmerzen, Erkältungskrankheit.
Wirkung: Tiefenwirkendes externes Analgetikum mit milder, durchblutungsfördender Wirkung.
Dosierung: auf die schmerzhaften Stellen 2 - 3 x täglich einmassieren.

P-13
Essential Balsam (pflanzliches Analgetikum)
Zusammensetzung: Medikamente aus Gruppe K und N.
K - Camphora; N - Herba Menthae; + Eucolyptusöl, + Nelkenöl, + Radix et Ramulus Gaultheriae, + Chlorophyll, + Paraffinium .
Anwendung: a) äußerlich: Kopf- und Zahnschmerzen; Seekrankheit, Schwindelgefühl, Kniebeschwerden, Hexenschuß, Insektenstiche.
b) innerlich: Magen- und Unterleibsbeschwerden, rheumatische Beschwerden.
Wirkung: Wertvolle ätherische Öle und Substanzen lösen Staus der

Energieflüsse. Durch die Tiefenwirkung dieser Substanzen werden auch Muskel- und Gelenkbeschwerden günstig beeinflußt.
Dosierung: mit dem Finger einige Tropfen auf den betroffenen Stellen leicht einmassieren.
Innere Anwendung: 4 - 5 Tropfen mit etwas Flüssigkeit einmal täglich einnehmen.

P-14
She Xian Feng Shi You (Moschus-Rheuma-Öl)
Zusammensetzung: Moschus, Myrrhae, Sanguis Draconis; Öle: Zimtöl, Pfefferminzöl, Nelkenöl und Öle aus Herba Ilicis pedunculosae.
Anwendung: Rheumatische Muskel- und Gelenkbeschwerden, Muskelspann, Kopfschmerzen und Erkältungskrankheiten, Neuralgie.
Wirkung: das Öl öffnet schnell die peripheren Blutgefäße und wirkt mit seinen besonderen Inhaltsstoffen schmerzlindernd und abschwellend. Wird oft und erfolgreich angewandt in Verbindung mit Akupunkturmassage.
Gegenanzeige: Nicht anwenden bei Schwangerschaft
Dosierung: 2 - 4x täglich über schmerzhafte Stelle oder die versorgenden Blutgefäße leicht einmassieren, um die Durchblutung maximal zu fördern.

P-15
Essential Embrocation (Universales Einreibemittel)
Zusammensetzung: Rezepturschutz
Anwendung: Entzündungen, Verbrennungen 1.Grades, Sonnenbrand, Kniebeschwerden, Hexenschuß, Muskelhartspann, Schulterschmerzen und -entzündungen, Erkältung, Grippe, Schwindelgefühl, Kopfschmerzen, Insektenstiche und Juckreiz.
Wirkung: Steigert die Durchblutung, belebt und kühlt da Xue.
Dosierung: An klassischen Akupunturpunkten bzw. in der A-massage, jeweils 1 - 2 Tropfen 3 mal täglich an entsprechender Stelle leicht einmassieren.

P-16
Natural Musk u. Tiger-Knochen Pflaster (Schmerzpflaster)
Zusammensetzung: Medikamente aus Gruppe D, K, L
D - Fructus Evodiae; K - Moschus; L - Os Tigris; + ätherische Öle.
Anwendung: Rheumatische Beschwerden, Muskelspann, Kopfschmerzen und Erkältungskrankheiten, Neuralgien.
Zusammensetzung: Die Hauptinhaltstoffe sind Fructus Evodia, Moschus, Os tigris und versch. Ätherische Öle.
Wirkung: Das Xue belebende Moschus lindert zusammen mit Os tigris und Fructus Evodia besonders chronische Schmerzen in den Gelenken und der Muskulatur. Zusammen mit den ätherischen Ölen lösen sie Kopfschmerzen und lindern Erkältungskrankheiten.
Gegenanzeige: Nicht anwenden bei Schwangerschaft.

P-17
Die Da Zhi Tong Gao (Pflaster zur Schmerzstillung)
Zusammensetzung: Medikamente aus Gruppe A, B, CD, E, K, M, N +.
A - Rhizoma Polyonati; B - Eupolyphaga; CD Radix Aconiti; E - Cortex Phellodendri, Radix Scutellariae, Herba Ilicis peduncolosae, Semen Strychni; K - Camphora, Borneol; M - Radix et Rhizoma Rhei; N - Herba Menthae; + Lignum Dalbergiae Odoriferae.
Anwendung: Prellungen, Verstauchungen, Hämatome, Lumboischalgien, paravertebraler Hartspann, Gelenkarthrosen und Schulterschmerzen.
Wirkung: Die Wirkstoffe dieses Externikums wirken nahezu alle einer Stauung und Stockung des Xue entgegen. Vorzüglich bei Muskelspann sowie rheumatische Beschwerden. Durch die milde erwärmende Wirkung der ätherischen Bestandteile kommt es zu einer besseren Substanzaufnahme und Schmerzlinderung.
Gegenanzeige: Nicht anwenden bei Schwangerschaft.
Dosierung: Die Haut ist vor der Anwendung zu entfetten (mit Alkohol), stark behaarte Hautpartien sind zu rasieren. Die Auflegedauer beträgt maximal 3 Tage. Zur Akupunkturbehandlung Pflaster entsprechend zuschneiden.

P-18
Tieh Ta Wan

Zusammensetzung: Medikamente aus Gruppe A, B, E, H, J, M.
A - Radix Angelicae sinensis; B - Radix Curcumarum, Flos Carthami, Radix pseudoginseng; E - Fel Ursi; H - Radix Innlae racemosae, J - Fructus Amomi, M - Rhizoma Rhei.
Anwendung: Schwellungen, Hämatome (nach Unfall- und Sportverletzungen), Gelenk- und Muskelschmerzen, Schulterschmerzen, Nasenbluten, Blutgerinnsel infolge Verletzung oder Operation, starke Regelblutung, Unterleibschmerzen, Obstipation.
Wirkung: Das Qi bewegend und schmerzstillend. Fast alle Inhaltstoffe lösen die Staus des Xue und machen Leitbahnen durchgängig.
Gegenanzeige: Nicht anwenden bei Schwangerschaft.
Dosierung: Zweimal täglich den Inhalt eines Bolus mit etwas Wasser einnehmen. Auch zur äußerlichen Anwendung bei Schwellungen und Behandlung von Verletzungen, in Reiswein oder ähnlichem Alkohol aufgelöst. Bei blutenden Wunden - Inhalt des Bolus zerbröckeln, auf die Wunde auftragen und mit einem Verband abdecken.

P-19
Jian Bu Bao Qian Wan   alias: Chen Pu Hu Chien Wan

Zusammensetzung: Medikamente aus Gruppe A, B, E, H, L, M.
A - Carapax testudinis, Radix Angelicae sinensis, Caulis Cynomorii; B - Radix Achyranthis; E - Radix Paeoniae lactiflorae, Cortex Phellodendri, Rhizoma Anemmarrhenae; H - Pericarpium Aurantii immaturi; L - Os Tigris; M - Rhizoma Rhei.
Anwendung: Schwäche und Brüchigkeit der Knochen, Schwäche, Schmerzen und Verspannungen der Muskulatur, Schwäche der Beine, periodisches Fieber und Nachtschweiß.
Wirkung: Durch dieses Medikament wird das aufsteigende Yang gesenkt sowie ein Defizit des Yin ausgeglichen. Die Knochen werden gestärkt sowie Schmerzen der Gelenke und Muskulatur gestillt.
Dosierung: Für Erwachsene 3 x täglich 8 bis 10 Kügelchen mit lauwarmen Wasser einnehmen.

P-20
Da Huo Luo Wan
Zusammensetzung: Medikamente aus Gruppe A, D, E, G, I, K, L.
A - Radix Angelicae sinensis, Rhizoma Atractylodis macrozephalae;
D - Cortex Cinnamomi; E - Radix Scutellariae, Cornu Rhinoceri, Calculus Bovis, Pericarpium Citrulli; G - Poria; I - Cinnabaris, Lumbricus; K - Moschus; L - Radix Gentianae macrophyllae, Os Tigridis; L - Radix Clematidis; M - Radix et Rhizoma Rhei; N - Herba Ephedrae, Lingnum Aquilariae, Rhizoma Notopterygii; O - Concretio silicea Bambusae; + Rhizoma coptidis, + Benzoinum, + Rhizoma Gastrodiae, +Radix Aucklandia, +Aglcistrodan Actus, u.a.
Anwendung: Muskelkrämpfe, -schmerzen, -verspannungen, Sehnenscheiden- und Gelenkentzündungen, ischialgiform und rheumatoide Beschwerden.
Wirkung: Viele der fein aufeinander abgestimmten Substanzen gleichen als Hauptaufgabe Schwächen des orbis renalis aus. Zugleich führen sie dem Yang Energie zu. Weiterhin lösen sie Stasen uand Stauungen auf und sorgen so für einen gesteigerten Energiefluß.
Als Einzelsubstanzen werden als Beispiel erwähnt: Os tigris - es lockert verspannte, schmerzhaft und kraftlose Muskulatur, stärkt Schwächen des Rückens und der Knie; Radix Notopterygii hebt Stauungen rheumatoider Art in den Gelenken auf, wirkt schmerzstillend auf ischiatische Beschwerden und lockert Nackensteife; Radix Gentianae macrophyllae lindert Gelenkschmerzen, beugt Muskelkrämpfe und sogar Muskellähmung vor.
Gegenanzeige: Schwangerschaft; nicht zusammen mit Kuhmilch einnehmen oder bei fieberhaften Erkältungen.
Dosierung: innere Anwendung: ein Bolus 1 - 2 x täglich mit warmen Reiswein oder Wasser einnehmen;
 äußere Anwendung: Bolus in warmen Reiswein oder Wasser auflösen und auf die betreffende Hautpartien einmassieren.

P-21
Kwei Be Wan   alias: **Gui Pi Wan**
Zusammensetzung: Medikamente aus Gruppe A, G, H, I, +.

A - Radix Codonopsitis, Fructus Jujube, Angelicae sinensis, Rhizoma Atractylodis macrocephalae, Radix Glycyrrizae, Fructus Euphoriae, Radix Astragali, Semen Zizyphus Jujube; G - Poria Cocos Wolff; H - Radix Saussurae; I - Radix Polygalae; + Oculum Draconis.
Anwendung: Appetitlosigkeit, Meteorismus (krankhafte Luft- oder Gasansammlung infolge anderer Krankheiten), Schlaflosigkeit, Angstzustände, Herzklopfen, Schreckhaftigkeit, Leberfunktionsstörungen.
Wirkung: siehe unter Anwendung.
Dosierung: 3 x täglich 8 Pillen

P-22
Ganoderma Composition
Zusammensetzung: Medikamente aus Gruppe B, C, H, I.
B - Radix Curumarum; C - Fructus Schizandrae; H - Rhizoma Cyperi, Pericarpium Aurantii; I - Margarita (Perlen).
Anwendung: Druck- oder Kloßgefühl im Magenbereich, Bauchschmerzen, Diarrhoe, allgemeine Unruhe, Nervösität, stechende Schmerzen im Bereich der Rippenbögen.
Zusammensetzung: Radix Curumarum. Fructus Schizandrae, Rhizome Cyperi, Pericarpium Aurantii, Margarita.
Wirkung: Dieses Medikament bewegt das Qi und kühlt das Xue; löst Stasen und Stauungen auf. Rad. Curcurarum hilft zusammen mit Rhiz. Cyperi bei stechenden Schmerzen an den Rippenbögen und der Leibesmitte.
Dosierung: 3 x 2 bis 3 Pillen täglich mit lauwarmen Wasser.

P-23
Yian Fei Wan
Zusammensetzung: Medikamente aus Gruppe A, B, G, M, P.
A - Radix Polygoni alismatis, Radix Codonopsitis, Radix Astragali; B - Radix Pseudoginseng, Pollen Typhae; G - Herba Artimesiae captillaris, Rhizoma Alismatis; M - Rhizoma Rhei; P - Fructus crataegi, Semen Raphani.

Anwendung und Wirkung: Gegen Verdauungstörungen, Obstination, Schmerzen im Abdomen und unter den Rippenbögen, Übelkeit, Brechreiz und anhaltendes Erbrechen, Ikterus (Gelbsucht).
Dosierung: zweimal täglich 2 Kapseln.

P-24
Gan Fu Ning

Zusammensetzung: Herba Rhodomyrti tomentosa +.
Anwendung und Wirkung: Gegen Fettleberhepatitis, Hepatomegalie (Lebervergrößerung), Transaminasenerhöhung, Appetitlosigkeit, Hepatitis.
Wirkt Stauungen und Stockungen im orbis lienalis und stomachi entgegen und hat sich besonders bei Lebererkrankungen bewährt, die mit einer Erhöhung der Transaminasen einhergehen.
Gegenanzeige:
Dosierung: Erwachsene: 2 x täglich 1 Kapsel; Kinder: 1 x täglich 1 Kapsel. Auch nach Normalisierung der Leberfunktion ist die Medikation 1 bis 2 Monate fortzuführen.

P-25
Li Dan Pian   (Lidan Tabletten)

Zusammensetzung: Medikamente aus Gruppe E, G, H, M.
E - Radix Scutellariae, Flos Lonicerae, Folia Isatidis; G - Herba Artimisiae capillaris, Herba Lysimachia christinae; H - Radix Saussurae; M - Rhizoma Rhei.
Anwendung & Wirkung: Gegen Obstipation, Leibschmerzen und Druckgefühl im Unterleib, Ikterus, Darminfektion, Gallensteine und Harnverhaltung.
Dosierung: 3 x täglich 4 - 6 Tabletten mit reichlich Wasser einnehmen.

P-26
Li Gan Pian

Zusammensetzung: Fel verris + Herba Desmodii styrracifolii

Anwendung und Wirkung: gegen entzündliche Leber- und Gallenerkrankungen, akute und chronische Hepatitis sowie bei Gallensteine. Dieses Präparat ist ein gutes Heilmittel bei akuten und chronischen Leber- und Gallenwegerkrankungen. Es eignet sich hervorragend zur Ergänzung von Li Dan Pian.
Dosierung: 3 x täglich 2 - 4 Tabletten nach den Mahlzeiten.

P-27
Tung - Mai Jung - Ji
Zusammensetzung: Rezepturschutz
Anwendung und Wirkung: Gegen erhöhte Cholesterinwerte, erhöhtes Arteriosklerose-Risiko und Durchblutungsstörungen. Tung - Mai Jung - Ji wird schon seit Jahren in 16 der größten Kliniken Chinas mit Erfolg zur cholesterinsenkenden Diät eingesetzt. Es eignet sich sowohl zur Risikominimierung bei Hypercholesterinämie, Arteriosklerose als auch bei koronär belasteten Patienten. Weiterhin findet es Anwendung nach Myocardinfarkt (Herzmuskelinfarkt), nach Schlaganfällen sowie bei arteriellen Durchblutungsstörungen.
Dosierung: 3 x 3 Tabletten täglich.

P-28
Shen Ling Baizhu Pian
Zusammensetzung: Medikamente aus Gruppe A, B, E, G, I +.
A - Rhizoma macrocephalae, Radix Codonopsis Pilosa; B - Radix Platycodi; E - Pericarpium Citrulli; G - Poria; I - Fructus Amomi; + Radix Discorae.
Anwendung und Wirkung: Gegen Abdominalbeschwerden, Appetitlosigkeit, Durchfall, Erbrechen, speziell bei Kindern; unkontrolliertes Wasserlassen, allgemeine Schwäche und Erschöpfung.
Dosierung: zweimal täglich 6 bis 8 Tabletten; Kinder zweimal täglich 3 Tabletten.

P-29
Xiang Sha Yang Wie Wan
Zusammensetzung: Medikamente aus Gruppe A, G, H, I.
A - radix Glycyrrhizae, Rhizoma Atractylodis macrocephalae; G - Poria; H - Pericarpium Aurantii immaturi; I - Herba Agastachis, Cortex Magnoliae, Radix et tuber Pinelliae.
Anwendung und Wirkung: Bei Verdauungsstörungen, Völlegefühl, Verstopfungen, Übelkeit, Brechreiz, klebrige Zunge, Aufstoßen, schwieriges beengtes Atmen, Müdigkeit und Kraftlosigkeit.
Dosierung: 3 x 8 Pillen täglich.

P-30
Fu Gui Lizhong Pillen
Zusammensetzung: Medikamente aus Gruppe A, D.
A - Radix Codonopsitis, Radix Atractylodis macrocephalae, Radix Glycyrrhizae; D - Rhizoma Zingiberis, Radix Aconitum Fischeri, Cortex Cinnamomi I.
Anwendung und Wirkung: Gegen krankhafte Schwäche und rasche Erschöpfung, flacher Atem, Diarrhoe, Appetitlosigkeit, Übelkeit, allgemeine Probleme im Magen-Darm-Bereich. Auch gegen Husten und Frieren.
Gegenanzeige: nicht anwenden während Schwangerschaft.
Dosierung: zweimal täglich 4 Tabletten mit lauwarmen Wasser einnehmen.

P-31
Specific Juk Tsyn Wan
Zusammensetzung: Medikamente aus Gruppe A, E, G, +
A - Radix Ginseng, Radix Glycyrrhizae, Radix Ophiopogonis, Radix Astragali; E - Radix Trichosanthis; G - Poria; + Fructus Mumei, + Radix Puerariae.
Anwendung und Wirkung: Gegen Durchfall, Flüssigkeitsverlust (auch durch Blutung), Verdauungsstörung, Appetitlosigkeit, Atemnot, Husten, Gliederschmerzen bei fiebrigen Zuständen,

Kraftlosigkeit, Nervösität. Durch bestimmte Heilmittel die in diesem Präparat enthalten sind, wird die Giftigkeit bestimmter Entzündungen bekämpft und auch Gliederschmerzen gemildert.
Dosierung: 3 x 3 Pillen täglich, mit etwas Wasser einnehmen.

P-32
Musk Xiong Dan
Zusammensetzung: Medikamente aus Gruppe B, C, E, I, K, +.
B - Radix Pseudoginseng, Flos sophorae; C - Fructus Mumei, Fructus Chebulae, Alumen, Galla chinensis; E - Fel Ursi; I - Succinum; K - Moschus; + Cortex granati radicis, + Rhizoma Rhei.
Anwendung: gegen innere und äußere Blutungen, blutende und thrombotische Hämorrhoiden, Darmfisteln, Durchfälle bei Darminfektion, Analprolaps.
Zusammensetzung: Radix Pseudoginseng - Flos sophore - Fructus mumei - Fructus Chebulae - Alumen - Gala chinensis - Fel Ursi - Succinum - Moschus - Cortex granati radicis - Rhizoma Rhei.
Wirkung: Cortex granati radicis wirkt antiparasitisch. Fructus Chebulae beendet in Verbindung mit Fructus mumei, Alumen und Gala chinensis hartnäckige Diarrhöe, in einigen Fällen auch Ruhr. Zudem werden durch die Kombination dieses Präparats auch Blutungen gestillt.
Radix Pseudoginseng und Flos sophorae kühlen und stoppen Blutungen im Verdauungstrakt. Die Kombination Soccinum und Rhizoma rhei bekämpft Hämatome und schmerzhafte Schwellungen.
Dosierung: 3 x 2 Kapseln täglich mit etwas Wasser einnehmen. Nicht zusammen mit scharfen oder gebratenen Speisen einnehmen.

P-33
Tang Kwai
Zusammensetzung: Angelika polymorpha var sinensis.
Anwendung und Wirkung: Alle Arten von Menstruationsstörungen inklusive Kopfschmerzen, Migräne, Blutverlust nach einer Geburt, Unterleibskrämpfe. Das Heilpräparat wirkt belebend, krampf- und

staulösend. Dadurch wird die Blutzirkulation im Kopf und Unterleib aktiviert.
Gegenanzeige: wegen Zuckerhülle nicht für Diabetiker geeignet.
Dosierung: 3 x 2 bis 5 Tabletten täglich, mit etwas warmen Wasser.

P-34
Tien Wan Pu Hsin Tan

Zusammensetzung: Medikamente aus Gruppe A, B, C, E, G, I, +.
A - Rehmannia glutinosa liboschitz, Angelica sinensis, Aspargus cochinch sinensis Merrit, Ophiopogoni Japonicus Ker-Gawler, Codonopsis pilosula Mannfeldt; B - Salvia Miltiorrhiza Bunge; C - Fructus Schizandrae; E - Radix scrophulariae; G - Poria cocos Wolff; I - Zizyphus spinosus Hu, Biota orientalis (1.) Endlicher, Polygala tenuifolia; + Piatycodon grandiflorum.
Anwendung und Wirkung: Gegen Hals- und Mundentzündungen, Geschwüre im Oralbereich und der Gedärme. Auch bei Schlaflosigkeit, Herzrasen und Angstgefühl. Die Heilkombinationen dieses Präparats helfen gegen Infektion, Schwellungen und Schmerzen im Oralbereich sowie auch zur Entgiftung oberflächlicher Geschwüre in Mund- und Darmbereich. Zudem auch bei ängstlicher Erregung und Schlaflosigkeit.
Gegenanzeige: Nicht anwenden bei Durchfall infolge Schwächen des orbis lienalis.
Dosierung: 3 x täglich 8 Pillen.

P-35
Chi Shung Shen Qi Pillen

Zusammensetzung: Medikamente aus Gruppe A, C, D, E, G, +.
A - Radix Rehmanniae; C - Fructus Corni; D - Radix Aconiti praeparatae, Cortex Cinnamomi; E - Cortex Moutan; G - Rhizoma Dioscoreae, Rhizoma Alismatis, Semen Plantaginis; + Radix Cyathulae.
Anwendung und Wirkung: Akute Harnweginfektion, chronische Nieren- oder Harnweginfektion, verminderte Nierentätigkeit be-

gleitet bei Herzinsuffizienz und zur Ödemausschwemmung. Das Präparat wird gern bei spärlichem, dunklen, trüben oder ausbleibenden Urin verwendet. Wirkt gleichzeitig bei Energiemangelzuständen des Yin renalis.
Gegenanzeige: Nicht einnehmen während Schwangerschaft und nicht zusammen mit Knoblauch oder Muschelfleisch.
Dosierung: 2 bis 3 x täglich 5 Pillen.

P-36
Yang Bi Ling Rapicure
(als Spray oder auch als Tropfen erhältlich)
Zusammensetzung: Medikamente aus Gruppe B, E.
B - Eupolyphaga sinensis Walker, Panax Notoginseng; E - Rhizoma Parisis.
Anwendung und Wirkung: Bei äußerlichen Verletzungen, infizierte Biß- und Stichwunden, innere und äußere Ulzera (Geschwürbildung). Wirkt heilungsfördernd bei Knochenbrüchen und eignet sich gut bei Fieberkrämpfen im Kindesalter.
Dosierung: Spray - zweimal täglich in den Mund sprühen;
Tropfen - auf Verband träufeln und auf die Wunde legen.

P-37
Xiao Chai Hu Tang Wan
Zusammensetzung: Medikamente aus Gruppe A, D, E, F, I, N.
A - Radix Glycyrrhizae (uralensis), Radix Codonopsitis pilosa; D - Rhizoma Zingiberis (officinete); E - Radix Scutellariae (baicalensis); F - Tuber et Rhizoma Pinelliae ternata; I - Semen Zizyphi (jujuba); N - Radix Bupleuri (chinense).
Anwendung und Wirkung: Bei fieberhaften Erkältungen, Schwindelgefühl, Klingeln in den Ohren, Flimmern vor den Augen, Verdauungsstörung und psychisch mitbegründete Erkrankungen. Letzteres wird durch die einer inneren Erregung entgegensteuernden Wirkung erzielt. Das Heilmittel stimuliert die aktive Energie und löst Staus. Es hat sich bei fiebrigen Zuständen und allen aufgeführten

Störungen genauso bewährt, wie bei psychisch mitbegründeten Erkrankungen.
Dosierung: 3 x täglich 8 Pillen.

P-38
Yin Qiao (High Strength Yinqiao Tabletten)
Zusammensetzung: Medikamente aus Gruppe A, E, J, L, N, +.
A - Radix Glycyrrhizae; E - Flos Lonicerae, Rhizoma Phragmitis, Fructus Forsythiae; J - Herba Lophanthi; L - Radix Platycodi; N - Fructus Arctii (entspricht Fructus Bardanae), Herba Schizoneptae, Semen Sojae Praeparatum, Herba menthae; + Vitamin C.
Anwendung und Wirkung: Gegen Erkältungskrankheiten (mit und ohne Fieber), Husten, Auswurf, Hals- und Rachenentzündung, Kopfschmerzen, Geschwüre und Entzündungen im Mund und Rachen. Das Heilpräparat hat in Bezug auf Infektionskrankheiten einen sehr breiten Wirkspektrum.
Zusammensetzung:
Gegenanzeige: Nicht zusammen mit Schweinefleisch einnehmen.
Dosierung: 3 x täglich 2 bis 3 Tabletten mit lauwarmem Wasser einnehmen. Kinder entsprechend weniger.

P-39
Schuang Liao Hou Feng San
Zusammensetzung: Medikamente aus Gruppe A, E, I, K, +
A - radix Glycyrrhizae; E - Calculus Bovis, Rhizoma Coptidis, Indigo pulverata; I - Margarita; K - Euchresta Yaponica; + Bezoar, + Perlen.
Anwendung und Wirkung: Gegen Mund-, Hals- und Kehlkopfentzündungen, Geschwüre und Schwellungen im Mund und Rachen, Nasennebenhöhlenentzündungen, Entzündungen des äußeren Gehörgangs, Geschwüre der Haut und zur Desinfektion von Wunden. Calculus Bovis als kühlender, entgiftender und sedativer Bestandteil dieses Heilpräparats, wird zur Lösung von Schleimblockaden durch Rhizoma coptidis, Borneol, Indigo pulverat und Radix Glycyrrhizae

unterstützt. Gleichzeitig wirkt der Verband gegen Halsinfektionen sowie Geschwüre aller Art. Ergänzt werden diese Wirkungen von Margarita, der Perle und Schale der Perlmuschel.
Dosierung: - bei Mund- und Halsentzündung: 3 x täglich auf die betroffene Stelle sprühen.
 - bei Nasennebenhöhlenentzündung: 5 x täglich in die Nase sprühen.
 - bei Entzündung des Gehörgangs: 3 x täglich den Gehörgang einsprühen.
 - bei eitrigen Wunden: Wunde vorsichtig mit schwarzen Tee auswaschen, dann das Pulver einmal   täglich beim Verbandwechsel auf die Wunde sprühen.

P-40
Guben Kechuan
Zusammensetzung: Medikamente aus Gruppe A, G, J.
A - Radix Codonopsitis Pilosa, Radix Ophiopogonis, Radix Glycyrrhizae; G - Poria Cocos; J - Rhizoma Atractylodis.
Anwendung und Wirkung: Affektion der Lunge und Bronchien, trockener Husten, asthmatische Beschwerden, chronisches Bronchitis, leichte Erschöpfbarkeit des Atems. Die Gesamtheit der Inhaltsstoffe gleicht Energiemängel im orbis pulmonaris aus.
Gegenanzeige: nicht zusammen mit essighaltigen Speisen oder Schweinefleisch einnehmen.
Dosierung: 3 x täglich 4 bis 5 Tabletten. Bei chronischen Beschwerdebilder ist eine kurmäßige Anwendung bis zu 3 Monaten empfohlen.

P-41
Keyangmin
Zusammensetzung: Medikamente aus Gruppe D, E, G, K, L, N, +
D - Fructus Zanthoxyeum piperitum, Fructus Evodiae; E - radix Sophorae angustifolia; G - Herba Polygoni avicularis, Radix Stephania tetrantra; K - Borneol; L - Herba Xanthii strumarium; N

- Herba Menthae; + Polyphylla, + Adenosuma glutinosum, + Chidium monnieri, + Wintergreen oil.
Anwendung: Bei Ausschläge durch Allergien oder Infektion, Hautgeschwüre, infizierte Hautwunden, Rötungen und Juckreiz der Haut sowie im genitalen Bereich, Insektenstiche.
Wirkung: In diesem Präparat sind einige sehr wichtige Dermatherapeutikas enthalten. Sie wirken bei Hautaffektionen und Ausschlägen aller Art, bei Rötung und Juckreiz über Windpocken bis zur Krätze. Es bekämpft auch Hautparasiten aller Art und hilft bei Geschwüren und eitrigen Wunden.
Gegenanzeige: Vorsicht! Nicht auf Schleimhäute oder in die Augen bringen!
Dosierung: 3 x täglich 1 bis 2 Tropfen auf die betroffene Stelle auftragen; falls möglich - leicht einmassieren.

P-42
Pien Tze Huang (Salbe)
Zusammensetzung: Medikamente aus Gruppe E, G, +.
E - Rhizoma Parisis; G - herba Lobeliae; + Pien Tze Huang.
Slbengrundlage: Vaselin, Stearinsäure, Glycerin, Paraffinöl.
Anwendung: Gegen bakterielle und virale Hauterkrankungen (z.B. Akne und Herpes simplex), Hautverletzungen, Hautentzündungen und Ulcera (Hautgeschwüre), Verbrennungen und Insektenstiche.
Wirkung: Die Inhaltsstoffe in dieser hochwertigen Salbengrundlage wirken kühlend und entgiftend. Sie haben sich zusätzlich sehr gut bei bakteriellen und viralen Dermatosen bewährt.
Dosierung: mehrfach täglich dünn auf die betroffene Hautstellen auftragen.

P-43
Hua Tuo Zai Zao Wan
Zusammensetzung: Rezepturschutz
Anwendung: nach Schlaganfall, Herzinfarkt, gegen koronare Durchblutungsstörung, arterielle Durchblutungsstörung, Schwindel-

gefühl, Ohrensausen.
Wirkung: Das nach alter Überlieferung hergestellte Präparat wirkt durch die Abstimmung seiner Inhaltsstoffe durchblutungsfördernd im arteriellen Bereich.
Gegenanzeige: nicht zusammen mit Hühnerfleisch, Fisch, Alkohol, ungekochten oder kalten Speisen einnehmen. Auch nicht während Schwangerschaft und Stillzeit.
Dosierung: 2 bis 3 Gramm täglich für 10 Tage. Dann einen Tag aussetzen und das Ganze zweimal wiederholen. Nach 30tägiger Anwendung die Kur beenden.

P-44
Quan Lu Wan
Ren Shen Quan Lu Wan
Anwendung: Asthenie, Schwindelanfälle, Unruhe/Angst, Schlaflosigkeit, Atemstörungen, Impotenz.
Zusammensetzung: Medikamente aus Gruppe A, B, C, E, H, I.
Cornu Cervi Pantotrichum, Radix Ginseng, Caulis Cistanchis, Radix Astragali, Radix Angelicae sinensis, Rhizoma Batatatis, Fructus Broussonetiae, Radix et Rhizoma Rhemanniae viride praeparatae, Radix Asparagi, Cortex Eucommiae, Semen Cuscutae, Semen Cuscutae, Semen Foenugracaeci, Fructus Lycii, Raix Glycyrrhizae, Radix Ophiopogonis, Rhizoma Aractylodis macrocephalae, Semen Psoraleae, Radix Morindae, Caulis Cynomorii, Radix Dipsaci; B - Radix Achyranthis bidentatae, Rhizoma Ligustici, Fructus Sophorae; C - Fructus Zanthoxyli, Fructus Foeniculi; E - Radix Rhemanniae viride, Pericarpium Citrulli; F - Sal praeparatum; G - Poria; H - Lignum Aquilariae; I - Concha Haliotidis.
Wirkung: Stärkung der körperlichen Abwehr, Aufbaumittel bei allgemeiner Schwäche, Qi und Yang stärkend.

P-45
Ling Zhi Extrakt (Langlebiges Herrscherhaus)
Anwendung und Wirkung: Neurasthenie, Gedächtnisverbesserung,

häufiger Harndrang, Akne, Faltenbildung, Hautglättung im Gesicht, Diabetes, Steigerung der sexuellen Leistungsfähigkeit. Harmonisierung von zu hohem oder zu niedrigem Blutdruck.
Zusammensetzung: Ling Zhi wurde in 'Pharmacopoeia-sheunong Materia Medica' sowie in dem Handbuch zur 'Materia Medica' von Li Shizhen als die wertvollste chinesische Heilpflanze gepriesen. Dieses Ling Zhi Extrakt enthält eine konzentrierte Mischung sechs verschiedener Arten des wertvollen Ling Zhi. (Chi Zhi, Zhi Zhi, Qing Zhi, Huang Zhi, Hei Zhi und Bai Zhi.)
Dosierung: 2 Pillen, 2 mal täglich.

P-46
Shaolin Muskelfluid
Anwendung und Wirkung: Bei traumatischen Verletzungen und akuten sowie chronischen Entzündungen. Gegen Rücken- und Nackenschmerzen, Rheumatismus, Ischias, Muskelverspannung und Krämpfe, Zerrungen, Prellungen Schwellungen, Gelenkschmerzen, Hexenschuß, Bursitis, Sehnen- und Bänderentzündungen, allgemeine Degeneration am Bewegungsapparat und Postoperative Regeneration. Verbessert die Blutzirkulation.
Dosierung: Nur zur äußerlichen Anwendung. Kann auch als Badezusatz verwendet werden.

Die folgenden drei Heilmittel sind ausgewählte und hochwertige Präparate zur Behandlung und Prävention von Krebs. Ideal zur Mitanwendung bei den herkömmlichen krebsbekämpfenden Maßnahmen geeignet.

P-47
Kan Ai Ping
Pflanzliches Zytostatikum und Metastasenhemmer
Anwendung: <u>Chorionkarzinom, Gebärmutterkrebs, Lungenkrebs, Kehlkopfkrebs, Magenkrebs.</u>

Zusammensetzung: Selaginella Doederleinoo Hieron
Dosierung: Täglich 3 x 7 Tabletten einnehmen.
Lagerung: Luftdicht, kühl und trocken aufbewahren.

P-48
'851' (Super Nourishment)
Zytostaticum, Metastasenhemmer, Antigeriaticum, Aufbaumittel.
Anwendung: gegen alle Arten von Krebs; Aufbaumittel bei schweren Erkrankungen und nach Operation, Antigeriatrikum.
Wirkung: '851' erkennt und eliminiert Krebszellen, steigert die Lymphozytenzahl und Hämoglobinwert, fördert Stoffwechsel und Ausscheidung.
Zusammensetzung: 20 Aminosäuren, Vitamine, Spurenelemente, Polysaccharide.
Nebenwirkungen: keine
Dosierung: 2 x täglich 2 bis 4 Pillen
Lagerung: Nach dem Öffnen trocken lagern; bis zu zwei Jahre haltbar.

P-49
TIAN XIAN WAN
Pflanzliches Zytostatikum und Metastasenhemmer
Dieses Präparat wird nach einem uralten Rezept der TCM hergestellt. Das Rezept basiert auf wissenschaftliche Untersuchungen. Zur Herstellung werden kostbare Natursubstanzen aus den Chang-Bai-Bergen in der Jintin Provinz benutzt.
Bei 23 klinischen Untersuchungen in China sowie auch im Ausland wurde eine gute Antikrebs-Wirkung festgestellt. Besonders bei Krebs im Darmbereich (hier betrug die Effektivitätsrate 81%); das Präparat bewies auch bei Lungenkrebs sehr hohe Wirksamkeit.
In der Kombination mit Strahlen- und Chemotherapie kann es die Effektivität der Behandlung erhöhen und Nebenwirkungen, die durch Strahlen- und Chemotherapie ausgelöst werden, mindern. Selbst bei Einnahme über einen längeren Zeitraum hinweg hat dieses

Medikament keine negative Auswirkung auf Herz, Leber und Nieren. Es unterstützt blutbildende Vorgänge. Tian Xian Wan ist ein Präparat, das speziell für die Heilung von Verdauungstrakt- und auch anderer Tumore entwickelt wurde.
Zusammensetzung: Trichosanthea Kirilowii Maxim, Clematis Chinensis Osbeck, Panax Ginseng, Moschus Mochiferus L. (Drüsensekret), etc.
Wirkung: Antiphlogistisch; unterstützt den Blutkreislauf, entfernt Blutstaus, wirkt abschwellend und schmerzlindernd, baut die Vitalität auf, stärkt Milz und Magen.
Dosierung: Täglich 3 x 2 bis 4 Kapseln mit etwas warmen Wasser, eine halbe Stunde nach den Mahlzeiten einnehmen. Die Einnahme kann nach einem Monat für drei bis sieben Tage unterbrochen werden.
Kontraindikation: Nicht einnehmen bei Schwangerschaft. Auch sollten digitalisierte Patienten dieses Medikament nicht einnehmen. Die Einnahme von sehr kalten oder scharf gewürzten Speisen sollte gemieden werden.
Lagerung: Verschlossen, kühl und trocken aufbewahren.

P-50
CHING CHUN BAO
Dieses Tonikum wird noch heute nach der Rezeptur des kaiserlichen Leibarztes aus dem Yong Le Kaiserhof der Ming Dynastie hergestellt.
Zusammensetzung: Radix Ginseng, Radix et Rhizoma Rehmanniae viride praeparatae, Radix Asparagi, Caulis Cistanchis, Rhizoma Polygonati, Fructus Corni, Ganoderma Lucidum.
Wirkung: Steigert die Vitalität im Alter; verbessert nachlassende Funktionen; stärkt die Abwehrkräfte und beugt Infektionskrankheiten vor; gegen Schwächen des Yang renale und bei nachlassender sexueller Leistungsfähigkeit sowie bei Impotenz.
Dosierung: 1 bis 2 Ampullen pro Tag.

Außer den 50 aufgeführten Fertigpräparaten sind noch zahlreiche andere gute Fertigprodukte auf dem Markt. Unter anderem:
Peking Royal Jelly (Gelee Royal, Radix Codonopsis pilosa, Fructus Lycii);
Shanhai Ginseng Royal Jelly (Radix Ginseng, Royal Jelly);
und sogar ein hervorragendes Haarwuchsmittel gegen fortschreitenden Haarausfall und Glatzenbildung von Dr. Zhao Zhang Guang.

Wir wünschen Ihnen gute Gesundheit oder baldige Genesung!

Alphabetische Aufzeichnung
Krankheiten, für die meisten* Heilmittel in diesem Buch aufgeführt sind.
(*Liste ist nicht vollständig)
  F= Fische
  V= Vögel
  I= Insekten
  A= Amphibien
  S= Säugetiere
  M= Mineralien
  H= Heilkräuter
  P= Fertigpräparate

Abgang von totem Fetus erleichtern: S-62. // H-146.
Abszeß: H-58, H-155, H-225, H-231, H-234, H-235, H-244, H-246, H-253, H-256. (siehe auch: Furunkel oder Geschwüre).
Abszeß im Mund: H-113, H-249, H-258.
Abszeß in Magen und / oder Gedärme: S-25, // H-225.// P-34.
Afterjucken (Pruritus) durch Feuchtigkeit: (siehe auch: Jucken im Intimbereich)
Akronästhesie (Fehlen der Empfindung an den Fingern und Zehen): S-33, S-34.
Alkoholiker (Trinksucht): S-25.
Alkoholvergiftung: V-64.
Allergie: H-226. // P-41 (Ausschlag).
Altersschwäche: F-65.// P-3, P-6, P-8, P-45, P-48. (siehe auch: Vergeßlichkeit, Geistige Schwäche und Körperliche Schwäche).
Amenorrhoe (Ausbleiben der monatlichen Regelblutung): F-17, F-20, F-22. // V-6. // I-16, I-17, I-35 – I-36, I-41 bis I-44, I-48, I-49. // A-27, A-35. // S-63. // M-64. // H-144, H-169, H-235, H-250.
Amöbenruhr: H-15, H-126.
Analfistel: V-18, V-21. // M-28, M-29.// P-32.
Anämie (Blutarmut): F-15, F-30 (auch perniziöse), F-56. // S-29. // H-33.

Anästhesie: H-114, H-119.
Angina pectoris: H-29, H-54, H-55, H-92, H-97, H-163, H-169, H-223.
Ansammlung, krankhafte, vertreiben oder auflösen: F-30, F-65 // V-63. // I-35, I-36, I-56. // A-6, A-7, A-9 bis A-12, A-27.// S-6, S-62. // M-22, M-30, M-33. // H-61, H-64, H-153.
Antiseptikum: M-40, M-49. // H-126, H-167, H-231.
Antispasmatisch: H-75, H-249, H-255. (siehe Krämpfe).
Antiviral (gegen Virus): H-54, H-58, H-120, H-137, H-150, H-167, H-197.
Aphrodisiakum, steigert den Geschlechtstrieb: S-64. // H-52, H-239 (siehe auch: Impotenz).
Apoplexie: siehe Schlaganfall.
Appetitanreger, gegen schlechten Appetit: F-26, F-35, F-36, F-48 bis F-50. // P-4, P-21, P-24, P-28.
Arterienverkalkung (Arteriosklerose): F-24, // M-4. // H-33, H-92, H-98, H-116, H-169.// P-27, P-30, P-31.
Arthralgie (Gelenkschmerz): F-42, // A-34, // S-14 bis S-17, S-21, S-33 bis S-35, S-37. // M-1, M-25, M-47. // P-6, P-11, P-15, P-16, P-17, P-18, P-19, P-20, P-31, P-46.
Arthritis: F-9, F-30. // M-33 akute A., // H-9, H-24, H-33, H-39, H-52, H-67, H-107, H-149, H-164, H-185, H-238 (siehe auch Rheumatisches Arthritis).
Askariden (Würmer in den Eingeweiden): F-50, F-52 bis F-54, F-60. // H-52, H-67, H-69, H-116, H-120, H-143, H-146, H-150, H-170, H-178, H-199, H-202, H-228.
Asthenie, schnelle Ermüdbarkeit: (siehe unter körperliche Schwäche)
Asthma: F-11, F-12, F-13, F-17, F-30, F-36, F-52 bis F-54, F-57 bis F-59, F-62. // V-33. // I-8, I-41, I-42, I-48. // S-8, // M-14, M-28, M-29, M-32, M-51, M-55. // H-10, H-11, H-25, H-50, H-51, H-71, H-72, H-87, H-102 bis H-104, H-123, H-149, H-172, H-174, H-201, H-214, H-219, H-233, H-241.// P-40.
Aszites (Bauchwassersucht): V-3.
Atemnot, Kurzatmigkeit (Dyspnoe): V-54, V-61. // I-25. // S-14, S-41, S-42, // M-1, M-55. // H-72, H-177. // P-7, P-8, P-29, P-30,

P-31, P-40, P-44. (siehe auch Asthma und Bronchitis).
Aufstoßen, (Regurgitation): F-63. // A-30. // M-10, M-12, M-52./ / H-102, H-245. // P-29.
Augen, geschwollene oder wunde: S-54. // M-22, M-47, M-66, M-71.// H-39, H-81, H-100, H-258 (Augenwinkel-Kanthoserosion).
Augenbindehautentzündung (Konjuntivitis): H-137, H-237, H-244, H-258.
Bakterielle Infektion (antibakteriell): M-38 bis M-40, M-45 bis M-48, M-56, M-71.// H-4, H-16, H-19, H-29, H-30, H-33, H-35, H-38, H-39, H-47, H-54, H-68, H-81, H-97, H-101, H-106, H-111, H-113, H-116, H-123, H-131, H-132, H-136, H-137, H-146, H-147, H-150, H-153, H-154, H-165, H-167, H-176, H-185, H-191, H-194, H-196, H-197, H-199, H-200, H-202, H-204, H-214, H-218, H-220, H-224 bis H-226, H-258. // P-34, P-36, P-38. (Siehe auch unter: Entgiften und Entzündung).
Bandwurm, Taenia: H-111, H-120, H-143, H-190.
Bauchfellentzündung: H-208.
Bauchschmerzen: (siehe auch Unterleibsschmerzen, Durchfall, etc.): F-16. // A-30. // S-52. // M-25, H-228, H-240. // P-18, P-22, P-23, P-28.
Beklemmung in Brust: H-38, H-178, H-240.
Belebt die Fünf Viscera (Eingeweide): S-5, // M-1, M-62.
Beri-Beri: S-45. // M-30.// H-76.
Beruhigend, sedative Wirkung: (siehe auch: Nervösität) F-50. // V-18, V-23, V-25. // I-39, I-40, I-43, I-44. // A-3, A-4, A-9 bis A-12, A-31. // S-1, S-8, // M-1, M-5, M-11, M-21, M-23, M-35, M-50, M-51, M-55, M-61, M-64. // H-7, H-30, H-37, H-38, H-51, H-67, H-70, H-75, H-80, H-84, H-97, H-108, H-119, H-121, H-131, H-139, H-155, H-175, H-184, H-185, H-187, H-246, H-254, H-257.// P-44.
Beruhigungsmittel für unruhigen Fötus: F-45 (stabilisiert und sichert): H-34, H-43, H-49, H-60, H-86, H-117.
Bettnässen, (Enuresis): F-52 bis F-54, F-63. // V-1, V-51, V-79. / / I-6 –I-7, I-50. // A-31. // S-6, S-10. // H-1, H-24, H-31, H-34, H-74, H-203, H-232, H-251.
Blähungen erleichtern: S-33, S-34. // M-23. // H-65, H-117.

Blasenentzündung (Zystitis): M-8.// H-162. (siehe auch Gallenblasenentzündung).
Blinddarmentzündung: H-16, H-39, H-185, H-199, H-208, H-250.
Blut im Stuhl: S-58. // M-42, M-71.// H-56, H-67, H-88, H-211, H-221. // P-32, (s. Durchfall m. Blut).
Blutdruck/ Hypertonie/Hypertension - senken: F-1. // A-34. // M-70. // H-18, H-19, H-29, H-33, H-35 bis H-37, H-40, H-43, H-44, H-47, H-48, H-54, H-55, H-63, H-67, H-73, H-75, H-81, H-86, H-92, H-97, H-99, H-120, H-131, H-155 bis H-157, H-169, H-177, H-185, H-204, H-209, H-213, H-226, H-229, H-234, H-237, H-243, H-250, H-255. // P-2, P-45 (regelt Blutdruck).
Bluterbrechen (Haematemesis): F-46. // S-5, // M-4, M-14, M-15, M-52.
Bluterguß Schwellung : H-55. // P-14, P-17, P-18, P-32.
Blutfett-Spiegel (Triglycerid) reduzieren: H-13, H-18, H-27, H-29, H-38, H-39, H-41, H-43, H-46, H-51, H-86, H-97.
Blutgefäße verbessern; beschädigte, durchsickernde, verschließen: F-21 // S-57. // M-62.// H-210.
Blutgefäßerweiternde (vasodilatorische) Wirkung: H-37, H-97, H-131, H-132, H-154, H-169, H-180, H-184, H-203, H-204, H-213, H-255.
Blutgefäßzusammenziehende Wirkung: I-41, I-42. // M-40, M-52.
Blutgerinnsel: (siehe: Thrombose)
Blutharnen (Hämaturie): F-32. // M-64.// H-3, H-4, H-17, H-18, H-95, H-99, H-129, H-133, H-144, H-174.
Bluthusten (Hämoptysis): V-54. // I-25. // A-28. // S-58, // M-4, M-14, M-15. // H-3, H-44, H-58, H-95, H-104.
Blutstärkungsmittel: F-43, F-46. // V-32, V-37. // A-26. // S-4, S-5, S-57, S-58.
Blutstau (Blutstasis) öffnen oder auflösen: F-16, F-20, F-22, F-65. // V-6. // I-16, I-17, I-20, I-35 bis I-37, I-39, I-40, I-49, I-56. // A-2, A-9 bis A-12, A-35. // S-27, S-28, S-51, S-52, S-63. // M-15, M-54, M-64. // H-29, H-44, H-48, H-116, H-119, H-144, H-169, H-225. // P-20, P-33, P-49. (siehe auch: Thrombose).
Blutung in den Gedärmen: F-44. // M-41.// P-32.

Blutungen unterdrücken oder stillen (hämostatisch): F-19, F-32, F-46, F-61, F-63. // V-13, V-34, V-38. // I-3, I-21, I-25, I-55. // S-1, S-21, S-38 bis S-40, S-49, S-58. // M-10, M-43, M-52, M-53, M-59, M-71. // H-4, H-14, H-44, H-48, H-58, H-91, H-92, H-95, H-99, H-104, H-111, H-151, H-199, H-205, H-210, H-221. // P-32.

Blutvergiftung (Septicemia): H-137.

Brandwunden: (siehe Verbrennungen)

Bromhidrosis (übelriechender Schweiß): I-1, // M-45, M-48, M-49, M-56, M-59.

Bronchitis, chronische: F-11 bis F-13, F-26. // I-5, I-8, I-9—I-12. // S-22, S-36. // H-6, H-54, H-78, H-89, H-109, H-123, H-146, H-149, H-172, H-176, H-221, H-233. // P-40.

Bruch (Hernia): V-63. // I-4. // M-46. // H-29, H-36, H-61.

Brustdrüsenentzündung (Mastitis): H-16, H-39, H-57, H-84, H-94, H-97, H-162, H-218, H-223.

Cholera: M-33 // H-116, H-154, H-185 Ch. Vibrio, H-202.

Cholesterin reduzieren: H-13, H-29, H-33, H-35, H-38, H-55, H-81, H-84, H-92, H-97, H-101, H-115, H-116, H-169, H-174. // P-27.

Darmentzündung: H-210.// P-25, P-32, (siehe auch unter: Blinddarmentzündung, und Därme betreffenden Unregelmäßigkeiten).

Darmverstopfung (abführende Wirkung/Eingeweide befeuchten): V-43, V-44, V-45. // I-43, I-44. // S-11, S-12, S-45. // M-3, M-22, M-27.// H-6, H-16, H-81, H-128, H-130, H-133, H-143, H-190, H-198, H-201, H-211, H-223, H-239, H-250. // P-18, P-23, P-25, P-29.

Delirium (Fieberwahn): I-31. // S-54, S-55, S-60 bis S-62. // M-50, M-71.

Denkvermögen, verbessern: V-26.

Diabetes: V-32, V-37, V-66, V-75. // S-5. // M-70.// H-1, H-3, H-4, H-27, H-46, H-118, H-174, H-234. // P-45.

Diphtherie Bazillus: H-4, H-30, H-116, H-137, H-152, H-152, H-154, H-162, H-224, H-224.

Durchfall im Säuglingsalter (Dyspepsie): V-25, V-40. // M-37.//

H-117, H-204, H-240. // P-28.
Durchfall mit blutigem Stuhl: V-51. // M-41, M-42. // P-32.
Durchfall: F-15, F-19, F-26, F-28, F-45, F-63. // V-1, V-25, V-32, V-36, V-37. // A-28. // S-24. // M-4, M-10, M-16, M-21, M-40 bis M-42, M-53, M-71. // H-12, H-17, H-18, H-23, H-30, H-31, H-36, H-37, H-64, H-68, H-106, H-117, H-126, H-160, H-167, H-198, H-208, H-210, H-232, H-258 // P-22, P-28, P-30, P-31, P-32.
Durstgefühl (auch chronisches) löschen: F-1, F-37, F-38. // M-62, M-65. // H-4, H-22, H-40, H-46, H-50, H-72, H-132, H-245, H-249.
Dysmenorrhea, schmerzhafte Menstruation: F-20. // S-63. // H-33, H-55, H-84, H-132, H-144, H-145, H-245, H-250. // P-1, P-33.
Dysphagia (schmerzhafte Schling- und Schluckstörungen): V-46, V-47, V-52. // S-6, S-27, S-28.
Ekzem (Juckflechte): V-56, V-57. // S-22. // M-11.// H-52, H-68, H-84, H-91, H-92, H-151, H-160, H-226. // P-41, (siehe auch Haut - und Juckreiz).
Embryo, Fötus unterstützen, sichern: F-36, F-45. // H-34, H-43, H-49, H-86.
Emission: (siehe Samenausfluß)
Energie, körperliche Vitalität verbessern: F-23 // V-5. // H-9, H-27 bis H-29, H-33, H-49, H-51, H-60, H-61, H-72, H-132, H-181, H-234, 257. // P-9, P-13, P-37, P-49.
Entbindung erleichtern oder beschleunigen: S-62. // M-18.// H-48, H-161, H-191.
Enteritis (Entzündung des Dünndarms): V-25. // M-16, M-45.// H-199, H-214.
Entgiftend; entfernt giftige, bzw. entzündende Substanzen: V-4 bis V-6, V-10 bis V-12, V-15, V-18, V-21, V-31, V-34, V-35, V-38, V-39, V-41, V-46, V-47, V-51, V-52, V-56, V-57, V-62 bis V-65, V-67, V-69, V-72, V-75. // I-2, I-5, I-8, I-19, I-21, I-23, I-24, I-31, I-35 – I-36, I-43, I-44. // A-5 bis A-7, A-15 bis A-22, A-29. // S-1, S-3, S-4, S-6, S-11, S-12, S-14, S-20 bis S-25, S-27, S-28, S-30, S-31, S-33, S-34, S-38 bis S-44, S-46 bis S-49, S-53, S-61.

// M-10, M-11, M-18, M-26, M-31, M-32, M-36, M-39, M-48, M-55, M-57, M-63, M-71. // H-63, H-88, H-258. // P-31, P-38, P-46.
Entwicklungsprobleme bei Kindern (körperliches oder mentales Zurückbleiben, Lernschwierigkeiten, schwaches Wachstum oder Deformation des Skeletts, inklusive Rachitis): S-57.
Entzündungen und/oder Geschwüre im Mund und oral Bereich: F-43, F-57 bis F-59, F-62. // M-22, M-26, M-65. H-113, H-249. // P-34, P-36, P-38, P-39.
Entzündungshemmend oder reduzierend: F-7, F-8, F-21, F-23, F-31, F-36, F-57 bis F-59. // V-7, V-25, V-65. // I-57. // M-8, M-22, M-23, M-36, M-63, M-65. // P-15, P-31, P-38, P-46, P-49. (siehe auch unter: Entgiftend und Bakter. Infektion)
Entzündungsreduzierend, von weichem Gewebe: V-11, V-12, V-34, V-38. // S-1, S-3, S-20, S-46 bis S-48. // M-36. // P-34.
Enzephalitis (Gehirnentzündung): H-116, H-131, H-154, H-167, H-197. H-116.
Epilepsie: V-25, V-31, V-46, V-47, V-52. // I-4, I-33, I-34. // M-31, M-60.// H-19, H-75, H-121.
Erbrechen halten: F-15, F-35, F-36. // S-6, S-27, S-28, S-38 bis S-40. // M-43, M-45, M-46, M-52.// H-20 bis H-22, H-36, H-37, H-66, H-87, H-102, H-117 (während Schwangerschaft), H-240, H-245. // P-23, P-28, P-29, P-30.
Erbrechen, veranlassen: M-48, M-49.// H-19.
Erfrierungen, Frostbeulen: F-21. // V-63.
Eruption fördernd (Ausbruch, bzw. das Zeitigen eines auf größere Körperpartien ausgebreitete Hautausschlags (Exanthema), wie Masern etc. zu beschleunigen): I-9 – I-12, I-18, I-58.// H-40.
Essenz verbessern: I-6 – I-7. // A-28.// S-6, S-19, S-57 (bei Kindern), S-64. // M-62.// H-13, H-89.
Expektorant (siehe schleimlösend)
Fetal-Toxikose: a) Ausschlag und Hautkrankheit bei Neugeborenen verursacht durch Hitze-Vergiftung der Mutter vor der Geburt, b) angeborener Syphillis: V-51.
Fiebersenkend (anti-pyretisch): F-1, F-4, F-7, F-8, F-14, F-16, F-23, F-24, F-26, F-29, F-37, F-38, F-40, F-41, F-62. // V-6, V-10,

V-58, V-67. // I-32, I-58* (*bei Fiebererkrankungen in Kindern mit Begleiterscheinungen). // A-9 bis A-12, A-34. // S-25, S-26, S-54, S-55** (**bei sehr hohem Fieber mit Begleiterscheinungen), S-61*, S-62**, // M-2, M-9, M-11, M-12, M-25, M-65.// H-15, H-22, H-28, H-38, H-57, H-75, H-88, H-93, H-96, H-106, H-126, H-136, H-140, H-147, H-148, H-152, H-154, H-155, H-158, H-162, H-167, H-174, H-184, H-197, H-210, H-214, H-215, H-220 (Kindsfieber), H-224, H-236, H-237, H-244, H-253, H-255, H-256.// P-1, P-5, P-19, P-36 (Fieberkrämpfe bei Kindern), P-37.

Filzläuse: M-49.

Fischvergiftung: F-26, F-28.// H-230, H-236.

Fisteln: V-17, V-18, V-21, V-48. // S-1, S-30, S-31.

Fluor genitalis (siehe Vaginaler Ausfluß)

Frostbeulen: (siehe Erfrierungen)

Furunkeln, (siehe auch: Abszeß, Karbunkel und Geschwüre): F-21, F-42. // V-2, V-4, V-11, V-12, V-34, V-35, V-38, V-39. // I-41 bis I-44, I-48. // S-41, S-42. // M-13, M-68, M-69.// H-68, H-111, H-116, H-256.

Furunkeln, bösartige: I-1, I-2.

Gallefördernd (Choleretikum): H-137, H-144, H-155, H-167.

Gallenblasenentzündung (Cholecystis) und Gallenstein: H-32, H-35, H-50, H-144, H-202, H-208, H-229. // P-25, P-26.

Gastritis oder Gastrische Probleme: F-35, F-36. // V-26. // S-22, S-24. // M-12.// H-116.

Gebärmutterblutung, langandauernde: F-32, F-63. // A-26. // S-52, S-57, S-58. // M-16, M-42, M-53, M-67, M-71.// H-151.// P-33.

Gebärmuttersenkung: H-27, H-36, H-38, H-48, H-134, H-177, H-198, H-199, H-234.

Gegengift (antidotisch): F-26. // V-10. // I-1, I-3, I-16, I-17, I-32. // M-36.// H-16, H-41, H-45, H-96, H-167, H-214, H-236, H-253, H-256.

Geifern: I-24.

Geistige Schwäche, (Debilität) bes. bei den Älteren: F-64, // M-21.// H-27. // P-3, P-8.

Gelbsucht: F-37, F-38. // S-1, S-45. // M-12, M-27, M-71.// H-

17, H-18, H-24, H-32, H-35, H-45, H-64, H-142, H-144, H-208, H-258. // P-23, P-25.
Gelenkschmerz: (siehe: Arthralgie)
Gerstenkorn (Hordeolum): F-43. // H-47, H-56, H-136.
Geschwulste, bösartige: H-126, H-135.
Geschwulste, reduzieren oder auflösen: F-1. // V-2, V-7, V-22. // S-24, S-62, S-63.
Geschwüre, bösartige: F-40, F-43, F-57 bis F-59.// H-176.// P-48, P-49.
Geschwüre. (langwierige, schlechtheilende): F-45, F-63 (feuchte). // A-32. // S-57. // M-10, M-34, M-42, M-66. // P-36, P-39, P-41.
Geschwüre: F-11 bis F-13, F-18, F-21, F-24, F-31, F-36, F-42, F-57 bis F-59, F-65,. // V-7, V-63. // I-56, I-57.// A-5, A-15 bis A-19, A-29. // S-6, S-43, S-44, S-60, S-63. // M-10, M-16, M-32, M-36, M-38 bis M-41, M-45, M-48, M-55, M-56, M-59, M-63 bis M-65.// H-13, H-17, H-44, H-56, H-58, H-74, H-83, H-103, H-112, H-176, H-231, H-235, H-244, H-246, H-253, H-256. // P-36, P-39, P-41, P-42, P-45 (Akne), (siehe auch spezifische Hauterkrankung oder Organ)
Gesichtskrämpfe: A-26, H-156, H-157. (siehe auch - Krämpfe)
Gesichtslähmung: F-43. // I-53.
Glaukoma (Grüner Star): F-31.
Gleichgewichtsstörung: M-51, M-52.
Gliedersteifheit: S-59. // H-242.
Gonorrhoea: S-41, S-42.// H-112.
Graues Haar: M-55.// H-4, H-13, H-46, H-89.
Grippe, Influenza, Erkältung: I-18. // H-16, H-20, H-21, H-25, H-39, H-41, H-43, H-45, H-56, H-62, H-96, H-131, H-136, H-154, H-189, H-197. // P-11, P-12, P-14, P-15, P-16, P-37, P-38.
Haarschwund, krankhafter (Alopezie) Fuchsräude: V-11, V-39.
Halsschmerzen: M-18, M-23, M-35, M-48, M-49, M-65.// H-3, H-17, H-39, H-41, H-63, H-80, H-90, H-96, H-101, H-191, H-244.// P-39.
Hämorrhoiden, blutende: F-32. // V-17, V-34, V-38. // M-16, M-71.// H-95, H-210. // P-32.
Hämorrhoiden: F-3, F-14, F-41, F-62. // V-1, V-4, V-12, V-21. /

/ I-41, I-42 bis I-44, I-48. // S-3, S-11, S-12, S-22, S-38 bis S-40, S-41, S-42, S-54. // M-28, M-29, M-59.// H-30, H-99.
Han pi (alter Chinesischer Name f. krankhafte Kälte und Flüssigkeit, angesammelt zwischen den Rippen: M-68, M-69.
Harnfördernde (diuretische) Wirkung: F-36 bis F-39, F-47 bis F-49. // H-73, H-114, H-128, H-133, H-162, H-165, H-234, H-243, H-248, H-249, H-252, H-253. // P-25.
Harnröhrenentzündung (Urethritis): H-73, H-113, H-194, H-242, H-248. // P-35.
Harnsteine (Calculi): F-48, F-49. // M-26, M-70.// H-32. (siehe auch: Steine im Harn- oder Gallenweg)
Haut, rissige oder aufgesprungene: V-12. // A-25.// S-5 // H-133.
Hautkrankheit, nervöse (Neurodermatitis): M-32. // H-84.
Hautkrankheit (Dermatitis) u. versch. Hautentzündungen: I-54, I-57. // A-1, A-2. // S-2.// M-8, M-16, M-26, M-38 bis M-41, M-45, M-56, M-59, M-63, M-64, M-71. // H-4, H-18, H-30, H-33, H-55, H-58, H-84, H-137, H-146, H-148, H-168, H-180, H-210, H-226.// P-15, P-39, P-41, P-42, P-45. (siehe auch Ekzem, Juckreiz, Pusteln, Schorf, Scherpilzflechte, Psoriasis, Geschwüre)
Haut, nachwachsen (Regeneration der Membrane): I-26. // S-46 bis S-48. // P-45 (bei Faltenbildung, Hautglättung).
Hepatitis (Leberentzündung) akute, chronische & ansteckende: F-50, F-51. // S-22, S-36. // H-16, H-33, H-35, H-39, H-45, H-88, H-137, H-142, H-148, H-154, H-155, H-165, H-167, H-197, H-217, H-218. // P-24, P-26.
Herzklopfen, (Palpitation): F-3 // A-31, A-32. // S-8. // M-1, M-5, M-11, M-50, M-51, M-61, M-64, M-67. // H-4, H-7, H-13, H-19, H-27, H-40, H-70, H-80, H-89, H-92, H-97, H-108, H-120, H-139, H-163, H-169, H-209, H-246. // P-21, P-34.
Herzkranzgefäße, erweitern: S-62. // H-33, H-43, H-44, H-54, H-55, H-57, H-108, H-163, H-184.
Herzkranzgefäßkreislauf verbessern: M-64.// H-51, H-139, H-156, H-157.// P-27, P-43.
Herzmuskelschwäche (Kardiomyopathie) stärken oder verbessern: H-29, H-30, H-40, H-97, H-109, H-113, H-114, H-125, H-163, H-169, H-191.

Herzrythmus, unregelmäßig: H-51, H-55, H-119.
Herzstärkungsmittel/Tonikum: F-57 bis F-59. // A-26. // S-45. // H-3, H-4, H-9, H-27, H-29, H-30, H-50, H-51, H-89, H-188, H-234, H-246, H-254.
Hexenschuß (Lumbago): V-2. // I-49. // H-1, H-2, H-5, H-13, H-34, H-37, H-43, H-49, H-52, H-67, H-74, H-79, H-86, H-239. // P-12, P-13, P-15, P-46.
Hirnhautentzündung: (siehe Meningitis)
Hitze vertreibend: F-4, F-14, F-16, F-17, F-21, F-23, F-24, F-26, F-29, F-36, F-37, F-41, F-43, F-57, F-60, F-62 // V-7, V-10, V-12, V-16 bis V-18, V-32, V-37, V-56, V-58, V-67, V-77. // I-8, I-14, I-18, I-19, I-21, I-23, I-24, I-26, I-31, I-33, I-34, I-53, I-58. // A-3, A-40, A-41, A-44. // H-258.
Hodensenkung /-schmerzen: M-64.
Hohlräume, verstopfte (im Körper) öffnen: S-62. // H-57, H-71, H-80.
Hühnerauge: H-116, H-126.
Hustenstillend, (antitussiv): F-1, F-4, F-10, F-27, F-29, F-36, F-52 bis F-54, F-57 bis F-59. // V-6, V-29, V-30, V-36, V-43 bis V-45. // I-25, I-55. // M-55, M-67. // H-6, H-10, H-11, H-18, H-22, H-28, H-31, H-32, H-41, H-46, H-50, H-51, H-54, H-78, H-80, H-96, H-101, H-103, H-104, H-109, H-123, H-149, H-174, H-189, H-193, H-201, H-210, H-219, H-221, H-233, H-240, H-241, H-245.// P-30, P-31, P-38.
Hyperhidrose (übermäßiges Schwitzen): A-21, A-22. // H-1, H-26, H-50, H-60, H-234.// P-4.
Hypertension: siehe Blutdruck
Hyperventilation (Atemnot durch H.): A-34.
Hypochonder: S-6.
Hysterie: I-4, I-14, I-15, I-41, I-42. // A-30, A-34. // S-8, S-22, S-45. // M-1, M-4, M-8, M-9, M-18, M-19, M-36, M-64, M-70. // H-144, H-257.
Immunisierende Heilmittel: H-34, H-35, H-137, H-154. // P-2, P-44.
Impetigo (Eiterflechte, Grindflechte): M-56.
Impotenz: F-6, F-15, F-18, F-40, F-42, F-52 bis F-54, F-65, F-

66 // V-64. // I-5, I-25, I-55. // A-28. // S-4, S-6, S-18, S-19, S-26, S-33 bis S-36, S-57, S-64. // M-1, M-6.// H-2, H-34, H-37, H-53, H-54, H-203, H-232, H-239, H-251. // P-7, P-8, P-9, P-10, P-44, P-45.
Influenza: (siehe: Grippe)
Inkontinenz, (Unfreiwilliges Ausscheiden von Urin oder Stuhl): F-2, F-65. // I-45, I-46. // S-10.// H-23. // P-1, P-10, P-28. (Siehe auch Urinieren und Bettnässen)
Insektenstiche, zum Teil auch giftige: M-28, M-29, M-31, M-32, M-55 Skorpion. // H-16. // P-11, P-13, P-15, P-41, P-42.
Insomnia: (siehe: Schlaflosigkeit)
Ischias (Ischialgie): H-149, H-216, H-226. // P-12, P-17, P-20, P-46.
Jucken im Intimbereich: H-52, H-68, H-137. // P-41.
Juckreiz: I-57. // A-1, A-5 bis A-7. // S-3, S-11, S-12. // M-31, M-32, M-57, M-63, M-71.// H-57, H-148, H-160, H-226. // P-11, P-15, P-41.
Kalte Extremitäten (Hände und Füße): P-3, P-8.
Karbunkel: V-2, V-4, V-5, V-11, V-12, V-34, V-35, V-38, 39. // I-15, I-52, I-56, I-57.// A-15 bis A-19, A-29. // S-1, S-6, S-21, S-60, S-62. // M-10 (tief verwurzelte K.), M-32, M-35, M-39, M46, M-55, M-56, M-63, M-64, M-70 (alle Arten v. K.), // H-16, H-39, H-41, H-47, H-56, H-57, H-63, H-68, H-80, H-87, H-93, H-98, H-116, H-155, H-235. (siehe auch unter: Abszesse, Furunkel, Geschwüre)
Kardiovaskuläre Wirkung: M-70. // H-44, H-84, H-92, H-104, H-154.// P-43. (siehe auch unter spezifischen Effekt - Blutdruck, Kreislauf / Herzkreislauf usw.)
Karzinom-Wunden (nicht spezifiziert): F-40.
Katarakt (Grauer Star): V-63. // I-4, I-18, I-48.// A-15 bis A-19. // S-56, // M-2, M-5, M-19.
Kehle- Kehlkopfentzündung: I-58. // A-29.// S-60. // M-22, M-26, M-62, M-71.// H-39, H-123, H-191. // P-34, P-39.
Kehlkopf (Stimmbänder) Lähmung: V-6.
Kernikterus (Schädigung der Nervenkerne in Neugeborenen): H-35.

Keuchhusten (Pertussis): F-52 bis F-54. // V-26, V-36, V-43, V-63. // S-22, S-36.// H-6, H-78, H-103, H-109, H-116, H-137, H-152, H-199, H-221, H-225.

Knochen, Gelenke und/oder Sehnen, stärkend: F-19. // V-11, V-21. // I-49. // A-26. // S-4, S-57, S-59.// H-2, H-9, H-43, H-49, H-51, H-54, H-73, H-86, H-173, H-188, H-232, H-239. // P-7, P-9, P-19.

Knochenbildung, zurückgebliebene Entwicklung des Skeletts bei Kindern: A-26.

Knochenbruch, (zusammenheilen): F-20, F-21, F-43, F-52 bis F-54, F-56, F-61. // V-18, V-19, V-21. // I-49. // S-54. // M-54.// H-49, H-79. // P-36.

Knochenentzündung (Osteomyelitis): A-21, A-22.

Knochen-Hitze-Syndrom: V-32, V-37, V-67.// H-62.

Knochenmark: H-33, H-46, H-97.

Knochentuberkulose: A-20

Knötchen, eitrige oder entzündete: I-51, I-52.

Knoten/Knötchen, Verhärtungen reduzieren oder auflösen: A-2 bis A-4, A-27, A-30, A-31, A-33.

Koma: F-30. // S-60 (infolge Fieberkrankheit)

Kopfschmerzen, aus verschiedenen Ursachen: F-24, F-43. // V-10. // I-51, I-52. // A-31. // S-61. // M-11, M-25, M-52, M-58.// H-8, H-36, H-40, H-42, H-57, H-71, H-73, H-75, H-77, H-81, H-86, H-93, H-103, H-131, H-151, H-168, H-169, H-179, H-226. // P-11, P-12, P-13, P-14, P-15, P-16, P-38.

Koronare Herzkrankheit: (siehe Herzkranzgefäße)

Körperfett reduzieren: F-24.

Körperliche Schwäche / Erschöpfung; die Vitalität verbessern: F-26 bis F-28, F-37, F-38, F-50, F-52 bis F-55. // V-1, V-11, V-27, V-28, V-37, V-40, V-41, V-59, V-60, V-76. // A-21, A-22. // S-2, S-3, S-5, S-7, S-9, S-26, S-35.// H-13, H-27, H-37, H-54, H-216, H-246.// P-2, P-4, P-6, P-7, P-8, P-19, P-28, P-29, P-30, P-44, P-48.

Krampfanfälle bei Kinder: V-11, V-12, V-18. // I-8, I-9 bis I-13, I-18, I-39, I-40, I-51 bis I-53. // S-33, S-34, S-53. // H-75.

Krampfanfälle, Zuckungen: F-9, F-52 bis F-54. // V-23, V-46, V-

47, V-52. // I-9 bis I-13, I-33, I-34, I-51 bis I-53, I-58. // A-23 bis A-25, A-34. // S-54, S-55* (*durch hohes Fieber verursacht), S-60, S-61*, S-62*. // M-32, M-57, M-61, M-67, M-71.// H-37, H-75, H-24. // P-1, P-36*.
Krämpfe, Muskelkrampf: V-10, V-11, V-31. // I-24, I-51. // A-3, A-4, A-23 bis A-25, A-32, A-34. // S-1, S-16, S-17, S-53, S-54, S-61, S-63.// H-9, H-41, H-77, H-119 (auch Darmkrämpfe), H-156, H-157, H-238. // P-20, P-46.
Krätze (Skabies): F-41, F-52 bis F-54. // I-37. // M-34.// H-52, H-62, H-63, H-68, H-83, H-160.// P-41.
Krebs, - Brustkrebs (Mammakarzinom): A-5 bis A-7, A-20. // M-39. // H-16, H-159, H-207.// P-48.
Krebs, - Ehrlich-Ascites-Zellen-Karzenom: H-126, H-135, H-166.
Krebs, - Eingeweide: H-253 // P-49.
Krebs, - Gebärmutterhals (14): H-47, H-121, H-135, H-159, H-166, H-176, H-186.// P-47.
Krebs, - Haut: F-41
**Krebs, - Kehlkopfkrebs (Larynx Karzinom): H-116.// P-47.
Krebs, - Leber: H-98
Krebs, - Lunge: H-135, H-253.// P-47, P-49.
Krebs; - Lymphatic Sarkoma: H-166.
Krebs, - Magen: F-57, F-58, F-59.// A-10, A-20. // H-207, H-253.// P-47.
Krebs, - Mastdarm: H-126, H-147.
Krebs, - Mouse U-14: H-166.
Krebs, - Sarkoma Mouse S-180: H-47, H-126, H-135, H-159, H-195.
Krebs, - Sarkoma Mouse S-37: H-126.
Krebs, - nicht spezifiziert: H-6, H-15, H-55, H-68, H-72, H-88, H-121, H-126, H-159, H-203, H-214. // P-48, (angeblich alle Arten von Krebs) auch P-49.
Krebs, - Schildrüsen (Thyroid-Karzinom): H-47, H-176.
Krebsschwellungen: H-98.// P-49.
Krebs, - Speiseröhre: A-3, A-4, A-20. // H-147, H-159.
Krebs, - Yoshida Sarkoma: H-135.
Krebs-Schmerzen im letzten Stadium: F-52, F-53, F-54.// P-49.

Krebs: (siehe auch Geschwüre, bösartige und Geschwulste, bösartige)

Kreislauf, aktivieren oder verbessern: F-21, F-30, F-43, F-61. // V-2, V-11, V-18 bis V-20. // I-16, I-17, I-20, I-27 bis I-29, I-37, I-38, I-41, I-42, I-45 bis I-47. // A-3, A-4, A-9 bis A-12// S-35, S-37, S-51, S-62. // M-70. // H-29, H-41 bis H-44, H-48, H-49, H-55 bis H-57, H-73, H-84, H-92, H-97, H-107, H-144, H-149, H-156, H-169, H-180, H-225, H-227, H-234, H-250. // P-2, P-27, P-43, P-46, P-49.

Kropf: F-5. // V-24. // A-9 bis A-12, A-30. // S-24. // M-55.// H-252.

Laryngitis, Heiserkeit: F-26. // I-58. // H-6, H-16, H-28, H-39, H-87, H-101, H-218.

Lebensmittelvergiftung (Gastronenteritis): V-10, V-35. // M-48, M-49.// H-37, H-167.

Leber beruhigen oder verbessern: F-9, F-51. // V37. // A-32. // S-13, S-18, S-56, S-61. // M-51, M-52. // H-1, H-5, H-8, H-9, H-13, H-32, H-34, H-35, H-49, H-50, H-54, H-73 bis H-75, H-81, H-86, H-89, H-90, H-93, H-100, H-103, H-124, H-142, H-157, H-184, H-217, H-237, H-255. // P-1, P-21.

Leber, fettige: H-13, H-29, H-38, H-46. // P-24, P-26.

Leber, vergrößerte: H-38, H-47, H-97, H-184. // P-24.

Leberentzündung: (s. Hepatitis)

Leberschmerzen: F-56.// H-61, H-94.

Lebertumor, Hepatoma: H-47, H-166, H-207.// P-48, P-49.

Leberzirrhosis: H-142.

Leistenbruch: (siehe: Bruchschmerzen).

Leprose: F-31. // A-21, A-22.

Leukämie / Leukose: H-186, H-214.

Leukoderma (Weißhäutigkeit): M-59.

Leukopenie: H-89, H-214.

Lidrandentzündung (Blepharitis marginalis): S-38 bis S-40. // M-48. (siehe auch unter H-258)

Lochiostasis (Stau in der Gebärmutter): H-39, H-55.

Lungenemphysem (geblähte Lunge): S-8. // H-50, H-58. H-210. //

P-40.
Lungenentzündung (Pneumonie): F-62. // S-50. // M-7, M-11. // H- 39, H-101, H-137, H-154, H-167, H-176, H-204.
Lungengeschwüre, L.-Abszeß: V-25. // A-5 bis A-7. // S-4. // H-101, H-167, H-197, H253.// P-36, P-48, P-49.
Lungenkrebs: (siehe Krebs, - Lunge)
Lungen-Mangel, L. befeuchten, L. stärken: F-10, F-24 bis F-26. // V-29, V-30, V-61. // I-5, I-25. // A-28, A-30. // S-5, S-8, // M-1, M-11, M-31, M-62.// H-10, H-22, H-27, H-28, H-32, H-41, H-46, H-59, H-72, H-101, H-170, H-174, H-233, H-245.// P-40.
Lungentuberkulose: F-10, F-40. // V-24, V-51. // M-14. // H-58, H-78.
Lymphdrüsenkrankheit: H-166, H-252.
Lymphadenitis Tuberkulose (Lymphknotenkrankheit): F-1, F-9, F-26, F-40. // V-43 bis V-47, V-52. // I-1. // A-3 bis A-5, A-21, A-22. // S-14. // M-28, M-29. // H-200.
Lymphknotenentzündung: (siehe Skrofeln)
Magen 'harmonisieren' oder verbessern: F-18, F-25, F-26, F-28, F-34, F-35, F-45. // V-8, V-9, V-40, V-73. // I-30, I-54. // S-22. // M-12, M-14, M-23, M-43, M-62, M-70.// H-16, H-20, H-21, H-36, H-37, H-41, H-64, H-66, H-116, H-117, H-145, H-180, H-198, H-230, H-243, H-257. // P-13, P-22, P-30, P-49.
Magenentzündung: H-22.
Magengeschwüre: F-7. // H-112, H-253.// P-36, P-49.
Magenkrampf, Gastralgie: H-119, H-208.
Magenkrebs: (siehe: Krebs, - Magen)
Magenschmerzen: F-6, F-9, F-56. // A-31, A-33. // H-84, H-94, H-132, H-231.
Magersucht (Anorexie): A-3, A-4.
Malaria: F-55. // V-54, V-75. // I-33, I-34. // A-27. // M-28 bis M-30, M-32, M-33, M-57. // H-15, H-38, H-67, H-111, H-120, H-122, H-126, H-146, H-174, H-220, H-224.
Mandelentzündung (Angina, Tonsillitis): I-3, I-24. // H-4, H-16, H-39, H-97, H-162, H-176, H-191, H-218.// P-39. (siehe auch: Kehle)
Masern, Roeteln: F-62. // V-72.// H-40, H-165, H-220.

Mastitis, Brustdrüsenentzündung: F-21. // M-39. // H-16, H-39, H-57, H-84, H-94, H-97, H-162, H-218, H-223.
Meningitis (Entzündung der 'inneren' Membrane, wie z.B. Hirnhautentzündung): H-116, H-131, H-167.
Menstruationsprobleme: F-17, F-20. // I-27 bis I-29. // A-27.// S-4, S-26, S-63. // M-67. // H-1, H-4, H-33, H-45, H-55, H-73, H-85, H-95, H-150, H-184, H-258. // P-1, P-18, P-33.
Menstruation, schmerzhafte (Dysmenorrhoea): F-26. // H-34, H-55, H-84, H-132, H-144, H-151, H-219, H-250. // P-1, P-33.
Menstruation, unregelmäßige (Menoxenie): S-4, S-26 bis S-28, S-50. // H-33, H-38, H-48, H-55, H-92, H-94, H-95, H-145. // P-1.
Menstruation, zu lange dauernde (Menorrhagie): S-4, S-58. // M-41, M-67. // H-133, H-151, H-219.
Migräne: F-43. // I-51, I-52.// P-33.
Milzbrand: H-185.
Milz, vergrößerte: H-38, H-47, H-97.
Milzschwäche / Milzmangel: F-18, F-23, F-28, F-33, F-35, F-36, F-44, F-45, F-56. // V-8, V-9, V-14, V-40, V-61, V-79. // I-30. // M-43, M-63. // H-12, H-21, H-27, H-31, H-37, H-41, H-46, H-60, H-66, H-132, H-177, H-198, H-203, H-232, H-240, H-243, H-246, H-257.// P-49.
Mittelohrentzündung (Otitis media): F-8, F-36. // I-23. // H-97, H-137, H-226.
Multiple Sklerose (disseminierte Enzephalomyelitis): I-33, I-34.
Mumps, Ziegenpeter (Parotitis): H-16, H-39, H-167, H-194, H-197, H-218, H-226.
Mundfäule (Gingivostomatitis herpetica): I-3. // M-26, M-35.
Muskelgewebe, (neues) wachsen: F-19, F-31, F-61. // A-32. // S-1, S-46 bis S-48. // M-31, M-38, M-39, M-57, M-66. // H-58, H-235.
Muskeln entspannen: I-51. // H-40, H-48, H-75, H-112, H-114, H-167, H-177, H-181, H-200, H-203, H-221. // P-12, P-16, P-19, P-20, P-46.
Muskeln stärken: S-4 // H-2, H-54, H-155, H-173, H-175, H-188, H-226. // P-6, P-7, P-10, P-11.
Muttermilch (Laktation) fördernd: F-22, F-36, F-39, F-45. // I-

39, I-40. // A-21, A-22.// S-63.// H-8, H-43, H-248.
Nachtblindheit:F-26 // S-13, S-27 bis S-29, S-33, S-34, S-56.
Nachtschweiß, hemmen: A-26, A-27, A-31. // M-21.// H-4, H-7, H-26, H-50. // P-1, P-5.
Nasenbluten: I-3, M-52, M-71.// H-3, H-14, H-17, H-30, H-45, H-56, H-58, H-99, H-133, H-144. // P-18, P-19.
Nasenpolypen: M-48.
Nebenhöhlenkatarrh: H-42.// P-39.
Nebula (Nebelfleck): V-63.// A-15 bis A-19. // S-27, S-28, S-30, S-31, S-33, S-34.
Nervösität, beruhigend: M-35. // P-22. (siehe auch: Beruhigend)
Netzhautentzündung (Retinitis): H-119.
Neuralgie (Nervenentzündung): A-3, A-4. // S-7.// H-33, H-121, H-138, H-156 und H-157 (Trigeminus N.). // P-11, P-12, P-14.
Neuralgische Dermatitis (schmerzhafte Hautentzündung): H-30, H-55.// P-41. (siehe auch: Hautentzündung)
Neurastenie, (Erregbarkeit der psychischen Funktionen und krankhafter Müdigkeit): F-18. // I-25. // S-35.// H-13, H-54, H-187, H-216. // P-4, P-37, P-45. (siehe auch: körperliche Schwäche).
Neurotische Erkrankung, Depression, Angstgefühl, (Zyklophrenie): V-43 bis V-45. // S-6, S-8, S-20, S-21, S-33, S-34. // M-33, M-50, M-55, M-61, M-64. // H-114, H-144, H-203. // P-21, P-34, P-44.
Nierenentzündung (Nephritis): F-47. // H-33, H-48, H-129, H-165 Glomerulnephritis, H-229. // P-35.
Nierenschwäche verbessern / und Tonikum: F-15, F-18, F-24, F-32, F-42, F-46, F-47, F-51, F-64, F-66. // V-11, V-32, V-37, V-39, V-42, V-61, V-75, V-76. // I-5 – I-7, I-25, I-50, I-55. // A-28. // S-6, S-18, S-26, S-33, S-34, S-36. // M-4, M-63. // H-5, H-8, H-9, H-23, H-31, H-34, H-49, H-73, H-79, H-113 nephrotisches Ödem, H-115, H-190, H-251.// P-5, P-20, P-35.
Nierenstein (Nephrolithiasis): H-194, H-205. (siehe auch Steine)
Nieren-Yang-Mangel: I-50, I-55. // A-28. // S-4, S-6, S-19, S-57, S-64. // M-6. // H-2, H-37, H-53, H-54, H-66, H-132, H-203, H-232, H-239.// P-20.

Nieren-Yin-Mangel: H-4, H-8, H-89, H-100, H-151.// P-35.
Niktalopie (Tagblindheit, Herabsetzung des Sehvermögens bei Tage, wegen Überempfindlichkeit der Netzhaut): F-23, F-26, F-31. // S-61.
Oedema, (Wasseransammlung, Wassersucht): F-33, F-37 bis F-39, F-47, F-62. // A-34. // S-8, S-14, S-45. // M-26, M-27, M-36. // H-17, H-18, H-24, H-25, H-32, H-48, H-60, H-76, H-89, H-115, H-121, H-129, H-136 (Aszites), H-153, H-158, H-190, H-225, H-229.// P-35.
Öffnet Hohlräume: A-29. // S-60. // H-57, H-71, H-80.
Öffnet und löst Staus: I-16, I-17, I-48, I-51, I-52. // S-62, S-63. // M-36. // H-29 und H-55 (Lochiostasis - Wochenflußstau), H-61, H-64, H-71, H-94, H-97, H-103. // P-22, P-37. (siehe auch Blutstau)
Ohnmacht: H-156, H-157, H-255.
Ohrspeicheldrüse: (siehe Mumps)
Opisthotonus (Krampf der Rückenmuskulatur): I-51, I-52.// P-46.
Osteomalazie (Weichheit der Knochen, meist bei Kindern): F-19, F-26.
Paronychia, schmerzhafte Schwellung des Nagelwalles: F-7.
Phyma, schmerzhafter Knollen, Gewächs: F-57, F-58, F-59.
Pilzkrankheit: H-148, H-150, H-202, H-214. // H-148, H-150, H-202, H-214.
Pilzvergiftung: V-64.
Pneumonie: (siehe: Lungenentzündung)
Postpartum, Krämpfe und Nachwehen: F-47. // S-52.// H-75.
Prolaps, Vorfall des Afters oder Gebärmutter: F-3, F-11 bis F-14. // V-8, V-9, V-14. // H-27, H-38, H-198, H-219, H-234.// P-32.
Psychose: V-24, V-25.
Pterygium, 'Flügelfell' (Bindegewebehautveränderung): A-25, A-32. // M-66.
Puls: (siehe unter Herzklopfen, Palpitation)
Pustel (Ecthyma, mit Eiter gefüllte Bläschen): S-43, S-44. // M-32, M-45.
Qi, regulierend: I-38. // A-33, // S-53, S-57. // M-1, M-3, M-8, M-11, M-17, M-24, M-51, M-52, M-54, M-55, M-58, M-67. //

H-65, H-87, H-118, H-127, H-144, H-169, H-171, H-227, H-235.// P-2.

Quetschungen: F-20, F-43 // I-49. // H-155.// P-44.

***Rachenschleimhautentzündung (Pharyngitis): I-5, I-18, I-24. // S-27, S-28, S-33, S-34.// H-236.// P-38, P-39.

Rheumatisches Arthritis: F-24, F-30. // A-3 bis A-5, A-13, A-14. // S-21. // H-84, H-114, H-175, H-225, H-226. // P-13, P-14, P-16, P-20. (siehe auch Arthritis)

Rheumatismus: F-24, F-30. // A-6, A-7, A-20, A-21, A-22. // H-2, H-4, H-9, H-24, H-32, H-33, H-37, H-43, H-52, H-54, H-67, H-82, H-84, H-138, H-149 (Endokarditis), H-158, H-188, H-204, H-238, H-239 (Muskelrheuma), H-247. // P-13, P-14, P-16, P-17, P-20, P-46.

Rhinitis (chron. Katarrh der Nasenschleimhaut): F-48, F-49. // H-57, H-185, H-226.

Rückenmarkstrang - Entzündung: H-119. (siehe auch: Meningitis)

Rückenschmerzen: I-49, I-55. // A-26. // S-57, S-59, S-63. // M-63. // H-13, H-235.// P-46.

Ruhr (Dysenterie): F-4, F-15, F-63. // V-2, V-54. // M-27, M-32, M-41, M-42, M-53.// H-17, H-29, H-30, H-36, H-57, H-88, H-99, H-106, H-111, H-152, H-160, H-185, H-191, H-199, H-204, H-210, H-214, H-224.// P-32. (siehe auch: Amöbenruhr)

Samenausfluß, ohne geschlechtliche Erregung (Spermatorrhoe): F-2. // V-32, V-37. // I-25. // A-31. // S-4, S-18, S-36. // M-6, M-21, M-58. // H-37, H-151, H-210, H-239, H-251. // P-5.

Sarkoma (bösartiges Geschwulst): (siehe unter: Krebs)

Schanker: M-36, M-38, M-39, M-49.

Scherpilzflechte: I-57.

Schizophrenie: A-34.

Schlaflosigkeit (Insomnia): V-23, V-26. // A-26, A-31. // S-8, S-15, // M-5, M-35, M-50, M-51, M-61, M-64, M-67.// H-1, H-7, H-50, H-90, H-113, H-131, H-179, H-246, H-254.// P-4, P-21, P-34, P-44.

Schlaganfall (Apoplexie): V-16. // I-4, I-33, I-34, I-51.// A-3, A-4. // M-58.// H-169.// P-27, P-43.

Schlaganfall (Hemiplegie) halbseitige Lähmung: I-51, // A-3, A-4,

A-23, A-34, A-35. // S-37.// P-27, P-43.
Schlangenbiß: V-6. // I-52. // M-31, M-32, M-35, M-55. // H-16, H-98, H-253, H-256.
Schleim reduzierend, Schleimauswurf fördernd: F-4, F-9, F-26. // I-25.// S-20, S-21, S-60. // M-14, M-23, M-28 bis M-30, M-37, M-45, M-46, M-55, M-57.// H-10, H-11, H-15, H-17, H-102, H-172, H-178, H-223.// P-4, P-38.
Schleimlösend: F-30, F-57 bis F-59. // V-26. // I-4, I-8, I-9 – I-12, I-33, I-34. // A-30, A-33. // S-8, S-53. // M-3, M-7, M-17, M-26, M-71.// H-18, H-41, H-54, H-80, H-87, H-96, H-101, H-104, H-109, H-124, H-146, H-149, H-189, H-194, H-221, H-233, H-240, H-241, H-245, H-252.// P-4, P-39.
Schluckauf: F-16. // M-52.
Schmerzstillende (analgesische) Wirkung: F-6, F-7, F-11 bis F-13, F-15, F-16, F-23, F-26, F-30, F-31, F-43, F-51, F-56, F-61. // V-6, V-7, V-18. // I-20, I-22, I-23, I-26, I-38, I-48. // A-1, A-3, A-4, A-8, A-13, A-14, A-20 bis A-22, A-29, A-33. // S-11, S-12, S-16 bis S-18, S-38 bis S-40, S-52, S-54, S-59, S-62. // M-58.// H-9, H-24, H-30, H-33, H-36 bis H-38, H-43, H-51, H-55 bis H-57, H-61, H-64, H-65, H-67, H-71, H-73, H-74, H-77, H-79, H-84, H-85, H-87, H-88, H-92, H-94, H-97, H-103, H-107, H-108, H-113, H-119, H-138, H-139, H-144 bis H-146, H-149, H-157, H-164, H-171, H-175, H-184, H-209, H-215, H-224, H-226 bis H-228, H-235, H-238, H-242, H-247, H-250. // P-11, P-12, P-14, P-49. (siehe auch spezifische Körperteile oder Organe)
Schock: F-30. // H-27, H-119, H-144.
Schorf: V17, V-75. // I-19, I-47, I-57. // A-15 bis A-19. // S-11, S-12. // M-10, M-31, M-36, M-38, M-39, M-45, M-46, M-63, M-71.// H-19, H-52.
Schuppenflechte (Psoriasis): I-16, I-17, I-19, I-37, I-47. // H-148.
Schweiß, treiben (diaphoretisch): H-25, H-93, H-132, H-168, H-231.
Schweiß, übermäßigen, hemmen: A-31.// H-1, H-26, H-50, H-60, H-82, H-234.// P-4.
Schwellung in Füßen und Beine: H-37, H-113, H-120, H-238. // P-14.

Schwellung am Schienenbein Fuß bis Fuß (FM-764), F-33, F-35 bis F-38, F-42, F-47, F-62, F-64, F-65. // I-9 – I-12, I-14, I-15, I-20, I-22, I-23, I-26, I-33 bis I-36, I-38, I-41, I-42. // S-11, S-12, S-54, S-60, S-62, S-63. // M-18, M-22, M-54, M-59, M-64. // H-16, H-44, H-55, H-56, H-87, H-96, H-98, H-185, H-221, H-234, H-248, H-253. // P-14, P-18, P-32, P-46, P-49. (siehe auch spezifische Körperteile)

Schwindelanfall, schwindelig sein: V-21. // A-26, A-31. // S-7, S-8, S-57. // M-51, M-52. // H-1, H-2, H-5, H-8, H-75, H-86, H-89, H-92, H-93, H-112, H-131, H-255. // P-9, P-13, P-15, P-37, P-43, P-44.

Schwindsucht / Auszehrung: F-66. // V-6, V-29, V-32, V-55, V-58, V-59, V-65. // S-3, S-58.

Sehkraft, Sehvermögen verbessern: F-23, F-26, F-43. // V-21, V-42, V-63, V-76. // I-4, I-58. // A-31. // S-1, S-27 bis S-31, S-33, S-34, S-56, S-61. // M-18, M-46, M.51, M-66. // H-5, H-17, H-34, H-37, H-80, H-81, H-89, H-93, H-100, H-124, H-173, H-251. // P-8. siehe auch Nyktalopie (Tagblindheit), Nachtblindheit, Glaukoma (Grüner Star), Katarakt (Grauer Star).

Sehnen stärken: V-11. // S-57, S-59. // H-2, H-9, H-43, H-51, H-86, H-232, H-239.// P-46.

Sehnen, durchtrennte heilen: I-49. // M-54. // H-49, H-155.

Sexualanregend für Frauen:: H-150. (siehe auch unter: Aphrodisiakum)

Sexualstimulierung (Männer): H-9, H-27, H-52, H-54, H-239.// P-45. (siehe auch unter: Aphrodisiakum und unter: Impotenz)

Skabies: (siehe unter: Krätze)

Skrofeln (Lymphknotenentzündung): F-4, F-64. // I-1, I-16, I-17, I-51, I-56. // A-2, A-6, A-7, A-30, A-31. // S-14, S-53. // M-7. // H-47, H-63, H-103. (siehe auch unter: Lymphdrüsenerkrankung)

Spasmen im Magen-, Darm- und Gefäßsystem, in Bronchien-, Gallen- und Harnwegen: H-208.// P-5. (siehe auch: Krämpfe)

Stärkungsmittel: (siehe Körperliche Schwäche oder spezifisches Organ oder Körperteil)

Staublunge (Silicosis): F-1.

Steine im Harn- oder Gallenweg: V-79. // M-7, M-26, M-70. // P-

26.
Stirnhöhlenkatarrh/Entzündung: H-42, H-226. // P-39.
Synkope (Nicht eptileptischer Anfall m. Bewußtseinsverlust, Kreislauf- u. kardialbedingt: M-58.
Syphilis: V-65. // M-28, M-29, M-33, M-34, M-38, M-39.
Taeniasis: (siehe: Bandwurm)
Taubheit, Gehörschwäche: M-51 // P-8.
Taubnessgefühl, (kurzfristige Lähmung in Arm oder Bein): I-49. // A-13, A-14, A-21 bis A-23. // II-8, H-156, H-157.
Thrombose: F-24.// H-29, H-45, H-48, H-55, H-56, II-73, II-92, H-97, H-116, H-144, II-250. // P-18. (siehe auch Blutstau)
Thrombophlebitis (Venenentzündung): H-33, H-97, H-163.
Tinnitus (Geräusch/Geklingel in den Ohren): A-26, A-31. // S-57. / / M-51, M-52. // II-1, II-2, II-4, II-8, II-89. // P-9, P-37, P-43.
Tollwut: V-31. // M-48, M-49.
Tracheitis, (Luftröhrenentzündung): F-4, F-57 bis F-59. // S-8.// H-16, H-17, H-51, H-84, H-103. (siehe auch unter: Bronchitis).
Feuchtigkeit behandeln: M-31, M-32, M-56, M-66, M-71.// H-9, H-18, H-21, H-24, H-37, H-52, H-54, H-67, H-68, H-74, II-77, H-83, H-87, H-91, H-140, H-149, H-160, H-199, H-210, II-220, H-226, II-228, H-235, H-242, II-258.
Tumor: F-14, H-20, H-48, H-166, H-178, II-207,H-247.// P-48, P-49. (siehe auch Geschwüre und Geschwulst)
Typhus: H-106, H-152, H-162, H-185, H-199, H-202.
Typhoid: H-39, H-57, H-106, H-111, H-116, H-204, H-218.
Übermäßiges Wachsen von Knochenmaterie: A-20.
Unfallverletzungen: F-20, F-21, F-61.// M-54.// H-44, II-85, H-90, H-92, H-155.// P-36, P-46. (siehe auch Verletzungen blutende, Knochenbruch, Verstauchung, Quetschungen, Verbrennungen / Verbrühungen)
Unfruchtbarkeit: V-53.// S-57. // M-6, M-67. // P-6.
Unterleibschmerz, auch nach einer Geburt (post-partum), unregelmäßige Menstruation etc.: S-26, S-38 bis S-40, S-52.// H-29, H-33, H-36 (Bruch), H-41, H-48, H-56, H-61, H-64, H-66, H-84, H-92, H-177, H-184, H-232. // P-1, P-13, P-33.
Urethritis: (siehe: Harnröhrenentzündung.)

Urinieren, häufiges: F-66. // V-79. // I-45, I-46, I-50. // S-38 bis S-40, S-57.// H-1, H-74, H-232. // P-7, P-10, P-45. (siehe auch: Bettnässen)
Urinieren, schwierig oder schmerzhaftes (Strangurie): F-14, F-17, F-19, F-37, F-38. // V-3, V-10, V-35, V-51 (Dysuria). // A-6, A-7, A-30, A-34. // S-10, S-22, // M-7, M-19, M-26, M-27, M-36, M-37, M-64.. // H-17, H-18, H-59, H-68, H-113. // P-5, P-25. (siehe auch: Harnfördernde Wirkung, Harnröhrenentzündung; Blutharnen).
Urin-Inkontinenz (Unfreiwilliges Harnlassen): siehe: Inkontinenz
Vaginaler Ausfluß, Leukorrhoe (fluor album): F-2, F-63 // V-32, V-35, V-37. // I-19. // A-30. // S-4, S-57.// M-26, M-53, M-71.// H-13, H-23, H-31, H-74, H-258.// P-1, P-5.
Vaginitis/Kolpitis (Trichomonal Vaginitis): H-30, H-68, H-111, H-116, H-137, H-176, H-200.
Verbrennungen und/oder Verbrühungen: F-23, F-29, F-31. // V-7, V-15. // A-1. // S-11, S-12, S-14, S-23, S-46 bis S-49, S-54. // M-10, M-11, M-65. // H-57, H-98, H-221, H-258. // P-15, P-42.
Verdauungsstörung: F-9, F-22, F-34, F-48, F-49, F-57 bis F-59. // V-77, V-79. // S-22, S-33, S-34. // H-16, H-19, H-29, H-51, H-64, H-134, H-161, H-208. // P-23, P-29, P-31, P-37.
Vergeßlichkeit: A-26. // S-62. // M-64. // H-27, H-37, H-50, H-70, H-80, H-90, H-246.// P-4, P-8, P-45.
Vergiftungen im Körper: (siehe: Gegengift, Lebensmittelvergiftung, Entgiften)
Verhärtungen erweichen: I-27 bis I-29, // S-62, // M-7, M-22.
Verletzungen, blutende: V-13. // I-3, I-33, I-34, I-39, I-40, I-49. // S-1, S-54. // M-10, M-15, M-42, M-71. // H-84, H-92, H-235, H-250. // P-42, P-46.
Verstauchungen: F-20, F-21, F-43, F-52 bis F-54. // S-54.// H-155. // P-17.
Verwirrung: M-67.
Vorfall des Afters: F-3, F-11 bis F-14. // V-1, V-8, V-9, V-14. // M-42. (siehe auch: Prolaps)
Wasseransammlung / Wassersucht: (siehe: Oedema)
Wechseljahre (Menopause) Probleme: H-55.

Wind, pathogenen (krankhaften), und/oder Feuchtigkeit zu vertreiben: F-32, F-42, F-44, F-50. // V-2, V-6, V-21, V-22, V-75. // I-4, I-8, I-18, I-24, I-48, I-51 bis I-54, I-57, I-58. // A-1, A-3, A-5, A-8, A-13 bis A-23, A-27, A-29, A-30. // S-3, S-11, S-12, S-14 bis S-16, S-21, S-32, S-33, S-35, S-37, S-43, S-45, S-60, S-61, S-63. // M-18, M-19, M-25, M-28, M-30, M-35, M-46, M-60, M-71. // H-9, H-24, H-37, H-39, H-42, H-43, H-54, H-67, H-61, H-71, H-74, H-75, H-77, H-82, H-84, H-91, H-93, H-100, H-149, H-157, H-168, H-180, H-189, H-226, H-230, H-235, H-242.
Wunden, eiternde: I-26, I-51. // S-46 bis S-48, S-53, S-62, S-63. // M-11, M-57, M-59. // H-57, H-111, H-116, H-214, H-231, H-244, H-256. // P-41. (siehe auch: Entgiften und Geschwüre)
Wunden, langwierige, hartnäckig heilende: F-26 // V-35, V-56, V-57, V-75. // I-35, I-36. // A-6, A-7, A-26, A-32. // S-1, S-3, S-63. // M-28, M-29, M-31, M-33, M-42, M-66, M-68.
Wundfäule: M-38 bis M-40, M-48.
Wundrose (Erysipel): V-56, V-57. // I-41, I-42, I-48. // H-97.
Wundstarrkrampf (Tetanus): I-18, I-51, I-52, I-58. // H-121.
Wurmkrankheiten, anthelmintisch (Ascaris, Oxyuriasis, Tinea, Trichnosis etc.): A-23. // M-10, M-28, M-29, M-34 und M-38 u. M-39 hartnäckige, M-59. // H-52, H-111, H-122, H-126, H-146, H-150, H-155, H-178, H-183, H-190, H-194, H-202, H-206, H-224. (siehe auch Bandwurm)
Yang-stärkend: F-42, F-64, F-65, F-66. // V-31, V-51. // I-50, I-55. // A-26, A-27, A-31. // S-6, S-19, S-26, S-33 bis S-36, S-57, S-61, S-64. // M-6, M-14, M-17, M-52, M-58, M-63.// H-38, H-40, H-52 bis H-54, H-66, H-71, H-132, H-230, H-239. // P-2, P-19, P-20, P-44.
Yin-Mangel: F-64., F-65 // V-53, V-54, V-74. // I-55. // A-26, A-27, A-31. // S-58, // M-1, M-51, M-63. // H-3, H-4, H-8, H-27, H-28, H-46, H-50, H-59, H-63, H-72, H-89, H-100, H-151, H-182, H-239.
Zahnfleischbluten: M-71. // P-19.
Zahnfleischentzündung / Geschwüre (ulcerative Gingivitis): M-48.// P-36, P-39.
Zahnschmerzen, Zahnkaries: V-62. // I-3, I-57. // M-11. // H-57,

H-84, H-146. // P-12, P-13.
Zerebral Ischämie (Mangelnder Blutzufuhr zum Gehirn): H-156, H-157, H-169.
Zerebral Thrombose: H-55, H-97, H-119, H-163.
Zittern/ Tremor: F-18. // I-51. // A-23, A-26, A-32. // S-60. // M-51, M-64, M-67. // H-75, H-119.
Zuckungen: (siehe Krampfanfälle)
Zystitis: (siehe Blasenentzündung)

Notizen

Vertriebsgesellschaften für
Chinesische Heilkräuter und Präparate:

CHINAMED Arzneimittel Vertriebs GmbH, H. Strohhammer.
Holzhausen 10, D-83317 Teisendorf.   Tel. 08666-7951 /52

China Arzneimittel Agentur, Uwe Schnappauf
Hans Dill Str. 9, D-95326 Kulmbach.   Tel. 09221-84111

In China (Korrespondenz in englisch):
China National Medicines & Health Products Import & Export Corp. Building L, Hui Yuan Apartment, Asien Games Village, No. 8 Anli Rd. 100101 Beijing; China
Telefon 0086 - 10 / 4917 459 Fax 0086 - 10 / 4917 462
Niederlassung in Hamburg: Same Sky Trading GmbH, Ansinckstr. 45, 20097 Hamburg Tel. 040-231098 Fax - 231090
Shanghai Medicines & Health Products Imp. - Exp. Corp.
27 Zhong - Shan Road (E.1), 200002 Shanghai, China
Tel. 0086 -21 / 3234 278 Fax: 0086 -21 - 3291 609
Niederlassung. in Hamburg: Simpex Trading GmbH
Heinrich-Hertz-Str. 121, D-22083 Hamburg
Tel 040 -2279 851 *Miss Chi: Tel. 040 - 270-2366 (spricht deutsch)*
China National Medical Equipment and Supplies Imp & Exp. Corp. 44 Houhai Beiyan, 100725 Beijing, China
Tel. 0086 - 10 /4012 329   Fax: 0086 - 10 / 4012 327
Shandong Medicines & Health Products Imp. & Exp. Corp.
287 Yunnan Road, 266002 Qingdao, Shangdong Province, China
Tel. 0086 - 532 / 2871 499   Fax: 0086 - 532 / 2874 748

Die Firma **'Küchengarten'** führt in ihrem Angebot auch einige Samen asiatischer Heipflanzen. Der 60-seitige Katalog mit Beschreibung der angebotenen Pflanzen ist gegen DM 10,- Schutzgebühr erhältlich: **'Küchengarten'**
   Kräuter- und Gemüsesamen für Liebhaber,
   Postfach 1511, D-73505 Schwäbisch Gmünd.

Anzeige   Anzeige

CHINAMED

Vertrieb und Institut für Traditionelle Chinesische Medizin

Ihr Partner für Fertigpräparate
Original Chinesischer Naturheilmittel.

Die Branche zur Herstellung Traditioneller Chinesische Medizinpräparate in China besteht aus über 600 Firmen, darunter 80 Großfirmen. Wir sind dauernd auf der Suche nach den neuesten Heilmitteln und Arzneien für unsere zahlreichen Kunden, dabei sind auch viele Ärzte und Heilpraktiker. Wenden auch Sie sich vertrauensvoll an uns.

CHINAMED
Herbert Strohhammer
Holzhausen 10
D-83317 Teisendorf
Tel. 08666 / 7951 -52
Fax 08666 / 7954

Chinamed Institut und Vertrieb für Traditionelle Chinesische Medizin, hat sich die Aufgabe gestellt, ausgewählte und qualitativ hochwertige Naturpräparate aus China als sinnvolle Ergänzung bewährter Behandlungsprinzipien nach § 73/3 des Arzneimittelgesetzes zur Verfügung zu stellen.

Persönliche Mitteilung des Autors an den Leser:

Zwiesel, 24. Mai, 1997

Sehr geehrter Leser,

ich hoffe Ihnen mit diesem Buch geholfen zu haben. Verzeihen Sie meine gelegentlichen Schreibfehler; nach 30 Jahren Abwesenheit aus Deutschland, ist das manchmal unvermeidbar. Soeben habe ich ca. 1500 Seiten voller Forschungsarbeiten erhalten, über traditionelle und moderne Chinesische Heilwissenschaft. Hunderte von Formularen und Rezeptkombinationen, mit genauesten Mengen- und Gewichtsangaben, was tun wenn... usw.
Ich werde mich sofort mit der Übersetzung befassen. Da ich jedoch kein weiteres Buch über TCM schreiben und herausbringen werde, möchte ich dieses immense und umfangreiche Material, qualifizierten Heilpraktikern, pharmazeutischen Unternehmen oder einem anderen Verlag anbieten.

Sollten sie Interesse daran haben, so setzen Sie sich bitte mit mir in Verbindung.

Mit freundlichen Grüßen,

Joe Schaller

Postfach 1320, D-94222 ZWIESEL, Tel./ Fax: 09922-6381

Ein Buch vom A. Maier Verlag liest man immer wieder - ein Leben lang!

Roß-Arzt
Dr. W. G. Ploucquet

Die umfangreiche Repro-Neuauflage eines Buches aus dem 18. Jahrhundert über Roßkuren, worüber der renommierte Prof. Dr. H. Gerhards (Tierklinik, Ludwig-Maximillian-Universität München) schreibt: "...Es ist ein wahrer Schatz für den medizin-historisch interessierten Pferde-Tierarzt und dürfte auch für den an Tiermedizin interessierten Laien und Pferdefreund als Fachlektüre in Frage kommen."
360 Seiten, Leinengebunden mit Goldprägedruck.
(ISBN 3-930692-08-2) DM 39,80

CHINAs legendäre HEILKRÄUTER

Das ausführliche Buch über Chinas Heilkräuter, ihre Zubereitung und Anwendung. Viele mit den Legenden ihrer Herkunft und Entstehung. Nur noch wenige Exemplare!
320 S. (ISBN 3-930692-14-7) DM 29,80

TRILENIUM
Chronik der Zukunft

Die prophetischen Voraussagungen von über 60 Sehern, plus eine Zukunftsprognose für das 3. Jahrtausend.
350 S. (ISBN 3-930692-05-8) DM 29,80

DAS GROSSE TRAUMBUCH

7000 Traumdeutungen, alphabetisch aufgeführt; Handlesekunst für jedermann; Partnerschaftshoroskop u.v.m.
350 S. (ISBN 3-930692-09-0) DM 19,80